Uma Visão Profunda do Yoga

Georg Feuerstein

UMA VISÃO PROFUNDA DO YOGA

Teoria e Prática

Tradução
MARCELO BRANDÃO CIPOLLA

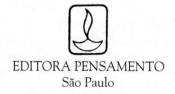

Título original: *The Deeper Dimension of Yoga.*

Copyright © 2003 Georg Feuerstein.

Publicado mediante acordo com a Shambhala Publications, Inc.
300 Massachusetts Avenue, Boston, MA 02115
www.shambhala.com

Todos os direitos reservados. Nenhuma parte deste livro pode ser reproduzida ou usada de qualquer forma ou por qualquer meio, eletrônico ou mecânico, inclusive fotocópias, gravações ou sistema de armazenamento em banco de dados, sem permissão por escrito, exceto nos casos de trechos curtos citados em resenhas críticas ou artigos de revistas.

A Editora Pensamento-Cultrix Ltda. não se responsabiliza por eventuais mudanças ocorridas nos endereços convencionais ou eletrônicos citados neste livro.

Dados Internacionais de Catalogação na Publicação (CIP)
(Câmara Brasileira do Livro, SP, Brasil)

Feuerstein, Georg
  Uma visão profunda do Yoga : teoria e prática / Georg Feuerstein ; tradução Marcelo Brandão Cipolla. — São Paulo : Pensamento, 2005.

  Título original : The deeper dimension of Yoga : theory and practice.
  Bibliografia
  ISBN 978-85-315-1383-1

  1. Ioga I. Título.

05-0494   CDD-181.45

Índices para catálogo sistemático:

1. Ioga : Prática e escola filosófica : Filosofia indiana 181.45

O primeiro número à esquerda indica a edição, ou reedição, desta obra. A primeira dezena
à direita indica o ano em que esta edição, ou reedição foi publicada.

Edição	Ano
2-3-4-5-6-7-8-9-10-11-12	07-08-09-10-11-12-13-14

Direitos de tradução para o Brasil
adquiridos com exclusividade pela
EDITORA PENSAMENTO-CULTRIX LTDA.
Rua Dr. Mário Vicente, 368 – 04270-000 – São Paulo, SP
Fone: 6166-9000 – Fax: 6166-9008
E-mail: pensamento@cultrix.com.br
http://www.pensamento-cultrix.com.br
que se reserva a propriedade literária desta tradução.

Dedicatória

Dedico este livro a todos os amigos e alunos que me ajudaram a realizar a visão do nosso Centro de Pesquisa e Ensino de Yoga; e especialmente a Trisha, minha companheira de viagem, que há mais de vinte anos vem trabalhando, quase sempre nos bastidores, com perseverança e eficiência e sem jamais reclamar. Que todos recebam as bênçãos da alegria do coração e da paz de espírito!

Sumário

Agradecimentos 11
Prefácio 13

Parte Um: *Orientação*

    1. O que é o Yoga? 19
    2. Um Mapa do Yoga 23
    3. O Yoga: Para quê? 25
    4. O Yoga: Para Quem? 26
    5. Diretrizes para a Escolha de um Professor, Terapia ou Aula de Yoga 28
    6. Dez Princípios Fundamentais do Yoga 30
    7. Será o Yoga uma Religião? 33
    8. O Yoga como Arte e Ciência 35
    9. O Yoga da Ciência 37
    10. Definições Tradicionais de Yoga 38
    11. O Yoga no Hinduísmo, no Budismo e no Jainismo 39
    12. Quarenta Tipos de Yoga Hindu 42
    13. A Árvore do Yoga Hindu 44
    14. Estilos de Hatha-Yoga 53
    15. Do Hinduísmo ao Budismo Por Meio do Tantra-Yoga 56
    16. O Yoga do Budismo Vajrayâna 58
    17. Introdução ao Grande Legado Literário do Yoga Hindu 61
    18. O Simbolismo do Yoga 69

Parte Dois: *A Atitude Perante a Prática*

    19. A Atitude Perante a Prática Espiritual 75
    20. As Doze Etapas da Convalescença Espiritual 78
    21. Felicidade, Bem-Estar e Realidade 82
    22. A Busca da Felicidade 86
    23. Disciplina Espiritual 88

24. A Vida é um Terremoto 90
25. Samsâra é Andar em Círculos 92
26. A Amizade Espiritual 94
27. O Guru: O que Dissipa as Trevas 96
28. A Função do Guru: Irradiar a Realidade 98
29. Para Compreender o Guru 104
30. A Santa Loucura 107
31. Há um Lugar para a Graça no Yoga 113
32. Tapas, a Autotransformação Voluntária 115
33. A Arte da Purificação 117
34. Os Obstáculos no Caminho Segundo Patanjali 123
35. Elogio do Estudo 129
36. O Silêncio é de Ouro: A Prática de Mauna 131
37. Morrer Antes de Morrer: O Yoga da Última Hora 134
38. A Vida na Idade Sombria (Kali-Yuga) 139
39. O Yoga e o Terrorismo 144

Parte Três: *Fundamentos Morais*

40. O Yoga Começa e Termina na Ação Virtuosa 153
41. Será a Não-Violência (*Ahimsâ*) um Valor Obsoleto? 155
42. A Não-Violência segundo o Jaina Yoga 158
43. O Yoga e o Vegetarianismo 160
44. A Prática do Eco-Yoga 162
45. A Superação da Cobiça 165
46. Autenticidade, Integridade, Unidade 167
47. O Poder da Verdade 168
48. A Compaixão 170
49. Diretrizes Éticas para os Professores de Yoga 172

Parte Quatro: *Panorama da Prática do Yoga*

50. Âsanas para o Corpo e para a Mente 177
51. O Shava-Âsana ou Postura do Cadáver 180
52. O Sopro da Vida 182
53. O Cultivo da Sabedoria 184
54. Buddhi-Yoga 186
55. Jnâna-Yoga: O Caminho da Sabedoria 189
56. "Tu És Isto": A Essência do Yoga Não-Dualista 195
57. Discernimento e Autotranscendência 199
58. Karma-Yoga: O Caminho da Ação Autotranscendente 201

59. Bhakti-Yoga: "Adora-me com Amor" 204
60. Os Graus do Amor 208
61. O Kriyâ-Yoga de Patanjali 210
62. A Fé e a Entrega de Si Mesmo: Um Novo Exame do Caminho de Oito Membros 214
63. Mantra-Yoga: O Som das Profundezas Interiores 221
64. O Gâyatrî-Mantra 223
65. A Sílaba Sagrada Om 225
66. Mudrâs: Gestos de Totalidade 232
67. Târaka-Yoga: A Visão da Luz 234
68. Yantra-Yoga: A Geometria Divina 238
69. O que é o Tantra? 242
70. Sexo, Ascese e Mitologia 244

Parte Cinco: *Estágios Superiores da Prática*

71. Caminhos para o Relaxamento e a Meditação 251
72. O que é a Meditação? 254
73. A Oração no Yoga 260
74. O Estado de Êxtase 261
75. O Poder da Serpente e a Vida Espiritual 264
76. Quem ou o que é o Si Mesmo em sua Realização? 266
77. Vazio 268
78. Libertação 271

Notas 275
Glossário: Termos Fundamentais, em Sânscrito, do Yoga Hindu 281

Agradecimentos

A TAREFA DE PREPARAR UM LIVRO para publicação sempre me dá a feliz oportunidade de agradecer a alguns dos amigos que, direta ou indiretamente, contribuíram para que ele fosse escrito. No caso desta obra, gostaria de declarar minha gratidão especial às seguintes pessoas:

ao Swami Veda Bharati, que tenho o privilégio de chamar de companheiro na caminhada espiritual: seu conhecimento, sua sabedoria, sua tranqüilidade, sua generosidade e, tão importante quanto todo o resto, seu infatigável bom humor vêm se tornando uma força cada vez mais poderosa na minha vida;

a Richard Rosen, cuja amizade inabalável e perseverante dura há muitos anos;

aos amigos e colegas professores Patricia Walden, John Friend, Liisa O'Maley e Janice Gates, por apoiar meus esforços em prol do Yoga tradicional;

a todos os meus alunos e amigos do Centro de Pesquisa e Ensino de Yoga, cujas numerosas perguntas me motivaram a escrever boa parte dos ensaios mais recentes publicados neste livro;

à minha esposa e companheira espiritual, Trisha, que lê e critica quase tudo o que escrevo, mesmo tarde da noite, e sempre consegue lançar uma nova luz sobre meus pensamentos e o modo como se expressam;

a Peter Turner, por sua visão e por ter apoiado o meu trabalho; e aos amistosos espíritos editoriais da Shambhala Publications, especialmente Eden Steinberg, Ben Gleason e Joel Segel, por terem feito o parto deste meu quinto livro nascido nessa editora.

A todos, bênçãos de paz e felicidade!

Prefácio

Hoje em dia, é possível que de trinta a quarenta milhões de pessoas pratiquem Yoga em redor do mundo. Em sua maioria, essas pessoas encaram o Yoga como um método de treinamento físico. É como observou um professor de Yoga: o Yoga reduziu-se a um caminho para a boa forma — mais especificamente, a um método de alongamento, e, mais especificamente ainda, a um método de alongamento dos tendões do jarrete. Esse comentário seria cômico se não fosse tristemente verdadeiro. Posto que qualquer tipo de prática de Yoga seja potencialmente um portal para a prática verdadeira, sentimos nitidamente a necessidade constante de deixar claro para todos que o Yoga é uma tradição *espiritual*, cujos objetivos não são a mera boa forma e a saúde física, mas antes a felicidade e a liberdade interior.

Há mais de trinta anos que defendo o Yoga *tradicional*, e este livro dá mais um passo nessa mesma direção. Consiste ele em 78 ensaios — alguns mais compridos, outros bem curtos —, 27 dos quais foram tirados do meu livro *Sacred Paths*, há muito tempo fora de catálogo. Os demais foram tirados do website do Centro de Estudo e Ensino de Yoga (*Yoga Research and Education Center* — YREC) ou foram escritos especialmente para este livro. Todos eles tratam de vários aspectos da magnífica herança do Yoga, que vem se acumulando há cinco mil anos. Isso se traduz em cerca de duzentas gerações (para se ter uma idéia do que isso significa, a história dos Estados Unidos compreende dez gerações). É fácil, assim, perceber que o Yoga condensa em si uma quantidade espantosa de conhecimentos e experiências. É, sem dúvida alguma, o mais admirável produto do gênio do povo indiano, que constitui a mais antiga civilização de base espiritual a levar existência contínua até os dias de hoje. Atualmente, a Índia geme sob o fardo cada vez mais pesado dos seus um bilhão de habitantes e sob o ataque furioso do capitalismo e do consumismo ocidentais, que se opõem à herança espiritual indiana. Mas existem ainda muitas pessoas nobres que, à semelhança do famoso "Mahatma" Gandhi, fazem dos antigos ideais de sabedoria a sua fonte de orientação e inspiração. Essas pessoas jamais se decepcionarão, pois a antiga sabedoria, transmitida dos videntes e sábios védicos para os praticantes modernos, é tão válida agora quanto era naquela época.

Mesmo hoje, apesar da forte industrialização, a Índia ainda é uma terra de religião e de espiritualidade. É repleta de templos, santuários, santos, sábios, yogins e gente piedosa. O festival sagrado *kumbha-melâ*, celebrado em Allahabad em fevereiro de 2001, atraiu mais de cem milhões de pessoas. O ceticismo e o cinismo vicejam principalmente nos grandes centros urbanos. Porém, os indianos que receberam uma educação de tipo ocidental vêm se tornando cada vez mais ignorantes de sua herança espiritual e chegam até a repudiá-la. Pouco se faz para preservar os templos ou os textos sagrados escritos em sânscrito, tâmil, marati e outras línguas índicas. Assim, todo ano muitos tesouros são destruídos e se perdem para sempre. Em 2000, junto com o Babaji's Kriya Yoga Ashram, de Montreal, o YREC criou um projeto que trabalhará para preservar, editar, traduzir e publicar em forma de livros o maior número possível de manuscritos de Siddha-Yoga redigidos em tâmil que se puderem encontrar no sul da Índia. O Swami Veda Bharati, líder espiritual do Rama Ashrama de Rishikesh, está procurando fazer o mesmo com os manuscritos de Yoga em sânscrito. Existem alguns outros esforços, poucos e esporádicos, que estão longe de dar conta de tudo o que tem de ser feito em prol da preservação da herança espiritual indiana.

Por outro lado, é encorajador notar que tantos ocidentais se voltam para o Yoga e gozam dos seus benefícios. As estimativas atuais dão a entender que hoje em dia, só nos Estados Unidos, vinte milhões de pessoas praticam Yoga. Em pelo menos 99% dos casos, essa prática consiste em "fazer" posturas de Hatha-Yoga uma ou mais vezes por semana. Não há dúvida de que até mesmo essa atitude bastante limitada gera alguns bons resultados. Segundo um relatório da Intersurvey Inc., datado de 12 de maio de 2000, 9% dos norte-americanos (ou seja, uns 25 milhões de pessoas) já experimentaram praticar "Yoga", enquanto 14% já experimentaram praticar uma meditação qualquer, de natureza não específica, e 3% já praticaram Tai Chi. A eficácia do Yoga foi avaliada em 87%, a da meditação, em 85%, e a do Tai Chi, em 73%, muito embora não saibamos quais critérios foram usados para se chegar a esses dados. É de se supor que, nesse levantamento, a palavra "Yoga" se refira às posturas yogues (âsanas).

Evidentemente, o Yoga vai muito além das posturas, e o seu verdadeiro poder está nos campos de treinamento da mente e da autotransformação. Já se disse que o Yoga atual é extremamente reducionista. Isso é verdade até certo ponto, mas também percebo o "Yoga para a boa forma" como uma oportunidade para se descobrir o lado mais profundo do Yoga. Esse lado mais profundo tem relação com o nosso destino espiritual. As posturas, quando feitas corretamente, acalmam o sistema nervoso e criam talvez, em nossa psique, espaço suficiente para que possamos explorar o controle da respiração. Depois, quando a respiração yogue nos põe em contato com a força vital do corpo (prâna), podemos também nos abrir para os aspectos espirituais do nosso ser.

Não sou tão condescendente com os professores que transmitem o Yoga como mero sistema de condicionamento físico. Aquele que se intitula professor ou professora de Yoga tem o dever de conhecer a tradição em nome da qual está falando. O Yoga tem uma história gloriosa e nos oferece uma compreensão refinadíssima da mente humana, ensinamentos morais e filosóficos de grande profundidade e, além das posturas, um imenso número de outras práticas. Os professores de Yoga têm a obrigação de assimilar tudo isso e pelo menos tentar comunicar com fidelidade a tradição do Yoga como um todo. É só na medida em que os professores de Yoga tomarem a peito a tarefa de preservar a herança global dessa tradição que o movimento yogue ocidental poderá dar uma contribuição duradoura à humanidade moderna. Sou um crítico da tendência de reinventar o Yoga sem antes atingir a maestria nos ensinamentos tradicionais. Nos últimos 35 anos, defendi o Yoga tradicional em meus livros, artigos, seminários e entrevistas. Em 1996, fundei o Centro de Pesquisa e Ensino de Yoga para ajudar a trazer para o movimento yogue contemporâneo uma compreensão e uma apreciação maiores das formas tradicionais do Yoga, a fim de que os praticantes possam beneficiar-se mais da inacreditável potência dessa tradição.

O Yoga já veio para o Ocidente, e veio para ficar. O desafio que temos agora diante de nós é o de desencadear todo o seu potencial, o que só é possível quando temos a disposição de praticá-lo em profundidade. Gosto de contemplar a possibilidade de uma civilização futura que se paute pelos elevados princípios yogues da não-violência, da bondade, da tolerância, da cooperação, do perdão, do contentamento, da paz e da verdadeira felicidade.

À semelhança de quase todos os outros livros que escrevi, este também é dirigido a um número cada vez maior de aspirantes que se voltam para as diversas tradições yogues em busca de respostas para as Grandes Perguntas. Os que gostaram dos ensaios de *Sacred Paths* adorarão, sem dúvida, os muitos ensaios novos aqui apresentados. Acrescentei, em específico, ensaios que examinam aspectos dos Yogas budista e (em menor número) Jaina. Todas as tradições yogues são repletas de sabedoria e de conselhos práticos, e nenhuma delas deve ser esquecida ou menosprezada. O estudo (*svâdhyâya*) é muito importante, especialmente para os ocidentais que não conhecem a civilização índica. Além disso, ele sempre foi um elemento fundamental do Yoga. Ao contrário do que pensam alguns aspirantes, o intelecto não é um inimigo intrínseco da espiritualidade. Muito pelo contrário: sem uma mente clara, arguta e concentrada, é muito difícil chegar ao supremo destino espiritual. Alguns dos maiores mestres da Índia — Gautama, Nâgarjuna, Shankara, Abhinava Gupta, Haribhadra —

foram também extremamente dotados do ponto de vista intelectual.

De qualquer modo, e independentemente de quais sejam as nossas atuais condições físicas, emocionais, mentais, morais ou espirituais, sempre podemos melhorar a nossa situação recorrendo às disciplinas yogues. O Yoga é um potente antídoto contra o sofrimento (*duhkha*) e, quando praticado com regularidade, pode satisfazer a nossa necessidade profunda de liberdade interior, paz de espírito e felicidade permanente.

GEORG FEUERSTEIN
Yoga Research and Education Center

AUM TAT SAT — OM AH HUM

PARTE UM

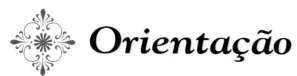 Orientação

1
O que é o Yoga?

No Ocidente, o Yoga costuma ser praticado como uma forma de calistenia ou método de condicionamento físico. A postura invertida ("plantar bananeira"), que muitos novatos se esforçam avidamente por dominar, tornou-se um símbolo dessa maneira de pensar. Para quem está de fora, essa postura (â*sana*) parece curiosa e difícil de fazer. Na verdade, é bastante fácil de se aprender, e existem posturas muito mais difíceis que exigem muitos meses, ou mesmo anos, de prática cotidiana para que sejam perfeitamente dominadas.

O mais importante é que as posturas são somente a "pele" do Yoga. Por trás delas se oculta a "carne e o sangue" do controle da respiração e das técnicas mentais que são ainda mais difíceis de se aprender, além de práticas morais que exigem toda uma vida de perseverante aplicação e correspondem ao esqueleto do corpo. As práticas superiores da concentração, da meditação e do êxtase unitivo (*samâdhi*) são análogas aos sistemas circulatório e nervoso.

No coração do Yoga reside a realização da própria Realidade transcendente, seja como for que a conceba. Este aspecto do trabalho yogue não se evidencia de imediato quando vemos alguém executar complicadas posturas com grande flexibilidade e elegância. É certo que muitos praticantes ocidentais (e até orientais) também não têm uma consciência particular da dimensão espiritual do Yoga. Sem ela, porém, o Yoga não chega a ser mais do que um passatempo. Entretanto, o objetivo tradicional do Yoga sempre foi o de ocasionar uma profunda transformação no praticante por meio da transcendência do ego. Por isso, é bom nos recordarmos do objetivo do Yoga autêntico.

Não é fácil definir o Yoga. No sentido mais geral, a palavra sânscrita *yoga* significa "disciplina espiritual" no Hinduísmo, no Jainismo e em certas escolas de Budismo. Mesmo quando o termo não é usado explicitamente, essas três grandes tradições são essencialmente tradições yogues. Assim, o Yoga é o equivalente da *mística* cristã, do *sufismo* muçulmano ou da *cabala* judaica. O praticante é chamado *yogin* (se for homem) ou *yoginî* (se for mulher).[1] Sob um ponto de vista mais estreito, o Yoga é um ramo *particular* da gigantesca árvore da espiritualidade hindu, sendo o Vedânta e o Sâmkhya os dois outros grandes ramos. A palavra *yoga* é derivada da raiz verbal *yuj* ("jungir" ou "cangar", "arrear"). O que deve ser jungido ou arreado é a atenção, que de ordinário desloca-se incessantemente de objeto em objeto.

Como demonstrei em meu livro *A Tradição do Yoga*, as raízes do Yoga remontam ao passado distante.[2] Surgido provavelmente do xamanismo arcaico, o Yoga desenvolveu-se e transformou-se numa tradição imensamente complexa com fronteiras bastante mal definidas, o que dificulta, às vezes, a distinção entre ele e os outros ramos da espiritualidade hindu.

Em sua primeiríssima forma identificável, o Yoga estava ligado ao ritualismo sacrifical dos povos védicos, que criaram a literatura mais antiga existente no mundo — os *Vedas* — e, ao que parece, foram também os criadores da chamada civilização do Indo-Sarasvati (ou civilização de Harappa).[3] O Yoga védico consistia primariamente em técnicas de concentração mental, controle da respiração, canto e adoração ritual. Seus objetivos eram a invocação, a visualização e até mesmo a união com diversas divindades. As divindades védicas (*deva*) masculinas e femininas eram consideradas aliadas fortíssimas no mundo invisível, e, sem a bênção delas, a vida não poderia transcorrer em paz. Só pela concentração da atenção, transformada assim como que num raio *laser*, poderia desfazer-se a barreira entre o visível e o invisível e efetuar-se o contato com as divindades.

É crença comum que a visão de mundo védica era totalmente politeísta, e só aos poucos teria cedido lugar ao monoteísmo religioso e ao não-dualismo metafísico. Porém, essa opinião foi posta em questão por alguns pesquisadores, que vêem noções monoteístas e até mesmo não-dualistas já nos hinos arcaicos do *Rig-Veda*.[4] Alguns pensam que os hinos mais antigos refletem o politeísmo ao passo que os posteriores (especialmente os dos livros 1 e 10) expressam idéias não-dualistas. A idéia de que os mundos invisíveis são povoados por seres (divindades = anjos) que de algum modo afetam a vida dos seres humanos no mundo visível não exclui necessariamente a percepção profunda de que, por trás de toda a manifestação, só existe Um Ser. No monoteísmo, essa Singularidade recebe um rosto pessoal (em geral o de "Criador"). No não-dualismo filosófico, a mesma Singularidade é compreendida em termos abstratos como um "Ele"* impessoal. Ambas as orientações coexistem na Índia desde a noite dos tempos.

O Yoga tem ao mesmo tempo a concepção personalista de uma Pessoa Suprema (seja Deus, seja Deusa) e a noção impersonalista de um Absoluto (freqüentemente chamado *brahman*). Às vezes, como no *Bhagavad-Gîtâ* (Cântico do Senhor), empreende-se a tentativa de integrar ambas as idéias. Assim, certas formas do Yoga tem uma tendência mais religiosa, ao passo que outras tendem a ser mais filosóficas. Existem, por exemplo, numerosos elementos religiosos ligados ao Bhakti-Yoga, o caminho da entrega devocional à Realidade Superior, enquanto o Jnâna-Yoga, o caminho da sabedoria autotranscendente, tende a ser mais filosófico ou metafísico.

Entretanto, a tecnologia de práticas físicas e mentais do Yoga, que foi crescendo constantemente ao longo do tempo, associou-se enfim a uma metafísica não-dualista (*advaita*). Segundo os ensinamentos mais antigos do não-dualismo hindu, contidos nos *Upanishads*, o mundo multifacetado é uma emanação da Realidade singular e transcendente chamada *brahman* ("o vicejante").[5] O Yoga foi introduzido como um caminho que leva de volta a essa Singularidade (*eka*).

Os sábios perceberam diretamente que essa Realidade unitária, supraconsciente e perfeitamente feliz é a essência não só de todo o universo como também da personalidade humana. Enquanto essência da personalidade, foi chamada de "Si Mesmo" ou *âtman*. Correspondentemente, o termo sânscrito *yoga* foi redefinido e passou a significar a "união" entre o eu inferior, preso ao corpo, e o Si Mesmo transcendental (*âtman*), e até hoje é principalmente desse modo que a palavra é compreendida dentro e fora da Índia. Entretanto, mesmo o Yoga enquanto união incorpora o ato de "jungir", pois o eu inferior não pode fundir-se no Si Mesmo superior sem uma adequada concentração da atenção.

Com exceção de uma única escola, posto que influente — a escola do Yoga Clássico —, todas as escolas do Yoga hindu baseiam-se na idéia metafísica de não-dualidade.[6] O mesmo vale, em essência, para o Budismo Mahâyâna e o Budismo Vajrayâna. O Yoga Clássico, também chamado "Yoga Real" (*râja-yoga*), foi formulado por Patanjali em algum momento do século II d.C.,[7] aparentemente no decurso de um diálogo com o Budismo Mahâyâna. O *Yoga-Sûtra*, obra que consiste em 195 curtos aforismos (*sûtra*), deixa claro que Patanjali ensinava uma metafísica dualista. Contrapunha o Espírito ou Si Mesmo (*purusha*) à Natureza ou Cosmos (*prakriti*), entendendo a ambos como princípios últimos e irreconciliáveis.

Segundo Patanjali, existem muitos (talvez inúmeros) Si Mesmos transcendentais, do mesmo modo que a Natureza compreende incontáveis formas individuais. Entretanto, só os Si Mesmos são conscientes. A Natureza não é senciente — e nela inclui-se a mente! A consciência mental (*citta*) aparentemente independente tem sua causa única na "proximidade" da supraconsciência (*cit*) do Si Mesmo. A Natureza e seus produtos não podem evoluir para tornar-se o Si Mesmo, e o Si Mesmo não emana de si as diversas categorias da Natureza. A criação é um processo pelo qual o fundamento transcendente (*pradhâna*) da Natureza dá origem a níveis e formas inferiores de existência.

O Si Mesmo, ou Espírito, é tão-somente a testemunha desse processo cósmico, que decorre automaticamente; até a destruição última do universo visível e invisível está pré-programada. O Si Mesmo não nasce nem morre. É indestrutível porque não é constituído de partes. É só do ponto de vista da mente não iluminada que o Si Mesmo, ou a Consciência transcendente, parece implicado nos diversos domínios da Natureza.

Para Patanjali, o objetivo do Yoga é desenredar o Espírito do seu envolvimento nos processos da Natureza. Esse envolvimento se deve a um erro de identidade, ou antes de identificação: o Si Mesmo identifica-se falsamente com o corpo-mente, causando assim o fenômeno da consciência individuada, que sofre com suas supostas limitações.

---

* No inglês, "It", que não é nem masculino nem feminino. (N. T.)

A filosofia dualista de Patanjali não convence, mas tem algum mérito sob o aspecto prático, porque, a partir do nosso ponto de vista finito, o sujeito consciente, ou o Si Mesmo, de fato parece ser um "outro" que precisa ser cuidadosamente distinguido do mundo objetivo e da matéria. Por meio do progressivo discernimento (*viveka*), deixamos de nos identificar com aquilo que na verdade não somos. Por fim, o Si Mesmo desperta para a sua verdadeira realidade: a de uma Consciência eternamente livre e independente. Essa condição não é um mero estado de consciência alterado, pois mesmo os mais elevados estados de êxtase ainda ocorrem dentro do orbe da Natureza. Antes, a realização do Si Mesmo é um "não-acontecimento" absolutamente transcendental. É um não-acontecimento porque o Si Mesmo nunca esteve escravizado à Natureza; é perpétua e essencialmente livre. Só *se considera* atrelado ao corpo-mente, e por isso sofre aparentemente todas as limitações da vida corpórea. Todo o drama da escravização seguida da libertação é representado no palco da mente.

No Yoga Clássico, a realização do Si Mesmo é chamada *kaivalya*, que significa literalmente "solidão". É o Si Mesmo transcendente que é "solitário" (*kevala*) ou separado da Natureza. Porém, o Si Mesmo não é uma mônada sem aberturas, uma perspectiva melancólica que dificilmente mereceria a aspiração espiritual perseverante que caracteriza todo o Yoga autêntico. Embora Patanjali nada fale sobre o assunto, somos obrigados a supor que os muitos Si Mesmos eternos são todos presentes uns aos outros e intercruzam-se na infinitude. No entender de Patanjali, a realização do Si Mesmo pressupõe a morte do corpo-mente. Trata-se do ideal de *videha-mukti* ou "libertação fora do corpo". Não é de surpreender que um dos comentadores tradicionais do *Yoga-Sûtra* tenha definido o Yoga como *viyoga*, "desunião" ou "disjunção", ou seja, a separação em relação à Natureza ou ao Cosmos.

Por outro lado, a maioria das escolas de Yoga não-dualistas ensinam o ideal de *jîvan-mukti* ou "libertação em vida". Segundo essa doutrina, não precisamos morrer para realizar nossa verdadeira identidade, o Si Mesmo. Antes, a libertação consiste na recuperação ou no resgate do Si Mesmo em meio às atividades da vida e, depois, na transformação da própria vida à luz dessa realização. É esse o ideal celebrado pela tradição não-dualista do Vedânta, que há muito tempo tem sido estreitamente associada ao Yoga.

O Yoga, quer seja dualista, quer não-dualista, tem por objetivo a eliminação do sofrimento (*duhkha*). Nesse caso, o sofrimento não significa a dor de um corte na pele ou o tormento emocional da opressão política. Estes são simples manifestações de um sofrimento existencial mais profundo. Esse sofrimento é o resultado direto da nossa noção habitual de estarmos presos a um corpo-mente separado de todos os outros. O Yoga busca prevenir sofrimentos futuros desse tipo, indicando o caminho da consciência unitária que se desvela nos estados extáticos que transcendem o ego.

Do ponto de vista do Yoga tradicional, até mesmo o prazer ou o bem-estar (*sukha*) experimentados em decorrência da prática regular das posturas yogues, do controle da respiração e da meditação são marcados pelo sofrimento. Em primeiro lugar, o prazer será necessariamente temporário, ao passo que a bem-aventurança intrínseca (*ânanda*) do Si Mesmo é permanente. Em segundo lugar, o prazer é relativo: podemos comparar a nossa sensação atual de gozo com outras experiências que tivemos em outros momentos ou com as experiências de outras pessoas. Assim, nossa experiência contém um elemento de inveja. Em terceiro lugar, existe sempre o medo oculto de que o estado de prazer se acabe, como é razoável esperar-se que aconteça.

O Yoga é o esforço sistemático para sair de todo esse ciclo de ganho e perda. Quando o *yogin* ou a *yoginî* estão em contato com a Realidade que transcende o corpo-mente, e quando sentem o gosto puro e delicioso do Si Mesmo, todos os possíveis prazeres que poderiam ser fornecidos pelos objetos (não pelo Si Mesmo) perdem o seu fascínio. A mente torna-se mais equânime. Nas palavras do *Bhagavad-Gîtâ* (2.48), o mais popular de todos os textos sagrados do Yoga hindu: "Yoga é equilíbrio (*samatva*)." Essa noção de equilíbrio é uma noção intrínseca do Yoga e manifesta-se em muitos níveis do trabalho yogue. Sua culminação é a "visão de igualdade" (*sama-darshana*), o estado de graça em que vemos todas as coisas sob a mesma luz. Cada coisa se revela como a grande Realidade e nenhum objeto parece ter mais valor do que os outros. Com a mesma serenidade contemplamos uma pepita de ouro e um pedaço de barro, uma pessoa bonita e um indivíduo de feições pouco atraentes. Não nos orgulhamos com os elogios nem nos humilhamos com as censuras.

Esse estado, que se caracteriza por uma lucidez e uma serenidade perfeitas, não deve ser confundido com um dos vários tipos de êxtase (*samâdhi*) conhecidos dos *yogins*. Os êxtases, visões e fenômenos psíquicos (paranormais) não são de maneira alguma os objetivos da vida espiritual. Podem ocorrer e de fato ocorrem quando nos dedicamos perseverantemente aos valores superiores, mas são meros subprodutos; não representam a meta da espiritualidade autêntica. Não devem, em hipótese alguma, tornar-se o centro da nossa aspiração.

O Yoga, portanto, é um modo de vida amplo no qual a Realidade última, o Espírito, tem precedência sobre quaisquer outras ocupações ou preocupações. É um caminho sagrado que, nas palavras de um antigo *Upanishad*, nos conduz do irreal ao Real, da falsidade à Verdade, do temporal ao Eterno.

O modo de vida yogue existe em duas formas fundamentais. Da primeira pode-se dizer que é marcada pela ascensão mística que conduz da consciência cotidiana à supraconsciência que se revela no máximo êxtase, o estado de *nirvikalpa-samâdhi*. A palavra sânscrita *nirvikalpa* pode significar "sem forma" ou "além da concepção". Quando os movimentos da mente se pacificam completamente no estado de êxtase, a Realidade suprema se manifesta como um relâmpago. A bem-aventurança dessa realização temporária é tão poderosa e atrativa que o *yogin* torna-se totalmente indiferente à vida cotidiana e quer passar cada vez mais tempo imerso no estado de êxtase transconceitual (*nirvikalpa-samâdhi*). Essa abordagem, que chamei de "verticalista", coincide com a via da renúncia exterior (*samnyâsa*), que consiste no abandono do mundo. O verticalismo espiritual — por oposição ao integralismo — adota uma atitude "para dentro, para cima e para fora": por meio das práticas yogues, a consciência individuada (sob a forma da atenção) se retira do mundo exterior e se concentra em si mesma (ou em seus conteúdos); depois, é levada a níveis cada vez mais altos de funcionamento (ou seja, estados "superiores" de consciência); por fim, sai por completo do corpo e da Natureza ou Cosmos. Na cultura das drogas da década de 1960, esse mesmo tema reapareceu, num nível muitíssimo inferior, no adágio "*turn on, tune in, drop out*" ("ligue-se, sintonize-se, caia fora").

A segunda forma fundamental do caminho yogue não nos afasta do mundo numa espécie de vôo místico. Muito pelo contrário, afirma a vida e a criatividade, dando-lhes porém uma nova perspectiva. Essa orientação supramística não se interessa pelo passageiro eclipse do ego proporcionado pela experiência mística. Reconhece que todas as experiências, e inclusive o elevado estado de *nirvikalpa-samâdhi*, são apenas isso: experiências. Essa segunda forma se baseia na transcendência contínua do ego em todos os momentos, até o momento em que esse ato deliberado de autotranscendência se torna um gesto espontâneo, que se chama *sahaja-samâdhi*.

Como essa segunda forma do caminho yogue, essa forma integral ou supramística, não nega a vida, ela também não rejeita a faculdade da razão, como faz normalmente o Yoga místico. Esse fato foi compreendido e exposto com toda a clareza pelo sábio ocidental Paul Brunton, que bebeu a grandes goles a água pura da fonte do Yoga hindu e do Vedânta. Em seus *Notebooks [Cadernos]*, ele escreveu:

> Não basta negar o pensamento; disso pode resultar um vazio mental sem conteúdo. É preciso também transcendê-lo. A primeira via é a via do yoga comum; a segunda é a via do yoga filosófico. Na segunda via, portanto, esforçamo-nos ao máximo para levar o pensamento à sua forma mais abstrata e rarefeita, a uma culminação crítica pela qual todo o seu caráter se transforma e ele se funde por si mesmo com a fonte superior da qual nasce. Quando isso acontece, produz-se um estado de prazer, às vezes de êxtase — mas o êxtase não é o nosso objetivo, ao passo que é o do misticismo comum. No nosso caso, a reflexão tem de se manter fiel a um objetivo mais elevado, o da dissolução do ego em sua fonte divina.[8]

É certo que o *pensamento* não pode nos levar à libertação espiritual. A reflexão de que Brunton fala é uma sabedoria ou entendimento superior que em sânscrito se chama *jnâna*. Essa faculdade corresponde ao conceito grego de *gnose*, que tinha importância capital na tradição esotérica do Gnosticismo. Só esse entendimento superior pode nos guiar rumo a uma realização plena e que, por outro lado, tem o poder de transfigurar nossa vida cotidiana. Então, quer passemos pela experiência do êxtase ou, como é inevitável, pelas experiências do sofrimento e da dor, permanecemos firmes na nossa adesão à Realidade todo-abrangente. Assim conseguimos trazer à Terra algo da sua glória e do seu brilho.

2
Um Mapa do Yoga

O YOGA É A CORRENTE de espiritualidade que se desenvolveu na península indiana no decorrer de um período de cerca de cinco mil anos. Suas três grandes *formas* são o Yoga hindu, o Yoga budista e o Yoga jaina. Dentro de cada uma dessas grandes culturas espirituais, o Yoga assumiu várias formas. O Yoga hindu é o braço mais diversificado da árvore do Yoga, e seus ramos mais importantes são:

- o Râja-Yoga (Yoga Real), também chamado Pâtanjala-Yoga ou Yoga Clássico
- o Hatha-Yoga (Yoga da Força)
- o Karma-Yoga (Yoga da Ação)
- o Jnâna-Yoga (Yoga da Sabedoria)
- o Bhakti-Yoga (Yoga da Devoção)
- o Mantra-Yoga (Yoga dos Sons Poderosos)
- o Tantra-Yoga (Yoga da Continuidade), que inclui o Kundalinî-Yoga (Yoga do Poder da Serpente) e o Laya-Yoga (Yoga da Dissolução)

Para as explicações destas e de outras formas de Yoga, refira-se aos Capítulos 12 ("Quarenta Tipos de Yoga Hindu") e 13 ("A Árvore do Yoga Hindu") deste livro. É possível fazer outras classificações. No Budismo, por exemplo, o Mantra-Yoga e o Tantra-Yoga freqüentemente se identificam.

Por trás de todas as formas e ramos do Yoga está a compreensão de que o ser humano é mais do que o corpo físico e que, por meio de uma determinada disciplina, é possível descobrir o que é esse "mais". O Yoga hindu fala de um Si Mesmo transcendental (*âtman*, *purusha*), que, na qualidade de nossa verdadeira identidade, é eterno e intrinsecamente feliz. O Budismo e o Jainismo têm suas maneiras próprias de descrever o objetivo desse caminho de transformação que é o Yoga.

O Yoga entrou no hemisfério ocidental sobretudo pelo trabalho missionário do Swami Vivekananda, que representou o Hinduísmo no Parlamento das Religiões em 1893. De lá para cá, o Yoga sofreu uma singular metamorfose. Nas mãos de diversos professores ocidentais, a maioria dos quais aprendeu (Hatha) Yoga de outros professores ocidentais e não de gurus indianos, o Yoga foi alterado para atender às necessidades específicas dos homens e mulheres de diversos países do Ocidente. Foi assim que, no geral, e apesar dos protestos de uns poucos puristas, o Yoga se secularizou e, de uma disciplina espiritual rigorosa, passou a ser um sistema "instantâneo" de condicionamento físico. Entretanto, houve também um influxo contínuo de professores indianos que, com diversos graus de êxito, procuraram comunicar os ensinamentos tradicionais do Yoga.

Dentre os gurus indianos mais conhecidos que vieram transmitir o Yoga hindu nas Américas e na Europa, podemos mencionar os seguintes:

Swami Rama Tirtha (sem organização)
Paramahansa Yogananda (Self-Realization Fellowship)
Swami Satchidananda (Satchidananda Ashram, Yogaville)
Swami Venkatesananda (Divine Life Society)
Swami Muktananda (Siddha Yoga Dham)
Maharishi Mahesh Yogi (Meditação Transcendental)
Swami Satyananda Saraswati (Bihar School of Yoga)
Swami Rama (Himalayan International Institute)
Shrila Prabhupada (Sociedade Internacional para a Consciência de Krishna)
Bhagwan Rajneesh (depois "Osho", Osho International Foundation)

Swami Vishnudevananda (Sivananda Yoga Centers)
Swami Jyotirmayananda (Yoga Research Foundation)
Sri Chinmoy (Chinmoy Mission)
B. K. S. Iyengar (Iyengar Yoga Association)
Jiddu Krishnamurti (Brockwood Park)

Um século depois da bem-sucedida missão do Swami Vivekananda aos Estados Unidos e à Europa, o movimento yogue ocidental conta talvez com 30 milhões de membros. A maioria deles é praticante de um ou outro dos sistemas ocidentalizados de Hatha-Yoga, e os que seguem a prática do Yoga por uma motivação espiritual só constituem uma pequena minoria. Quaisquer que sejam os problemas intrínsecos do movimento yogue ocidental, ele cresceu continuamente no decorrer dos últimos cem anos e mais rapidamente ainda depois da década de 1960. Isso se deve, sem dúvida alguma, a toda uma combinação de fatores, dentre os quais podemos destacar, de um lado, o interesse dos *Baby Boomers** pelas terapias alternativas e, de outro, sua confusão espiritual e moral.

Será que o movimento yogue ocidental continuará atraindo os ocidentais? Isso vai depender do grau de integridade e autenticidade dos praticantes. O Yoga ocidental não precisa somente das informações que lhe podem ser fornecidas pelo conhecimento da ciência e da medicina modernas; precisa, acima de tudo, lançar firmemente suas raízes nos ensinamentos psicoespirituais tradicionais da Índia. Ouso dizer agora que o Yoga, depois de sobreviver às vicissitudes de pelo menos cinco milênios, há de firmar-se também em nosso mundo moderno.

---

* Esse termo designa os norte-americanos nascidos na época da explosão demográfica que se seguiu à Segunda Guerra Mundial. Na prática, são as pessoas nascidas entre 1945 e 1955, que constituíram a geração dos *hippies* e da contracultura nos EUA. (N. T.)

3
O Yoga: Para quê?

PODEMOS PRATICAR YOGA pelas mais diversas razões: para manter a boa forma física; para conservar ou recuperar a saúde; para equilibrar o sistema nervoso; para acalmar nossa mente excessivamente ativa; e para levar uma vida mais significativa. Todos esses objetivos merecem a nossa atenção e o nosso esforço.

Mas, tradicionalmente, o Yoga foi empregado por vários milênios como um caminho para se sair do sofrimento (*duhkha*) e chegar-se à libertação (*moksha, nirvâna*) ou à iluminação (*bodhi*). Há muito tempo, os mestres de Yoga reconheceram que só poderemos estar plenamente satisfeitos com a vida quando tivermos encontrado a própria fonte da felicidade, que está além do prazer e da dor. Mesmo quando estamos perfeitamente saudáveis e em forma, quando temos um sistema nervoso relativamente equilibrado e levamos uma vida aparentemente significativa, lá no fundo ainda nos sentimos intranqüilos. Só temos de cavar fundo o suficiente, transpondo todas as camadas de limitada satisfação — do tipo de satisfação que depende das circunstâncias externas. É fácil descobrir se estamos realmente contentes e felizes quando perdemos o emprego, quando nos separamos da pessoa com quem estávamos casados ou quando um bom amigo de repente se volta contra nós. Se acontecerem com um grande mestre de Yoga, essas coisas não causarão nem mesmo a menor perturbação em sua mente.

Depois da iluminação, estando a mente livre de todo obscurecimento, nem o prazer nem a dor podem diminuir nossa liberdade interior. Somos a pura Consciência e permanecemos unidos à Origem de todas as coisas. É isso que as tradições do Yoga hindu chamam de "realização do Si Mesmo". O Si Mesmo, ou Espírito, é supraconsciente, imortal, eternamente livre e inefavelmente feliz. Do ponto de vista yogue, não existe nenhuma realização mais elevada do que essa; nem existe algo a que valha mais a pena se dedicar. Isso porque, quando realizarmos nossa verdadeira natureza, a natureza da pura Consciência, tudo o que fizermos será preenchido com a liberdade e a bem-aventurança dessa realização. Em todas as circunstâncias estaremos à vontade; em todas as circunstâncias poderemos contribuir com sabedoria e compaixão para o bem dos outros seres.

Quaisquer que sejam os nossos motivos particulares para praticá-lo, é bom ter sempre em mente o objetivo tradicional do Yoga. Isso nos impedirá de estacionar numa realização específica e limitada. O Yoga busca trazer à tona *todo* o nosso potencial.

4
O Yoga: Para Quem?

Muito embora o Yoga tenha se originado em solo indiano e por muitos milênios tenha nele se desenvolvido, é concebido e concebe a si mesmo como uma tradição de libertação para *toda* a humanidade. Seus fundamentos morais são considerados universalmente válidos; suas práticas físicas e mentais foram criadas para ser executadas pelo corpo e a mente humanos comuns; seu objetivo — a Realidade transcendente — é a base de toda a existência. Se existem ensinamentos yogues especificamente ligados à cultura indiana, eles só representam uma pequena fração da herança total do Yoga. Portanto, o Yoga é, em princípio, tão pertinente para o homem contemporâneo quanto era para os nossos mais remotos antepassados.

Não há prova alguma de que a mente ou psique humana tenha mudado significativamente no decorrer dos últimos cinco mil anos.[1] Já ficou claro que o conceito de "progresso" é bastante frágil. Não ficamos mais inteligentes nem mais observantes da moral; em definitivo, não nos tornamos mais sábios. É certo que nosso conhecimento do universo atingiu proporções inauditas mediante os esforços da ciência, mas isso não fez mudar a qualidade do nosso pensamento. Os melhores pensadores do mundo antigo levam a melhor quando comparados com os melhores do mundo moderno. O máximo que podemos alegar em nosso favor é que, hoje em dia, um número maior de pessoas participa do conhecimento científico e das maravilhas da tecnologia. Porém, esse conhecimento não nos deu uma vida mais livre e mais feliz. Infelizmente, apesar da ciência e da tecnologia, a maior parte dos espécimes da espécie humana não vive como deveria viver. Isso se evidencia facilmente nas estatísticas de doenças mentais, crimes e guerras.

Sabemos muito mais sobre muito mais coisas do que os nossos antepassados, mas são pouquíssimas as pessoas que têm hoje uma idéia clara do que é a vida. Ao que parece, todo esse conhecimento nos deixou mais confusos. Perdemos de vista tudo o que é essencial, tudo o que pode nos dar uma vida mais significativa e mais feliz. Nossa vida tornou-se inacreditavelmente complicada e o *stress* é uma ameaça constante à nossa saúde física e mental.

Em outras palavras, o trabalho yogue de autotransformação enfrenta hoje desafios semelhantes aos que enfrentou em outras épocas, que tinham as suas próprias patologias. O Yoga é um caminho, já muitas vezes trilhado, de liberdade, paz e felicidade interiores. Põe-nos em contato com o que Abraham Maslow chamou de "valores do ser", sem os quais nossa vida é superficial e, em última análise, insatisfatória.[2] O Yoga oferece respostas às perguntas fundamentais da existência humana: Quem sou? Por que estou aqui? Para onde vou? O que devo fazer? Sempre que, no meio da nossa vida frenética, fazemos uma pausa suficientemente longa, essas perguntas saem do esquecimento. Quando isso acontece, são poucas as pessoas que têm respostas plausíveis para apresentar a si mesmas. Sem essas respostas, porém, somos como folhas secas levadas pelo vento.

O Yoga é capaz de nos dar, hoje, uma orientação tão firme quanto a que dava há cinco milênios ou mais. O Yoga é para todos. Seus vários caminhos não só opõem uns aos outros como também, sem dúvida alguma, se complementam. Constituem, em seu conjunto, um panorama global dos meios possíveis pelos quais pode ser trilhado o caminho yogue para a libertação. Qualquer que seja o nosso temperamento ou a nossa orientação particular, podemos encontrar um caminho de Yoga que ressoe com ela e nos faça sair da confusão e da infelicidade.

Shri Yogendra, fundador e presidente do Instituto de Yoga de Santa Cruz (um subúrbio de Bombaim, na Índia), situa a noção de que o antigo Yoga é inadequado à vida moderna dentro de um padrão maior de preconceitos:

> ... o homem ocupado o vê como uma perda de tempo, de um tempo que seria mais bem empregado em outra atividade; o homem dotado de uma saúde normal pensa que não precisa dele; o homem não-conformista ou não-convencional abomina a própria idéia de seguir algo que exija a sua fidelidade ou devoção; o jovem pensa que [o Yoga] é para os velhos e os luxuriosos não concebem a idéia de levar uma vida simples, ao passo que muitos opinam que o Yoga e a vida moderna são contraditórios e não podem se combinar.[3]

Essas desculpas não dizem nada sobre o Yoga, mas dizem tudo sobre o indivíduo comum, que sempre procura preservar o *status quo*.

Como seria de se esperar, o Yoga mina ativamente os padrões convencionais de existência, pelo menos na medida em que são empecilhos à liberdade, à paz e à felicidade interiores. Nesse sentido, é um ensinamento *radical*, que vai à raiz (*radix*) do problema: a letargia, o medo da mudança, o hábito de enganar-se a si mesmo — todos os quais podem resumir-se numa coisa só: a ignorância (*avidyâ*). O objetivo do Yoga resume-se à eliminação da ignorância, que obsta o caminho da iluminação. Assim, o Yoga tem algo a dizer a todas as pessoas não-iluminadas que vivem neste mundo.

5
Diretrizes para a Escolha de um Professor, Terapia ou Aula de Yoga

Posso Aprender Yoga Sozinho ou Devo Procurar um Bom Professor?

Em primeiro lugar, temos de determinar qual é ou quais são nossos objetivos na prática do Yoga. Temos de saber como queremos encará-lo: como uma disciplina espiritual, um estilo de vida saudável, um programa rigoroso de condicionamento físico, um treinamento ocasional de alongamento, um meio de eliminar a tensão ou um sistema de exercícios terapêuticos para a autocura.

É claro que, quanto maiores forem nossas expectativas, tanto mais teremos de nos comprometer com a prática e tanto mais precisaremos de instrução e orientação. Se quisermos praticar Yoga para manter a boa forma, na maioria dos casos será suficiente praticar várias sessões de posturas durante pelo menos trinta minutos por semana. Se tivermos a esperança de usar o Yoga como uma terapia, teremos de prever pelo menos uma sessão diária (de preferência, duas) de posturas e controle da respiração, com duração de trinta a sessenta minutos cada uma, além das mudanças dietéticas e outras que nos serão recomendadas por um yogaterapeuta. Se quisermos praticar o Yoga como um estilo de vida, teremos de prestar atenção a todos os seus ensinamentos sobre saúde física e mental. E se estivermos interessados no Yoga enquanto disciplina espiritual, teremos de estar preparados para nos dedicar a ele 24 horas por dia pelo resto da vida.

De preferência, os principiantes devem aprender o Yoga (de qualquer espécie) com um professor qualificado, e não por meio de livros ou fitas de vídeo ou de áudio. No caso das posturas yogues, mesmo duas ou três sessões podem ser suficientes para que a pessoa adquira o ponto de vista correto desde o princípio. Às vezes, nós temos necessidades individuais que um bom professor vai identificar ou vai levar em conta quando nos ajudar a formular um programa pessoal. Depois de ter algumas aulas e ouvir os conselhos de um professor qualificado, podemos continuar praticando e explorando as posturas do Yoga, etc., sozinhos. Nesse caso, é bom procurar o professor de vez em quando para garantir que não estamos adquirindo maus hábitos na execução das posturas e das outras práticas.

No caso da meditação, é aconselhável praticar ao lado de um professor qualificado até sermos capazes de reproduzir o estado meditativo sem ajuda externa, usando o método particular desse professor. No começo, é bom praticar em grupo, pois o grupo cria uma espécie de "campo de força" que torna a meditação um pouco mais fácil para todos.

Antes de decidir que professor ou que aula procurar, temos de saber com clareza o que estamos querendo: ter uma idéia básica de como o Yoga funciona a fim de podermos praticar sozinhos os seus exercícios; receber uma instrução especializada com regularidade; melhorar nossa motivação, praticando na companhia de outras pessoas; receber instruções acerca dos aspectos espirituais do Yoga; ou obter uma iniciação espiritual de um mestre qualificado.

Quem tem problemas de saúde ou não faz um exame médico há algum tempo deve obter a aprovação do médico antes de começar a praticar as posturas ou o controle de respiração por métodos yogues (ou, aliás, qualquer sistema de exercícios físicos). Isso não é necessário para a prática da meditação.

Como Encontrar um Professor ou um Yogaterapeuta Qualificados?

É difícil recomendar este ou aquele professor, pois as personalidades e os métodos de ensino variam imensamente e nem sempre a mesma personalidade ou o mesmo método funcionam para todos. O mais importante é que os praticantes compreendam que existe uma grande diferença entre um professor de Yoga e um guru. Este último exigirá muito mais dos seus alunos. No que diz respeito ao Hatha-Yoga, que parece ser o principal interesse da maioria das pessoas, ainda não existem padrões estaduais ou nacionais* que determinem o que e como se deve ensinar em aula. Por isso, encontramos toda espécie de tendências, formatos e critérios. Alguns "professores de Yoga" — especialmente os que ensinam nas academias de ginástica — não passam de instrutores de condicionamento físico com alguns dias de treinamento em posturas de Hatha-Yoga. *Caveat emptor!*

A Yoga Alliance, sediada na cidade de West Reading, Pensilvânia, EUA, está procurando estabelecer alguns padrões gerais para os professores de Yoga nos Estados Unidos. Atualmente, ela forma profissionais de Yoga com um currículo mínimo de duzentas horas, que inclui técnicas, metodologia de ensino, anatomia, fisiologia e um pouco de filosofia e história. Em janeiro de 2002, o Yoga Research and Education Center (YREC) complementou essa iniciativa e lançou um programa de treinamento de setecentas horas distribuídas ao longo de dois anos. O YREC também reconhece a necessidade de uma formação contínua e está agora mesmo elaborando cursos intensivos dirigidos aos profissionais por ele formados e a outros professores qualificados.

Para encontrar um professor ou uma turma de praticantes, podemos questionar os amigos ou a bibliotecária local, examinar os quadros de avisos dos restaurantes e casas de produtos naturais ou consultar as listagens das revistas de Yoga; existem também muitos recursos na internet. Em seguida, temos de nos sentir à vontade para fazer perguntas constrangedoras (por exemplo: quais são as credenciais do professor?) e ventilar nossas possíveis preocupações. Se o nosso interesse se dirige sobretudo às posturas de Hatha-Yoga, temos de perguntar especificamente qual é o *estilo* de Hatha-Yoga que o professor segue. Alguns estilos — especialmente o chamado Power Yoga, o Ashtanga-Yoga e o "Hot Yoga" — exigem uma excelente capacidade atlética e são muito puxados. O estilo Iyengar é bastante rigoroso, ao passo que o estilo Viniyoga de posturas é um fluxo de *âsanas* feito sob medida para cada pessoa.

Como acontece com os professores, também para a formação dos yogaterapeutas não existem padrões gerais aceitos. Muitos supostos yogaterapeutas não passam de professores de Yoga que usam posturas e o controle da respiração para fins terapêuticos. Os yogaterapeutas plenamente qualificados são raros. A International Association of Yoga Therapists (IAYT) está fazendo um esforço para melhorar essa situação. Foi fundada em 1989 por Richard Miller e Larry Payne, ambos Ph.Ds., e dez anos depois tornou-se uma divisão do YREC.

O QUE DEVO FAZER SE NÃO TIVER ACESSO A UM PROFESSOR OU UMA TURMA DE PRATICANTES?

Tradicionalmente, o Yoga sempre foi uma disciplina iniciática na qual o guru supervisionava de perto o progresso do discípulo. Hoje em dia, porém, poucas pessoas se interessam ou são capazes de atender às exigências de um verdadeiro discipulado. Mesmo a prática do Hatha-Yoga, porém, quando levada a sério, exige um professor qualificado, pelo menos no começo.

Para os que vivem em regiões isoladas, existem livros, revistas, fitas de vídeo e de áudio e programas de televisão que podem oferecer informações importantes sobre as posturas do Yoga. Porém, não podemos nos esquecer de que informação e orientação são duas coisas diferentes. Como as pessoas tendem a ser impacientes e querem desde logo praticar as posturas avançadas e mesmo as técnicas de controle da respiração, os acidentes podem acontecer e de fato acontecem. Por isso, recomendo enfaticamente que a pessoa proceda devagar, passo a passo. Como as posturas yogues envolvem habilidades motoras, a maioria das pessoas que não podem ter um professor vai querer trabalhar com um vídeo. Existe um grande número de fitas de áudio e de vídeo no mercado.

---

* O autor se refere aos Estados Unidos, mas o mesmo se pode dizer, *a fortiori*, do Brasil. (N.T.)

6
Dez Princípios Fundamentais do Yoga

O YOGA É UMA TRADIÇÃO COMPLEXA, com cinco mil anos de história, ou mais. Os principiantes facilmente se deixam assoberbar pela vastidão e pela riqueza da prática, da filosofia e da literatura yogues. Porém, existem alguns princípios básicos que, uma vez compreendidos, facilitam o acesso a cada um dos numerosos aspectos dessa grande tradição. Aqui estão dez desses princípios fundamentais.

1. O Yoga é algo que tradicionalmente se chama de uma doutrina de libertação (*moksha-shâstra*). Tem por objetivo libertar-nos da nossa limitada noção de "quem somos". De hábito, nós nos identificamos com esse corpo e essa mente, com nossos bens materiais e nossos relacionamentos (que freqüentemente tratamos como se fossem bens materiais). Porém, segundo o Yoga, esse hábito mental e emocional é na verdade um profundo e fatídico *erro de identificação*. É ele que nos mantém perpetuamente presos aos mesmos modos de comportamento e nos faz passar reiteradamente pelo sofrimento (*duhkha*). Na verdade, o nosso ser real é *algo* ou *alguém* que está muito além do nosso corpo, da nossa mente, dos nossos bens e dos nossos relacionamentos. Do ponto de vista yogue, cada um de nós é o próprio Ser imortal e supraconsciente. Na qualidade desse Ser singular, somos livres e ilimitados. Todos os ensinamentos do Yoga têm por objetivo nos ajudar a realizar essa verdade fundamental.

2. Como os seres humanos têm diferentes pontos fortes e pontos fracos, os mestres do Yoga elaboraram diversas metodologias para que o Yoga fosse útil a todos. O Yoga tem, portanto, vários ramos, que correspondem a certas capacidades ou preferências emocionais e mentais específicas. De modo geral, no Yoga hindu, distinguem-se sete desses ramos:

O *Râja-Yoga* é o "Yoga Real" — o caminho de oito membros ou *ashta-anga-yoga* de Patanjali, também chamado de "Yoga Clássico" —, que tem por objetivo a libertação por meio da meditação e se dirige aos praticantes capazes de uma concentração intensa acompanhada pela renúncia ao mundo.

O *Hatha-Yoga* é o "Yoga da Força", que tem por objetivo a libertação por meio da transformação física.

O *Jnâna-Yoga* é o "Yoga da Sabedoria", que tem por objetivo a libertação por meio do exercício perseverante do discernimento superior, que distingue claramente o Real do ilusório; à semelhança do Râja-Yoga, o Jnâna-Yoga atribui grande importância à renúncia.

O *Karma-Yoga* é o "Yoga da Ação", que tem por objetivo a libertação por meio do serviço autotranscendente; muitas vezes é considerado especialmente adequado aos que não dispõem em grau suficiente das qualidades necessárias para a concentração e a meditação, mas, na verdade, é um caminho necessário para quantos praticam o Yoga em geral.

O *Bhakti-Yoga* é o "Yoga da Devoção", que tem por objetivo a libertação por meio da entrega confiante de si mesmo ao Ser divino; atrai especialmente os que são dotados de uma profunda capacidade de sentir e não vêem a Realidade transcendente de forma impessoal, mas pessoal.

O *Mantra-Yoga* é o "Yoga dos Sons Poderosos", que tem por objetivo a libertação por meio da recitação (vocal ou mental) de sons dotados de um poder específico (como *om, hum, ram, hare krishna*, etc.), recitação essa que muitas vezes é encarada como um aspecto do Tantra-Yoga.

O *Tantra-Yoga* ou "Yoga da Continuidade", que tem por objetivo a libertação por meio de rituais, da visualização, do trabalho energético sutil e da percepção da identidade (ou continuidade) entre o mundo comum e a Realidade transcendente.

Esses sete ramos são outros tantos portais que se abrem para os mistérios do Yoga e, portanto, para a nossa própria consciência.

3. Todos os ramos e formas do Yoga têm por fundamento uma vida moral firme e sadia. Uma tal vida é regida pelo princípio do *dharma*, que significa "moralidade", "lei", "ordem" e "virtude". Esse princípio incorpora virtudes morais como a não-violência (*ahimsâ*), a veracidade (*satya*), o não-roubar (*asteya*), a castidade (*brahmacarya*), a compaixão (*karunâ*) e a benignidade (*maitrî*). Sem a firme observância desses princípios morais, o Yoga não pode conduzir-nos à meta final da libertação. Isso porque, enquanto levamos uma vida que não chega à altura dessas virtudes, nossas energias permanecem dissipadas e continuamos a colher os frutos negativos de nossas ações. Uma vida moralmente sã, porém, nos permite pôr fim à criação de efeitos negativos e nos habilita a concentrar nossas energias como um raio *laser*, para podermos descobrir ou realizar nossa verdadeira natureza.

4. No Yoga, a teoria e a prática são unidas. Isso significa que o Yoga não é nem uma simples filosofia de gabinete nem uma mera bateria de práticas. Para se dedicar com êxito e da maneira correta ao Yoga, a pessoa precisa prestar a devida atenção às idéias que subjazem às práticas e, inversamente, aos exercícios e técnicas nos quais se consubstanciam as teorias. Para tanto, é preciso praticar com *reflexão* e *atenção*. A prática correta e regular das posturas yogues, por exemplo, colabora sem dúvida nenhuma para a conservação da boa saúde. Para ter acesso ao seu potencial mais profundo, porém, precisamos saber que elas constituem apenas uma pequena fração desse todo integrado que é o Yoga, o qual tem por objetivo a libertação espiritual. Do mesmo modo, a meditação seguramente equilibra o sistema nervoso e acalma a mente. Porém, é só quando compreendemos a natureza da mente — graças às doutrinas yogues — que podemos ter a esperança de superar as limitações intrínsecas da nossa constituição mental e descobrir a Consciência transcendente. Por esse motivo, o estudo (*svâdhyâya*) é tido na mais elevada estima pela maioria das escolas de Yoga; ele complementa a aplicação perseverante nas disciplinas práticas.

5. Por mais simples que sejam certos caminhos yogues, todos os caminhos e abordagens exigem um compromisso profundo com a autotransformação. Aquele que tem medo de mudar e tende a apegar-se ao seu jeito de fazer as coisas não poderá obter êxito no Yoga. A prática do Yoga exige um esforço pessoal (*vyâyâma*) considerável, que envolve a autodisciplina (*âtma-nigraha*). Quando procuramos substituir os hábitos indesejáveis por hábitos positivos, experimentamos inevitavelmente uma certa frustração. Essa frustração, porém, não é autodestrutiva, mas criativa. O termo sânscrito que designa esse processo é *tapas*, que significa "calor" ou "clarão". O mesmo termo também significa "ascese", pois toda ascese se baseia no autocontrole.

6. O Yoga compreende numerosas práticas — tanto físicas quanto mentais. Todas elas se reduzem a duas categorias: *abhyâsa* e *vairâgya*. *Abhyâsa* é a execução reiterada de exercícios ou técnicas que têm por objetivo a geração, em nós, de um estado mental positivo. *Vairâgya* é a prática complementar de deixar de lado os antigos apegos e hábitos de comportamento. *Abhyâsa* nos revela aos poucos os aspectos profundos e ocultos da mente, ao passo que *vairâgya* nos afasta passo a passo das aparências e nos aproxima da Realidade.

7. Quanto mais nos aproximamos da realização do Si Mesmo, ou da iluminação, tanto mais nos parecemos com uma pessoa comum. Só os que correm atrás da libertação como se fosse um troféu, revestem de *glamour* a si mesmos e a todo o processo yogue. Eles querem ser extraordinários, ao passo que os seres libertos são perfeitamente simples. Ficam tão contentes ao lavar louça quanto de sentar-se silenciosamente em meditação ou de instruir os discípulos. É por isso que o Yoga, desde o princípio, exaltou não somente o caminho do asceta (*samnyâsin*) que renuncia ao mundo, mas também o do pai de família (*grihastha*) que faz uso das oportunidades da vida cotidiana para praticar as virtudes de um estilo de vida yogue.

8. Em toda prática de Yoga há um elemento de agradável "surpresa" ou favorecimento. Nas escolas

teístas de Yoga, isso é explicado pela graça (*prasâda*) do Ser Divino; nas escolas não-teístas, como o Jaina Yoga ou certas escolas budistas, afirma-se que essa ajuda provém dos seres libertos (chamados *arhats*, *buddhas*, *bodhisattvas*, *tîrthamkaras* ou *mahâ-siddhas*). Além disso, também os gurus são canais de energias benéficas, ou bênçãos, que fazem amadurecer os discípulos. O processo pelo qual o guru abençoa o discípulo é chamado "transmissão" (*samcâra*). Em algumas escolas, é denominado *shakti-patâ*, que significa "descida do poder". O poder em questão é a própria Energia da Consciência.

9. Todo o Yoga é iniciático. Ou seja, a iniciação (*dîkshâ*) dada por um mestre (guru) qualificado é essencial para que se atinja o máximo êxito no Yoga. É possível se obter benefícios de várias práticas yogues mesmo sem a iniciação. Assim, a maioria dos exercícios de Hatha-Yoga — desde as posturas até a meditação, passando pelo controle da respiração — pode ser praticada independentemente, desde que o praticante tenha aprendido o formato correto. Porém, para os estágios superiores do Yoga, o poder que vem da iniciação é absolutamente necessário. Os hábitos mentais são demasiado arraigados para que possamos operar neles mudanças profundas sem a intervenção benigna de um mestre yogue. Todas as práticas yogues podem ser vistas como uma preparação para este momento.

10. O Yoga é um processo gradual pelo qual nossos hábitos inconscientes de pensamento e comportamento são substituídos por outros hábitos, mais benignos, que expressam as faculdades e virtudes superiores da iluminação. Esse trabalho extenso de autotransformação leva tempo, e, por isso, os praticantes de Yoga devem dedicar-se antes de mais nada à prática da paciência. A iluminação, ou libertação, não se realiza em questão de dias, semanas ou meses. Temos de estar dispostos a nos comprometer com toda uma vida de prática yogue. Temos de ter um impulso fundamental de crescimento, quer venhamos a atingir a libertação nesta vida, quer não. Segundo uma das doutrinas fundamentais do Yoga, não existe esforço perdido; mesmo a mais tênue tentativa de autotransformação tem os seus efeitos. É o nosso esforço paciente e cumulativo que mais cedo ou mais tarde floresce na iluminação.

7
Será o Yoga uma Religião?

Alguns ocidentais que praticam o Cristianismo ou o Judaísmo se preocupam com o fato de o Yoga ser uma religião oriental. Eles têm medo de que, ao assumir a prática do Yoga, venham a minar a própria fé religiosa. Acaso o medo deles tem fundamento? Será o Yoga uma religião? A resposta rápida a ambas as perguntas é a seguinte: longe de minar a fé deles, a prática do Yoga pode na verdade aprofundá-la. Oferecerei a seguir uma explicação mais detalhada.

Vou começar com a posição extrema do fundamentalismo cristão, que encara o Yoga como um perigoso produto de importação vindo do Oriente, que deve ser rejeitado em todas as circunstâncias. Muitas vezes, o Yoga é associado às doutrinas e práticas da Nova Era, vistas como uma ameaça ao *establishment* cristão.[1]

É verdade que o Yoga sempre esteve associado com as três grandes tradições religiosas e culturais da Índia: o Hinduísmo, o Budismo e o Jainismo. Por isso, os ensinamentos yogues têm muitos conceitos que têm um forte sabor hindu, budista ou jaina. Os exemplos mais notáveis, que freqüentemente representam uma pedra de tropeço para os ocidentais, são as idéias de karma e renascimento e a noção de que, além da Realidade última, existem numerosas divindades. Em primeiro lugar, já houve muitos mestres de Yoga que descartaram as idéias (intimamente ligadas entre si) de karma e reencarnação;[2] e as divindades (*deva*) do Hinduísmo, do Budismo e do Jainismo podem ser comparadas aos anjos do Cristianismo e do Judaísmo. É evidente que essas crenças não são essenciais para a prática do Yoga. Na verdade, a única coisa em que precisamos acreditar é na possibilidade da autotransformação; na possibilidade de ir além do grau de compreensão e de experiência do mundo que temos no presente e, o que é mais importante, de ir além do nosso atual estado egocêntrico.

No coração de todas as formas de Yoga repousa o pressuposto de que não realizamos ainda o pleno potencial do ser humano. Em específico, o Yoga busca nos pôr em contato com nosso núcleo espiritual — nossa natureza mais íntima — aquele ou aquilo que somos na verdade. Essa natureza é descrita de diferentes maneiras pelas diversas escolas de Yoga. Não se espera que acreditemos em nenhuma das explicações tradicionais; temos liberdade para deixar que nossas experiências pessoais e nossa realização nos moldem o entendimento.

No decorrer dos milênios, o Yoga esteve associado a vários sistemas filosóficos e teológicos — de nenhum dos quais se pode dizer que defina o Yoga enquanto tal. Isso porque o Yoga é antes de mais nada uma disciplina espiritual prática que atribui a máxima importância à experimentação e à verificação pessoal. Em outras palavras, a experiência pessoal direta ou a realização espiritual são consideradas mais importantes do que qualquer teoria ou sistema conceitual.

Por esse motivo, o Yoga pode ser e de fato tem sido praticado por pessoas que adotam as mais diversas filosofias e crenças. Alguns praticantes de Yoga acreditam num Deus pessoal que criou o universo, enquanto outros adotam uma metafísica que vê o mundo como ilusório e a Realidade última como singular e sem forma. Outros ainda (especialmente os praticantes do Budismo Theravāda) recusam-se a especular sobre assuntos metafísicos. Com isso, alguns praticantes de Yoga são mais religiosos do que outros. O Yoga em si mesmo, porém, é primordialmente um instrumento de exploração das profundezas da natureza humana, de sondagem dos mistérios do corpo e da mente. É claro que, à medida que nos aprofundamos na prática do Yoga, vamos perceber que certas idéias acerca do mundo e da natureza humana são mais úteis do que outras. Assim, é possível que as noções de karma e de renascimento venham de novo à tona, pois são dotadas de um certo poder explicativo. Ou nossas experiências podem dar credibilidade à antiqüíssima doutrina de que "tudo é um" (*sarvam ekam*).

Como o Yoga pode enriquecer a vida religiosa ou espiritual de um cristão ou judeu praticante? A resposta é a mesma que se aplica aos hindus, budistas e jainistas praticantes. O Yoga ajuda a quantos praticam uma religião, qualquer que seja essa religião, na medida em que equilibra o sistema nervoso e imobiliza a mente por meio de seus vários exercícios (postura, controle da respiração e meditação). O legado do Yoga é grande o suficiente para que todos possam encontrar nele técnicas que não vão entrar em conflito com suas crenças pessoais. Mais ainda, as pessoas de mentalidade religiosa encontrarão no Yoga muitas idéias e sentimentos, especialmente a respeito da vida moral, com os quais se identificarão naturalmente. Quem poderia apontar um erro, por exemplo, na recomendação yogue de que os praticantes levem uma vida virtuosa, caracterizada pela não-violência, pela veracidade, pela compaixão, pela castidade e pela tolerância, guardando-se puros da cobiça, da ira, da inveja e tudo o mais?

Milhões de cristãos e judeus pelo mundo afora já praticam o Yoga, e existe até um "Yoga Cristão". O Yoga — sobretudo uma versão simplificada do Hatha-Yoga — está sendo ensinado em muitos centros da YMCA (Associação Cristã de Moços), e existem também várias instituições judaicas que oferecem aulas de Yoga.

Por isso, os cristãos ou judeus praticantes (bem como os praticantes de qualquer outra tradição religiosa) devem extrair do Yoga aquilo em que vêem algum sentido e que os leva a aprofundar a própria fé e o próprio compromisso com a vida espiritual. Contudo, devem também manter a mente aberta para as intuições e experiências espirituais que podem decorrer da prática do Yoga. Afinal de contas, todas as teorias, explicações e crenças são meras estruturas conceituais que se sobrepõem à realidade. Não devemos nos aferrar a elas com muita gana, para que não nos impeçam de ver o que realmente está acontecendo.

Todas as grandes tradições religiosas do mundo têm os seus grandes exploradores espirituais. O Yoga é a dádiva da Índia aos que têm o desejo de tornar-se psiconautas — navegadores do espaço interior da consciência. Se realmente quisermos nos conhecer mais profundamente é compreender o mundo em que vivemos, poderemos encontrar no Yoga um veículo confiável, de eficácia comprovada.

8
O Yoga como Arte e Ciência

B. K. S. IYENGAR, o mais influente mestre de Hatha-Yoga de nossos tempos, escreveu: "O Yoga é uma arte, uma ciência e uma filosofia."[1] De que maneira o Yoga pode ser caracterizado ao mesmo tempo como uma arte e uma ciência?

A definição de arte é problemática, mas, sob um ponto de vista simplista, a arte pode ser definida como a aplicação da habilidade à criação de valores estéticos. A ciência pode ser definida como a busca metódica de conhecimento acerca dos fenômenos do mundo físico, uma busca regida pela observação imparcial e pela experimentação sistemática. Grosso modo, os objetos da arte e da ciência são respectivamente a beleza e a verdade.

O Yoga é uma arte porque evidentemente não tem a exatidão matemática das ciências naturais. O matemático e filósofo anglo-americano Alfred North Whitehead comentou certa vez: "A arte floresce quando existe um sentimento de aventura, de algo que nunca se fez antes, de completa liberdade de experimentação; mas com a cautela vem também a repetição, e a repetição é a morte da arte."[2] Esses comentários se aplicam muito bem ao Yoga. O Yoga é uma incrível aventura do espírito na qual o aventureiro busca criar um destino completamente novo. Cada vez que o praticante aplica a sabedoria do Yoga às muitas situações da vida, tem de realizar o processo como se fosse pela primeira vez. Assim, o Yoga não é mera repetição, mas exige uma aplicação contínua do praticante. O termo sânscrito *abhyâsa*, que significa literalmente "repetição", tem no contexto do Yoga o sentido primeiro de "prática", e toda prática exige aquilo que os mestres do Zen chamaram de "mente de principiante".

Toda tentativa de reduzir o Yoga ao célebre método científico estará fadada ao fracasso, o que não significa que o Yoga não possa ou não deva ser estudado de maneira rigorosa segundo o ponto de vista científico. Na verdade, da década de 1920 para cá, várias instituições de pesquisa e pesquisadores isolados têm feito essas pesquisas, especialmente no ramo da medicina, obtendo com elas graus diversos de êxito; não há dúvida de que suas descobertas foram importantes para a comprovação da eficácia do Yoga.[3]

Por outro lado, o Yoga também não é completamente subjetivo e inexato. Desenvolve-se de acordo com regras cuidadosas, estabelecidas depois de longos períodos de experimentações pessoais (que podem ser reproduzidas). O resultado da prática regular das diversas técnicas do Yoga é razoavelmente previsível. As autoridades yogues gostam de deixar claro que, se um discípulo fizer A, B e C da maneira prescrita, realizará a iluminação ao cabo de um prazo determinado. Dependendo da autoridade, no caminho "rápido" do Tantra-Yoga, o praticante dedicado (*sâdhaka*) poderá alcançar a iluminação ao cabo de meros três anos, sete anos ou três existências. Existem muitas biografias tradicionais de adeptos budistas cujo desenvolvimento levou à iluminação num prazo relativamente curto.

Mas não podemos esquecer que o progresso espiritual depende muito de fatores pessoais que não se prestam à quantificação, e que, portanto, o prazo em que tal ou qual pessoa alcançará o máximo êxito também não é fácil de determinar. Os "cronogramas" tradicionais são mais sugestivos do que indicativos.

No livro *The Art of Yoga*, B. K. S. Iyengar define o Yoga como "uma arte disciplinar que desenvolve as faculdades do corpo, da mente e do intelecto" e cujo objetivo é "refinar o homem".[4] De início, ele praticava o Yoga por motivos de saúde; com o tempo, porém, transformou as posturas yogues numa forma de arte que manifesta "encanto e delicadeza, paz e altivez, harmonia e prazer nas apresentações".[5] Não há dúvida de que ele encara o Yoga como um todo segundo essa perspectiva artística. Ao mesmo tempo, Iyengar — cujo método de prática de *âsanas* é o mais exigente e rigoroso de todos — deixa claro que as técnicas yogues, quando praticadas corretamente, têm resultados previsíveis.

Iyengar define da seguinte maneira a relação entre arte e ciência: "A arte em seus estágios iniciais é ciência; a ciência em sua forma suprema é arte."[6] Ou seja, o artista precisa primeiro dominar a técnica (a parte científica da arte), assim como o cientista que deseja dominar a ciência tem de ver a beleza na verdade. O gosto e a reverência com que os matemáticos encaram uma fórmula particularmente concisa é uma manifestação conhecida de sensibilidade artística. Há muito tempo, Pitágoras já conhecia o ponto de intersecção entre a ciência (sob a forma da matemática) e da arte (sob a forma da música). Ainda antes dele, os indianos já haviam descoberto a mesma ligação, manifesta em seus *Shulba-Sûtras*.

Para os praticantes de Yoga, seu corpo e sua mente são instrumentos artísticos que podem ser manipulados de maneira relativamente precisa pela observação cuidadosa das regras da tradição yogue, testadas e comprovadas pelo tempo. Esse esforço dá origem ao que as tradições esotéricas ocidentais chamam de "música das esferas" — o som místico *om* reverberando por todo o cosmos, seguido pela maravilhosa realização da unidade absoluta (*ekatva*) além de todas as qualidades.

9
O Yoga da Ciência

Carl Friedrich von Weizsäcker observou que o objetivo da ciência não é transformar o mundo; antes, sua motivação primeira é a busca da verdade.[1] Não obstante, a meu ver, essa busca fica inconclusa enquanto não se traduz para o domínio da vida prática. Mesmo que não venha a transformar o mundo, a ciência — o conhecimento obtido por meio da ciência — certamente tem de transformar o cientista. O conhecimento abstrato é uma mera excitação do intelecto, uma estimulação inconseqüente de um segmento da nossa humanidade total.

Para realizar-se, o conhecimento tem de encontrar expressão no corpo. Mais ainda, tem de transmutar o corpo pelo poder de sua verdade. E o poder vem da própria verdade, não do conhecimento. O poder associado ao conhecimento é o poder de manipular, como se vê, por exemplo, nas tramas e influências políticas. O poder intrínseco da verdade, porém, é transformador no sentido mais profundo da palavra. É capaz de remodelar e reconstituir todo um ser humano à luz da verdade.

Que verdade é essa? Ou deveríamos falar de "verdades"? Para ser verdadeira, a verdade tem de ser singular — sempre. Uma multiplicidade de verdades é uma contradição em termos. O costume de se falar de "muitas verdades" nasceu da perda da verdade e da sua substituição por um sem-número de fatos. Os fatos, porém, não são a verdade. Só a sabedoria (*prajnâ*) é portadora da verdade (*ritambharâ*) e, portanto, é libertadora. A Verdade é a Realidade sem pretextos conceituais.

Na mesma medida em que o caminho da ciência é iluminado pelo ideal da verdade, ele tem o poder de guiar o cientista, passo a passo, até a descoberta da verdade — não da mera verdade factual, mas daquela espécie de verdade que vê todas as coisas em seu contexto e também preserva esse contexto. Qualquer consideração do contexto maior da vida humana tem de fazer referência ao potencial evolutivo do ser humano, que inclui o seu possível destino espiritual. Assim, a ciência pode ser um ponto de apoio para se chegar à "ciência evolutiva" do Yoga, ou seja, à disciplina espiritual pela qual se revela o nosso pleno potencial.

As técnicas yogues de concentração e meditação, uma vez dominadas, desvelam as possibilidades transcendentes da mente, que nos permitem experimentar a verdade em seu grau máximo, o grau da "Verdade última" (*paramârtha-satya*).

10
Definições Tradicionais de Yoga

"Yoga é o controle dos turbilhões da mente (*citta*)." — *Yoga-Sûtra* (1.2)

"Yoga é habilidade nas ações." — *Bhagavad-Gîtâ* (2.50)

"Yoga é êxtase (*samâdhi*)." — *Yoga-Bhâshya* (1.1)

"Diz-se do Yoga que é a unidade da respiração, da mente e dos sentidos, e o abandono de todos os estados de existência." — *Maitrî-Upanishad* (6.25)

"Yoga é a união da alma vivente [individual] (*jîva-âtman*) com o supremo Si Mesmo (*parama-âtman*)." — *Yoga-Yâjnavalkya* (1.44)

"Diz-se do Yoga que é a unificação da teia das dualidades (*dvandva-jâla*)." — *Yoga-Bîja* (84)

"O Yoga é conhecido como a dissociação (*viyoga*) da associação (*samyoga*) com o sofrimento." — *Bhagavad-Gîtâ* (6.23)

"O Yoga, segundo se diz, é controle." — *Brahmânda-Purâna* (2.3.10.115)

"Yoga é a separação (*viyoga*) do Si Mesmo em relação à Base do Mundo (*prakriti*)." — *Râja-Mârtanda* (1.1)

"Diz-se do Yoga que é a unidade de expiração e inspiração, de sangue e sêmen, bem como a união do sol com a lua, da alma vivente individual com o supremo Si Mesmo." *Yoga-Shikhâ-Upanishad* (1.68-69)

"Isto chamam eles de Yoga: a firme contenção dos sentidos." — *Katha-Upanishad* (6.11)

"Ao Yoga se chama equilíbrio (*samatva*)." — *Bhagavad-Gîtâ* (2.48)

11
O Yoga no Hinduísmo, no Budismo e no Jainismo

Tanto a palavra quanto o conceito de *yoga* são conhecidos e utilizados pelos três grandes complexos culturais da Índia: o Hinduísmo, o Budismo e o Jainismo. O Yoga reside no próprio coração dessas três tradições. Assim, não só é possível falar-se de um Yoga hindu, um Yoga budista e um Yoga jainista, como também esse modo de falar é utilizado dentro mesmo desses complexos culturais.

O Yoga Hindu

O complexo cultural hindu, que compreende muitas tradições religiosas e espirituais-filosóficas, foi o primeiro a surgir na península indiana. Há pouco tempo, estabeleceu-se para os primórdios da civilização índica a data de sete milênios a.C., o que faria dela a mais antiga civilização *contínua* do mundo.[1] A julgar pelos artefatos arqueológicos desenterrados no atual Paquistão, foram os povos da era védica (do quinto ao terceiro milênios a.C.) e de eras anteriores que lançaram as fundações de todos os desenvolvimentos ulteriores da civilização na península. A continuidade que existe entre os objetos arqueológicos encontrados em Mehrgarh (do sétimo ao quinto milênios a.C.), Mohenjo Daro e Harappa (do quarto ao segundo milênios a.C.) e o Hinduísmo contemporâneo é, sob todos os aspectos, notável.

"Hinduísmo" é o nome que se dá ao complexo cultural baseado na cultura védica (contida no *Rig-Veda*) ou nas tradições correlatas dessa era remota. Alguns estudiosos identificam esse complexo com a chamada civilização do Indo ou civilização de Harappa, recentemente redenominada "civilização do Indo-Sarasvati" por um grupo cada vez maior de arqueólogos, historiadores e indologistas. Os próprios indianos hindus chamam seu complexo cultural de *sanatâna-dharma*, ou "lei eterna". O termo também se aplica especificamente ao complexo cultural pós-védico que se desenvolveu depois da época da guerra dos Bharatas (c. 1500 a.C.) e cujas crônicas estão relatadas na grande epopéia do *Mahâbhârata*. Alguns limitam o termo às tradições que se desenvolveram a partir da era Gupta (c. 300-650 d.C.). Aqui, entendo o termo "Hinduísmo" num sentido mais lato e aplico-o ao complexo cultural dos próprios *Vedas* e a todos os desenvolvimentos ulteriores baseados nessas escrituras arcaicas. O termo "Yoga hindu" se refere aos ensinamentos espirituais ou doutrinas de libertação contidas no complexo cultural do Hinduísmo, e que compreendem muitos ramos, escolas e linhagens.

A doutrina yogue manifesta-se pela primeira vez nos quatro livros dos hinos védicos, mas naquela época ainda era chamada *tapas* (ascese, austeridade). O termo *yoga* no sentido técnico que tem hoje em dia só surgiu na época dos *Upanishads* intermediários, em especial do *Katha-Upanishad* (c. 800-600 a.C.). A evolução ulterior se vê nos ensinamentos de Sâmkhya-Yoga da grande epopéia do *Mahâbhârata* (especialmente no *Bhagavad-Gîtâ*). Por volta de 100-200 d.C., sob a influência do Budismo, Patanjali codificou o caminho yogue em seu *Yoga-Sûtra*. O desenvolvimento subseqüente do Yoga foi fortemente influenciado pelo Tantra (que surgiu em torno de 300 ou 400 d.C.) e conduziu finalmente à criação do Hatha-Yoga (c. 1000 d.C.), que hoje em dia é o ramo mais popular. Sobretudo por obra dos mestres tântricos, o termo e o conceito de *yoga* foram levados também para o Budismo e o Jainismo, muito embora ambos esses complexos culturais já fossem marcados desde o início pelos ideais, idéias e práticas yogues.

O Yoga Jainista

O complexo cultural do Jainismo entrou no palco da história com Vardhamâna Mahâvirâ (Grande Herói), que viveu de 599 a 527 a.C. e foi contemporâneo (um pouco mais velho) de Gautama, o Buda. Ao que parece, ele dava continuidade a uma tradição cujos primórdios situavam-se num momento recuado do tempo, e as próprias escrituras sagradas do Jainismo falam dos 23 predecessores iluminados de Mahâvîra. Com a possível exceção de Pârshva, o vigésimo terceiro mestre iluminado do Jainismo, os estudiosos ocidentais tendem a relegar os anteriores *tîrthankaras* ("aqueles que abrem um vau", ou seja, pioneiros espirituais) ao domínio da ficção. Não existe, porém, nenhum motivo que justifique tal atitude, apesar da longevidade inaudita atribuída a esses mestres.

Mahâvîra, filho de reis, praticou uma ascese (*tapas*) severíssima, inclusive andando nu, e alcançou a iluminação depois de meros doze anos de prática ininterrupta. Infelizmente, os registros mais antigos de seus ensinamentos (os quatorze *Purvâs*) foram perdidos, e os livros canônicos que chegaram a nós (em número de 45 ou, segundo outra tradição, 84) só foram montados por volta de 300 d.C., e talvez não tenham sido postos por escrito senão 150 anos mais tarde.

Embora os textos mais antigos aponham o título de *kevalin* (aquele que transcende) a Mahâvîra, não se pode duvidar de que, em essência, o que ele praticava era uma forma de Yoga. No famoso *Tattva-Artha-Adhigama-Sûtra*, escrito por Umâsvâti por volta do ano 100 d.C., o termo *yoga* é usado no sentido geral de "atividade". Nele encontramos, porém, uma longa lista de qualidades morais atribuídas ao adepto jaina, qualidades essas que se identificam exatamente às que se esperam do *yogin* hindu.

Mas, no século VIII, Haribhadra Sûri já dava tranqüilamente o nome de Yoga aos ensinamentos jainistas, como se vê em seus *Yoga-Bindu* e *Yoga-Drishti-Samuccaya*. No primeiro texto (37), define o Yoga como "a melhor árvore que atende a todos os desejos" (*kalpa-taru*) e "o fundamento da realização da Realidade (*tattva*)". Esse grande filósofo e lógico, que ao que se diz escreveu não menos do que 1.440 livros, descreve o caminho jainista em termos que se aproximam dos de Patanjali.

Vários séculos depois, Hemacandra (1089-1172 d.C.), outro grande estudioso e praticante, escreveu o *Yoga-Shâstra*, que também trata o caminho jaina como uma forma de Yoga. Esse texto chega até a oferecer descrições de diversas posturas (*âsana*) que se assemelham de modo impressionante às prescritas pelos mestres do Yoga hindu.

O Yoga Budista

Dentre os numerosos ascetas que viveram na Índia em torno da metade do primeiro milênio a.C., só dois deixaram ensinamentos que chegaram a exercer forte influência também fora da Índia. Um deles foi Vardhamâna Mahâvîra, o outro foi Gautama, o Buda. Acredita-se que este último tenha vivido de 563 a 483 a.C. Como Mahâvîra, ele nasceu numa família nobre mas abandonou os privilégios de sua casta em favor de uma vida dedicada exclusivamente à ascese e ao autoconhecimento. Como Mahâvîra, ele é lembrado por ter se tornado liberto, ou iluminado. Também à semelhança de Mahâvîra, o Buda jamais escreveu uma só palavra, e seus sermões (*sûtra*; pali: *sutta*) só foram condensados em forma escrita muito tempo depois de sua morte. Mas, ao contrário de Mahâvîra, sua doutrina (*dharma*) obteve agora adesões significativas no hemisfério ocidental, em grande medida como uma conseqüência involuntária da invasão chinesa do Tibete.

A disciplina espiritual, ou Yoga, está no âmago do complexo cultural e espiritual do Budismo. O Yoga budista assume três formas principais:

1. O Hînayâna (Pequeno Veículo), o caminho do *arhat* (valoroso) e do *pratyeka-buddhi* ou realizador solitário, que dá ênfase às disciplinas morais e à meditação;
2. O Mahâyâna (Grande Veículo), o caminho do *bodhisattva*, que aspira à iluminação para beneficiar a todos os seres;
3. O Vajrayâna (Veículo do Diamante) ou Budismo tântrico, que incorpora elementos dos outros dois veículos, especialmente o ideal do *bodhisattva*, mas acrescenta-lhes muitos elementos novos, espe-

cialmente a noção de se chegar à iluminação o mais rápido possível a fim de aliviar o sofrimento de todos os seres.

Os seguidores do Hînayâna só usam as escrituras canônicas de língua pali, que teoricamente representariam as verdadeiras palavras do Buda. Tendem a não usar a palavra *yoga* para designar sua prática. Hoje em dia, a escola Theravâda é a única escola remanescente do ramo Hînayâna. É forte principalmente no Sri Lanka (antigo Ceilão) e na Birmânia e, sob a forma da prática de meditação *vipassana*, também é praticada por milhares de ocidentais.

Os seguidores do Mahâyâna, que usam as escrituras sagradas escritas em sânscrito (especificamente, os *Prajnâ-Pâramitâ-Sûtras*), estão mais familiarizados com a idéia de Yoga, especialmente pelo fato de uma das escolas mais importantes do Mahâyâna ser conhecida pelo nome de Yogâcâra (Conduta do Yoga).

A palavra e o conceito de *yoga* são perfeitamente conhecidos pelos praticantes do Vajrayâna tibetano, uma vez que os textos tântricos compreendem o *dharma* budista como um caminho yogue. Na verdade, a classe suprema do Tantra é chamada *anuttara-yoga-tantra*, ou "Mais Elevado Tantra do Yoga". Os textos pertencentes a essa classe usam amplamente o termo *yoga* e chamam freqüentemente o praticante de *yogin*. Talvez a disciplina mais famosa do Vajrayâna seja o Yoga sêxtuplo de Nâropa, que inclui a prática espetacular do fogo interior (tibetano: *tumo*), já demonstrada em documentários de televisão: nas noites gélidas do Himalaia, por meio da visualização, da recitação de *mantras* e do controle da respiração, os praticantes do *tumo* são capazes de secar com o calor de seu corpo um cobertor molhado e ao mesmo tempo derreter a neve ao redor de si. É este o ramo do Budismo que, sob a liderança do Dalai Lama, está atraindo um número cada vez maior de seguidores nos países ocidentais.

O que Há de Comum

É conveniente conceber as idéias e práticas espirituais do Hinduísmo, do Budismo e do Jainismo como *formas* de Yoga, pois isso nos permite perceber o que essas grandes tradições têm em comum. Quando nos convencemos de que os Yogas hindu, budista e jainista partilham muitas características importantes, podemos também nos dispor a aprender com as diferenças que existem entre eles. Desse modo, promovemos o espírito de tolerância, diálogo e ecumenismo.

12
Quarenta Tipos de Yoga Hindu

A PALAVRA SÂNSCRITA *yoga* vem da raiz verbal *yuj*, que significa "jungir" ou "unir". Assim, num contexto espiritual, *yoga* significa "treinamento" ou "disciplina unitiva/disciplina de integração". Os textos em sânscrito contêm muitas palavras compostas que terminam com *-yoga*. Elas se referem às diversas abordagens do Yoga ou características do caminho yogue. Apresento a seguir uma lista descritiva de quarenta desses termos. Nem todos eles constituem ramos ou tipos de Yoga propriamente ditos, mas representam pelo menos uma ênfase que se dá em determinado contexto. Todos são instrutivos na medida em que demonstram a grandeza e a abrangência do Yoga hindu.

1. *Abhâva-Yoga*: A disciplina unitiva do não-ser, que significa a prática yogue superior de imersão no Si Mesmo sem nenhum apoio objetivo, como um *mantra*; trata-se de um conceito encontrado nos *Purânas*.

2. *Adhyâtma-Yoga*: A disciplina unitiva do ser íntimo; há quem diga ser este o Yoga característico dos *Upanishads*.

3. *Agni-Yoga*: A disciplina unitiva do fogo, que provoca o despertar do poder da serpente (*kundalinî-shakti*) por meio da ação conjunta da mente (*manas*) e da força vital (*prâna*).

4. *Ashtânga-Yoga*: A disciplina unitiva dos oito membros (*anga*), também chamada Râja-Yoga, Pâtanjala-Yoga ou Yoga Clássico.

5. *Asparsha-Yoga*: A disciplina unitiva da intangibilidade ou do "não-contato", que é o Yoga não-dualista exposto por Gaudapâda em seu *Mândûkya-Kârikâ*; cf. Sparsha-Yoga.

6. *Bhakti-Yoga*: A disciplina unitiva do amor e da devoção, exposta, por exemplo, no *Bhagavad-Gîtâ*, no *Bhâgavata-Purâna*, no *Shvetâshvatara-Upanishad* e em numerosos outros textos sagrados do Vaishnavismo e do Shaivismo.

7. *Buddhi-Yoga*: A disciplina unitiva da mente superior, mencionada pela primeira vez no *Bhagavad-Gîtâ*.

8. *Dhyâna-Yoga*: A disciplina unitiva da meditação.

9. *Ghatastha-Yoga*: A disciplina unitiva do "jarro" (*ghata*), que significa o corpo; é um sinônimo de Hatha-Yoga, mencionado na *Gheranda-Samhitâ*.

10. *Guru-Yoga*: A disciplina unitiva relativa ao mestre, fundamental em quase todas as formas de Yoga.

11. *Hatha-Yoga*: A disciplina unitiva da força (ou seja, do poder da serpente ou *kundalinî-shakti*); ou disciplina unitiva vigorosa.

12. *Hiranyagarbha-Yoga*: A disciplina unitiva de Hiranyagarbha (Embrião de Ouro), considerado o fundador da tradição yogue.

13. *Japa-Yoga*: A disciplina unitiva da recitação de *mantras*.

14. *Jnâna-Yoga*: A disciplina unitiva da sabedoria discriminativa, que é o ponto de vista dos *Upanishads*.

15. *Karma-Yoga*: A disciplina unitiva da ação autotranscendente, ensinada pela primeira vez de modo explícito no *Bhagavad-Gîtâ*.

16. *Kaula-Yoga*: A disciplina unitiva da escola Kaula, um tipo de Yoga tântrico.

17. *Kriyâ-Yoga*: A disciplina unitiva do ritual; também a prática conjunta da ascese (*tapas*), do estudo (*svâdhyâya*) e da adoração do Senhor (*îshvara-pranidhâna*) mencionada no *Yoga-Sûtra* de Patanjali.

18. *Kundalinî-Yoga*: A disciplina unitiva do poder da serpente (*kundalinî-shakti*), que é fundamental

para toda a tradição tântrica, inclusive para o Hatha-Yoga.

19. *Lambikâ-Yoga*: A disciplina unitiva do "penduricalho", ou seja, da úvula, que é deliberadamente estimulada nesta técnica yogue para aumentar o fluxo do "néctar" (*amrita*), cujo aspecto externo é a saliva.

20. *Laya-Yoga*: A disciplina unitiva da reabsorção ou dissolução (*laya*) dos elementos sutis (*bhûta*) antes de sua dissolução natural, que vem com a morte.

21. *Mahâ-Yoga*: A grande disciplina unitiva, conceito encontrado no *Yoga-Shikhâ-Upanishad*, onde se refere à prática conjunta de Mantra-Yoga, Laya-Yoga, Hatha-Yoga e Râja-Yoga.

22. *Mantra-Yoga*: A disciplina unitiva dos sons sagrados que ajudam a proteger a mente; faz parte da tradição do Yoga desde a época védica.

23. *Nâda-Yoga*: A disciplina unitiva do som interior, prática estreitamente ligada ao Hatha-Yoga original.

24. *Pancadashânga-Yoga*: A disciplina unitiva dos quinze membros (*pancadasha-anga*): (1) disciplina moral (*yama*), (2) autodomínio (*niyama*), (3) renúncia (*tyâga*), (4) silêncio (*mauna*), (5) lugar correto (*desha*), (6) momento correto (*kâla*), (7) postura (*âsana*), (8) trava da raiz (*mûla-bandha*), (9) equilíbrio do corpo (*deha-samya*), (10) estabilidade da visão (*dhrik-sthiti*), (11) controle da força vital (*prâna-samrodha*), (12) inibição sensorial (*pratyâhâra*), (13) concentração (*dhâranâ*), (14) meditação no Si Mesmo (*âtma-dhyâna*) e (15) êxtase (*samâdhi*).

25. *Pâshupata-Yoga*: A disciplina unitiva da seita Pâshupata, exposta em alguns dos *Purânas*.

26. *Pâtanjala-Yoga*: A disciplina unitiva de Patanjali, mais conhecida como Râja-Yoga ou Yoga-Darshana.

27. *Pûrna-Yoga*: A disciplina unitiva da totalidade ou integração, que é o nome do Yoga Integral de Sri Aurobindo.

28. *Râja-Yoga*: A disciplina unitiva real ou régia, também chamada Pâtanjala-Yoga ou Ashtânga-Yoga.

29. *Samâdhi-Yoga*: A disciplina unitiva do êxtase.

30. *Sâmkhya-Yoga*: A disciplina unitiva da intuição, que dá nome a certas doutrinas e escolas de libertação mencionadas no *Mahâbhârata*.

31. *Samnyâsa-Yoga*: A disciplina unitiva da renúncia ao mundo, contraposta ao Karma-Yoga no *Bhagavad-Gîtâ*.

32. *Samputa-Yoga*: A disciplina unitiva da união sexual (*maithunâ*) no Tantra-Yoga.

33. *Samrambha-Yoga*: A disciplina unitiva do ódio mencionada no *Vishnu-Purâna*, que ilustra o profundo princípio yogue de que a pessoa se torna aquilo que ela contempla constantemente (mesmo que tal contemplação seja carregada de emoções negativas).

34. *Saptânga-Yoga*: A disciplina unitiva dos sete membros (*sapta-anga*), também chamados Sapta-Sâdhana pela *Gheranda-Samhitâ*: (1) seis práticas de purificação (*shat-karma*), (2) postura (*âsana*), (3) selo (*mudrâ*), (4) inibição sensorial (*pratyâhâra*), (5) controle da respiração (*prânâyâma*), (6) meditação (*dhyâna*) e (7) êxtase (*samâdhi*).

35. *Shadanga-Yoga*: A disciplina unitiva dos seis membros (*shad-anga*) exposta no *Maitrâyanîya-Upanishad*: (1) controle da respiração (*prânâyâma*), (2) inibição sensorial (*pratyâhâra*), (3) meditação (*dhyâna*), (4) concentração (*dhâranâ*), (5) reflexão ou investigação (*tarka*) e (6) êxtase (*samâdhi*).

36. *Siddha-Yoga*: A disciplina unitiva dos adeptos, conceito encontrado em alguns *Tantras*.

37. *Sparsha-Yoga*: A disciplina unitiva do contato; um Yoga vedântico mencionado no *Shiva-Purâna*, que associa a recitação de *mantras* ao controle da respiração; cf. Asparsha-Yoga.

38. *Tantra-Yoga*: A disciplina unitiva dos *Tantras*, um Yoga baseado na *kundalinî*.

39. *Târaka-Yoga*: A disciplina unitiva do "libertador" (*târaka*); um Yoga medieval baseado em certos fenômenos luminosos.

40. *Yantra-Yoga*: A disciplina unitiva da concentração da mente em representações geométricas (*yantra*) do cosmos.

13
A Árvore do Yoga Hindu

Preâmbulo

O Yoga pode ser imaginado como um dos maiores ramos de uma árvore gigantesca cujas raízes mergulham no passado remoto do período neolítico e cujos ramos mais novos de sua grande copa ainda crescem em nosso tempo. A base do tronco é constituída pela cultura védica, tal como nos dão a conhecer os quatro hinários remanescentes — o *Rig-Veda*, o *Yajur-Veda*, o *Sâma-Veda* e o *Atharva-Veda*. O estudo cuidadoso dessas obras revela que os videntes (*rishi*) que as compuseram conheciam profundamente o Yoga, que ainda chamavam de *tapas*, palavra comumente traduzida por "ascese" (e que deriva da raiz verbal *tap*, "luzir"). Seu Yoga era sob todos os aspectos um Yoga solar, sendo o Sol o objeto de suas aspirações espirituais. Muito tempo depois, no *Bhagavad-Gîtâ* (4.1), o Sol é lembrado como o primeiro mestre do Yoga.

Os ensinamentos profundos dos videntes védicos, cujas palavras de sabedoria vieram a ser consideradas uma "revelação" (*shruti*, "audição") pelas gerações posteriores, foram desenvolvidos nos *Brâhmanas* (textos rituais), *Âranyakas* (textos rituais para os ascetas que se retiravam para as florestas) e *Upanishads* (textos gnósticos). Estes últimos textos sagrados — que, como os outros, foram transmitidos oralmente por muito tempo antes de serem escritos — incorporam os diversos ensinamentos do Vedânta (que significa "fim do *Veda*"), que são essencialmente não-dualistas (*advaita*).

Pouco tempo depois dos *Upanishads* do período intermediário (notavelmente o *Katha-Upanishad* e o *Shvetâshvatara-Upanishad*), o tronco de nossa árvore imaginária dividiu-se em três. O tronco do meio, mais grosso, deu continuidade à tradição védica e levou ao que hoje em dia se chama Hinduísmo; o segundo tronco fez evoluir a tradição do Jainismo, pequena mas cheia de ramos; e o terceiro tronco fez manifestar a complexa tradição do Budismo.

O tronco do meio — o do Hinduísmo — deu origem a numerosos ramos, cada qual com seus próprios sub-ramos e gravetos. Depois da tradição metafísica do Vedânta, que está no próprio coração do Hinduísmo e veio com o tempo a ser considerada um dos seis sistemas filosóficos (*shad-darshana*) da tradição hindu, o segundo ramo mais importante é o do Sâmkhya-Yoga, que mais tarde se dividiu em dois sistemas filosóficos, o Sâmkhya e o Yoga. (Yoga é a disciplina espiritual em geral, mas o termo também é usado para designar um sistema filosófico particular, a saber, o de Patanjali, compilador do *Yoga-Sûtra*.) Os outros grandes ramos do tronco hindu são as tradições filosóficas chamadas Mîmâmsâ (conhecimento dos rituais), Vaisheshika (filosofia natural) e Nyâya (lógica).

Também são ramos significativos as tradições religiosas do Shaivismo (dos adoradores de Shiva), do Vaishnavismo (dos adoradores de Vishnu e das várias encarnações desse deus, especialmente Râma e Krishna) e do Shaktismo (dos adoradores do Deus feminino em suas diversas formas, com destaque para Kâlî e Sundarî).

Quando examinamos mais de perto o tronco do Yoga hindu nessa árvore imaginária, encontramos muitos sub-ramos, raminhos e gravetos. Podemos distinguir, em específico, os sete seguintes sub-ramos: Râja-Yoga, Hatha-Yoga, Jnâna-Yoga, Bhakti-Yoga, Karma-Yoga, Mantra-Yoga e Tantra- ou Laya-Yoga.

O RÂJA-YOGA

O nome *râja-yoga*, que significa "Yoga Real", foi cunhado em época relativamente tardia e só entrou em voga no século XVI d.C. Refere-se especificamente ao sistema de Yoga da Patanjali, criado no século II d.C., e é usado na maioria das vezes para distinguir do Hatha-Yoga o caminho de introversão meditativa preconizado por Patanjali. O Râja-Yoga também é chamado Yoga-Darshana (ponto de vista ou sistema do Yoga) e Yoga Clássico. O nome que o próprio Patanjali deu ao seu caminho é Krîya-Yoga, o Yoga da ação transformadora. Ele é o caminho elevado da meditação, da contemplação e da renúncia e compreende os seguintes oito membros (*ashta-anga*) ou categorias de práticas:

1. *yama* — disciplina moral, que compreende a não-violência (*ahimsâ*), o não-roubar (*asteya*), a veracidade (*satya*), a castidade (*brahmacarya*) e o não-cobiçar (*aparigraha*)
2. *niyama* — autodomínio, que compreende a pureza (*shauca*), o contentamento (*samtosha*), a ascese (*tapas*), o estudo de si mesmo (*svâdhyâya*) e a devoção ao Senhor (*îshvara-pranidhâna*)
3. *âsana* — postura (especificamente para a meditação)
4. *prânâyâma* — controle da respiração
5. *pratyâhâra* — inibição sensorial
6. *dhâranâ* — concentração
7. *dhyâna* — meditação, ou concentração profunda e prolongada
8. *samâdhi* — êxtase, ou fusão da consciência com o objeto de meditação

Juntos, os oito membros conduzem os praticantes para fora do labirinto de suas próprias preconcepções e confusões, levando-os a um estado sublime de liberdade. Isso se realiza pelo controle progressivo da mente (*citta*). Para além do mais elevado estado de êxtase está a liberdade do Si Mesmo transcendente, que é a pura Testemunha (*sâkshin*) de todos os processos mentais. Para Patanjali, a realização do Si Mesmo é *kaivalya*, ou "isolamento" ou a "solidão" dessa Testemunha transcendente. Os muitos Si Mesmos livres (*purusha*) entrecruzam-se no infinito e na eternidade. A iluminação ou libertação consiste simplesmente num despertar para a nossa verdadeira natureza, que é o Espírito ou Si Mesmo transcendente.

O HATHA-YOGA

A palavra *hatha* significa "forte" ou "força". O Hatha-Yoga, portanto, é o "Yoga forte" ou "Yoga da força", ou seja, o Yoga da força interior da *kundalinî*. Esse ramo do Yoga, particularmente associado com Matsyendra Nâtha e Goraksha Nâtha, dois mestres perfeitos ou *siddhas*, é um desenvolvimento medieval do Yoga tântrico. Ele aborda a realização do Si Mesmo por meio do veículo do corpo físico e da sua matriz energética (prânica/etérica). Em primeiro lugar, o Hatha-Yoga busca fortalecer ou "assar" o corpo para que os praticantes tenham a oportunidade de cultivar realizações superiores. Em segundo lugar, busca transubstanciar o corpo num "corpo divino" (*divya-deha*) ou "corpo de diamante" (*vajra-deha*), dotado de capacidades paranormais de toda espécie. Assim, as disciplinas do Hatha-Yoga foram criadas para provocar a manifestação da Realidade última no corpo e na mente finitos do ser humano. Nas palavras de Sri Aurobindo:

> Os principais processos do Hatha-Yoga são âsana e prânâyâma. Por suas numerosas Asanas ou posturas fixas, ele principia por curar o corpo daquela inquietude que é sinal da sua incapacidade de conter, sem desperdiçá-las na ação e no movimento, as forças vitais que ele recebe em profusão do Oceano da Vida universal; depois, fornece a esse mesmo corpo uma saúde, uma força e uma flexibilidade extraordinárias, buscando libertá-lo dos hábitos pelos quais se sujeita à natureza física ordinária e se mantém nos estreitos limites das operações normais dessa natureza.... Por meio de vários processos subsidiários, mas nem por isso menos elaborados, o Hathayogin procura então manter o corpo livre de todas as impurezas e conservar desimpedido o sistema nervoso para poder realizar esses exercícios de respiração que são os seus instrumentos mais importantes.[1]

Além da postura, do controle da respiração, da inibição sensorial, da concentração, da meditação e do êxtase, a *Gheranda-Samhitâ*, manual do século XVII, postula também as seguintes práticas preparatórias:

- *dhauti* (limpeza), que consiste em limpar os dentes, a língua, os ouvidos, os sinos frontais, a garganta, o estômago, o intestino e o reto.
- *vasti* (ou *basti*, "bexiga"), que consiste em contrair e dilatar o músculo esfíncter para curar a constipação, etc.
- *neti* (palavra intraduzível), que consiste na inserção de um fio ou de um tubo fino de borracha nas narinas para remover o catarro.
- *lauli* ou *nauli* ("rolagem"), uma técnica de rotação dos músculos abdominais para massagear os órgãos internos.
- *trâtaka* (intraduzível), a prática de olhar fixa e tranqüilamente para um objeto pequeno, como a chama de uma vela; diz-se que estabiliza a mente e cura certas doenças dos olhos.
- *kapâla-bhâti* (lit., "brilho do crânio"), que consiste numa técnica de respiração e na prática de puxar água pelas narinas e expeli-la pela boca, ou de tomá-la pela boca e expeli-la pelas vias nasais, de modo a livrar o corpo do catarro.

Diz-se que essas práticas purificam os canais sutis (*nâdî*) pelos quais circula a força vital (*prâna*). Quando a força vital é dominada por meio da respiração, a mente também é dominada, uma vez que a respiração e a mente são estreitamente ligadas. Quando a mente é subjugada, podem-se cultivar as práticas superiores que levam à fusão extática com o objeto de contemplação.

A seqüência de práticas acima descrita deixa claro que o Hatha-Yoga é um caminho autônomo de libertação, e não um mero apêndice do Râja-Yoga, como dizem certas autoridades.

Aurobindo, que foi ele mesmo um mestre do Jnâna-Yoga, admitia prontamente que os praticantes dedicados de Hatha-Yoga eram capazes de realizar feitos extraordinários. Mas também perguntava: O que lucramos "ao final de tão estupendo trabalho?"[2] Na opinião dele, o Hatha-Yoga impõe exigências monstruosas ao tempo e à energia do praticante e não é digno de tantos esforços e dificuldades. Em suas palavras: "O Hathayoga chega a grandes resultados, mas a um preço exorbitante e sem nenhuma finalidade digna de nota."[3] A crítica de Aurobindo não leva em conta o fato de que o Hatha-Yoga não tem por objetivos somente a saúde, a vitalidade e a longevidade, mas também a libertação e, especificamente, a libertação num corpo imortal. É uma crítica que não se aplica às mais elevadas expressões tradicionais do Hatha-Yoga, embora seja válida para a maior parte de suas manifestações contemporâneas.

O JNÂNA-YOGA

A palavra *jnâna* significa "conhecimento", "intuição" ou "sabedoria", e no contexto espiritual significa especificamente aquilo que os antigos gregos chamavam de *gnosis*, um tipo especial de conhecimento ou intuição libertadora. O Jnâna-Yoga é o caminho da realização do Si Mesmo por meio do exercício do discernimento gnóstico, ou seja, o discernimento entre o Real (*sat*) e o irreal (*asat*), ou entre o Real e o ilusório (*mâyâ*). Os praticantes deste Yoga fazem uso da mente superior (*buddhi*) para sair do pântano da ignorância (*avidyâ*), que fragmenta o Um nos múltiplos seres e coisas captados pela percepção comum. Ao contrário do Râja-Yoga, que se baseia numa metafísica dualista (*dvaita*) que distingue entre os muitos Seres transcendentes (*purusha*) e a Natureza (*prakriti*), a metafísica do Jnâna-Yoga é estritamente não-dualista (*advaita*). O Jnâna-Yoga é por excelência o caminho da tradição vedântica, ensinado nos *Vedas* e exposto detalhadamente nos *Upanishads*.

O caminho do Jnâna-Yoga, que já foi qualificado como "uma via reta, mas íngreme",[4] é delineado de modo conciso e elegante por Sadânanda em seu *Vedânta-Sâra*, texto do século XV. Sadânanda enumera quatro meios (*sâdhana*) principais para a emancipação:

1. O discernimento (*viveka*) entre o permanente e o transitório; ou seja, a prática constante de ver o mundo tal como ele é — uma esfera finita e mutável que, mesmo na melhor das hipóteses, não deve ser confundida jamais com a Bem-Aventurança transcendente.

2. A renúncia (*virâga*) ao gozo do fruto (*phala*) das ações; é este o elevado ideal do Karma-Yoga, que exorta seus praticantes a dedicar-se a boas obras sem esperar delas nenhuma recompensa pessoal.

3. As "seis perfeições" (*shat-sampatti*), especificadas a seguir.

4. O desejo de libertação (*mumukshutva*), ou seja, o cultivo da aspiração espiritual ou da autotranscendência.

As seis perfeições são:

1. A tranqüilidade (*shama*), ou a arte de permanecer calmo mesmo diante das adversidades.
2. O controle ou refreamento dos sentidos (*dama*), que estão sempre à procura de novos estímulos.
3. A interrupção (*uparati*), o abster-se de ações que não dizem respeito nem à conservação do corpo nem à busca da iluminação.
4. A resignação (*titikshâ*), entendida especificamente como a capacidade estóica de não se deixar abalar pelo jogo dos opostos (*dvandva*) na Natureza, como o calor e o frio, o prazer e a dor, os elogios e as recriminações.
5. A serenidade (*samâdhâna*) ou concentração mental, a disciplina de manter a mente voltada para um só objeto em todas as situações, mas especificamente durante os períodos de instrução formal.
6. A fé (*shraddhâ*), uma aceitação "cardíaca", profundamente inspirada, da Realidade sagrada e transcendente. A fé, que é elemento fundamental de todas as formas de espiritualidade, não deve ser confundida com a simples crença, que só opera no nível da mente.

Alguns textos propõem um caminho tríplice:

1. Audição (*shravana*) ou recepção da doutrina sagrada;
2. Meditação (*manana*) do conteúdo dessa doutrina;
3. Contemplação (*nididhyâsana*) da verdade, que é o Si Mesmo (*âtman*).

Passo a passo, o praticante retira todos os véus que ocultam a Verdade suprema, que é o Espírito universal e não-dual. Essa realização tem como frutos a paz, a bem-aventurança e a liberdade interior.

O Bhakti-Yoga

O Râja-Yoga e o Jnâna-Yoga almejam à realização do Si Mesmo sobretudo por meio da transcendência e da transformação da mente, ao passo que o Hatha-Yoga busca o mesmo objetivo por meio da transmutação do corpo. No Bhakti-Yoga, é a força emocional do ser humano que é purificada e canalizada para a Divindade. Em geral, os *bhâktas* ou devotos concebem a Realidade transcendente como uma Pessoa suprema, e não como um Absoluto impessoal. Muitos seguidores desse caminho preferem até encarar a Divindade como um Outro. Não falam de uma identificação total com Deus, como no Jnâna-Yoga, mas de uma comunhão e uma fusão parcial com Ele.

O termo *bhakti*, derivado da raiz *bhaj* ("compartilhar" ou "participar de"), é geralmente traduzido por "devoção" ou "amor". O Bhakti-Yoga é, portanto, o Yoga da dedicação amorosa à Pessoa divina e da participação no amor dessa Pessoa. É o caminho do coração. Shândilya, autor de um dos dois *Bhakti-Sûtras* que chegaram a nós, define no versículo 1.2 a *bhakti* como "o apego supremo ao Senhor". É esse o único tipo de apego que não reforça a personalidade egóica e o destino kármico desta. O apego ocorre quando a pessoa volta a sua atenção para determinada coisa e reveste essa atenção de uma grande energia emocional. É esse apego amoroso (*âsakti*) energizado que os *bhakti-yogins* empregam conscientemente em sua busca de comunhão ou união com a Divindade.

No Bhakti-Yoga, o praticante é sempre o devoto (*bhâkta*), o amante, e Deus é sempre o Bem-Amado. Existem diversos graus de devoção, e o *Bhâgavata-Purâna*, composto nos séculos IX ou X d.C., delineia nove estágios. Jîva Gosvâmin, que no século XVI foi o grande preceptor do Vaishnavismo Gaudîya, formalizou da seguinte maneira esses estágios em suas *Shat-Sandharba* (Seis Composições):

1. A audição (*shravana*) dos nomes da Pessoa divina (*purusha-uttama*). Cada um dentre as centenas de nomes sublinha uma qualidade específica de Deus, e a escuta desses nomes cria uma atitude devocional no ouvinte receptivo.
2. Cantar (*kîrtana*) canções de louvor e glória ao Senhor. Em geral, essas canções têm uma melodia simples e são acompanhadas por instrumentos musicais. Também neste caso, o canto é uma forma de recordação meditativa de Deus e pode levar ao êxtase.
3. A recordação (*smarana*) de Deus, a lembrança meditativa amorosa dos atributos da Pessoa divina ou de uma de suas encarnações humanas — o belo vaqueiro Krishna, por exemplo.
4. O "serviço aos pés" (*pâda-sevana*) do Senhor, que faz parte da adoração cerimonial. A tradição considera os pés um foco específico de graça e poder (*shakti*) espiritual e mágico. Para quem tem um mes-

tre humano vivo, a entrega total do discípulo muitas vezes se expressa pelo ato de prostração aos pés do *guru*. Neste caso, o serviço aos pés do Senhor é compreendido metaforicamente como uma adesão interior à Divindade em todas as nossas atividades.

5. O ritual (*arcanâ*), o cumprimento dos ritos religiosos prescritos, especialmente os que giram em torno da cerimônia realizada cotidianamente no altar doméstico onde se encontra instalada a imagem da divindade escolhida (*ishta-devatâ*) pelo devoto.

6. A prostração (*vandana*) perante a imagem da Divindade.

7. A "devoção servil" (*dâsya*) a Deus, que se expressa no anseio intenso do devoto pela companhia ou proximidade do Senhor.

8. Um sentimento de amizade (*sâkhya*) pela Divindade, que é uma forma mais íntima e mais mística de ligação com Deus.

9. A "oferta de si mesmo" (*âtma-nivedana*) ou autotranscendência extática, pela qual o adorador entra no corpo imortal da Pessoa divina.

Esses nove estágios fazem parte de uma escada de contínua ascensão que conduz a uma devoção cada vez mais fervorosa e, por fim, à união com a Divindade.

Surpreendentemente, o *Bhâgavata-Purâna* (7.1.30) reconhece o poder libertador de emoções outras que não o amor — emoções como o medo, o desejo sexual e até mesmo o ódio — desde que o objeto dessas emoções seja a Divindade. O segredo que está por trás disso é bastante simples: para temer a Deus (como fez Kamsa), odiar Deus (como fez Shishupâla) ou aproximar-se do Senhor com um amor sexual ardente (como fizeram as pastoras de vacas de Vrindavâna com o Deus-homem Krishna), é preciso que a pessoa concentre sua atenção na Divindade. Essa concentração cria uma ponte pela qual a graça eterna pode passar, entrar e transformar a vida dessa pessoa, a ponto de levá-la à iluminação se a emoção for intensa o suficiente.

O momento final de realização, quando o devoto se funde à Divindade, é descrito pelo *Bhagavad-Gîtâ* como uma suprema participação amorosa (*para-bhakti*). Antes disso, a devoção exige que Deus seja visto como um Outro, de modo que possa ser adorado nos cânticos, na ação ritual e na meditação. Depois, porém, a Divindade e o devoto se fundem inseparavelmente no amor, embora a maioria das escolas de Bhakti-Yoga asseverem categoricamente que essa fusão mística não é uma identificação total com Deus. A Divindade é percebida como infinitamente mais ampla que o devoto, o qual é mais comparável a uma célula consciente dentro do corpo incomensurável de Deus.

O KARMA-YOGA

Existir é agir. Mesmo um objeto inanimado, como uma pedra, tem o seu movimento à medida que se expande e se contrai com a temperatura. E os elementos fundamentais da matéria, as partículas atômicas, não são na verdade elementos sólidos, mas configurações energéticas incrivelmente complexas e em perpétuo movimento. Portanto, o universo é uma enorme extensão vibratória. Nas palavras do filósofo Alfred North Whitehead, o mundo é um *processo*. É sobre essa intuição, por mais banal que pareça, que se ergue todo o edifício do Karma-Yoga.

A palavra *karma* (ou *karman*), derivada da raiz *kri* ("fazer"), tem muitos significados. Pode ter o sentido de "ação", "trabalho", "produto", "efeito", e assim por diante. Portanto, o Karma-Yoga é literalmente o Yoga da ação. Mas, no caso, o termo *karma* significa um tipo específico de ação. A rigor, denota uma atitude interior perante a ação, atitude essa que é em si mesma uma forma de ação. Essa atitude é detalhada no *Bhagavad-Gîtâ*, o primeiro texto sagrado a pregar o Karma-Yoga.

Não é abstendo-se de agir que o homem goza da transcendência em relação às ações, nem é somente pela renúncia que ele se aproxima da perfeição. (3.4)

Pois ninguém pode passar sequer um momento sem agir. Todos, mesmo sem o saber, são obrigados a agir pelas qualidades (*guna*) geradas pela Natureza. (3.5)

Aquele que contém os seus órgãos de ação mas, ao sentar-se, remói na mente os objetos dos sentidos, é chamado de um hipócrita que se engana a si mesmo. (3.6)

Por isso, ó Arjuna, mais excelente é aquele que, controlando os sentidos com a mente, dedica-se desapegado ao Karma-Yoga com seus órgãos de ação. (3.7)

> Deves cumprir as ações que te cabem, pois a ação é superior à inação; nem mesmo os teus processos corporais (*yâtrâ*) podem ser cumpridos pela inação. (3.8)

> O mundo é escravizado pela ação, salvo quando essa ação é [feita como se fosse] um sacrifício. Com esse objetivo, ó filho de Kuntî, dedica-te à ação sem apegar-te a nada. (3.9)

....

> Portanto, sempre realiza com desapego a ação apropriada (*kârya*), pois o homem que cumpre a ação com desapego alcança o Supremo. (3.19)

O Deus-homem Krishna continua:

> Cumprindo sempre todas as ações [que lhe cabem] e refugiando-se em Mim, ele atinge por minha graça o Estado eterno e imutável. (18.56)

> Entregando em pensamento todas as ações a Mim, atento a Mim, recorrendo ao Buddhi-Yoga, tem a Mim constantemente na consciência. (18.57)

O objetivo do Karma-Yoga é formulado como "liberdade em relação à ação". O termo sânscrito de que se trata é *naishkarmya*, que significa literalmente "não-ação". Esse sentido literal, porém, não é muito claro, pois não é à inatividade que o termo se refere. Antes, *naishkarmya-karman* corresponde à noção taoísta de *wu-wei*, ou inação na ação. Ou seja, o Karma-Yoga tem por objetivo a liberdade *na* ação, ou a transcendência das motivações egóicas. Quando é transcendida a noção de que o ego é um sujeito agente, se reconhece que todas as ações ocorrem espontaneamente. Sem a intromissão do ego, essa espontaneidade assume a forma de um fluxo suave. Por isso, os seres verdadeiramente iluminados demonstram uma economia e uma elegância de movimentos que em geral não se fazem presentes nos indivíduos não-iluminados. Por trás das ações do ser iluminado não há nenhum agente; ou poderíamos dizer que a Natureza mesma é o agente.

A ação praticada segundo o espírito de renúncia ao ego tem efeitos benignos invisíveis. Melhora a qualidade intrínseca do nosso ser e faz de nós uma fonte de edificação espiritual para as outras pessoas. No *Bhagavad-Gîtâ*, o Senhor Krishna afirma que o *karma-yogin* trabalha para o bem do mundo. A expressão que ele usa na língua sânscrita é *loka-samgraha*, que significa literalmente "reunião do mundo" ou "congregação das pessoas". O que ele quer dizer é que a nossa integridade pessoal, fundamentada na renúncia ao ego, transforma ativamente o ambiente social e contribui para a integridade dele.

O "Mahatma" Gandhi foi, na Índia moderna, o mais perfeito exemplo de um *karma-yogin* em ação. Ele trabalhava incansavelmente para melhorar a si mesmo e para o bem da nação indiana. Ao pôr em prática o elevado ideal do Karma-Yoga, Gandhi teve de renunciar à sua vida, e o fez sem o mínimo rancor, com o nome de Deus — "Ram" — em seus lábios. Entregou-se ao seu destino, certo de que nenhum dos seus esforços espirituais se perderia, como promete solenemente o Senhor Krishna no *Bhagavad-Gîtâ* — que Gandhi lia todos os dias. Gandhi acreditava na inevitabilidade ou inflexibilidade do karma, mas acreditava também na liberdade da vontade humana.

O Mantra-Yoga

O som é uma forma de vibração e como tal era conhecido pelos *yogins* da Índia antiga e medieval. Segundo a teoria dominante da ciência dos sons sagrados — chamada *mantra-vidyâ* ou *mantra-shâstra* —, o universo existe num estado de vibração (*spanda* ou *spandana*). O mantra é uma expressão vocal sagrada, um som numinoso ou um som dotado de poder psicoespiritual. É um som que dá poder à mente ou que recebe dela o seu poder. É um veículo de transformação meditativa do corpo e da mente humanos, e supõe-se que tenha um poder mágico.

O mais reconhecido e mais largamente disseminado de todos os sons mântricos é a sílaba sagrada *om*, que simboliza a Realidade última. É encontrado no Hinduísmo, no Budismo e no Jainismo. Porém, tradicionalmente, o mantra só é um mantra quando é transmitido pelo mestre ao discípulo durante o rito de iniciação. Assim, a sílaba sagrada *om* não é um mantra quando empregada por uma pessoa não iniciada. É só pela iniciação que adquire o seu poder mântrico.

Os mantras, que podem ser compostos de um único som ou de uma série de sons, podem ser usados para os mais diversos propósitos. Pensa-se que, na origem, os mantras eram usados para manter à distância as forças ou acontecimentos indesejáveis e para atrair os considerados desejáveis, e ainda é essa a sua principal aplicação. Em outras palavras, os mantras são usados como fórmulas mágicas. Mas também são empregados, no contexto espiritual, como fórmulas de poder, que auxiliam o aspirante na sua busca de identificação com a Realidade transcendente.

Os primórdios do Mantra-Yoga situam-se na remota era dos *Vedas*. O Mantra-Yoga propriamente dito, porém, é um produto das mesmas forças filosóficas e culturais que deram origem ao Tantra na Índia medieval. Aliás, o Mantra-Yoga é um dos principais aspectos da via tântrica e é objeto de numerosas obras escritas que pertencem a essa corrente espiritual.

Segundo a *Mantra-Yoga-Samhitâ*, o Mantra-Yoga tem dezesseis membros ou partes:

1. A devoção (*bhakti*), que tem três formas: (1) a devoção prescrita (*vaidhi-bhakti*), (2) a devoção mesclada ao apego (*râga-âtmika-bhakti*), ou seja, a que é maculada por motivações do ego, e (3) a devoção suprema (*para-bhakti*), que gera a máxima bem-aventurança.

2. A purificação (*shuddhi*), que se distingue pelos seguintes quatro fatores: corpo, mente, orientação e local. Sua prática consiste em: (a) purificar o corpo; (b) purificar a mente; (c) voltar-se para a direção correta durante a recitação; e (d) dedicar-se à prática num local especialmente consagrado.

3. A postura (*âsana*), que tem a função de estabilizar o corpo durante a recitação meditativa; diz-se que compreende duas formas principais, a saber, a *svastika-âsana* e a posição do lótus (*padma-âsana*).

4. O "serviço de cinco membros" (*panca-anga-sevana*), o ritual diário de recitar o *Bhagavad-Gîtâ* (Cântico do Senhor) e o *Sahasra-Nâma* (Os Mil Nomes) e de cantar cânticos de louvor (*stava*), proteção (*kavaca*) e abertura do coração (*hridaya*). Essas cinco práticas são concebidas como poderosos instrumentos pelos quais podemos dedicar atenção e energia à Divindade e assim assimilarmo-nos a Ela.

5. A conduta (*âcara*), que é de três espécies: divina (*divya*), que está além da renúncia e da atividade mundana; "da esquerda" (*vâma*), que envolve a atividade mundana; e "da direita" (*dakshina*), que envolve a renúncia.

6. A concentração (*dhâranâ*) num objeto externo ou interno.

7. O "serviço ao espaço divino" (*divya-desha-sevana*), compreendendo dezesseis práticas que convertem um determinado local num espaço consagrado.

8. O "ritual da respiração" (*prâna-kriyâ*), dito único mas acompanhado de diversas práticas subordinadas, tais como as diversas formas de localizar (*nyâsa*) a força vital em diferentes partes do corpo.

9. O gesto ou "selo" (*mudrâ*), que assume numerosas formas. Esses gestos das mãos são usados para concentrar a mente. Um deles é o *anjali-mudrâ*, para cuja execução as palmas das mãos são unidas em frente ao peito.

10. A "satisfação" (*tarpana*), que é a prática de oferecer libações de água às divindades (*deva*) para agradá-las e garantir a disposição favorável delas em relação ao *yogin*.

11. A invocação (*havana*) da Divindade por meio de *mantras*.

12. As ofertas (*bali*) de frutas, etc., à divindade. Afirma-se que a melhor oferta é a oferta de si mesmo.

13. O sacrifício (*yâga*), que pode ser externo ou interno. O sacrifício interno é considerado superior.

14. A recitação (*japa*), que pode ser de três tipos: mental (*mânasa*), silenciosa (*upâmshu*) ou em voz alta (*vâcika*).

15. A meditação (*dhyâna*), que é tão múltipla quanto é grande a variedade de possíveis objetos de contemplação.

16. O êxtase (*samâdhi*), conhecido também como "grande estado" (*mahâ-bhâva*), no qual a mente se dissolve em Deus ou na divindade escolhida como manifestação do Ser supremo.

Esse resumo do caminho de dezesseis membros do Mantra-Yoga deixa claro que essa escola tem uma tendência profundamente ritualista, e esse fato reflete bem a tendência geral do Tantra. Nesta nossa época, em que os mantras são divulgados e vendidos no atacado, talvez convenha lembrar que eles se originaram num contexto sagrado. No decorrer das eras, o Mantra-Yoga sempre foi apresentado como a mais fácil das vias de realização do Si Mesmo. O que pode ser mais simples do que recitar um mantra? No entanto, é evidente que este Yoga, em última análise, é tão difícil quanto qualquer outro. A repetição mecânica de um mantra, especialmente por parte de um não-iniciado, não conduzirá jamais à iluminação ou à felicidade. Paradoxalmente, é necessária uma atenção intensa para se transcender o jogo das atenções e realizar-se o supremo Ser-Consciência-Beatitude. O Mantra-Yoga exige a mesma autotranscendência que todas as outras formas de Yoga.

O Laya-Yoga (Tantra-Yoga)

O Laya-Yoga, que constitui o cerne do Tantra-Yoga, gira em torno da "reabsorção" ou "dissolução" (*laya*) dos elementos sutis e outros fatores da psique ou mente até que esta chegue à realização extática (*samâdhi*) e, por fim, à libertação. A palavra *laya* é derivada da raiz *lî*, que significa "dissolver-se" ou "desaparecer", mas também "aderir" e "permanecer preso". Essa dupla conotação da raiz *lî* está presente na palavra *laya*. O *laya-yogin* busca *dissolver-se* na meditação mediante a *adesão* única e exclusiva ao Si Mesmo transcendente. Busca transcender todos os vestígios de memória e todas as experiências sensoriais pela dissolução do microcosmo, da mente, no transcendente Ser-Consciência-Beatitude. Seu objetivo é o de desmontar aos poucos o seu universo interno por meio da contemplação intensa até que só reste a única Realidade transcendente, o Si Mesmo.

O Laya-Yoga é um ataque direto contra a ilusão da individualidade. É como explicou Shyam Sundar Goswami, que escreveu o livro definitivo sobre esse tema:

> Layayoga é aquela forma de yoga na qual o yoga, que é o *samâdhi*, é atingido por meio de *laya*. *Laya* é a concentração profunda que provoca, etapa por etapa, a reabsorção dos princípios cósmicos pelo aspecto espiritual do supremo Poder-Consciência. É o processo de reabsorção dos princípios cósmicos na concentração profunda, libertando assim a consciência de tudo o que não é espiritual; nessa concentração profunda se domina o divino poder luminoso e enrodilhado, chamado *kundalinî*.[5]

Os *laya-yogins* dedicam-se a transcender essas configurações kármicas dentro da sua própria mente até o ponto em que todo o seu cosmos interno se dissolve. Nesse caminho, lançam mão de muitas práticas e conceitos do Tantra-Yoga que se podem encontrar também no Hatha-Yoga, especialmente o modelo do corpo sutil (*sûkshma-sharîra*) com seus centros psicoenergéticos (*cakra*) e suas correntes (*nâdî*).

Além disso, no próprio coração do Laya-Yoga está a importantíssima noção de *kundalinî-shakti*, o poder da serpente, que representa a força vital universal tal como se manifesta no corpo humano. O despertar e a manipulação dessa força tremenda também constituem o principal objetivo do *hatha-yogin*. Com efeito, o Laya-Yoga pode ser compreendido como a fase superior, meditativa, do Hatha-Yoga.

À medida que a força *kundalinî* desperta e sobe desde o centro energético da base da coluna até o do topo da cabeça, ela absorve uma parcela da energia vital dos membros e do tronco. Esse fato se explica esotericamente como a reabsorção dos cinco elementos materiais (*bhûta*) pelos seus homólogos sutis. A temperatura do corpo cai sensivelmente nos membros e no tronco, ao passo que o topo da cabeça parece queimar e se afigura quente até mesmo para quem o toque com a mão. A fisiologia desse processo ainda não foi compreendida. Subjetivamente, porém, os *yogins* sentem uma progressiva dissolução do seu estado ordinário de ser até identificar-se novamente com o Si Mesmo (*âtman*) que não conhece limites corporais nem mentais.

O Yoga Integral

Todas as escolas de Yoga descritas até agora são criações da Índia pré-moderna. Com o Yoga Integral de Sri Aurobindo, entramos na modernidade. Esse Yoga é a prova viva de que a tradição yogue, que sempre primou pela capacidade de adaptação, continua a desenvolver-se, reagindo à mudança das condições culturais. O Yoga Integral é a mais destacada tentativa de reformular o Yoga de acordo com as necessidades e as capacidades do homem moderno.

Embora fizesse questão de preservar a continuidade da tradição yogue, Sri Aurobindo ansiava por adaptar o Yoga ao contexto singular do mundo ocidentalizado de hoje em dia. Para fazê-lo, não se baseou somente na sua educação ocidental, mas também na profundidade da sua experiência e das suas experimentações com a vida espiritual. Juntava na sua pessoa as raras qualidades de um filósofo original, por um lado, e de um místico e um sábio, por outro. Aurobindo via em todas as formas passadas de Yoga uma tentativa de transcender o envolvimento do ser humano comum com o mundo externo, por meio da renúncia, da ascese, da meditação, do controle da respiração e de um sem-número de outros meios yogues. O Yoga Integral — chamado *pûrna-yoga* em sânscrito —, por sua vez, tem a finalidade explícita de fazer descer a "consciência divina" para o corpo e a mente humanos e para a vida comum.

É certo que Aurobindo não negou o valor do ascetismo, mas procurou situá-lo no lugar que lhe cabe dentro do contexto de uma espiritualidade integral. Afirmou que os antigos pensadores e sábios hindus levavam muito a sério o axioma de que só há uma única Realidade, mas não davam o devido valor ao axioma correlato de que "tudo isto é Brahman". Em outras palavras, ignoravam a presença da Divindade não-dual no mundo em que vivemos. O "Yoga supramental" de Aurobindo gira em torno da transformação da vida terrestre. Ele queria ver o paraíso na Terra — uma existência totalmente transmutada, mas neste mundo.

O Yoga Integral não prescreve nenhuma técnica, uma vez que a transformação interna é realizada pelo próprio Poder divino. Não há rituais, mantras, posturas nem exercícios de respiração obrigatórios. O aspirante deve tão-somente abrir-se àquele Poder superior que Sri Aurobindo identificava com a Mãe. Essa abertura e essa invocação da presença da Mãe são compreendidas como uma forma de prece ou de meditação. Aurobindo aconselhava os praticantes a concentrar a atenção no coração, que desde a mais remota antigüidade é tido como o portal secreto que leva à Divindade. A fé, ou certeza interior, é considerada uma das chaves do crescimento espiritual. Os outros aspectos importantes da prática do Yoga Integral são a castidade (*brahmacarya*), a veracidade (*satya*) e uma permanente disposição calma (*prashânti*).

14
Estilos de Hatha-Yoga

O HATHA-YOGA É UM produto relativamente novo da evolução do Yoga e surgiu há pouco mais de mil anos. Entrou no hemisfério ocidental na década de 1920 e hoje é o mais praticado de todos os ramos do Yoga Hindu, com dezenas de milhões de praticantes que se interessam em primeiro lugar pela saúde e pela boa forma física e pouco sabem acerca dos objetivos tradicionais desse caminho: a autotranscendência, a autotransformação e a realização do Si Mesmo. Na viagem que o levou da Índia medieval ao Ocidente moderno, o Hatha-Yoga sofreu algumas transmutações. As adaptações mais significativas foram feitas nas últimas décadas a fim de atender-se às necessidades dos praticantes ocidentais.

O Hatha-Yoga, tal como é praticado hoje, foi transmitido por um pequeno número de mestres contemporâneos — Swami Kuvalayananda (1883-1966) do Instituto Kaivalyadhama de Lonavla (sul da Índia), Swami Sivananda (1887-1963) de Rishikesh (norte da Índia), T. S. Krishnamacharya (1887-1998) de Mysore, Swami Shyam Sundar Goswami (1891-1978) de Bengala e depois da Suécia, Shri Yogendra (1897-1989) de Bombaim, o pioneiro norte-americano Theos Bernard (1908-1947), Selvarajan Yesudian (1916-1998), Swami Dev Murti (datas desconhecidas), Swami Gitananda Giri (1907-1993) do sul da Índia, e o controverso Dhirendra Brahmachari (1924-1994), que foi professor da primeira-ministra indiana Indira Gandhi.

Sem dúvida alguma, o mais influente desses adeptos foi Krishnamacharya, mestre de Yoga e pândita, que ensinou seu filho T. K. V. Desikachar (estilo Viniyoga), seu cunhado B. K. S. Iyengar (estilo Iyengar de Yoga), seu cunhado Pattabhi Jois (estilo Ashtanga Yoga) e também Indra Devi (1899-2002), a "Primeira Dama do Yoga" nos Estados Unidos — todos os quais vieram a representar diferentes estilos de Hatha-Yoga. Pode-se dizer que Krishnamacharya desencadeou um verdadeiro renascimento do Hatha-Yoga nos tempos modernos, um movimento que ainda se faz sentir pelo mundo afora.

O segundo ponto de origem mais influente do Hatha-Yoga contemporâneo foi o Swami Sivananda, médico que renunciou ao mundo e formou numerosos discípulos. Dentre estes, e contando-se apenas aqueles cujos ensinamentos incluem o Hatha-Yoga, os mais conhecidos são Swami Satyananda (1923-), fundador da Escola de Yoga do Bihar; Swami Sivananda Radha (1911-1995), que criou o Hatha-Yoga da Linguagem Oculta; Swami Vishnudevananda (1927-1993); e Swami Satchidananda (1914-2002), um dos heróis espirituais da era de Woodstock e criador do estilo Yoga Integral.

Dos muitos estilos de Hatha-Yoga disponíveis hoje em dia, os mais conhecidos são os seguintes (apresentados, grosso modo, em ordem de popularidade):

O *Yoga Iyengar*, que é a forma mais reconhecida de Hatha-Yoga, foi criado por B. K. S. Iyengar (1918-), cunhado (mais novo) e discípulo de Shri Krishnamacharya. Este estilo é caracterizado pela precisão na execução e pelo uso de vários instrumentos auxiliares, como almofadas, sacos estofados, bancadas, blocos de madeira e tiras de tecido, e por isso às vezes é chamado de "Yoga dos móveis" (*furniture Yoga*). Iyengar formou milhares de professores, muitos dos quais estão nos Estados Unidos. O Ramamani Iyengar Memorial Yoga Institute, fundado em 1974 e dedicado à memória de sua esposa Ramamani, situa-se em Puna, na Índia, e é o destino da peregrinação anual de muitos dos alunos ocidentais de Iyengar.

O *Ashtanga Yoga* (ou *Power Yoga*) foi criado por K. Pattabhi Jois (1915-), que estudou com Shri Krishnamacharya por 25 anos e cujo Ashtanga Yoga Institute é sediado em Mysore, na Índia. Embora o Ashtânga Yoga seja baseado no *Yoga-Sûtra*, ele é diferente do caminho de oito membros de Patanjali.

O *Bikram Yoga* é o estilo ensinado por Bikram Choudhury (1944-). Bikram Choudhury, que estudou com Bishnu Gosh (irmão do famoso Paramahansa Yogananda, autor da *Autobiografia de um Yogue*), ganhou uma medalha de ouro na competição de halterofilismo dos Jogos Olímpicos de 1964. Seu sistema compõe-se de 26 posturas executadas segundo uma seqüência padronizada numa sala aquecida a uma temperatura de 38 a 43 graus centígrados (e por isso é também chamado de *Hot Yoga*, "Yoga Quente"). Trata-se de um estilo bastante vigoroso, que exige um certo grau de preparação física por parte dos praticantes.

O *Yoga Integral* foi desenvolvido pelo Swami Satchidananda, discípulo do famoso Swami Sivananda de Rishikesh, Índia. O Swami Satchidananda apresentou-se ao Ocidente no Festival de Woodstock, em 1969, onde ensinou os *Baby Boomers** a cantar *om*; no decorrer dos anos, atraiu para si milhares de discípulos. Como sugere o nome, seu estilo procura integrar os diversos aspectos do corpo-mente por meio de uma combinação de posturas, técnicas de respiração, relaxamento profundo e meditação. Dá-se mais importância à função do que à forma. O Yoga Integral é ensinado no Integral Yoga International, sediado no Satchidananda Ashram (ou Yogaville) em Buckingham, Virgínia, EUA, com mais de quarenta filiais espalhadas pelo mundo.

O *Kripalu Yoga*, inspirado pelo Swami Kripalvananda (1913-1981) e desenvolvido por seu discípulo Yogi Amrit Desai (1932-), é um Yoga de três estágios especialmente adaptado às necessidades dos praticantes ocidentais. No primeiro estágio, dá-se ênfase ao alinhamento postural e à coordenação entre respiração e movimento, e as posturas só são executadas por um tempo bastante curto. No segundo estágio, a meditação começa a fazer parte da prática e as posturas são conservadas por períodos mais prolongados. No estágio final, a prática das posturas transforma-se numa "meditação em movimento" espontânea. O Kripalu Yoga é ensinado por muitos professores no mundo inteiro; o Kripalu Center, em Lenox, Massachusetts, EUA, oferece uma bateria de aulas, *workshops* e retiros para alunos iniciantes e avançados. Todo ano, cerca de doze mil pessoas passam pela "experiência Kripalu" na propriedade rural do Centro, que tem mais de 120 hectares de área.

O *Viniyoga* é um dos métodos desenvolvidos por Shri Krishnamacharya e perpetuado por seu filho T. K. V. Desikachar (1938-), cuja escola localiza-se em Madras, na Índia. O Viniyoga trabalha com o que se chama de um "processo seqüencial", ou *viniyâsa-krama*. O mais importante não é chegar à forma externa ideal, mas praticar uma postura de acordo com as capacidades e as necessidades individuais. A respiração controlada é um aspecto importante do Viniyoga, e a respiração é cuidadosamente posta em correlação com os movimentos posturais.

O *Sivananda Yoga* foi criado pelo falecido Swami Vishnudevananda, também discípulo do Swami Sivananda, que fundou o seu Sivananda Yoga Vedanta Center em Montreal em 1959. Vishnudevananda formou mais de seis mil professores e existem vários Centros Sivananda espalhados pelo mundo. Seu estilo inclui uma série de doze posturas, a seqüência de Saudação ao Sol, exercícios de respiração, relaxamento e recitação de mantras.

O *Ananda Yoga* é baseado nos ensinamentos de Paramahansa Yogananda (1893-1952; autor de *Autobiografia de um Yogue*) e foi desenvolvido pelo Swami Kriyananda (1926-), um dos discípulos diretos de Yogananda. Trata-se de um estilo suave, concebido para preparar o praticante para a meditação, e sua característica distintiva são as afirmações ligadas às posturas. O estilo inclui os singulares exercícios de energização (*kriyâ*) de Yogananda, desenvolvidos em 1917, que envolvem o direcionamento consciente da energia do corpo (a força vital ou *prâna*) para diversos órgãos e membros. O centro do Ananda Yoga fica na Ananda World Brotherhood Village, situada em Nevada City, Califórnia, e lá moram mais de trezentas pessoas.

O *Kundalinî-Yoga* não é só um caminho genérico de Yoga como também o nome de um estilo de Hatha-Yoga, criado pelo mestre sikh Yogi Bhajan (1929-), discípulo de Sant Hazara Singh, Swami Dev Murti e Dhirendra Brahmachari. O objetivo deste estilo é despertar o poder da serpente (*kundalinî*) por meio de posturas, controle da respiração, recitação de cânticos e meditação. O Yogi Bhajan, que

---

* Ver a Nota do Tradutor no Capítulo 2 deste livro. (N.T.)

chegou aos Estados Unidos em 1969, é o fundador e diretor espiritual da Healthy, Happy, Holy Organization (3HO), sediada em Los Angeles e com numerosas filiais em outros países.

O *Yoga da Linguagem Oculta* foi desenvolvido pela Swami Sivananda Radha (1911-1995), discípula alemã do Swami Sivananda. Este estilo busca promover não somente o bem-estar físico como também o autoconhecimento, pela exploração do simbolismo intrínseco das posturas. O Yoga da Linguagem Oculta é ensinado pelos professores do Yasodhara Ashram em Kootenay Bay, British Columbia, Canadá, e das várias filiais dessa sede.

O *Yoga Somático* foi criado por Eleanor Criswell-Hanna, professora de psicologia da Universidade Estadual de Sonoma, na Califórnia, que ensina Yoga desde o começo da década de 1960. É ela a diretora da revista *Somatics*, fundada por seu falecido marido, Thomas Hanna, inventor da Somática. O Yoga Somático é uma abordagem integrada que busca o desenvolvimento harmônico do corpo e da mente, baseando-se tanto nos princípios yogues tradicionais quanto nas modernas pesquisas psicofisiológicas. Esse caminho suave — explicado no livro *How Yoga Works*, de Criswell-Hanna — dá ênfase à visualização, à lentidão dos movimentos de entrada e saída das posturas, à respiração consciente, à atenção e ao relaxamento freqüente entre as posturas.

São também estilos importantes de Hatha-Yoga: o Anusara Yoga (desenvolvido por John Friend), o Tri Yoga (desenvolvido por Kali Ray), o Yoga do Lótus Branco (desenvolvido por Ganga White e Tracey Rich), o estilo Jivamukti (desenvolvido por Sharon Gannon e David Life) e o Ishta Yoga (desenvolvido por Mani Finger e popularizado nos Estados Unidos por seu filho Alan).

15
Do Hinduísmo ao Budismo Por Meio do Tantra-Yoga

No decorrer de quase toda a minha vida, estudei e pratiquei um *sâdhana* hindu — sobretudo versões de Râja-Yoga e Karma-Yoga, com uma pitada de Bhakti-Yoga e (na juventude) um pouco de Hatha-Yoga. A grande mudança aconteceu em 1993, quando assumi a prática do Budismo Vajrayâna tibetano (tantrismo budista). Quando meus amigos e alunos ficaram sabendo da minha "conversão", ficaram curiosos, como seria de se esperar, e expliquei-lhes que há muito tempo tinha um grande respeito por Gautama, o Buda, e por sua doutrina de libertação, mas que meu karma sempre me aproximara mais do Yoga hindu. Se eu tivesse descoberto o Budismo antes de me interessar profundamente por Ramana Maharshi e pelo Yoga hindu aos 14 anos de idade, com toda certeza teria embarcado no estudo e na prática do Budismo, e não do Hinduísmo.

Mais tarde, no começo da década de 1970, quando me familiarizei com a literatura budista,[1] já estava profundamente comprometido com o estudo e a prática do Yoga hindu. Naquela época, sentia que já se tinham falado tantas coisas sobre o Yoga budista que eu não poderia dar, nesse campo, nenhuma contribuição útil ou original.

Esse sentimento perdurou até uma época recente, quando comecei a pensar que talvez, num futuro próximo, pudesse voltar também minhas atenções, enquanto escritor, para o Yoga budista sob a forma do Budismo tibetano. De lá para cá, empreendi pequenas incursões nas doutrinas do Vajrayâna e do Mahâyana. Essas explorações propiciaram, entre outras coisas, que eu traduzisse o *Sûtra do Coração* e certas partes do *Bodhicaryâvatâra* de Shântideva, além de escrever um pequeno comentário acerca dos *Oito Versículos sobre o Treinamento da Mente*.

As pessoas costumam me perguntar se eu não sinto nenhuma dissonância cognitiva pelo fato de continuar trabalhando com o Yoga hindu e, ao mesmo tempo, adotar o Vajrayâna na prática pessoal. Minha resposta é sempre a mesma: Não, não sinto nenhum conflito. Minha atitude perante a vida espiritual não é sectária, mas integradora. Tenho na mais alta estima todas as doutrinas de libertação, mesmo quando não me sinto movido a praticá-las pessoalmente.

Não há como negar que, *na prática*, existe uma semelhança impressionante entre as formas hindus e budistas do Yoga. Essa semelhança é sobremaneira notável quando consideramos o Tantra-Yoga hindu e budista. No decorrer da história, o Tantra (ou Tantrismo) foi sempre um movimento espiritual mais ou menos sincretista, que fez com que se apagassem em certa medida as distinções práticas e teóricas. Na sua obra pioneira *Yoga: Immortality and Freedom*, Mircea Eliade chamou o tantrismo de "uma voga pan-indiana".[2]

É claro que as formas hindus e budistas do Yoga também têm suas características singulares, mas a quantidade de pontos comuns entre as formas tântricas dessas duas grandes culturas espirituais é verdadeiramente espantosa.

No coração da prática tântrica, tanto budista quanto hindu, temos: (1) o *guru-yoga* (a concentração na pessoa do mestre), (2) a visualização de uma divindade escolhida e a identificação com ela, (3) a recitação de mantras, (4) o conhecimento e o domínio das correntes (*nâdî*) de energia sutil (*prâna*) como pré-requisito para a iluminação e (5) rituais "mágicos" de transformação.

Certos mestres iluminados, como Matsyendra, Goraksha, Jâlandhara, Caurangi e Virûpaksha, são lembrados tanto em círculos hindus quanto em círculos budistas tradicionais. Em vários casos, as divindades tântricas são as mesmas (p. ex., Târa, Bhairava, Mahâkâla, Ganesha, Vaishravana), e idêntica afirmação se pode fazer dos mantras (p. ex., *om*, *hûm*, *lam*, etc.).

Assim, não me sinto nem um pouco confuso; pelo contrário, sinto-me contentíssimo ao ver o quanto há de comum entre as diversas escolas do Tantra-Yoga hindu e budista. É por isso também que, desde o início, insisti na necessidade de constituir-se o Centro de Pesquisa e Ensino de Yoga, que fundei em 1996 a fim de promover o diálogo entre o Hinduísmo e o Budismo enquanto tradições *espirituais* e não culturas *religiosas* (muito embora o diálogo religioso e teológico também seja apropriado).

Hoje em dia, quando leio um *Tantra* budista como o *Guhya-Samâja*, ou um *Tantra* hindu como o *Kula-Arnava*, tenho profunda consciência dos muitos paralelos práticos e teórico-filosóficos (sem, é claro, desconsiderar as diferenças). E o mais importante é que, na prática pessoal, tiro grande benefício de ter estudado não só as escrituras sagradas do Budismo, mas também os textos do Yoga hindu.

Ao mesmo tempo, porém, tenho de admitir que a doutrina dos "estágios do caminho" (tibetano: *lam-rim*) da ordem Gelugpa e as doutrinas similares das outras ordens do Budismo tibetano me parecem inacreditavelmente completas. Essas doutrinas, formuladas por Atîsha (c. 1000 d.C.) e desenvolvidas em detalhe por Je Tsongkhapa (o fundador dos Gelugpas, c. 1400 d.C.), consistem numa apresentação sistemática dos elementos fundamentais do caminho tântrico, constituindo assim uma estrutura na qual se pode encaixar com proveito qualquer outra prática ou idéia. As doutrinas do *lam-rim* parecem ser únicas no mundo inteiro e até agora não encontrei na tradição hindu nada que se compare a elas.

As doutrinas do *lam-rim* foram desenvolvidas em solo indiano mas floresceram no Tibete quando o Budismo desapareceu da Índia. Para quem as vê de fora, podem parecer secas e escolásticas, mas basta mergulhar nelas um pouquinho para perceber o quanto têm a dizer a respeito da prática. Tratam de todos os aspectos da vida que de algum modo podem influir na prática espiritual. Por isso, têm um valor inestimável para o praticante sério que quer ter um mapa nítido do caminho do crescimento interior que leva à libertação. Muito embora não haja no Hinduísmo nada que equivalha às doutrinas do *lam-rim*, muitas das idéias essenciais aí contidas podem ser encontradas também nos diversos ramos do Yoga hindu. O motivo dessa coincidência é a própria constituição humana, que todos nós temos em comum, e os princípios universais que estão por trás da via da autotransformação e da iluminação.

Os ensinamentos integradores do Tantra deixam bem claro que todos nós sofremos e sofreremos até o momento em que conseguirmos nos elevar acima do nosso condicionamento kármico. Tanto a experiência comum do sofrimento quanto o potencial de iluminação, que todos os seres humanos têm, devem ser motivos para que nos mostremos sempre compassivos e tolerantes. Quer pratiquemos o Yoga hindu, quer o Yoga budista — quer mesmo qualquer outra disciplina espiritual —, para gozar do grau máximo de iluminação ou libertação, temos de cruzar as fronteiras artificiais que se construíram entre uma tradição (ou um universo conceitual) e a outra, bem como entre nós mesmos e os outros seres. Essa idéia de "cruzar fronteiras" está no próprio coração do Tantra.

16
O Yoga do Budismo Vajrayâna

O BUDISMO EXISTE SOB A FORMA DE TRÊS veículos (*yâna*), freqüentemente chamados "campos": o Hînayâna, o Mahâyâna e o Vajrayâna. O Hînayâna exalta o ideal de libertação (*nirvâna*); o Mahâyâna acrescenta-lhe o ideal do *bodhisattva*, do praticante espiritual que aspira ao *nirvâna* a fim de beneficiar todos os seres sencientes; o Vajrayâna[1] ou Budismo tântrico expandiu ainda mais essa idéia e insiste que, como o sofrimento toma conta do mundo inteiro, devem-se envidar todos os esforços para se chegar à libertação de qualquer jeito e o mais rápido possível.

Hoje em dia, o Vajrayâna é praticado exclusivamente sob a forma do Budismo tibetano, que, depois da invasão chinesa do Tibete, em 1959, espalhou-se pelo mundo. Sob a liderança inspiradora do Dalai Lama e do Karmapa, as duas autoridades mais conhecidas e veneradas do Budismo tibetano, os mestres (tibetano: *lama*; sânscrito: *guru*) do Vajrayâna têm partilhado generosamente o seu conhecimento e a sua sabedoria por meio da instrução pessoal e de obras escritas. Milhares de ocidentais refugiaram-se no Buda, no Dharma e no Sangha, receberam iniciações (*abhisheka*) de toda espécie e estão praticando com maior ou menor intensidade o Yoga tântrico do Tibete.

Segundo a tradição, as doutrinas e práticas do Vajrayâna remontam ao próprio Buda, embora os textos sagrados dessa corrente sejam posteriores. Seus fundamentos escriturísticos são os textos *Prajnâ-Pâramitâ* do Mahâyâna, as obras de Nâgârjuna (c. 100 d.C.) e de seus discípulos, os *Tantras* e seus comentários e outros textos independentes escritos por diversos adeptos. Os principais conceitos doutrinais são os de vazio (*shûnya*) e compaixão (*karunâ*) sob a forma de *bodhicitta*, a "mente da iluminação", ou seja, a mente repleta do desejo de alcançar rapidamente a libertação para o bem de todos os seres. A prática do Vajrayâna gira em torno do "Yoga da Divindade" (*devatâ-yoga*) e do Guru-Yoga (práticas devocionais relativas ao mestre ou aos mestres). O primeiro é uma sofisticada prática de visualização na qual o praticante se funde aos poucos com a divindade ou o ser superior visualizados. Em contraposição ao Yoga da Divindade e ao Guru-Yoga, o "caminho sem forma" consiste na recordação imediata da condição primordial de iluminação. É essa a essência do *mahâ-mudrâ* (grande selo) e do *dzog-chen* (tibetano: grande perfeição). Diz-se que Garab Dorje, o mestre que expôs pela primeira vez os princípios do *dzog-chen*, viveu entre o século III a.C e o século I d.C.[2] Eis como ele descreveu essa prática avançada:

> Se surgirem os pensamentos, permanece presente nesse estado;
> se não surgirem pensamentos, permanece presente nesse estado;
> não há diferença entre a presença em ambos os estados.[3]

O Vajrayâna comporta numerosas linhagens espirituais nos seguintes quatro ramos:

1. A escola Nyingma (Escola Antiga) remonta sua origem no Buda Samantabhadra e nos Budas Vajradhâra e Vajrasattva (duas emanações de Samantabhadra). Os mais importantes mestres humanos são Shântarakshita (c. 800 d.C.), Padmasambhava (Guru Rinpoche, c. 800 d.C.), Vairocana (c. 850 d.C.), Longchen Rapjampa (1308-1363) e o detentor atual da linhagem, Pema Norbu (Penor) Rinpoche (1932-). Os Nyingmapas

seguem as antigas traduções tibetanas dos *Tantras* em sânscrito.

2. A Ordem Sakya recebe o nome da "terra cinzenta" da província de Tsang, onde foi fundado o primeiro mosteiro Sakya em 1073 d.C. Essa ordem atribui sua origem ao adepto indiano Virûpa (nome monástico: Dharmapâla), enquanto Könchok Gyalpo (1034-1102) é lembrado como o fundador do mosteiro. A ordem é dirigida pela família Khön e esteve estreitamente ligada aos Nyingmapas até que Könchok Gyalpo decidiu adotar as novas traduções dos *Tantras*, preparadas durante a estadia no Tibete do adepto indiano Atîsha. Entre os grandes mestres sakyas podemos mencionar o filho de Könchok Gyalpo, Kunga Nyingpo (1092-1158), Drakpa Gyaltsen (1147-1216), Sakya Pandita (1182-1251) e Chögyal Phakpa (1235-1280). O atual chefe dos Sakyapas é Sakya Trizin Ngawang Kenga (1945-). Os Sakyapas usam o *Hevajra-Tantra* como base doutrinal do seu sistema de "Frutos do Caminho" (*lam dre*), segundo o qual a via é inseparável de seus resultados.

3. A Ordem Kagyu deriva seu nome da abreviação de uma frase que significa mais ou menos "a linhagem ininterrupta da profunda instrução nas quatro doutrinas transmitidas [*mahâ-mudrâ, tumo, ösel* e *karma-mudrâ*]". Sua história começa com o adepto indiano Tilopa (988-1069), que se diz ter recebido a instrução diretamente do Buda Vajradhâra. Foi ele seguido por Nâropa (1016-1110), Marpa o Tradutor (1012-1097), Milarepa (1040-1123), Gampopa (1079-1153) e uma longa linhagem de grandes mestres até o décimo sexto Karmapa, Ranjung Rigpe Dorjey (1924-1981), Kalu Rinpoche (1905-1989) e o décimo sétimo Karmapa, Ogyen Drodul Trinley Dorje, que tem vinte e poucos anos. (Os chineses nomearam um outro suposto Karmapa quando Trinley Dorje fugiu para a Índia.) Os Kagyupas caracterizam-se pelos longos retiros solitários; dentre suas práticas mais importantes, podemos mencionar os Seis Yogas de Nâropa, que são o Yoga do Fogo Interior (*tumo*), o Yoga do Corpo Ilusório (*gyu lu*), o Yoga Onírico (*mi lam*), o Yoga da Clara Luz (*ösel*), o Yoga do Estado Intermediário (*bardo*) e o Yoga da Transferência de Consciência (*phowa*). Outro ponto importante é a prática do *mahâ-mudrâ* (grande selo), que envolve a realização direta da nossa natureza búdica, e a prática meditativa do *chöd* (Decepação), que consiste no oferecimento mental do corpo, pedaço por pedaço, a fim de superar todo apego à forma física.

4. A Ordem Gelug (Virtuosa) é a ordem reformada fundada por Je Tsongkhapa (1357-1419), que já em vida era venerado como um Buda perfeitamente realizado. Sua obra escrita, ainda considerada fundamental para quantos queiram progredir no estudo e na prática do caminho tântrico, preenche dezoito grandes volumes. Os Gelugpas dão grande importância ao estudo doutrinal e aos debates sobre o *dharma*. Gedun Drup (1391-1474), discípulo direto de Je Tsongkhapa, foi o primeiro Dalai Lama, fundador do mosteiro de Tashilhunpo na província de Tsang, no Tibete. O maior mestre Gelugpa dos tempos modernos foi Phabongkha Dechen Nyingpo (1878-1941). Atualmente, além do décimo quarto Dalai Lama, o mestre Gelugpa mais conhecido é o Lama Thubten Zopa (1946-), discípulo querido do Lama Thubten Yeshe (1935-1984). Junto com seu mestre, o Lama Zopa criou em 1975 a Foundation for the Preservation of the Mahayana Tradition (FPMT) [Fundação para a Preservação da Tradição Mahayana].

Dos quatro ramos do Budismo tibetano, o maior e mais influente é a ordem Gelug. O Yoga tântrico de Je Tsongkhapa desenvolve-se em quatro níveis de competência, geralmente chamados "classes" de Tantra (tibetano: *gyu*):

1. Kriyâ-Tantra (Tantra da Ação): rituais externos que produzem a purificação do corpo, da fala e da mente.

2. Carya-Tantra (Tantra do Desempenho): rituais externos combinados com a meditação e a visualização de determinadas divindades.

3. Yoga-Tantra: meditação e visualização do próprio praticante como uma divindade (Yoga da Divindade).

4. Anuttara-Yoga-Tantra (Mais Elevado Tantra do Yoga): Yoga da Divindade combinado com uma profunda consciência e controle das correntes energéticas sutis (chamadas "ventos", *vâyu*) do corpo. Esta classe do Tantra compreende o estágio da geração e o estágio da perfeição, que termina na própria Budificação ou Estado de Buda. O estágio da perfeição tem seis níveis, dentre os quais se destaca a criação de um "corpo ilusório", necessária para a consecução do Estado de Vajra Buda.

O praticante é encorajado a praticar o Anuttara-Yoga-Tantra assim que atinge a competência necessária. Para fazê-lo com a máxima eficiência, os Gelugpas seguem as doutrinas do *lam-rim* (estágios do caminho), que se originaram com Atîsha (982-1054) e foram extensivamente desenvolvidas por Je Tsongkhapa e outros. Essas doutrinas mapeiam detalhadamente a via espiritual inteira, de modo que os praticantes tenham todo o auxílio de que necessitam em seu esforço de crescer e dominar todos os aspectos da sua formação yogue.

Segundo o magnífico *Lam-Rim Cheng-Mo* (Exposição Extensa dos Estágios do Caminho) de Je Tsongkhapa, a via começa com várias práticas preliminares, dentre as quais se destaca o refúgio nas "três jóias", ou seja, o Buda, o Dharma e o Sangha — o Iluminado, a Doutrina e a Comunidade dos praticantes.

Espera-se também do aspirante que faça prostrações e oferendas e recite orações e mantras, tudo isso para purificar a mente. Outra das práticas preliminares é o Guru-Yoga, a concentração devocional no próprio mestre, no fundador da linhagem e em outros mestres. Essa prática continua também em estágios subseqüentes. Depois, o praticante deve cultivar a meditação e o mantra de Vajrasattva, que aprofundam o processo de purificação e abrem o caminho para a meditação *shamatha*. O estudo é um aspecto importante da tradição Gelug; não se deve confundi-lo, porém, com um mero aprendizado teórico. O estudo tem por finalidade iluminar e fortalecer a motivação de realizar o Estado de Buda por meio do ideal do *bodhisattva*. O *bodhisattva* busca despertar em si a *bodhicitta*, a vontade de realizar a iluminação para o benefício de todos os seres.

17
Introdução ao Grande Legado Literário do Yoga Hindu

Preâmbulo

Na qualidade de ocidentais que seguem a tradição yogue do Oriente, é importantíssimo que nos familiarizemos com o legado do Yoga. De que outra maneira poderemos ter certeza de que o que estamos praticando é de fato uma forma autêntica de Yoga? De nada adiantará usar esta ou aquela técnica de meditação ou executar esta ou aquela prática física se não conhecermos o seu objetivo mais profundo e as suas bases filosóficas. No nosso estudo de Yoga, é recomendável que venhamos a conhecer intimamente a literatura dessa antiqüíssima tradição. Felizmente, muitos textos de Yoga, compostos originalmente em sânscrito ou num dos vernáculos da Índia ou do Tibete, já estão disponíveis em traduções para o inglês.* O ideal é que o estudioso dedicado leia todos os textos de Yoga a que tiver acesso.

Examinando toda a literatura do Yoga hindu, de que trata este ensaio, podemos distinguir quatro grandes categorias históricas (sendo outras classificações igualmente admissíveis): (1) Yoga Arcaico — doutrinas védicas e não-védicas, (2) Yoga Pré-Clássico — ensinamentos dos *Upanishads* e das epopéias, (3) Yoga Clássico — o caminho de oito membros de Patanjali e (4) Yoga Pós-Clássico — as tradições não-dualistas posteriores a Patanjali.

O Yoga Arcaico

Os muitos textos do que se pode chamar de "Yoga Arcaico" ou "Yoga Védico" são os próprios quatro *Vedas* — *Rig-Veda*, *Yajur-Veda*, *Sâma-Veda* e *Atharva-Veda*

---
* E, em alguns casos, também para o português (N. T.)

— e os textos rituais dos *Brâhmanas* e *Âranyakas*, baseados nos quatro hinários. A maioria dos estudiosos é de opinião de que a antiga civilização índica também abarcava certos grupos que não tinham os *Vedas* como núcleo de sua visão de mundo. Às vezes, os ensinamentos espirituais dessa linha cultural não-védica são agrupados sob a denominação coletiva de *shramana* ou doutrinas dos "ascetas/mendicantes"; em geral, considera-se que o Buda Gautama e Vardhamâna Mahâvîra pertenciam a grupos não-védicos. A pluralidade étnica — e a diversidade cultural que ela naturalmente acarreta — parece já ter estado presente na antiga cidade de Mehrgarh, cujo florescimento foi datado de meados do sétimo milênio a.C. Entretanto, esses ensinamentos *shramana* da era védica só nos são conhecidos indiretamente, por intermédio de referências presentes nos próprios *Vedas*. O *muni* (sábio extático) ou *keshin* (asceta de cabelos longos) é freqüentemente considerado representante de uma corrente cultural não-védica, opondo-se portanto ao *rishi* (bardo-vidente) védico. Esse aspecto dos primórdios da história cultural da Índia é pouco conhecido e merece novas investigações.

O *Rig-Veda*, que um número cada vez maior de eruditos já data do terceiro e do quarto milênios a.C., é uma impressionante coletânea de hinos compostos por videntes (*rishi*) cujo olhar interior atravessava o mundo visível (material) e penetrava os mundos invisíveis (sutis). Por milhares de anos essa grande obra foi transmitida oralmente com toda fidelidade até ser por fim escrita, no século XIV. A correta recordação dos hinos exigia uma memória incrível — arte em que todos os povos antigos parecem ter se superado. Como o *Rig-Veda* representa a parte mais sagrada de todo o cânone dos textos sagrados hindus, os *brahmins* guardavam-no cuidadosamente dos olhos e ouvidos dos não-iniciados. Com efeito, foi só no século XIX que estrangeiros puderam lê-lo. Nessa época, até mesmos os *brahmins* já haviam se esquecido do sentido de certas palavras arcaicas e em grande medida ignoravam o significado mais profundo dos mais de dez mil versículos desse hinário.

Por meio dos esforços da erudição moderna, cujos pioneiros foram grandes estudiosos europeus como Paul Deussen e Max Müller, o significado do *Rig-Veda* tem sido redescoberto aos poucos. Esse trabalho de resgate ainda não terminou. Com efeito, o sentido mais profundo do *Rig-Veda* e dos outros hinários ou "coletâneas" (*samhitâ*) védicas ainda está, em grande parte, perdido para nós. Esse fato foi posto em evidência por Sri Aurobindo, pai do moderno Yoga Integral, que aplicou o seu profundo conhecimento de Yoga à interpretação da herança védica. Seu livro *On the Veda* [Sobre o Veda] é de leitura obrigatória. (Acrescentamos a este ensaio um apêndice de referências bibliográficas.)[1]

O Yoga Pré-Clássico

Os ensinamentos do Yoga Pré-Clássico sucederam aos *Vedas* (c. 4500-2500 a.C.) mas precederam o famoso *Yoga-Sûtra* de Patanjali (c. 100-200 d.C.), que veio a ser reconhecido como a expressão filosófica clássica do Yoga. Os textos da era pré-clássica ensinam diversas versões do Sâmkhya-Yoga, segundo o qual a realidade última é única e singular mas se manifesta em sucessivos níveis de existência que terminam com o cosmo físico que conhecemos.

Essa idéia já se encontra no *Rig-Veda*, mas está desenvolvida em toda a sua plenitude nos *Upanishads*. Nessas escrituras sagradas de caráter esotérico, encontramos pela primeira vez uma enunciação clara das doutrinas do não-dualismo (*advaita*) combinadas às do emanacionismo: o universo da multiplicidade emana em estágios definidos da Singularidade transcendente. Com o tempo, isso conduziu à forma clássica do Sâmkhya (que mapeia os estágios desse processo de emanação e as diversas categorias a que dá origem). Conquanto os primeiros *Upanishads*, como o *Brihad-Âranyaka-*, o *Chândogya-* e o *Taittirîya-Upanishad*, não usem ainda o termo *yoga* no sentido técnico que adquiriu posteriormente, eles pressupõem evidentemente uma familiaridade com a disciplina espiritual que esse termo veio a significar em épocas posteriores.

O mais antigo texto desse gênero que conhece a palavra *yoga* em seu sentido técnico é o *Katha-Upanishad*, composto na era pré-budista. Esse texto delineia as práticas e idéias principais do Yoga. Existem várias traduções razoavelmente confiáveis desse *Upanishad*, especialmente as de S. Radhakrishnan e R. E. Hume, bastante fáceis de se obter. Como esse texto, à semelhança de tantos outros textos do Yoga e do Vedânta, é às vezes um pouco obscuro, os estudiosos podem consultar também o livro perspicaz de Krishna Prem.

Enquanto se trabalha com o *Katha-Upanishad*, convém estudar também o *Shvetâshvatara-Upanishad* e o *Maitrâyanîya-Upanishad*, ambos um pouco mais novos e que, portanto, evidenciam o estágio seguinte na evolução do Yoga. Também neste caso, as traduções de Radhakrishnan e Hume são bons pontos de partida.

O texto principal do Yoga Pré-Clássico é o *Bhagavad-Gîtâ*, tão lido e conhecido, que constitui o "Novo Testamento" do Hinduísmo. Poucas pessoas sabem que ele é tradicionalmente considerado um *Upanishad*, ou seja, uma doutrina secreta que foi revelada e não composta por um indivíduo humano. Tecnicamente, o *Gîtâ* faz parte do *Mahâbhârata*, que é uma das duas grandes epopéias nacionais da Índia. Embora existam diversas traduções desse belo texto, algumas dentre as mais populares deixam muito a desejar. Posso recomendar as versões de Sarvepalli Radhakrishnan e de Krishna Prem (que escreve do ponto de vista de um praticante). Quem quiser conhecer um excelente comentário posterior (poético e yogue) sobre o *Gîtâ* pode consultar o *Jnâneshvarî* de Jnânadeva, do século XIII, que é uma verdadeira jóia. Foi composto em língua márati e está disponível agora numa tradução inglesa confiável e legível, de autoria de V. G. Pradhan. Para realmente compreender o *Gîtâ*, os estudiosos devem, sem sombra de dúvida, familiarizar-se com o contexto cultural e histórico mais amplo no qual surgiu, e para isso pode ser útil o meu livro *Introduction to the Bhagavad-Gîtâ*.

Também há textos pré-clássicos contidos em outras seções do *Mahâbhârata*. São exemplos o *Moksha-Dharma* e o *Anu-Gîtâ*. Infelizmente, essas sessões não são facilmente acessíveis, embora os estudiosos possam compulsar o *The Beginnings of Indian Philosophy* de F. Edgerton, que traz excertos do *Moksha-Dharma*. Essa seção inteira e também o *Anu-Gîtâ* foram traduzidos com o restante da epopéia por K. M. Ganguli e também M. N. Dutt. O material yogue encontra-se especialmente nos livros 6, 12 e 13 dessa obra monumental.

À semelhança do *Mahâbhârata*, também a epopéia do *Râmâyana* trata sobretudo de ensinamentos que giram em torno do valor fundamental do *dharma*, ou seja, da moral e da conduta virtuosa. Além disso, apresenta ensinamentos yogues sob a denominação de *tapas*, "ascese".

O Yoga Clássico

A doutrina do Yoga Clássico está codificada no breve *Yoga-Sûtra* de Patanjali e nos vários comentários a esse texto, escritos em sânscrito. O Yoga Clássico é chamado *yoga-darshana*, o sistema filosófico ou ponto de vista do Yoga. Existem muitas paráfrases mas poucas boas traduções da obra de Patanjali, que é difícil de entender, pois pressupõe uma certa quantidade de conhecimento do pensamento e da cultura indiana. Não obstante, o estudo desse texto pode ser extremamente compensador. Foi isso que eu fiz com meus alunos num curso de uma aula por semana que durou nove meses, e eles evidentemente tiravam bom proveito desse exercício, tanto no que diz respeito à compreensão do sistema de Patanjali quanto à teoria e a prática do Yoga em geral.

A tradução de James H. Wood é boa, posto que um tanto técnica; inclui também os dois principais comentários em sânscrito, o de Vyâsa e o de Vâcaspati Mishra. Do ponto de vista prático, recomendo também o *The Essence of Yoga* de Bernard Bouanchaud e, de B. K. S. Iyengar, o *Light on the Yoga Sûtras of Patanjali* e o *Light on Astânga Yoga*. Eu mesmo escrevi vários livros sobre o Yoga Clássico, que há muitos anos era o meu principal campo de pesquisas. Minha tradução do texto de Patanjali inclui a transliteração do texto em sânscrito e uma tradução palavra por palavra. Para quem quiser ler um estudo erudito que defende uma interpretação não-dualista do *Yoga-Sûtra*, recomendo o *The Integrity of the Yoga Darśana* de Ian Whicher.

Muitos comentários sobre o *Yoga-Sûtra* foram escritos em sânscrito, e todos são bastante técnicos. Entretanto, os estudiosos sérios vão gostar de saber que as traduções de dois importantes comentários em sânscrito estão finalmente disponíveis em língua inglesa: o *Yoga-Vârttika* de Vijnâna Bikshu, habilmente traduzido por T. S. Rukmani, e o *Yoga-Bhâshya-Vivarana* de Shankara Bhagavatpâda, traduzido independentemente por T. S. Rukmani e Trevor Legget. O *Vivarana*, que algumas autoridades atribuem (erroneamente, ao que parece) ao mesmo Shankara que foi o grande expoente do Vedânta Advaita (não-dualista), é um texto fascinante que contém muitas idéias originais.

O Yoga Pós-Clássico

O Yoga Pós-Clássico manifesta-se num grande número de textos das seguintes categorias:

- A literatura tântrica, vasta e altamente esotérica, inclui os *Âgamas*, os *Tantras* e os *Shâstras*, bem como a vasta literatura do Shaivismo da Caxemira e do Shaiva-Siddhânta do Sul da Índia, além dos escritos dos Siddhas em tâmil. Dentre os *Tantras* propriamente ditos, os praticantes de Yoga devem estudar pelo menos o *Kula-Arnava-Tantra* e o *Mahânirvâna-Tantra*, mais recente mas bastante significativo. Obra importante, escrita não em sânscrito mas em tâmil, é o *Tiru-Mantiram* de Tirumûlar, que existe numa versão inglesa que deixa bastante a desejar.
- Os *Purânas*, coletâneas enciclopédicas da sabedoria tradicional, que abarcam de tudo, desde a cosmologia e a filosofia até histórias de reis e de santos. Contêm muitas lendas e ensinamentos yogues. Os seguintes são especialmente importantes: o *Bhâgavata-Purâna* (também chamado *Shrîmad-Bhâgavata*), o *Shiva-Purâna* e o *Devî-Bhâgavata-Purâna* (uma obra tântrica).
- Os chamados *Yoga-Upanishads* (cerca de vinte textos), a maioria dos quais foi composta depois de 1000 d.C. Entre eles incluem-se três obras de peso: o *Darshana-Upanishad*, o *Yoga-Shikhâ-Upanishad* e o *Tejo-Bindu-Upanishad*.
- Os textos do Hatha-Yoga, como a *Goraksha-Samhitâ*, a *Hatha-Yoga-Pradîpikâ*, a *Hatha-Ratna-Avalî*, a *Gheranda-Samhitâ*, a *Shiva-Samhitâ*, o *Yoga-Yâjnavalkya*, o *Yoga-Bîja*, o *Yoga-Shâstra* de Dattâtreya, o *Sat-Karma-Samgraha* e o *Shiva-Svarodaya*, todos disponíveis em inglês.

- Os escritos vedânticos, como o volumoso *Yoga-Vâsishtha*, que ensina o Jnâna-Yoga, e seu tradicional resumo, o *Laghu-Yoga-Vâsishtha*, ambos disponíveis em versões em inglês.
- A literatura do *bhakti-mârga* ou caminho devocional, que assume especial importância entre os Vaishnavas (adoradores de Vishnu) e os Shaivas (adoradores de Shiva). Existe um número considerável de textos bhákticos tanto em sânscrito quanto em tâmil, bem como em vários outros vernáculos do subcontinente indiano. Recomendo especificamente o *Bhakti-Sûtra* de Nârada, o *Bhakti-Sûtra* de Shândilya e o extenso *Bhâgavata-Purâna*, que é um relato detalhado (mitológico) do nascimento, vida e morte do Deus-homem Krishna e contém um grande número de histórias de *yogins* e ascetas, todas maravilhosas e inspiradoras. Essa bela obra contém também o *Uddhâva-Gîtâ*, a última instrução esotérica de Krishna ao sábio Uddhâva. A adoração da Deusa a partir do ponto de vista tântrico é o tema central do *Devî-Bhâgavata-Purâna*, que também deve ser estudado.

Além disso, os estudiosos sinceros do Yoga devem também ler e ponderar os grandes textos yogues associados às diversas escolas do Budismo e do Jainismo. O encontro com o mundo do Yoga por meio de sua literatura será difícil para o praticante, por diversos motivos: os textos, mesmo traduzidos e anotados, na maioria das vezes são de difícil compreensão e exigem muita concentração e perseverança. Não temos de nos tornar eruditos, mas nosso estudo (*svâdhyâya*) nos mostrará o que é ser um verdadeiro *yogin* e quais são os magníficos instrumentos que o Yoga põe à nossa disposição. Aumentará também nosso autoconhecimento e fortalecerá nosso compromisso com a prática. Em seu *Treasure of Good Advice* (1.6) [*Tesouro de Bons Conselhos* (1.6)], Sakya Pândita, que foi um dos grandes adeptos eruditos do Budismo Vajrayâna, escreveu:

> Mesmo que fôssemos morrer amanhã pela manhã, hoje teríamos de estudar.
>
> Por mais que não nos tornemos sábios nesta vida, o conhecimento se acumula firmemente para as existências futuras, do mesmo modo que os bens seguramente guardados podem ser usados mais tarde.

BIBLIOGRAFIA

Geral

Daniélou, Alain. *Yoga: The Method of Re-Integration*. Londres: Christopher Johnson, 1949.

——————.*The Gods of India: Hindu Polytheism*. Nova York: Inner Traditions International, 1985.

Dasgupta, Surendranath. *A History of Indian Philosophy*. Cambridge, Massachusetts: Cambridge University Press, 1952-955, 5 vols.

——————. *Hindu Mysticism*. Délhi: Motilal Banarsidass, 1927.

Eliade, Mircea. *Yoga: Immortality and Freedom*. Princeton, New Jersey: Princeton University Press, 1973.

——————. *Patañjali and Yoga*. Nova York: Schocken Books, 1975.

Feuerstein, Georg. *The Yoga Tradition*. Prescott, Arizona: Hohm Press, edição revista, 2000. [*A Tradição do Yoga*, publicado pela Editora Pensamento, São Paulo, 2001.]

——————. *The Shambhala Encyclopedia of Yoga*. Boston: Shambhala Publications, 1997.

——————. *Wholeness or Transcendence? Ancient Lessons for the Emerging Global Civilization*. Burdett, Nova York: Larson, 1992.

——————. *The Teachings of Yoga*. Boston: Shambhala Publications, 1997.

——————, Subhash Kak e David Frawley. *In Search of the Cradle of Civilization: New Light on Ancient India*. Wheaton, Illinois: Quest Books, 1995.

Rai, R. K. *Encyclopedia of Yoga*. Varanasi, Índia: Prachya Prakashan, 1975.

Varenne, Jean. *Yoga and the Hindu Tradition*. Chicago: University of Chicago Press, 1976.

O Yoga Arcaico

Vedas

Aurobindo. *On the Veda*. Pondicherry, Índia: Sri Aurobindo Ashram, 1976.

Bloomfield, Maurice. *The Religion of the Veda*. Nova York: Putnam's Sons, 1908.

——————, trad. *Hymns from the Atharva Veda*. Délhi: Motilal Banarsidass, reimpressão de 1964.

Chand, Devi, trad. *The Yajurveda*. Nova Délhi: Munshiram Manoharlal, 1998.

Dange, S. A. *Sexual Symbolism from the Vedic Ritual*. Délhi: Ajanta Books, 1979.

Frawley, David. *Gods, Sages and Kings: Vedic Secrets of Ancient Civilization*. Salt Lake City, Utah: Passage Press, 1991.

———. *Wisdom of the Ancient Seers: Mantras of the Rig Veda*. Salt Lake City, Utah: Passage Press, 1992.

Gonda, Jan. *The Vision of the Vedic Poets*. Haia: Mouton, 1963.

———. *Vedic Literature: Samhitâs and Brâhmanas*. A History of Indian Literature, vol. 1, fasc. 1. Wiesbaden, Alemanha: Otto Harrasowitz, 1975.

Griffith, R., trad. *The Hymns of the Rig Veda*. Délhi: Motilal Banarsidass, reimpressão de 1976, 2 vols.

Johnson, Willard. *Poetry and Speculation in the Rg Veda*. Berkeley: University of California Press, 1990.

Kak, Subhash. *The Astronomical Code of the RgVeda*. Nova Délhi: Aditya Prakashan, 1994.

Macdonnel, A. A. *Vedic Mythology*. Varanasi, Índia: Indological Book House, reimpressão de 1963, 2 vols.

Miller, Jeanine. *The Vedas: Harmony, Meditation and Fulfillment*. Londres: Rider, 1974.

———. *The Vision of Cosmic Order in the Vedas*. Londres: Routledge & Kegan Paul, 1985.

O'Flaherty, Wendy Doniger. *The Rig Veda*. Nova York: Penguin Books, 1981.

Panikkar, Raimundo. *The Vedic Experience — Mantramanjarî: An Anthology of the Vedas for Modern Man and Contemporary Celebration*. Londres: Darton, Longman & Todd, 1977.

Whitney, William David, trad. *Atharva Veda Samhitâ*. Cambridge, Massachusetts: Harvard University Press, 1950, 2 vols.

Brâhmanas

Caland, W., trad. *Pañcavimśa-Brâhmana*. Calcutá: Asiatic Society of Bengal, 1931.

Eggeling, Julius, trad. *The s'atapatha-Brâhmana According to the Text of the Mâdhyandina School*. Délhi: Motilal Banarsidass, reimpressão de 1993, 5 vols.

Haug, Martin, trad. *Aitareya Brahmanam of the Rigveda*. Délhi: Bharatiya, reimpressão de 1976, 2 vols.

Keith, A. B., trad. *Rigveda Brâhmanas Translated*. Cambridge, Massachusetts: Harvard University Press, 1920. Inclui o *Aitareya-Brâhmana* e o *Kaushîtaki-Brâhmana*.

Âranyakas

Keith, A. B., trad. *The Aitareya Âranyaka*. Délhi: Eastern Book Linkers, reimpressão de 1995.

O Yoga Pré-Clássico

Upanishads

Deussen, Paul. *The Philosophy of the Upanishads*. Nova York: Dover, reimpressão de 1966.

Hume, R. E. *The Thirteen Principal Upanishads*. Oxford, Inglaterra: Oxford University Press, 1971.

Krishna Prem. *The Yoga of the Kathopanishad*. Londres: Watkins, 1955.

Radhakrishnan, Sarvepalli. *The Principal Upanishads*. Atlantic Highlands, Nova Jersey: Humanities Press, 1978.

Mahâbhârata e Râmâyana

Bhaktipada, Swami. *Rama: The Illustrated Ramayana*. Moundsville, Virgínia Ocidental: Palace Publishing, 1989.

Buck, W. *Mahabharata*. Berkeley: University of California Press, 1973. Paráfrase condensada.

Chinmayananda, Swami, trad. *S'rî Râma Gîtâ*. Los Altos, Califórnia: Chinmaya Publications West, 1986.

Dange, S. A. *Legends in the Mahâbhârata*. Délhi: Motilal Banarsidass, 1969.

Dutt, M. N. A. *Prose English Translation of the Mahabharata*. Calcutá: H. C. Dass, 1895-1905, 8 vols.

Edgerton, F. *The Beginnings of Indian Philosophy*. Londres: Allen & Unwin, 1965.

Ganguli, K. M. *The Mahâbhârata*. 12 vols. Uma edição em brochura, em quatro volumes, foi publicada pela Munshiram Manoharlal em 1991.

Goldman, Robert P. et al., org. e trad. *The Râmâyana of Vâlmîki*. Princeton, Nova Jersey: Princeton University Press, 1984-996, 7 vols.

Hopkins, E. W. *Epic Mythology*. Délhi: Motilal Banarsidass, reimpressão de 1974.

Richman, Paula. *Many Râmâyanas: The Diversity of a Narrative Tradition in South Asia*. Berkeley: University of California Press, 1991.

Shastri, Hari Prasad, trad. *Ramayana of Valmiki*. Londres: Shanti Sadan, 1952-959, 3 vols.

Van Buitenen, J. A. B., trad. *The Mahâbhârata*. Chicago: University of Chicago Press, 1973-978, 3 vols. Projeto em andamento.

Bhagavad-Gîtâ

Aurobindo. *Essays on the Gita*. Pondicherry, Índia: Auromere, 1979.

Feuerstein, Georg. *Introduction to the Bhagavad-Gîtâ*. Wheaton, Illinois: Quest Books, 1983.

──────. *Bhagavad-Gîtâ: A Critical Rendering*. Nova Délhi: Arnold-Heinemann, 1981.

Krishna Prem. *The Yoga of the Bhagavad-Gita*. Harmondsworth, Inglaterra: Penguin Books, 1973.

Pradhan, V. G. *Jnâneshvarî*. Albany, Nova York: SUNY Press, 1986. [Comentário em língua márati sobre o *Gîtâ*.]

Radhakrishnan, S. *The Bhagavagîtâ*. San Francisco: Harper & Row, s.d.

Sharma, Arbind. *The Hindu Gîtâ: Ancient and Classical Interpretations of the Bhagavadgîtâ*. La Salle, Illinois: Open Court, 1986.

Zaehner, R. C. *The Bhagavad-Gîtâ*. Oxford: Oxford University Press, 1969.

O Yoga Clássico
O Yoga-Sûtra e Seus Comentários

Bouanchaud, Bernard. *The Essence of Yoga: Reflections on the Yoga Sutras of Patanjali*. Portland, Oregon: Rudra Press, 1997.

Dasgupta, Surendranath. *A Study of Patanjali*. Calcutá: University of Calcutta, 1920.

──────. *Yoga as Philosophy and Religion*. Londres: Kegan Paul, 1924.

──────. *Yoga Philosophy in Relation to Other Systems of Indian Thought*. Calcutá: University of Calcutta, 1930.

Feuerstein, G., trad. *The Yoga-Sûtra: A New Translation and Commentary*. Folkestone, Inglaterra: Dawson, 1981.

──────. *The Yoga-Sûtra: An Exercise in the Methodology of Textual Analysis*. Nova Délhi: Arnold-Heinemann, 1979.

──────. *The Philosophy of Classical Yoga*. Manchester, Inglaterra: Manchester University Press, 1981.

Govindan, Marshall. *Kriya Yoga Sutras of Patanjali and the Siddhas*. Eastman, Quebec: Kriya Yoga Publications, 2000.

Iyengar, B. K. S., trad. *Light on the Yoga Sûtras of Patañjali*. San Francisco: HarperSanFrancisco, 1993.

──────. *Light on Astânga Yoga*. Mumbai, Índia: YOG, 2000.

Leggett, Trevor, trad. *The Complete Commentary by S'ankara on the Yoga-Sûtras*. Londres: Kegan Paul International, 1990.

Rukmani, T. S., trad. *Yogavârttika of Vijnânabiksu*. Nova Délhi: Munshiram Manoharlal, 1981 e 1983, 4 vols.

──────, trad. *Yogasûtrabhâsyavivarana of S'ankara*. Nova Délhi: Munshiram Manoharlal, 2001, 2 vols.

Whicher, Ian. *The Integrity of the Yoga Dars'ana: A Reconsideration of Classical Yoga*. Albany, Nova York: SUNY Press, 1998.

Woods, J. H., trad. *Yoga System of Patañjali*. Nova Délhi: Motilal Banarsidass, 1977. Inclui as traduções dos comentários *Yoga-Bhâshya* e *Tattva-Vaishâradî*.

O Yoga Pós-Clássico
Upanishads Tardios

Aiyar, K. Narayanasvami, trad. *Thirty Minor Upanishads, Including the Yoga Upanishads*. El Reno, Oklahoma: Santarasa Publications, reimpressão de 1980.

Ayyangar, T. R. Srinivas, e G, Srinivasa Murti, trad. *The Yoga Upanishads*. Adyar, Índia: Adyar Library, 1952.

Varenne, Jean. *Yoga and the Hindu Tradition*. Chicago: University of Chicago Press, 1976.

Tantras

Avalon, Arthur [Sir John Woodroffe]. *Shakti and Shâkta*. Nova York: Dover, 1978.

Basu, Manoranjan. *Fundamentals of the Philosophy of Tantras*. Calcutá: Mira Basu Publishers, 1986.

Bharati, Agehananda. *The Tantric Tradition*. Londres: Rider, 1965.

Bhattacharya, N. N. *History of the Tantric Religion*. Nova Délhi: Munshiram Manoharlal, 1974.

Brooks, Douglas Renfrew. *The Secret of the Three Cities*. Chicago e Londres: University of Chicago Press, 1990.

──────. *Auspicious Wisdom: The Text and Traditions of S'rîvidyâ Tantrism in South India*. Albany, Nova York: SUNY Press, 1992.

Daniélou, Alain. *While the Gods Play: Shaiva Oracles and Predictions on the Cycles of History and the Destiny of Mankind*. Rochester, Vermont: Inner Traditions International, 1987.

———. *Shiva and Dionysus: The Religion of Nature and Eros.* Nova York: Inner Traditions International, 1984.

Dimock, E. C. *The Place of the Hidden Moon: Erotic Mysticism in the Vaisnava Sahajiyâ Cult of Bengal.* Chicago: University of Chicago Press, 1966.

Frawley, David. *Tantric Yoga and the Wisdom Goddesses.* Salt Lake City, Utah: Passage Press, 1994.

Goswami, Syundar Shyam. *Layayoga.* Rochester, Vermont: Inner Traditions International, 1999.

Goudriaan, Teun, trad. *The Vînâsikhâtantra: A S'aiva Tantra of the Left Current.* Délhi: Motilal Banarsidass, 1985.

———— e Sanjukta Gupta. *Hindu Tantric and S'âkta Literature*, Wiesbaden, Alemanha: Otto Harrassowitz, 1981.

Govindan, Marshall. *Thirumandiram: A Yoga Classic by Siddhar Thirumoolar.* Tradução de B. Natarajan. Montreal: Babaji's Kriya Yoga and Publications, 1993.

Krishna, Gopi. *Living with Kundalini.* Boston e Londres: Shambhala Publications, 1993.

Magee, Michael, trad. *Kaulajnâna-nirnaya of the School of Matsyendranâtha.* Varanasi, Índia: Prashya Prakashan, 1986.

Mishra, Kamalakar. *Kashmir S'aivism: The Central Philosophy of Tantrism.* Cambridge, Massachusetts: Rudra Press, 1993.

Mookerjee, Ajit. *Kundalini: The Arousal of the Inner Energy.* Nova York: Destiny Books, 1982.

———— e Madhy Khanna. *The Tantric Way: Art, Science, Ritual.* Londres: Thamas and Hudson, 1977.

Muller-Ortega, Paul Eduardo. *The Triadic Heart of S'iva: Kaula Tantricism of Abhinavagupta in the Non-Dual S'aivism of Kashmir.* Albany, Nova York: SUNY Press, 1989.

Pandit, M. P., trad. *The Kulârnava Tantra.* Madras: Ganesh, 1973.

Rai, Ram Kumar, trad. *Kulârnava Tantra.* Varanasi, Índia: Prachya Prakashan, 1983.

Sannella, Lee. *The Kundalini Experience.* Lower Lake, Califórnia: Integral Publishing, 1992. [A Experiência da Kundalini, publicado pela Editora Cultrix, São paulo, 1992.]

Silburn, Lilian. *Kundalini: The Energy of the Depths.* Albany, Nova York: SUNY Press, 1988.

Singh, Jaideva, trad. *S'iva Sûtras: The Yoga of Supreme Identity.* Délhi: Motilal Banarsidass, ed. rev., 1980.

————, trad. *The Yoga of Delight, Wonder, and Astonishment.* Albany, Nova York: SUNY Press, 1991. Tradução do *Vijnâna-Bhairava.*

Tigunait, Rajmani. *S'aktism: The Power in Tantra.* Honesdale, Pensilvânia: Himalayan International Institute, 1998.

White, David Gordon. *The Alchemical Body: Siddha Traditions in Medieval India.* Chicago e Londres: University of Chicago Press, 1996.

Zvelebil, Kamil V. *The Poets of the Powers.* Lower Lake, Califórnia: Integral Publishing, 1993.

———. *The Siddha Quest for Immortality.* Oxford: Mandrake of Oxford, 1996.

Purânas

A Board of Scholars, trad. *The Linga Purâna.* Délhi: Motilal Banarsidass, 1973, 2 vols.

————, trad. *The S'iva Purâna.* Délhi: Motilal Banarsidass, 1969-970, 4 vols.

Banerjea, K. N. *Pauranic and Tantric Religion.* Calcutá: University of Calcutta, 1966.

Deshpande, N. A., trad. *The Padma Purâna.* Délhi: Motilal Banarsidass, 1988-990, 5 vols.

Gangadharan, N., trad. *The Agni Purâna.* Délhi: Motilal Banarsidass, 1984-987, 4 vols.

Goswami, C. L., trad. *S'rîmad Bhâgavata Mahâpurâna.* Gorakhpur, Índia: Gita Press, 1971, 2 vols.

Madhavananda, Swami, trad. *Uddhâva Gîtâ.* Calcutá, Índia: Advaita Ashrama, 1971.

Raghunathan, N. *S'rîmad Bhâgavatam.* Madras: Vighneswara Publishing House, 1976, 2 vols.

Tagare, G. V., trad. *The Bhâgavata Purâna.* Délhi: Motilal Banarsidass, 1976-978, 5 vols.

————, trad. *The Brahmânda Purâna.* Délhi: Motilal Banarsidass, 1983-84, 5 vols.

————, trad. *The Nârada Purâna.* Délhi: Motilal Banarsidass, 1980-983, 5 vols.

————, trad. *The Vâyu Purâna.* Délhi: Motilal Banarsidass, 1987-988, 2 vols.

Vijnanananda, Swami, trad. *The S'rîmad Devî Bhâgavatam.* Nova York: AMS Press, reimpressão de 1974.

Wilson, H. H., trad. *The Vishnu Purâna: A System of Hindu Mythology and Tradition.* Calcutá: Punthi Pustak, reimpressão de 1961.

Yoga-Vâsishta

Atreya, B. L. *The Yogavâsistha and Its Philosophy.* Moradabad, Índia: Darshana Printers, 3ª ed., 1966.

Narayanaswami Aiyer, K., trad. *Laghu-Yoga-Vasishta.* Madras: Adyar Library and Research Center, 1975.

Kuvalayananda, Swami, e Swami Digambarji, trad. *Vâsishta Samhitâ: Yoga Kânda.* Lonavla, Índia: Kaivalyadhama, 1969.

Mitra, Vihari Lal, trad. *The Yoga-Vâsishta-Mahârâmâyana.* Varanasi, Índia: Bharatiya Publishing House, 1976, 4 vols.

Venkatesananda, Swami, trad. *The Concise Yoga Vâsishta.* Albany, Nova York: State University of New York Press, 1984.

Hatha-Yoga

Arya, Usharbudh. *Philosophy of Hatha-Yoga.* Honesdale, Pensilvânia: Himalayan International Institute, 1985.

Avalon, A. [Sir John Woodroffe]. *The Serpent Power.* Nova York: Dover, 1974.

Awashti, B. M., trad. *Yoga Bîja.* Délhi: Swami Keshwananda Yoga Institute, s.d.

―――――― e A. Sharma. *Yoga S'âstra of Dattâtreya.* Délhi: Swami Keshawananda Yoga Institute, 1985.

Banerjea, A. K. *Philosophy of Goraknath with Goraksha-Vacana-Sangraha.* Gorakhpur, Índia: Mahant Dig Vijai Nath Trust, [1961].

Bernard, Theos. *Hatha-Yoga: The Report of a Personal Experience.* Londres: Rider, 1968.

Briggs, George W. *Goraknâth and the Kânphata Yogîs.* Délhi: Motilal Banarsidass, reimpressão de 1973.

Digamgarji, Swami, e M. L. Gharote, trad. *Gheranda Samhitâ.* Lonavla, Índia: Kaivalyadhama, 1978.

―――――― e R. Kokaje, trad. *Hathayogapradîpikâ of Svâtmârâma.* Lonavla, Índia: Kaivalyadhama, 1970.

―――――― e S. A. Shukla, trad. *Gorakśaśatakam.* Lonavla, Índia: Kaivalyadhama, 1958.

Feuerstein, Georg, trad. "Goraksha Paddhati" in *The Yoga Tradition.* Prescott, Arizona: Hohm Press, edição revisada, 2001, pp. 532-59 [*A Tradição do Yoga*, publicado pela Editora Pensamento, São Paulo, 2001, pp. 483-505.]

――――――. "Advaya-Târaka-Upanishad" in *The Yoga Tradition*, pp. 427-31. [*A Tradição do Yoga*, pp. 395-98.]

――――――. "Amrita-Nâda-Bindu-Upanishad" in *The Yoga Tradition*, pp. 416-20. [*A Tradição do Yoga*, pp. 386-89.]

――――――. "Kshurikâ-Upanishad" in *The Yoga Tradition*, pp. 434-37. [*A Tradição do Yoga*, pp. 401-03.]

Harshe, R. G., trad. *Satkarmasangrahah.* Lonavla, Índia: Kaivalyadhama, 1970.

Iyangar, S., trad. *The Hathayogapradîpikâ of Svâtmârâma.* Madras: Adyar Library and Research Center, 1972.

Mohan, A. G., trad. *Yoga Yajñavalkya.* Madras: Ganesh & Co., 2000.

Rai, R. K., Trad. *Shiva Svarodaya.* Varanasi, Indra: Prachya Parakashan, 1980.

Reddy, M. V., Trad. *Hatharatnavalî.* Arthamuru, Índia: M. Ramakrishna Reddy, 1982.

Vasu, S. C., trad. *The Geranda Samhitâ: A Treatise on Hatha-Yoga.* Londres: Theosophical Publishing House, 1976.

――――――. *The S'iva Samhitâ.* Nova Délhi, Índia: Oriental Books Reprint Corp., 1975.

Bhakti-Mârga

Hardy, Friedhelm. *Viraha-Bhakti: The Early History of Krsna Devotion in South India.* Délhi: Oxford University Press, 1983.

Harshananda, Swami, trad. *S'ândilya Bhakti Sûtras.* Prasaranga, Índia: University of Mysore, 1976.

Miller, Barbara Stoller, trad. *Love Song of the Dark Lord: Jayadeva's Gitagovinda.* Nova York: Columbia University Press, 1977.

Prem, Prakash, trad. *The Yoga of Spiritual Devotion: A Modern Translation of the Narada Bhakti Sutras.* Rochester, Vermont: Inner Traditions International, 1998.

Tripurari, Swami. *Rasa: Love Relationships in Transcendence.* Eugene, Oregon: Clarion Call, 1994.

Vivekananda, Swami. *Karma Yoga and Bhakti Yoga.* Nova York: Ramakrishna-Vivekananda Center, 1982.

18
O Simbolismo do Yoga

O YOGA É IMPREGNADO de símbolos. Alguns símbolos são comuns às grandes tradições yogues do Hinduísmo, do Budismo e do Jainismo; outros são específicos a cada uma dessas tradições. Para os estudiosos ocidentais, isso representa um desafio, pois o sentido dos símbolos yogues quase nunca é óbvio. Fundamentalmente, podemos distinguir duas espécies de simbolismo: um simbolismo espontâneo e "natural" e um simbolismo artificial. Ambos nascem da mente superior (*buddhi*), que é o órgão mental mais favorecido pelos adeptos do Yoga. A mente inferior (*manas*) é lógica e literal; a mente superior é translógica e metafórica. O *buddhi* é um agente impessoal que funciona como o órgão da sabedoria e atua também como depósito dos símbolos ou arquétipos mais profundos. Tem muito em comum com o conceito do inconsciente universal da psicologia junguiana. A língua alemã, ao contrário do inglês, estabelece uma útil distinção entre *Vernunft* e *Verstand*, que correspondem de modo razoavelmente preciso a *buddhi* e *manas* respectivamente*. O primeiro é o campo fértil do qual brotam a criatividade, a poesia e o simbolismo.

O simbolismo natural é um elemento básico de toda boa poesia. Quando o poeta chama a Natureza de "um dente sangrento", temos um caso de simbolismo natural. Exemplo de simbolismo artificial é o código secreto dos *tantras*, chamado *sandhyâ-bhâshya* ou "linguagem crepuscular", o qual é um produto da mente lógica sob a inspiração de *buddhi*.

As mais antigas manifestações do simbolismo espontâneo podem encontrar-se na poesia do *Rig-Veda*, embora essa obra arcaica contenha também numerosos exemplos de simbolismo artificial. Às vezes, as duas formas de simbolismo são usadas juntas; às vezes é impossível estabelecer uma distinção nítida. Foi preciso que um grande mestre de Yoga — Sri Aurobindo — chamasse a nossa atenção para o fato de que os *Vedas* são repletos de símbolos profundos, a maioria dos quais havia sido ignorada ou mal compreendida pelos eruditos ocidentais. Em seu livro *On the Veda*, ele escreve:

O [Rig-]Veda é um livro de símbolos esotéricos, quase de fórmulas espirituais, disfarçado sob a máscara de uma coletânea de poemas rituais. O sentido interior é psicológico, universal, impessoal; o significado aparente e as figuras que tinham por finalidade revelar aos iniciados o que ocultavam dos ignorantes são, à primeira vista, grosseiramente concretas, intimamente pessoais, irregularmente alusivas. A esse exterior impreciso os poetas védicos tiveram às vezes o cuidado de dar uma forma clara e coerente, muito diferente porém da vigorosa alma íntima do seu significado; sua linguagem se torna então uma capa astuciosamente tecida para manter ocultas certas verdades. No geral, tratam com negligência o disfarce utilizado; e quando assim se elevam acima do seu instrumento, uma tradução literal e externa produz ou uma seqüência bizarra de frases desligadas entre si ou uma forma de pensar e de falar estranha e inacessível à inteligência dos não-iniciados. É só quando as figuras e símbolos são elaborados de modo a sugerir seus equivalentes ocultos que salta da obscuridade uma seqüência de idéias espirituais, psicológicas e religiosas perfeita-

---

* Embora a distinção não se tenha conservado no uso comum da língua portuguesa, no latim medieval (especificamente escolástico) os princípios denominados *intellectus* e *ratio* (intelecto e razão) correspondiam de modo aproximado a *buddhi* e *manas* respectivamente, posto que estejam longe de esgotar o sentido dos termos indianos. (N.T.)

mente transparente e bem articulada, posto que sintética e sutil.¹

A orientação de Aurobindo propiciou muitas idéias novas e importantes acerca dos pensamentos dos videntes (*rishi*) védicos, que "viam" a verdade. Aurobindo apontou um caminho para se sair da árida perspectiva da erudição universitária ocidental, com sua insistência na opinião de que os videntes védicos eram poetas "primitivos" e obcecados por fenômenos naturais como o trovão, o raio e a chuva. As interpretações unidimensionais e "naturalistas" proferidas por outros tradutores ignoravam a profundidade dos ensinamentos védicos. Assim, Sûrya não é somente o Sol material e visível, mas também o princípio espiritual da luminosidade interior. Agni não é apenas o fogo físico que consome as oferendas sacrificiais, mas é o princípio espiritual da purificação transformadora. Parjanya não significa unicamente a chuva; é também a "irrigação" interior da graça. Soma não é exclusivamente a poção que os sacerdotes lançavam no fogo, mas também (como deixa claro a posterior tradição tântrica) a mágica substância interna que transmuta o corpo e a mente. A riqueza, objeto dos pedidos feitos em muitos hinos, não é a prosperidade material, mas os tesouros espirituais. As vacas mencionadas à exaustão nos hinos não são os animais biológicos, mas a luz espiritual. Os Panis não são comerciantes humanos, mas diversas forças da escuridão. Quando Indra matou Vritra e liberou as águas, não fez somente inaugurar a estação das monções, mas também desencadeou os poderes da vida (as energias superiores) dentro da psique do sacerdote. Isso porque Indra também significa a mente, e Vritra significa as restrições psicológicas ou bloqueios energéticos.

Aurobindo deu uma contribuição capital à reavaliação completa do significado dos hinos védicos, e por meio de sua obra estimulou vários estudiosos ocidentais a seguir o mesmo caminho. Dentre eles, podemos mencionar Jeanine Miller e David Frawley.²

Nos hinos existem também muitos símbolos premeditados e artificiais. Na verdade, a linguagem figurativa do *Rig-Veda* é extraordinariamente rica, como demonstrou Willard Johnson.³ Em determinados banquetes sacrificiais, os compositores de hinos encontravam-se para comunicar suas criações poéticas e estimular uns nos outros a criatividade e a compreensão das realidades sutis da vida. Por isso, muitos hinos são deliberadamente enigmáticos, e muitas vezes o melhor que podemos fazer para resolver seus enigmas e mistérios alegóricos é dar um bom palpite. Heinrich Zimmer nos lembra:

> Os mitos e símbolos da Índia resistem à intelectualização e à redução a significações fixas. Essa maneira de proceder só faria esterilizá-los de sua magia.⁴

Como demonstrou Sadashiv Ambadas Dange, o simbolismo sexual é extensamente utilizado no *Rig-Veda* e depois foi muito elaborado nos *Brâhmanas* (textos rituais).⁵ No *Rig-Veda*, por exemplo, o conceito de *mithuna* ("cópula") é aplicado à cópula simbólica do Céu e da Terra, da água e do fogo, dos dois Ashvins, do dia e da noite, etc. O simbolismo sexual védico prefigura claramente a corrente tântrica da Índia medieval. O famoso hino de Dîrghatamas ("Noite Comprida") no *Rig-Veda* (1.164) menciona no versículo 35 que a libação de *soma* é o sêmen do corcel viril (isto é, do Céu); o ventre é o da Mãe Terra. Ela dá à luz o ano solar, ou o sacrifício, ou ainda o fogo sacrificial. O versículo 16 do mesmo hino menciona que os meses do ano são ditos masculinos, mas que o vidente sabe que são femininos (isto é, receptivos). Sem a chave da linguagem simbólica dos quatro *Vedas*, a extensa literatura ritual dos *Brâhmanas* e dos *Âranyakas* é em sua maior parte incompreensível.

Na epopéia do *Mahâbhârata* e nos *Purânas*, assistimos ao surgimento de um novo tipo de simbolismo. Essas obras são cheias de mitos e alegorias, para cuja explicação muitas vezes convém adotar o ponto de vista yogue. Existem também enigmas cujas respostas devem ser procuradas no ambiente yogue da intensa experimentação interna. Exemplo clássico é o diálogo binivelar entre os sábios Vandin e Ashtâvakra, encontrado no *Mahâbhârata* (3.134). No primeiro nível, que é o evidente, o diálogo consiste em afirmações crípticas que se desenvolvem em diversas medidas, de uma a treze unidades cada qual. No nível mais profundo, segundo o comentador Nîlakantha, do século XVII, esse diálogo trata dos pontos de vista filosóficos dos dois sábios.

Vandin, por exemplo, afirma que "um *único* fogo flameja tantas [faíscas]", ao que Ashtâvakra responde dizendo que "os *dois* amigos Indra e Agni andam [juntos]". Nîlakantha explica que Vandin quer dizer que os muitos sentidos são regidos por uma só faculdade, a saber a mente superior (*buddhi*). Já Ashtâvakra, defensor incondicional do Advaita Vedânta, retruca dizendo que além da mente superior é necessária uma outra faculdade, a saber a consciência transcendente. Em outras palavras, para manifestar o fenômeno da consciência ordinária, o *buddhi* precisa do Si Mesmo ou da Consciência suprema. E assim por diante.

O simbolismo dos números também sempre foi importante para a mentalidade indiana. Já o *Rig-Veda* contém hinos que apresentam enigmas numéricos. Os videntes (*rishi*) védicos eram verdadeiros mestres na arte do simbolismo e dos enigmas. Eles achavam que a linguagem seria capaz de indicar os obscuros mistérios que a mente lógica não alcança, mas que se desvelam perante a visão inspirada. O pendor védico pelo simbolismo e pelos enigmas continuou na era pós-védica.

O *Mahâbhârata* inteiro, por exemplo, parece ser construído sobre o fundamento do número simbólico 18, como expliquei na minha *Introduction to the Bhâgavad-Gîtâ*.[6] A guerra que desencadeia a história dramática e as passagens didáticas da epopéia parece realmente ter tido uma existência histórica definida, mas também sempre foi compreendida do ponto de vista alegórico como uma luta moral e psicológica entre as forças do bem e do mal dentro e fora da psique humana. Se o *Mahâbhârata* gira em torno do ideal do *dharma*, ou virtude moral, o drama épico do *Râmâyana* trata principalmente dos antiqüíssimos ideais da veracidade e da fidelidade. As figuras divinizadas do rei Râma e de sua amada esposa Sîtâ inspiraram incontáveis gerações de hindus.

Vemos um belo exemplo do simbolismo poético arquetípico na famosa lenda de Krishna contada no *Bhâgavata-Purâna*: o Deus-homem Krishna toca sua flauta mágica e encanta todas as pastoras e pastores, que se apaixonam por ele perdidamente e esquecem-se totalmente de si mesmos na companhia dele — um símbolo da psique humana que deseja a Realidade suprema. O jogo de amor (*lîlâ*) entre Krishna e as pastoras é uma hábil descrição da dinâmica lúdica que ocorre no caminho yogue entre o aspirante e o *guru*, que encarna em si o Princípio transcendente.

A dança de Shiva, que destrói o mundo, é outro símbolo poderoso que pode ser compreendido tanto do ponto de vista cosmológico quanto do psicológico. Do ponto de vista yogue, a dança desfaz todos os nós e as redes da mente nas quais nos aprisionamos por obra de nossas incessantes atividades ou volições kármicas.

Shiva, na qualidade de Natarâja ("Senhor da Dança"), é o destruidor de nossas fantasias e ilusões. É uma força interior que corta pela raiz as conceitualizações que criamos com tanto trabalho, para que possamos ver a realidade "tal como ela é" (*yathâ-bhûta*).

Segundo se diz, a deusa Mohinî ("Aquela que Ilude") nos tenta com concepções errôneas e fantasias ilusórias, de tal forma que só os aspirantes sérios consigam encontrar o caminho que leva à Realidade. Mas o deus Ganesha, de cabeça de elefante e barriga proeminente, é tradicionalmente invocado para remover tais obstáculos. Cada divindade representa uma função simbólica particular cuja profundidade só podemos sondar quando mergulhamos dentro da nossa própria psique por meio do Yoga. As representações artísticas das numerosas divindades do Hinduísmo, do Budismo e do Jainismo são repletas de símbolos yogues. Esse simbolismo é sumamente importante nos ensinamentos profundos do Tantra.

Para comprovar esse fato, basta examinar o sentido esotérico da palavra *hatha* — que ocorre no nome do Hatha-Yoga, um ramo do Tantra. A acepção dada pelo dicionário a esse termo é simplesmente a de "força" ou "poder", e o ablativo *hathât*, de uso bastante comum, significa "pelo poder de". Esotericamente, porém, as sílabas *ha* e *tha* — que nada significam por si mesmas — simbolizam, ao que se diz, respectivamente o "Sol" e a "Lua". Em específico, referem-se aos luminares *interiores*: o "sol" ou energia solar que corre pela via energética da direita (ou seja, a *pingalâ-nâdî*) e a "lua" ou energia lunar que corre pela via energética da esquerda (isto é, a *idâ-nâdî*). O Hatha-Yoga utiliza essas duas correntes — que correspondem respectivamente aos sistemas nervosos simpático e parassimpático — para produzir o equilíbrio psicoenergético e a tranqüilidade mental.

Quando essa harmonia energética se realiza, o canal central (isto é, a *sushumnâ-nâdî*) se ativa. Quando a força vital (*prâna*) entra no canal central e por ele sobe, ela desperta o poder serpentino (*kundalinî-shakti*) e o atrai igualmente para esse canal central. Então, a *kundalinî* sobe até o topo da cabeça, gerando um estado sublime de consciência unificada que transcende a mente (chamado de *nirvikalpa-samâdhi*, "êxtase sem forma"). O simbolismo do Kundalinî-Yoga é bastante complexo. O Tantra também usa uma "linguagem crepuscular" artificial que só os iniciados são capazes de compreender. O termo *padma* ("lótus"), por exemplo, tão amplamente utilizado, pode significar a vagina, ao passo que *vajra* ("raio") pode representar o pênis. Tudo depende do contexto, e esse é um dos motivos pelos quais os *Tantras* são tão difíceis de traduzir; outro motivo é que eles freqüentemente tratam de experiências yogues ou intricadas práticas rituais que o tradutor não-iniciado não poderá conhecer.

Ninguém jamais realizou um estudo sistemático do simbolismo inacreditavelmente rico e complexo encontrado nos textos sagrados da Índia, mas essa tarefa, embora difícil, seria extremamente meritória. Os estudantes, especialmente os que se envolvem com o Tantra, têm de ter sensibilidade para a dimensão simbólica a fim de não cair num falso literalismo que pode conduzir ao dogmatismo e provocar graves erros na aplicação dos ensinamentos.

PARTE DOIS

 A Atitude Perante a Prática

19
A Atitude Perante a Prática Espiritual

Quando as pessoas descobrem que existe algo que se chama espiritualidade, é compreensível que se sintam tão entusiasmadas quanto Colombo quando pôs os pés no litoral americano. A espiritualidade lhes faz descortinar um panorama mais amplo do que jamais haviam imaginado que existisse. Percebem de repente que a sociedade convencional é projetada — conscientemente, em parte, mas sobretudo inconscientemente — para nos impedir de vislumbrar nosso pleno potencial humano. A vida convencional gira em torno da busca de objetivos bastante limitados: o conforto físico, o acúmulo de bens materiais, o sexo, a satisfação emocional, a estimulação mental e a posse e o exercício do poder.

Segundo o Hinduísmo, existem quatro finalidades legítimas a cuja busca podemos dedicar nosso tempo e nossa energia: (1) *artha* — o bem-estar material, (2) *kâma* — a satisfação física, emocional e intelectual, (3) *dharma* — a moralidade (especialmente a justiça) e (4) *moksha* — a realização espiritual.

Boa parte da vida convencional, provavelmente a maior parte, fica circunscrita às categorias de *artha* e *kâma*. Nossa civilização inventou inúmeras maneiras de conservar nossa atenção constantemente voltada para o conforto e o prazer. Todo ano, bilhões de dólares são gastos em propaganda para garantir que não venha a diminuir o nosso consumo de bens materiais, por menos necessários que eles nos sejam, e que nos empenhemos sempre em buscar uma vida "confortável".

A busca do *dharma* se realiza de maneira muito mais limitada. Nossos padrões morais parecem estar chegando agora ao fundo do poço, o que condiz com a noção indiana do *kali-yuga* ou Era de Trevas que se espera ainda reine sobre a Terra por muitos milênios. Por outro lado, a contemporânea crença da Nova Era na iminente restauração da humanidade, sem esforço nenhum e por meio de um mágico *fiat*, assemelha-se mais a uma quimera ou a uma piada de mau gosto. Temos de reconhecer que a sociedade norte-americana, em específico, está sujeita a uma injustiça desenfreada em seu sistema jurídico e que a corrida aos tribunais tornou-se para nós um modo de vida.

Se a integridade moral já não está entre as primeiras colocadas de nossa lista de prioridades, a aspiração espiritual, essa, está quase completamente ausente da nossa vida. Pouquíssimas pessoas compreendem realmente o que é a espiritualidade e é menor ainda o número das que trilham ativamente um caminho espiritual. A situação na Índia é um pouco diferente. Com exceção da elite educada no Ocidente ou à moda ocidental, o valor tradicional da libertação (*moksha*) ainda tem algum espaço no sistema de crenças da maioria das pessoas. No mínimo, elas têm consciência da importância desse grande ideal no passado da Índia e entre aqueles que ainda hoje renunciam à vida mundana, muito embora não tenham elas a disposição de buscar realizá-lo. Os yogues e *saddhus* itinerantes, que ainda são elementos visíveis da sociedade indiana, são tratados com grande reverência. É certo, porém, que até mesmo a população nativa da Índia — com exceção dos praticantes dos diversos caminhos espirituais — tem uma compreensão insuficiente do estilo de vida yogue e em geral não sabe distinguir os verdadeiros adeptos dos impostores. É verdade, além disso, que, em vista da modernização cada vez maior, a tradicional reverência por tudo o que é sagrado está se corroendo aos poucos, para a infelicidade da sociedade indiana.

Quando um aspirante ocidental encontra a espiritualidade, tem de saber o que fazer com os três objetivos básicos do bem-estar material, da satisfação físico-emocional-intelectual e da integridade moral. O exame de si mesmo e o autoconhecimento são elementos centrais da prática espiritual. Temos de estar dispostos a examinar nossos hábitos: como agimos e reagimos em todas as espécies de situações. Temos então de ter a disposição e ser capazes de compreender aquilo que vemos em nós. O passo seguinte consiste em eliminar aqueles hábitos que não conduzem ao crescimento espiritual e substituí-los por hábitos positivos.

Os novatos na vida espiritual nem sempre percebem que a prática espiritual exige uma aplicação constante, ou seja, uma medida de esforço. Tendem a pensar que o simples fato de terem vislumbrado o que existe para além das fronteiras da vida convencional é suficiente por si. Porém, ver um barco não é a mesma coisa que remá-lo até a outra margem. Intelectualizar a vida espiritual é coisa que não convém fazer.

Por outro lado, mesmo quando os neófitos chegam a assumir uma prática espiritual (*sâdhana*), mais cedo ou mais tarde têm de deparar com a prova de fogo de uma rotina cotidiana. Nesse caso, o desafio está em fazer nova todos os dias a prática espiritual. Caso contrário, instaura-se o tédio, que mina a vontade de autotransformação.

Os neófitos alimentam-se do seu zelo inicial e vivem sempre em busca de uma nova sensação "espiritual" — uma meditação agradável, uma visão espetacular, um sinal de Deus, um elogio do mestre ou do co-discípulo. Mal sabem eles que esse período de "lua-de-mel" está a ponto de ser posto à prova. Tipicamente, o mestre os ignora ou, em vez de cumprimentos elogiosos, dirige-lhes ásperas recriminações. Seus colegas e parentes lhes dizem que estão completamente enganados, enquanto outros ainda zombam do seu novo modo de vida. Poucos passam dessa fase e chegam ao estágio da prática cotidiana e regular (nem um pouco espetacular). Muitos se desencorajam quando a satisfação emocional diminui e começam a deparar com a dura realidade de sua própria confusão ou negatividade, ou da sua limitada capacidade para a vida espiritual.

O obstáculo seguinte é a percepção de que nós temos muitos hábitos profundamente arraigados que não mudam da noite para o dia, mas, pelo contrário, levam tempo — muito tempo — para modificar-se. No começo, o neófito típico tem certeza de que é dotado de uma capacidade tremenda e vai progredir muito mais rápido do que os outros. Depois, com um baque, ele se dá conta de que o grau de autotransformação é diretamente proporcional ao esforço empenhado nesse sentido.

O neófito que perseverou até aí certamente vai deparar então com a dúvida (*samshaya*) — a dúvida sobre suas próprias capacidades, sobre seu mestre, sobre a eficácia dos ensinamentos. Não estaremos muito distantes da verdade se dissermos que os praticantes que não se acostumarem com a dúvida sucumbirão seguramente à ilusão. Se não houver dúvida nem ilusão, a resposta é simples: eles já estão iluminados.

Outro obstáculo, nem sempre identificado como tal, é o fato de que as tendências kármicas dos praticantes (leia-se os hábitos inconscientes ou semiconscientes) se ampliam quando a consciência, pela prática regular, torna-se mais aguda. Podemos compará-la a uma lanterna brilhante que projeta sua luz nos escuros recessos do poço da mente. Nas profundezas do inconsciente residem realidades desagradáveis de todo tipo que vão sendo trazidas à luz pela constante aplicação ao auto-exame e à autocompreensão. Às vezes, os materiais inconscientes que chegam à mente consciente parecem ruins demais, e é então que fica claro que a vida espiritual é uma forma de malabarismo. A tradição índica fala do caminho que se assemelha a um fio de navalha.

Aos poucos, os praticantes aprendem a superar seu materialismo intrínseco (ou seja, pensar constantemente como se tudo o que existisse fosse a realidade visível). Afrouxa-se progressivamente o nó do ego ou "autocontração" (*âtma-samkoca*), pelo qual o indivíduo comum busca ansiosamente coerir todos os elementos que compõem a sua existência. Os praticantes espirituais aprendem a encarar com bom humor todas as coisas, especialmente eles mesmos. A vida passa a ser vista a partir de uma nova perspectiva: como uma estranha peça de teatro na qual estamos envolvidos independentemente da nossa vontade; podemos não compreendê-la, e assim sofrer, ou compreendê-la e transcendê-la sem deixar de participar do seu drama.

Os praticantes têm de vencer o materialismo espiritual — a falsa noção de acumular experiências "elevadas". Só podem realizar a liberdade interior na mesma medida em que renunciam até mesmo ao objetivo da libertação. A libertação, ou iluminação, não é algo a ser atingido ou adquirido. É o ato de viver no momento com a mais profunda compreensão da realidade e sem apego egoísta a coisa alguma.

Os que pavoneiam diante dos outros suas extraordinárias façanhas espirituais são provavelmente os menos iluminados de todos. Não fazem senão substituir as mercadorias materiais por artigos "espirituais". A tradição indiana nos conta de muitos adeptos que, depois de anos de intensa prática, alcançaram um elevado estado de consciência ou obtiveram incríveis poderes paranormais, mas decaíram calamitosamente da graça. Quanto maior a elevação do adepto, maior a sua queda no esquecimento e na mais absoluta infelicidade. Por isso, as autoridades em matéria de Yoga sempre exortam os praticantes à circunspecção, a guardar para si mesmos suas realizações, a dedicar-se sobretudo ao cultivo da virtude, da integridade moral, da compreensão, da autotranscendência e, não menos importante, do hábito de fazer o bem a todos.

Um grande adepto ocidental — Omraam Mikhaël Aïvanhov (1900-1986) — periodicamente lembrava seus discípulos de que todos os inícios são dotados de uma particular potência e que, por isso, devemos começar todas as coisas com o máximo cuidado e com todo o conhecimento que nos for possível obter. Isso se aplica de modo especialíssimo no começo da vida espiritual.

20
As Doze Etapas da Convalescença Espiritual

Nos últimos anos, muito se tem dito e escrito acerca da dependência do álcool, do fumo, das drogas, de certos tipos de alimento, do sexo e de certos relacionamentos. Agora nos é possível ver o quanto a dependência é um fenômeno largamente disseminado. Em meu livro *Sacred Sexuality*,[1] falei que a própria vida cotidiana pode ser considerada um objeto de dependência, pois nos habituamos com o seu estado predominante de consciência.

Esse estado de consciência gira em torno da dicotomia entre o ego e o mundo. Naturalmente e pelo hábito, nós nos vemos e sentimos como separados de tudo e de todos. Essa divisão entre o sujeito e o objeto é a base da percepção. Entretanto, essa dicotomia é particularmente forte naquilo que o suíço Jean Gebser, filósofo da cultura, denominou a "consciência racional", que é a estrutura dominante de consciência na civilização ocidental. Como explicou ele em *The Ever-Present Origin*,[2] a consciência racional é divisora, atomizadora e, em última análise, destrutiva. É a forma deficiente da estrutura mental de consciência que surgiu por volta de 500 a.C., na época que Karl Jaspers denominou "Era Axial".[3]

A consciência racional perverteu a dinâmica natural de percepção que ocorre entre o sujeito e o objeto da experiência, transformando-a numa ideologia ampla cuja sombra se estende agora não só sobre a ciência e a tecnologia, mas também sobre todos os ramos da nossa cultura e todos os aspectos da nossa vida pessoal. Esse fato, por sua vez, tornou mais aguda a oposição entre o ego e o mundo, a ponto de nos sentirmos estranhos no mundo em que vivemos.

Em virtude dessa alienação, vivemos doentes do coração e nosso mundo se desfaz em pedaços. Podemos, e isso é muito útil, comparar esse estado de coisas à vida perturbada e problemática dos viciados. Dando o nome de vício ou dependência ao hábito profundamente arraigado de perceber dualisticamente o ego e o mundo, admitimos para nós mesmos que esse estado, embora comum e até exaltado pela cultura ocidental, não é de maneira alguma um estado natural.

Em primeiro lugar, quando negamos que haja algo de errado com o nosso estado "habitual", nós entramos num processo de negação coletiva. Os viciados sempre tendem a viver num estado de negação. Recusam-se a admitir que têm um problema sério com a bebida ou um problema de uso de drogas. Fazem de tudo para conservar a ilusão de que com eles está tudo bem. Chamando de "normal" o nosso estado ordinário, a consciência consensual, nós diminuímos e desconsideramos todos os demais estados de consciência. Isso se evidencia pelo fato de os chamarmos de estados "alterados", o que significa que são "meras" modificações do estado habitual de vigília ao qual atribuímos a "normalidade". Às vezes, são chamados coletiva e pejorativamente de estados "irracionais", do que se conclui, flagrantemente, que a consciência racional é o critério supremo de todo juízo.

Em segundo lugar, nossa insistência em ver e afirmar uma oposição irredutível entre o ego e o mundo engendra o isolamento e o medo. Os viciados sofrem cronicamente essas duas experiências negativas. Para conservar a ilusão que alimentam em relação a si próprios, têm de afastar-se dos outros, e isso inevitavelmente gera o medo. Do mesmo modo, também a nossa alienação é impregnada de medo — o medo das interferências provocadas pelo mundo exterior, o medo dos comentários que os outros possam fazer e o medo — realista — de termos perdido o controle sobre a nossa própria vida.

Em terceiro lugar, dependentes da consciência racional e dos seus inúmeros sustentáculos, cremos no mito de que não temos poder contra ela. O viciado típico se sente impotente. O objeto da sua dependência lhe parece maior e mais poderoso do que a sua vontade. Do mesmo modo, atolados como estamos na visão de mundo tosca e parcial gerada pela consciência racional, que tende a desacreditar todas as demais formas e estados de consciência, não cremos que possamos fazer algo para mudar nossa situação. Na qualidade de dependentes da consciência racional, não cremos que o universo é intrinsecamente benigno. Recusamo-nos a aceitar o fato de que o mundo em que vivemos é realmente constituído pelas dimensões da realidade de que falam as religiões e as tradições espirituais. Na medida em que nossa idéia do potencial humano se limita às capacidades da mente racional, vista como o mais sofisticado produto da evolução, negamos a nós mesmos a possibilidade do crescimento espiritual.

Em quarto lugar, como o viciado típico, tendemos a criar histórias fantásticas de toda espécie para justificar nossa condição para nós mesmos e uns para os outros. A esta categoria pertence a atitude do "todo o mundo pensa assim", que não toma por modelo os poucos homens e mulheres excepcionais que conseguem enxergar mais longe do que os outros, mas sim o mínimo denominador comum do conhecimento e do modo de vida: uma flagrante perversão do ideal democrático. Em outras palavras, por meio de uma magia verbal, executamos um ato de repressão maciça pelo qual nos negamos a própria oportunidade do crescimento; proibimos a nós mesmos o acesso àquelas formas e estados de consciência que nossa consciência racional nos obriga a negar e menosprezar. Assim, nosso repertório existencial permanece limitado, até mesmo truncado.

Em quinto lugar, os viciados tendem a ser inflexíveis, dogmáticos e arrogantes ao defender sua posição, e nós, dependentes da consciência racional, estamos sujeitos a esse mesmo estado de espírito. Por nos havermos entrincheirado numa posição indefensável, na qual o ego racional é o comandante supremo, enfrentamos com altiva intransigência todo e qualquer desafio ao nosso inviável modo de viver. Precisamos a todo custo ter razão, pois o que está em jogo é a nossa visão de mundo e todo o nosso estilo de vida.

E não obstante, em sexto lugar, como todo e qualquer viciado, aqueles que se deixam entorpecer pela consciência racional sofrem profundamente pelo seu espírito de separação, egocentrismo e autofragmentação. Gautama, o Buda, observou que a vida é sofrimento. Mas existem sofrimentos e sofrimentos. Parece que quando levamos demasiado a sério a presumida independência da personalidade humana, e assim nos separamos dos outros seres e passamos a ver o mundo como um inimigo a ser vencido, tornamo-nos nós mesmos o motivo do nosso sofrimento. Esse sofrimento se sobrepõe à adversidade e à dor que naturalmente experimentaríamos pelo simples fato de sermos seres humanos vivos sobre este planeta. Trata-se de uma doença psicológica da qual só podemos nos recuperar quando paramos de nos atormentar.

Nossa dependência da consciência racional "normal" é tão forte que não é fácil nos livrarmos desse hábito, mesmo depois de percebermos que o hábito do fechamento egoísta é artificial, foi imposto por nós mesmos e fundamenta-se numa negação da interligação e da interdependência essenciais de todas as coisas. Essa interligação universal, ou aquilo que o indologista tcheco Adolf Jánaek chamou de "princípio panplectal",[4] foi proclamada ininterruptamente por gerações e gerações de místicos e visionários espirituais que conheceram diretamente a unidade absoluta e a continuidade ininterrupta do cosmos.

Vista a partir dessa perspectiva muito mais ampla e multidimensional, a vida comum parece baseada numa visão empobrecida, até mesmo distorcida, da realidade. Quando Freud falou da psicopatologia da vida cotidiana, é porque teve um vislumbre desse fato.[5] Mas seu olhar não foi suficientemente penetrante, porque, se tivesse sido, ele teria visto que a própria consciência racional dicotômica é a causa fundamental da nossa doença. Isso porque é a consciência racional que cria a insalubre divisão entre o ego e o id, ou entre o consciente e o inconsciente. A obra de Freud foi uma primeira tentativa, dentro da moderna psicologia racionalista, de reintegrar o inconsciente à parte consciente da psique e da cultura humanas. Entretanto, ainda estava excessivamente sujeita às restrições e aos preconceitos da própria consciência racional. Assim — e isso é muito significativo —, Freud foi incapaz de ir além do seu conceito do inconsciente como um gigantesco quarto de despejo, e por isso nunca conseguiu apreciar a rica contextura das outras formas e estados de consciência e das filosofias baseadas na experiência direta da realidade "não ordinária".

Quando, em *The Ever-Present Origin*, Gebser afirma que a crise atual é uma crise de consciência, ele quer dizer que é uma crise da consciência racional. Freud foi incapaz de compreender isso, mas alguns de seus alunos, especialmente C. G. Jung,[6] conseguiram dar o próximo passo. Assim fazendo, criaram uma primeira e ainda instável ponte entre a psicologia e a espiritualidade.

A vida espiritual pode ser entendida como um processo de gradual convalescença desse estado de dependência em relação a uma consciência que tudo separa em sujeito e objeto. Essa dependência primária é a matriz da qual nascem todas as demais dependências. Estas últimas só são possíveis porque o ego é confrontado pelos objetos, os quais tenta controlar ou pelos quais é ou sente que é controlado.

Especificamente, as dependências secundárias são substitutas ou sucedâneas da beatitude que é a essência da experiência da transparência, a qual, segundo a definição de Jean Gebser, é por sua vez o próprio âmago da consciência integral. Essa experiência da transparência revela a interligação primordial e a simultaneidade de todos os seres e coisas, sem diminuir, deslocar nem distorcer as realizações cognitivas características das estruturas de consciência mágica, mítica e mental.

As dependências secundárias são tentativas desesperadas, mas desviadas, de eliminar a dependência primária, que é a dependência que temos em relação à experiência da autoconsciência, a qual gira em torno da divisão entre o sujeito (a mente) e o objeto (o mundo). São desviadas porque, em vez de eliminar a dependência primária, fortalecem-na e assim agravam também a sensação de isolamento e impotência experimentada pela claudicante personalidade racional. O romancista britânico Aldous Huxley viu isso com muita clareza. Disse ele:

> O impulso ou a vontade de transcender a "egoidade" autoconsciente é, como eu disse, um dos principais apetites da alma. Quando, por um motivo ou por outro, os homens e as mulheres não chegam a transcender-se por meio da adoração, das boas obras e de exercícios espirituais, tendem a recorrer aos substitutos químicos da religião, que são o álcool e os estimulantes no Ocidente moderno, o álcool e o ópio no Oriente, o haxixe no mundo maometano, o álcool e a maconha na América Central, o álcool e a coca nos Andes, o álcool e os barbitúricos nas regiões mais atualizadas da América do Sul.[7]

Huxley nem sequer mencionou o trabalho compulsivo e o sexo como dois grandes substitutos da realização da beatitude originária. Falou, porém, da fascinação e da atração fatal que certas pessoas sentem pelas pedras preciosas. Essa paixão pelas jóias, segundo Huxley, se enraíza no fato de que elas "apresentam uma distante semelhança com as maravilhas reluzentes vistas com o olho interior do visionário".[8] Mais profunda ainda do que essas visões esplêndidas, porém, é a "luz" transcendente da própria Origem indivisa, para usar a terminologia de Gebser.[9]

A realização dessa "luz" mediante a autotranscendência voluntária é a forma suprema de cura tanto para a pessoa quanto para o planeta. É esse o objetivo da espiritualidade autêntica. A vida espiritual pode ser imaginada como uma progressiva convalescença da dependência em relação à vida comum, que é intrinsecamente esquizóide e, portanto, contrária à plenitude e à felicidade. O conhecido programa de doze etapas, mencionado nos textos que tratam da dependência em geral, pode ser também um conveniente modelo do processo espiritual. A convalescença espiritual é uma descoberta da dimensão espiritual, seja ela chamada de Supremo Si Mesmo, de Deus, de Deusa, de Ser — é a dimensão habitualmente encoberta pela personalidade egóica dividida contra si mesma, especialmente quando esta sofre a influência da consciência racional.

Eis, portanto, as doze etapas da convalescença espiritual:

1. Admitimos o fato de que nossa condição humana comum, baseada na percepção dualista da vida, é um hábito renitente que, negando-o, normalmente ocultamos de nós mesmos.

2. Começamos a procurar e a pedir orientação para o nosso esforço de cultivar um novo ponto de vista que abarque a visão espiritual da interligação entre todos os seres. Os meios à nossa disposição são vários, e vão desde ambientes espirituais de apoio a livros edificantes.

3. Introduzimos mudanças positivas em nosso comportamento, mudanças que afirmem esse novo

ponto de vista. Não basta ler sobre os princípios espirituais e conversar sobre eles. A espiritualidade é um caminho intrinsecamente prático.

4. Praticamos o autoconhecimento, ou seja, aceitamos conscientemente a responsabilidade de perceber nossos programas mentais automáticos e identificar os pontos nos quais eles não estão à altura da nossa nova compreensão de o que é a vida.

5. Comprometemo-nos com o processo de catarse, ou purificação, necessário para mudar nossos antigos padrões cognitivos e emocionais e estabilizar o novo ponto de vista e a nova disposição, substituindo o hábito egóico de tudo dividir em opostos irreconciliáveis por uma atitude de integração.

6. Aprendemos a ser flexíveis e a estar abertos para a vida, a fim de podermos continuar aprendendo e crescendo a partir do nosso novo ponto de vista.

7. Praticamos a humildade em meio ao nosso esforço de amadurecimento espiritual. Com isso, evitamos o perigo da inflação psíquica.

8. Assumimos a responsabilidade por tudo quanto compreendemos a respeito da vida e dos princípios da convalescença espiritual, aplicando essa compreensão a todos os nossos relacionamentos a fim de sermos uma influência benigna no mundo.

9. Orientados pelo nosso novo ponto de vista, trabalhamos para integrar nossa psique multiplamente fragmentada.

10. Cultivamos a verdadeira autodisciplina em todos os assuntos, grandes e pequenos.

11. Praticamos numa medida cada vez maior a comunhão espiritual, que nos abre para aquela dimensão da existência em que todos nós somos ligados uns aos outros. Por meio dessa comunhão e do crescimento contínuo do autoconhecimento, tornamo-nos transparentes para nós mesmos.

12. Abrimo-nos para a possibilidade da felicidade perfeita, a entrada súbita da realidade transcendente em nossa consciência, pela qual o princípio do ego perde os gonzos sobre os quais gira e nós recuperamos plenamente nossa identidade espiritual. Por intermédio desse despertar, o mundo se torna transparente para nós e nós mesmos nos tornamos de novo íntegros e inteiros.

21
Felicidade, Bem-Estar e Realidade

EM BUSCA DA INTEGRIDADE, DA SAÚDE E DA FELICIDADE

Ninguém gosta de sofrer.[1] Todos buscam aumentar a felicidade e diminuir a infelicidade. Foi por isso que a busca da felicidade foi mencionada na própria Constituição norte-americana como um dos direitos humanos básicos. Entretanto, a Constituição não nos dá uma explicação clara sobre o que é a felicidade, nem tampouco nos diz como realizá-la.

O que, então, é a felicidade? Em primeiro lugar, temos de observar que a felicidade é freqüentemente confundida com o prazer. O poeta e filósofo romano Lucrécio, em *De Rerum Natura* (Sobre a Natureza das Coisas), notou que em meio às próprias flores surge uma espécie de amargura que nos atormenta. Ou, nas palavras de outro poeta, até a rosa mais perfumada tem seus espinhos. O espinho específico do prazer está no fato de ser efêmero. É daí que nos pomos em busca de uma repetição do mesmo prazer, e nesse processo corremos o risco de cair na dependência. O prazer é intrinsecamente dotado do poder de provocar a dependência, exatamente pelo fato de não ser completamente satisfatório. Por maior que seja o prazer, sempre queremos mais. Isso pode levar a situações extremas, como a do dependente de drogas que se desfaz de tudo — dos bens e da sanidade — para adquirir a substância que lhe dá prazer.

A felicidade, por sua vez, é profunda, plena e duradoura. É satisfatória por si mesma. Por isso, nos dá paz e tranqüilidade. Ao passo que ao prazer sempre se segue o sofrimento (quer pelo simples fato de o prazer ter acabado, quer por seu usufruto ter provocado desequilíbrios dolorosos), a felicidade nunca tem repercussões indesejáveis. Ela dá origem à harmonia. O filósofo norte-americano George Santayana escreveu em seus *Pequenos Ensaios*: "A felicidade é a única sanção da vida; onde não há felicidade, a existência é um experimento insano e lamentável."[2]

A felicidade põe fim a todo sofrimento; conclui nossa busca frenética pela próxima injeção de prazer. A pessoa feliz não busca uma felicidade maior. O prazer, porém, sempre nos move a procurar um prazer maior. Ele nos incita e nesse mesmo ato nos escraviza. Mas a felicidade nos liberta. Ela é a própria liberdade.

Quando somos felizes, somos inteiros. O que busca o prazer sente-se incompleto e busca algo que o complete; sua busca, contudo, se dirige a meios externos que jamais poderão nos dar a verdadeira felicidade. Se o prazer e a felicidade fossem a mesma coisa, a sociedade consumista ocidental, que franqueia como nenhuma outra o acesso a prazeres de toda espécie, teria em seu seio os seres humanos mais felizes do mundo. A verdade, porém, é que nossa sociedade está repleta de pessoas desesperadas, emocionalmente perturbadas e espiritualmente insatisfeitas. Com efeito, segundo muitas autoridades em saúde mental, ela é a sociedade mais doente que já existiu neste planeta. De acordo com uma pesquisa recente, mais de um terço dos norte-americanos sofrem de algum tipo de doença mental — desde a depressão crônica até a esquizofrenia. É uma realidade assustadora, mas não é surpreendente; não é surpreendente quando olhamos bem para o estilo de vida contemporâneo, um estilo de vida de trabalho excessivo, tensão, pressa, euforia e consumismo.

Enquanto estivermos espiritualmente fragmentados, temos de saber que seremos também física, emocional e mentalmente incapazes. A integridade espiritual e o bem-estar psicossomático andam de mãos dadas. Milhões de pessoas sofrem de doenças crônicas que resultam de perturbações emocionais e de uma atitude errada perante a vida, que se expressa em hábitos perniciosos e prejudiciais.

A Verdadeira Filosofia como Caminho para a Felicidade

É claro que, quando falamos de integridade, bem-estar e felicidade, tocamos inevitavelmente em assuntos que ultrapassam em muito os domínios da psicologia, da medicina e da moral e penetram no da filosofia. Vamos definir a filosofia — o "amor da sabedoria" — como a investigação sistemática das Grandes Perguntas: as perguntas que exigem um *porquê* como resposta, e não um simples *como*. Em particular, a filosofia é o estudo do significado da existência humana.

O tipo de filosofia que temos em mente não é a filosofia acadêmica, que exercita a mente lógica mas não necessariamente tem por objetivo a obtenção de diretrizes práticas para a vida. Compreendemos a filosofia como uma atividade em que se empregam tanto o intelecto quanto o coração (a intuição) para gerar uma sabedoria viva que possa ser frutuosamente aplicada na vida cotidiana. O objetivo de uma tal filosofia é nos mostrar o caminho da integridade, do bem-estar e da felicidade.

Esse tipo de filosofia faz parte da própria essência das tradições espirituais do mundo inteiro. Logo, é também um aspecto importante do Budismo, tradição que vem abrindo caminho no Ocidente. O Budismo pode ser compreendido como uma via que leva à suprema integridade, ao supremo bem-estar e à suprema felicidade. Mas o que significa aí a palavra "supremo"? Para responder a essa pergunta, vamos considerar em primeiro lugar a natureza da realidade, pois nossa compreensão da felicidade depende da compreensão da realidade. Do ponto de vista budista, a felicidade não é o mero prazer momentâneo, mas a alegria permanente. Do mesmo modo, a integridade não é a mera integração psicológica, mas um estado amplo e pleno de liberdade espiritual. E o bem-estar não é a mera saúde física, nem mesmo a saúde psicológica, mas a realização irrevogável de uma dimensão da existência, ou da realidade, que transcende todo sofrimento. Podemos chamá-la de dimensão do Espírito; é a nossa natureza búdica intrínseca.

A Realidade é Realmente Importante

Ninguém pode negar que estamos vivos. Afora isso, são poucas as coisas que podemos dizer e que não serão contestadas por nenhuma outra pessoa. Mas, para comunicarmo-nos uns com os outros, precisamos recorrer à linguagem, por mais que ela seja limitada ou que favoreça ou provoque a limitação.

Faz muito tempo que a natureza da realidade é objeto de uma grande controvérsia. O que é real, e o que é irreal ou ilusório? A resposta a essa pergunta não está clara para todos, de modo algum. Porém, é importante que encontremos essa resposta, pois é ela que vai determinar o modo pelo qual nos relacionamos conosco mesmos e com as outras pessoas e situações. A realidade, ou a compreensão que temos dela, é importante. Ela é "realmente" importante para todos nós.

Pergunte-se: Quão real sou eu como ser humano? Trata-se de uma pergunta digna da mais atenta consideração. Quão reais são as suas percepções? Num minuto, você parece reconhecer uma pessoa à distância; no minuto seguinte, percebe que era só um tronco de árvore.

Ou, num nível mais significativo: durante anos você pensou que fulano era o seu maior inimigo, mas descobriu de repente que durante todo esse tempo ele o tem ajudado em silêncio, sem que ninguém soubesse e sem o menor sinal de ressentimento e inimizade. Ou senão você pensou que uma determinada situação era uma oportunidade de ouro, mas se decepcionou.

Quão reais são os seus sentimentos? No começo, você estava profundamente apaixonado por uma pessoa, mas, sem saber como, um dia acordou e percebeu que não a amava mais. Ou senão, em certa época, você se considerava realmente pobre, mas ouviu a história de outra pessoa e percebeu que era muito mais rico do que pensava. Ou acordou com uma ressaca terrível e pensou que estava sentindo o cúmulo do enjôo, mas outro dia foi passear de barco e aprendeu que existem graus e graus de enjôo, e que sempre é possível ficar ainda mais enjoado do que você imaginava.

Quão real é o mundo que o rodeia? Será que ele de fato existe ao seu redor? Ou será que você só o percebe indiretamente por meio de impulsos nervosos que viajam da pele ao cérebro, onde se traduzem em sentimentos e pensamentos? Ou será que o que acontece é ainda outra coisa completamente diferente?

O que é a realidade, afinal? Quão real é o real? Não, você não precisa virar um filósofo profissional para responder a essas perguntas. Aliás, os filósofos profissionais geralmente não lhes dão respostas satisfatórias, respostas que possam ser aplicadas na vida cotidiana. Para encontrar respostas significativas, o melhor é olhar para os gênios espirituais que exploraram diretamente a realidade interior e exterior.

Gautama, o Buda, foi um desses gênios. A iluminação que alcançou sob a árvore *bodhi* há 2.500 anos plantou as sementes da religião que se chama Budismo e que se espalhou pelo mundo inteiro. Porém, "religião" não é a palavra correta para se designar o Budismo. O Budismo é essencialmente uma via espiritual que contém dentro de si um vasto leque de abordagens. Todas elas se fundamentam numa compreensão prática de o que é a realidade e de como podemos nos relacionar com ela de modo adequado e frutífero.

O Buda (O Desperto) não nos forneceu uma definição pronta da realidade, pois ela só nos cativaria o intelecto, deixando intocado o nosso ser emocional. Ao contrário, ele nos deu uma compreensão global de o que a realidade é, uma compreensão que, uma vez assimilada, é capaz de convencer a mente e satisfazer o coração, estimulando assim a ação apropriada. Para os fins que aqui nos propomos, porém, gostaria de oferecer a seguinte definição operativa de realidade: A Realidade é aquilo que resta quando a mente não opera nenhuma de suas distorções.

A Realidade é a Realidade é a Realidade

A escritora norte-americana Gertrude Stein escreveu: "Uma rosa é uma rosa é uma rosa." É claro que essa frase não pretende ser uma definição; mas nem por isso deixa de ser uma afirmação poderosíssima. Acima de tudo, é uma elocução que nos faz parar no meio do caminho, mais ou menos como um *koan* zen. O mesmo nos acontece quando pensamos sobre a realidade. A realidade é a realidade é a realidade. Nada mais podemos dizer a seu respeito. Tudo o mais que pudéssemos dizer seria fabricado pela mente, e já dissemos que a mente é responsável por distorcer a realidade. O pouco que já dissemos talvez já seja demais.

Porém, quando conhecemos a natureza enganadora da mente, podemos nos dar ao luxo de fazer algumas afirmações sobre a realidade que não servirão só para desorientar. Pelo menos alguns dos grandes realizadores preferiram não ficar em silêncio. Optando por comunicar-se, porém, eles necessariamente tiveram de recorrer à linguagem: para expressar em palavra o aparentemente inexprimível. Assim, de acordo com os *Sûtras* do Mahâyâna, o próprio Buda chamou a Realidade de Qüididade ou Isso Que é (*tathatâ*), Assim é o Que é (*tathâtva*), Vazio (*shûnyatâ*), Todo-Conhecido (*sarva-jnâta*), Limite da Existência (*bhûta-koti*), Transcendência (*para*), Corpo da Realidade (*dharma-kâya*), Raiz da Realidade (*dharma-dhâtu*), Realidade da Realidade (*dharmatâ*), Assim Ido (*tathâgata*), Mente Somente (*citta-mâtra*), Iluminação (*bodhi*) e Extinção (*nirvâna*).

Realidade e Bem-Estar

Por que é tão importante apreender a Realidade? Numa palavra: enquanto estamos em sintonia com a Realidade, estamos bem e estamos íntegros. No momento em que nos separamos dela, sofremos. Ninguém quer sofrer — até os masoquistas querem encontrar o prazer na dor —, mas o sofrimento é uma parte inalienável da existência humana. Por quê? Porque, com poucas exceções, as pessoas estão confusas quanto à realidade e vivem em grande medida desligadas dela — a tal ponto que muitos nem percebem que isso está acontecendo. Se não forem alvo de um desastre nem estiverem sofrendo de uma doença, pode ser que nem se dêem conta de que estão sofrendo num nível muito mais fundamental. Quando alguém lhes faz essa pergunta, eles dizem que estão "tão felizes quanto possível" e estão "gratos por estar vivos". Não parecem conhecer o buraco negro que há em seus corações e que não permite que amem ou confiem realmente em alguém. Não percebem também com quão pouca energia vivem, o que os torna passivos e meramente reativos. Ou senão, no outro extremo, vivem num tamanho frenesi que nunca têm tempo e tranqüilidade para se sentar e perguntar-se para onde vão com tanta pressa e do que estão procurando desesperadamente escapar.

A Mente: um Salão de Espelhos

Por que é tão difícil estar em sintonia com a realidade? Por causa das distorções do espelho da mente humana finita, da consciência distintiva, que depende dos filtros do cérebro. Somos incapazes de perceber a Realidade como ela verdadeiramente é. Por isso, também não somos capazes de viver de acordo com a Realidade. É nossa visão das coisas que determina nossa ação. Se a visão é errônea, as ações não são adequadas. Do ponto de vista espiritual, a visão errônea gera ações que por sua vez vão gerar mais visões errôneas e mais infelicidade, mantendo-nos presos num círculo vicioso. É isso que se chama de *karma*. O *karma* é a concatenação de ações e reações, causas e efeitos, que têm por raiz a visão errônea e a ignorância.

A ignorância é a condição da mente não iluminada e, portanto, obscurecida da mente que percebe a Realidade como outra coisa que não o que ela é em si mesma. Com a iluminação, a ignorância se extingue e o poder de distorção do espelho mental também é eliminado. O ser iluminado realiza a Realidade como ela é (*yathâ bhûta*). A iluminação e a Realidade têm a mesma qualidade essencial. A iluminação não envolve nenhuma experiência, pois para haver experiência é preciso que haja um objeto de conhecimento fora do conhecedor. A realização chamada de iluminação é imediata. Não depende da intervenção da mente finita. O ser iluminado *é* a Realidade. Por isso, o ser iluminado é tão indescritível quanto a Realidade mesma.

O ser iluminado é essencialmente feliz, pois transcendeu todo o ciclo do karma. Isso porque as ações baseadas no verdadeiro conhecimento, na iluminação, não aprisionam o agente e são propícias à felicidade. O *nirvâna* não é um estado de entorpecida inconsciência. Porém, também não é a consciência no sentido convencional. O próprio Buda fez todo o possível para não encapsulá-lo em limitadas categorias lingüísticas e recusava-se a especular sobre metafísica. Por compaixão para com os que não tinham ainda a sua suprema realização, porém, ele fez, vez por outra, algumas afirmações sobre o *nirvâna* que nos permitem compreender que se trata de algo sumamente desejável. No decorrer dos séculos, e com muito mais freqüência, os mestres que caminharam nos rastros do Buda também concordaram em falar da realização suprema em termos mais concretos para o benefício de seus discípulos. É evidente que suas palavras são apenas marcos no caminho. Quando nos esquecemos disso, transformamos o caminho espiritual numa ideologia, e as ideologias por definição não servem para nos aproximar da Realidade. É como os mestres do Zen deixaram claro com um inusitado linguajar: Quando vemos o Buda na estrada, temos de matá-lo. Até mesmo o desejo da iluminação tem por fim de ser lançado fora, junto com todas as preconcepções que temos dela. Só a própria Realidade liberta.

22
A Busca da Felicidade

Buscar a felicidade é sinal de saúde e sanidade. Os patriarcas do Estado norte-americano reconheceram indiretamente esse fato quando, em 4 de julho de 1776, declararam que a "Busca da Felicidade" era um dos "Direitos Inalienáveis" dos norte-americanos. Já se disse que a felicidade é o Sonho Americano. A verdade, porém, é que é o sonho de todos os povos e raças, desde que estejam na plena posse de suas faculdades vitais. Só um indivíduo ou um grupo enfraquecidos preferirão a infelicidade, a dor ou o sofrimento à alegria e à felicidade.

Quando falo de felicidade ou alegria, não estou falando somente de prazer ou diversão. Estou falando de beatitude, êxtase, enlevo — o que os sábios da Índia chamam de *ânanda*. Será um sinal de nossos tempos o fato de se investir tanta atenção, tanta energia, tanto tempo e tanto dinheiro na contemplação de desastres, desgraças, crimes, guerras, conflitos, tribulações e violências de um tipo ou de outro? Nós lemos sobre essas coisas nos jornais, vemo-las na televisão, ouvimos sobre elas no rádio e conversamos sobre elas com nossos amigos e colegas de trabalho. Parece que nosso principal objetivo é bombardear uns aos outros com más notícias. De algum modo isso mantém sempre alto o nível de adrenalina, e nós tendemos a confundir tensão com vitalidade.

Então, de repente, por um motivo ou por outro, nós paramos e nos perguntamos: Sou feliz? Sou feliz vivendo como vivo, fazendo o que faço? O fato é que não estaríamos nos fazendo essas perguntas se não vivêssemos na infelicidade. Podemos ter sido abençoados (ou amaldiçoados, conforme o caso) com a abundância material, mas nem por isso estamos menos perturbados. Por quê? Na maior parte do tempo, não conhecemos o motivo do nosso sofrimento.

Às vezes imaginamos que se tivéssemos uma determinada proposta de emprego, ou se encontrássemos o homem certo ou a mulher certa, tudo estaria bem. Ou senão sentimos que tudo entraria nos eixos com um belo copo de uísque ou uma longa viagem de férias. A verdade, porém, é que estamos nos enganando. O copo logo estará vazio e a viagem terá terminado, como aliás todas as coisas. Mais cedo ou mais tarde, sem a menor dúvida, o mesmo sentimento de insatisfação ou infelicidade virá à tona.

Existem muitas pessoas que diriam sem pestanejar que, no geral, são felizes. Mas o serão realmente? Beatificamente felizes? Extaticamente felizes? Felizes mesmo quando tudo ao seu redor parece desmoronar? Ou será que a felicidade delas depende de certas circunstâncias externas ou condições internas? Serão elas capazes de permanecer felizes se o filho destruir o carro num acidente? Se o contador lhes informar que estão devendo uma fortuna de imposto de renda?

É natural que, em circunstâncias como essas, surjam sentimentos de raiva ou frustração. O problema é saber se somos capazes de deixar que nosso sentimento vá *além* dessas emoções negativas, de modo que possamos continuar sendo uma presença amorosa no mundo. Se formos sinceramente capazes de responder Sim, é porque nos encontramos num estado que sempre foi exaltado como uma realização espiritual altamente positiva; talvez não ainda a iluminação ou a realização do Si Mesmo, mas algo bem próximo disso.

Suponhamos, porém, que não temos essa sorte. O que podemos fazer para ficar felizes? A resposta, numa palavra, é: Nada! Aliás, quanto mais ativamente buscarmos a felicidade, menor será a probabilidade de a encontrarmos. A razão desse fato é que todas as formas de busca pertencem à consciência finita do ego (nossa identidade cotidiana), ao passo que a felicidade verdadeira e permanente é a própria Realidade incondicionada, que transcende o ego. Logo — tudo o que podemos esperar alcançar por meio da nossa busca pela felicidade são experiências agradáveis, e essas, já sabemos que não duram.

Quando digo que não podemos fazer *nada* para ser felizes, isso é só metade da verdade. Seria de fato muito triste se a felicidade sempre nos escapasse. Felizmente, isso não acontece. Ela nos é acessível: basta que simplesmente *sejamos* felizes a cada momento. Aprendi esse segredo com um de meus mestres e acho que nunca o teria descoberto sozinho. Parece tão simples, até paradoxal. No entanto, encerra uma sabedoria profunda. Não podemos *ficar* felizes; só podemos, sempre, *ser* felizes.

A maioria das pessoas já viveu momentos de alegria ou felicidade numa ou noutra etapa da vida. Isso significa que nós conhecemos a sensação que a felicidade dá... o que nós sentimos quando nosso corpo inteiro irradia uma energia de júbilo e temos vontade de abraçar tudo e todos. Nesses momentos preciosos, já estamos em contato com algo mais real do que o nosso eu comum ou o mundo por ele experimentado. Nosso ego entra temporariamente num estado de suspensão; nossa consciência e nossa energia se multiplicam. Temos simplesmente uma sensação irresistível de felicidade, de beatitude, sensação essa que tem a qualidade do amor. Sempre somos capazes de nos lembrar, com o corpo inteiro, desses momentos de extraordinária alegria. Sempre que nos centramos, sempre que estamos plenamente presentes com o nosso corpo inteiro no agora, entramos em contato com a Realidade maior na qual estamos imersos. E essa Realidade maior não é nem deprimida nem problemática. É então que nossa energia começa a circular com mais liberdade e nós nos sentimos profundamente seguros, intuindo que nossa verdadeira identidade não pode ser tocada nem pelo conflito nem pela dor.

Lembrar-se de estar presente com o corpo no momento presente é uma habilidade que pode ser adquirida. *Ser* feliz agora em vez de buscar *ficar* feliz é uma opção que sempre se apresenta a todos nós — a cada momento. Podemos nos perder no medo, na raiva, no remorso, na luxúria, na inveja, no orgulho, na autocomplacência e em todos os diversos estados do ego, ou podemos deixar que nosso sentimento vá além deles e mergulhe no grande lago de felicidade que se encontra logo ali.

A felicidade é algo a que todos nós temos direito; mas precisamos reivindicar esse direito.

23
Disciplina Espiritual

A DISCIPLINA — ISTO É, a regulação ordenada da mente — é um pré-requisito fundamental do progresso espiritual. Há aqueles que pensam que o despertar espiritual, ou iluminação, é espontâneo e não exige nenhuma ação da nossa parte. Alguns chegam a considerar todo e qualquer esforço como um obstáculo à iluminação, mas essa idéia não abarca toda a verdade. É certo que todos os grandes sábios afirmaram que a iluminação é o nosso estado natural, mas também sempre insistiram na necessidade de uma preparação adequada. Se alguns santos, como Ramana Maharshi, alcançaram a iluminação aparentemente sem esforço, temos de ter certeza de que eles se prepararam por muitas existências para esse momento auspicioso. É essa a explicação tradicional do seu despertar instantâneo. Sem a noção do renascimento, porém, só nos resta uma outra explicação — a saber, a de que sua iluminação aconteceu por acaso; eles tiveram sorte. Se aceitássemos isso, teríamos de pressupor também que todo esforço espiritual é pura perda de tempo. Nesse caso, poderíamos viver como quiséssemos e esperar pelo melhor. Mas é exatamente isso que, atualmente, a imensa maioria das pessoas optou por fazer, e o destino individual que alcançaram não é segredo para ninguém: em vez de serem livres, sofrem de uma infelicidade tremenda.

Deixando de lado toda discussão metafísica sobre a natureza da iluminação e como ela se realiza, não podemos negar que progredimos espiritualmente — na consciência, na felicidade e na capacidade de autotranscendência — em virtude de nossa aplicação aos valores e ideais espirituais. A palavra *aplicação*, neste contexto, significa a tradução desses ideais ou valores para a prática cotidiana. É exatamente a isso que se refere o conceito sânscrito de *sâdhana* ou disciplina espiritual. A palavra é derivada da raiz verbal *sâdh*, que significa "realizar". A mesma raiz dá origem às palavras *siddhi* (realização ou perfeição) e *siddha* (ser realizado ou adepto). A realização se dá em diversos níveis, e entende-se que o último deles seja a iluminação. O *siddha* é, em geral, o adepto que alcançou a iluminação. A pessoa que pratica uma disciplina espiritual é chamada um *sâdhaka*, quando é homem, ou uma *sâdhikâ*, quando é mulher.

A disciplina espiritual é acima de tudo e antes de mais nada o treinamento da mente, isto é, o disciplinamento daqueles aspectos da nossa vida interior que nos impedem de realizar nossa iluminação inata ou natural. Que aspectos são esses?

O mais importante de todos os bloqueios é nossa ignorância (*avidyâ*) da Realidade tal como ela é: ou seja, nossa cegueira espiritual básica, que não só nos impede de ver a Realidade como também a distorce e a apresenta para nós de maneira enganosa. Essa distorção e esse engano expressam-se na ilusão de que somos separados de todos os outros seres e coisas. São funções da *asmitâ* ("qualidade de 'eu sou'") ou do *ahamkâra* ("factor do eu"), a personalidade egóica, que faz de cada um de nós uma ilha no meio de um mundo supostamente hostil, no qual temos de lutar pela sobrevivência. Tudo isso também pode se resumir sob o nome de "ilusão" (*moha*).

Um dos aspectos de *moha* é a noção de que *pensar* sobre a iluminação é suficiente para realizá-la. Não poucos praticantes ocidentais caíram vítimas desse erro por não terem compreendido a distinção entre a compreensão intelectual ou mental e o conhecimento verdadeiro. A primeira permanece no nível abstrato e teórico, ao passo que o segundo representa o influxo da sabedoria na mente, que provoca a verdadeira transformação interior seguida de adequadas mudanças de comportamento. Podemos já ter compreendido, por exemplo, que vivemos a maior parte da nossa vida num estado de sonambulismo; mas essa compreensão não basta para nos despertar. Temos também de praticar em todos os momentos a autoconsciência ou a recordação do nosso Verdadeiro Ser. Ou senão, para dar outro exemplo, podemos já ter reconhecido que somos infelizes e buscamos erroneamente a felicidade nos objetos externos; esse reconhecimento por si só, porém, não basta para nos dar a felicidade; temos também de parar de tentar arrancá-la à força dos seres e das coisas, e temos de tomar as medidas necessárias para descobri-la dentro de nós.

A ignorância da nossa verdadeira natureza (que é eternamente livre, feliz e luminosa) e a falsa noção de "eu" que nasce dessa ignorância também geram em nós um estado fundamental de medo (*bhaya*). Esse medo pode se manifestar sob as formas de medo de uma outra pessoa, medo da mudança, medo do desconhecido, medo da morte, etc. O medo destrói nossa felicidade e liberdade naturais. Também pode nos impedir de encetar a prática espiritual.

Outro resultado da ignorância e do egocentrismo fundamentais é uma atitude de cobiça ou ganância (*lobha*) em relação à vida. Acumulamos à nossa volta um sem-número de coisas para esconder o medo e a sensação de mediocridade e para reforçar a falsa noção de que somos um ser independente, uma personalidade egóica existente por si mesma. A cobiça, como o medo, assume muitas formas, entre as quais o que se pode denominar de "consumismo espiritual" — a comuníssima atitude de acumular mestres e doutrinas como se fossem os valiosos objetos de uma coleção. Uma vez que a vida espiritual se baseia na autotranscendência sincera e na disciplina coerente e constante, ela não pode ser "comprada". O consumismo espiritual só nos dá acesso às falsificações e contrafações da espiritualidade, as quais não podem nem jamais poderão nos conduzir à felicidade e à liberdade verdadeiras.

A ignorância espiritual e o egocentrismo também se manifestam na raiva ou ira (*krodha*), uma emoção particularmente negativa que tenciona a destruição daquele que a tem e de todos os outros. Num contexto espiritual, a raiva se apresenta na rejeição colérica de qualquer tipo de disciplina, bem como dos mestres e doutrinas que defendem e propõem uma tal disciplina. A personalidade egóica, por uma tendência própria, não quer mudar nem quer sofrer nenhum tipo de interferência. Porém, todas as práticas espirituais foram criadas exatamente para romper as barreiras do ego de tal modo que a luz do Si Mesmo (*âtman*) possa entrar e reintegrar o ser humano com o restante do universo.

No decorrer dos milênios, os grandes mestres do Yoga desenvolveram numerosos sistemas de treinamento da mente que atendem às exigências da iluminação (*bodha*). Todos têm por objetivo a eliminação da ignorância, do egocentrismo, do auto-engano, da cobiça, da ira e de outros obstáculos à iluminação. Qualquer que seja o sistema adotado, todos exigem duas coisas: constância na prática (*abhyâsa*), de um lado, e impassibilidade (*vairâgya*) ou indiferença aos desejos, de outro. A prática, ou disciplina constante, tem o objetivo de penetrar a ilusão do ego e assim revelar a Realidade, ao passo que a impassibilidade é o meio pelo qual podemos nos livrar dos lastros indesejáveis que estorvam nosso caminhar rumo à realização da liberdade e da felicidade verdadeiras. Juntas, a prática e a impassibilidade nos conduzem até a iluminação. Passo a passo, renunciando a tudo o que mascara a Realidade, realizamos nossa verdadeira natureza. Porém, é preciso dar esses passos. O simples pensamento não nos levará a lugar algum. Só o órgão da sabedoria — *buddhi* — tem o poder de nos transformar de modo a fazer brilhar nossa natureza original. Os mestres do Yoga nos garantem que sempre fomos, somos e seremos iluminados, mas esse fato tem de se tornar para nós o objeto de uma apercepção imediata e contínua. E essa realização só pode se dar por meio da disciplina espiritual.

24
A Vida é um Terremoto

O DEVASTADOR TERREMOTO que se abateu sobre a Turquia em 1999, e que foi seguido ainda de vários tremores menores, nos lembrou vivamente que nesta vida não pode haver tranqüilidade e segurança perfeitas. Entretanto, é de se suspeitar que muitas pessoas, se não a maioria delas, não levam a fundo a reflexão sobre essa importante lição, mas simplesmente tocam a vida adiante quando passa o perigo mais imediato. Tratam as feridas, limpam os escombros, dão alguma ajuda aos vizinhos e depois voltam ao emprego e à rotina — aos negócios de sempre. Provavelmente, só os que são mais flagelados pela calamidade começam a questionar a vida de modo mais sério.

Talvez perguntem: "Por que eu? Por que a vida é cheia de dificuldades e sofrimentos? Por que parece que a justiça divina não existe?" Essas perguntas têm sido feitas desde a noite dos tempos toda vez que as pessoas tiveram de deparar com graves dificuldades, ferimentos e perdas, e especialmente com a morte. Parece que o sofrimento estimula a investigação metafísica.

Se esse questionamento não acontece com esse grau de seriedade em nossa época, é porque a nossa civilização é altamente secularizada. Não nos sentimos à vontade junto à metafísica e desprezamos a sabedoria tradicional, que poderia dar respostas significativas às nossas questões existenciais. Submetidas à pressão da mentalidade secular dominante, as pessoas tendem a suprimir as perguntas que surgem naturalmente dentro delas com o desenrolar das vicissitudes da vida. Com demasiada freqüência, deixamo-nos distrair e perturbar pelas incontáveis formas de entretenimento oferecidas pela televisão e pelos outros meios de comunicação. Até o ato de ler sobre o sofrimento das vítimas de um terremoto pode se tornar uma forma mórbida de diversão, que só serve para abafar e enterrar bem fundo o sofrimento e a capacidade de questionamento daquele que a ela se dedica.

Sim, é importante fazer perguntas sobre a vida. Sem um questionamento profundo, não encontraremos respostas e soluções profundas para os nossos problemas. Esse fato foi bem exemplificado pela juventude de Gautama, o Buda. Nasceu ele belo e riquíssimo, príncipe-herdeiro de um pequeno reino no norte da Índia. Segundo a lenda, seus pais o fizeram levar uma vida completamente protegida, dedicada unicamente à fruição dos prazeres. Então, um dia, a realidade da vida se abateu sobre o delicado príncipe. A tradição das escrituras budistas nos diz que, durante um passeio, Gautama encontrou um velho encurvado pela idade, um doente e um cadáver. Os encontros o abalaram tão profundamente que, aos 29 anos de idade, Gautama renunciou ao reino que haveria de herdar e assumiu a vida de um asceta itinerante, em busca da paz e da tranqüilidade. Ao cabo de seis anos de árduos esforços, anos marcados por uma ascese feroz, ele descobriu o "caminho do meio" que leva à verdadeira sabedoria. Depois de sua iluminação espontânea à idade de 35 anos, Gautama, o Buda, expressou da seguinte maneira sua intuição principal:

> O nascimento é sofrimento, a velhice é sofrimento, a doença é sofrimento, a morte é sofrimento. O pesar, a lamentação, a dor, a aflição e o desespero são sofrimento. A união com aquilo que não se ama e a separação em relação ao que se ama são sofrimento. Não obter o que muito se quer é sofrimento. Em suma, os cinco agregados [da existência humana] são sofrimento.[1]

Isso é assim porque a vida é impermanente e marcada pela mudança constante. A morte impõe um limite final a todas as coisas. É essa, em verdade, a dura realidade da condição humana. O adepto búlgaro Omraam Mikhaël Aïvanhov o expressou deste modo:

> De maneira geral, as pessoas se apegam à vida na terra porque não sabem que existe outra vida em outro lugar, uma vida melhor; estão sempre prontas a cometer qualquer tipo de crime para garantir sua sobrevivência neste mundo. Dessa maneira acumulam dívidas infindáveis, que um dia terão de pagar. Um discípulo, porém, vê as coisas de modo bastante diferente. Diz a si mesmo: "A vida terrena é um grande aborrecimento. Somos tolhidos e limitados, calcados aos pés, atormentados e maltratados de todas as maneiras possíveis."[2]

Se fecharmos os olhos para essa verdade, só estaremos prejudicando a nós mesmos. Ao mesmo tempo, porém, não podemos sucumbir ao desânimo, que não passaria de uma forma de autocomiseração. É por isso que, nas palavras de Aïvanhov, o discípulo tem de aceitar as condições às quais nasce sujeito, ao mesmo tempo em que se esforça por transcendê-las e conquistar a liberdade interior. Assim, as verdadeiras tradições espirituais buscam despertar em nós uma consciência da impermanência da vida ao mesmo tempo em que nos lembram da nossa verdadeira natureza, o supremo Si Mesmo, que perdura eternamente para além dos mundos condicionados. É só quando nos damos conta dessa ligação com o Si Mesmo, com a Realidade última, que podemos compreender a situação em que vive o ser humano. Sem isso, a vida parece um tormento contínuo, sem sentido nem descanso.

Os grandes mestres espirituais do mundo inteiro também nos ensinaram que a existência condicionada é governada pela lei de causa e efeito, ou lei do *karma*. Isso nos permite explicar e nos dá a possibilidade de encarar com isenção a ocorrência da dor e do sofrimento na nossa vida. Tudo quanto nos acontece é devido às nossas intenções anteriores, pensamentos e ações, que provocaram ondulações inevitáveis e irreprimíveis no grande oceano cósmico. Nas palavras de Aïvanhov:

> A natureza consegue gravar todas as coisas, e é nisso que se baseia a lei moral: na memória da natureza. Sim, memória; a natureza tem uma memória que nunca esquece, e isso é tanto pior para a pessoa que não leva em consideração essa memória! Ela funciona independentemente desse ser, registrando seus pensamentos dissonantes e sua turbulência interior até o dia em que ele já não consegue agüentar, é sobrepujado e desiste da luta. Ninguém pode revogar essa lei, ninguém jamais foi forte o bastante para conseguir escapar dela....[3]

Para evitar o sofrimento futuro, temos de mudar nossas motivações, pensamentos e ações no presente, e assim colheremos um destino mais benigno. Se nos dedicarmos exclusivamente à realização de ideais superiores, como a compaixão, a generosidade e a paciência, colheremos por fim o fruto supremo da iluminação ou libertação espiritual.

O caminho espiritual é bem comprido, mas, mais cedo ou mais tarde, todos teremos de percorrê-lo até o fim. Cultivando esses ideais superiores, veremos que nossa vida se tornará mais simples, mais feliz e mais significativa. Só então poderemos começar a gozar da beleza da vida sem transformá-la numa caricatura romântica. Desse ponto de vista mais elevado, nem mesmo os terremotos, por terríveis que sejam, podem ameaçar nossa paz e nossa harmonia interiores. Simplesmente fazemos o que temos de fazer, lembrando-nos sempre que somos *um* com todos os seres e coisas e que, portanto, nenhuma perda pode nos atingir. Em nossa verdadeira natureza somos unos, imortais, imutáveis, livres e eternamente felizes.

❦ 25 ❦
Samsâra é Andar em Círculos

Os sábios da Índia cunharam um termo excelente para designar a situação em que nos encontramos enquanto não realizamos a iluminação ou a libertação. Falam eles de *samsâra*, que significa literalmente "confluência" — a reunião das condições que moldam nossa vida finita. Há uma outra tradução desse termo, que reflete melhor seu significado: "andar em círculos". Pois é exatamente isso que acontece no nível da existência condicionada, que é o nosso estado atual. Um número incontável de seres reproduzem indefinidamente a si mesmos; ou seja, reiteram ininterruptamente seus condicionamentos kármicos.

O *samsâra*, portanto, é um comportamento congelado — um hábito. A rigor, é a somatória dos hábitos de todos os seres e coisas. Pode-se dizer que até mesmo uma pedra está sujeita a um conjunto de hábitos. Ao contrário do comportamento de um ser humano, que pode ser variado e às vezes até surpreendente, o comportamento de uma pedra é bastante estático e totalmente previsível. Mas não deixa de ser um comportamento, a menos que façamos questão de restringir o uso desse termo aos seres animados ou sencientes.

Consideramos normal que o comportamento de uma coisa inanimada, como uma pedra, seja completamente previsível; mas, entre os seres humanos, a estase — ou rigidez — é considerada neurótica e indesejável. Não obstante, existem vários graus de rigidez, e os membros da espécie humana apresentam um diversificado leque de níveis de sensibilidade e flexibilidade. Alguns indivíduos são mais rígidos e previsíveis do que outros. Alguns agem como uma máquina, outros perdem totalmente o controle. O povo da cidade prussiana de Königsberg costumava acertar o relógio pelas atividades de seu concidadão Immanuel Kant, que saía para sua caminhada vespertina exatamente à mesma hora todos os dias. Porém, mesmo as pessoas que perdem o controle ou são "doidas" não deixam de ser completamente previsíveis sob diversos aspectos, pois também o comportamento delas não passa de um processo de autoreprodução kármica.

E este é o problema essencial: todos nós temos a tendência de nos repetir indefinidamente. A psique humana sofre de uma grave letargia e a resistência à mudança está bem alojada no fundo do nosso ser. Todos nós temos medo de mudar, e no caso de certas pessoas esse medo é tão grande que chega a paralisá-las. Outras ocultam o medo, comportando-se "como se" não o tivessem; desafiam a si mesmas, inclusive pondo em risco a própria vida. Não obstante, acontece de essas pessoas só serem corajosas em certos setores da vida, ao passo que em outros são dominadas pela mesma paralisia que decorre do medo. Uma pessoa pode, por exemplo, ser muito heróica e vencer os seus limites enquanto escala a montanha mais traiçoeira do planeta, mas lá em baixo, no vale, seu conservadorismo amedrontado a mantém presa a padrões kármicos autodestrutivos de dependência emocional, obsessão sexual, rigidez moral ou negação neurótica de qualquer coisa que ponha em xeque sua imagem subjetiva do mundo. No pico da montanha, muito acima das mais altas árvores, ela sente uma liberdade que lhe escapa no vale. Porém, enquanto os hábitos mentais que movem o montanhista a buscar a aventura da escalada ainda estiverem intactos, essa liberdade não poderá ser senão ilusória. A verdadeira liberdade nasce quando são transcendidas as próprias tendências kármicas que criam a personalidade egóica.

Assim, o verdadeiro heroísmo está na autotranscendência *espiritual* — é por isso que, na Índia, um dos títulos que se dão aos adeptos é *vîra*, ou "herói". Só a autotranscendência pode pôr fim ao círculo vicioso que os sábios índicos chamam de *samsâra*. A liberdade realizada pelo ser liberto é a paisagem do próprio Espírito (*âtman, purusha*), que não pode ser mapeada. Essa liberdade é o *nirvâna* — o estado em que não há vento, o estado de tranqüilidade perfeita que não pode ser abalada por nenhum acontecimento condicionado do *samsâra*. Não há medo da mudança. Também não há medo da morte, a qual, vista da perspectiva humana comum, representa a suprema transição. Para o ser liberto, o *samsâra* é um perfeito não-acontecimento. Na verdade, a consciência liberta nem sequer opera dentro desse dualismo que está implícito na distinção conceitual entre *nirvâna* e *samsâra*. Muito pelo contrário, como afirmou com tanta insistência o mestre Nâgârjuna, do Budismo Mahâyâna, *nirvâna* é *samsâra* e *samsâra* é *nirvâna*.

A realização dessa grandiosa verdade espiritual acarreta o reconhecimento de que, mesmo sujeitos ao medo da mudança e da morte e perturbados pelas vicissitudes do *samsâra*, estamos imersos na liberdade do Espírito, da Realidade transcendente. Pois o Espírito, livre de todo vestígio de sofrimento, é nossa natureza inalienável. Só que somos ignorantes dessa profunda verdade, e conseqüentemente vemo-nos como seres finitos e destinados ao sofrimento e à morte. Em outras palavras, é a ignorância (*avidyâ*) da nossa verdadeira natureza a responsável pelo fato de nos identificarmos erroneamente com um corpo e uma mente particulares. Na realidade, segundo o Yoga, nossa verdadeira identidade é o próprio Espírito, que é a mesma Realidade superconsciente em todos os seres e coisas.

No momento em que respiramos pela primeira vez num corpo humano, essa ilusão se cria; e se torna cada vez mais predominante à medida que o cérebro e a mente são treinados e educados para funcionar cada vez mais de maneira humana. No fim, podemos até chegar à conclusão de que este corpo e esta mente são toda a realidade que existe e que a consciência é uma simples função do cérebro. Todos os grandes mestres espirituais, entretanto, dão testemunho do contrário. Aquilo que convencionalmente chamamos de consciência (*citta*) não passa de uma fraca luz emprestada de uma irradiação sublime que excede os níveis físico e mental da existência. *Citta*, na verdade, é bastante dependente das funções cerebrais, as quais, por sua vez, são dependentes da bioquímica do corpo. Mas a Superconsciência (*cit*), para existir, não precisa em absoluto de neurônios, substâncias químicas e partículas atômicas ou subatômicas. Ela é, na verdade, a própria substância da qual surgem e à qual retornam a todo momento toda matéria e todo pensamento.

Essa verdade é vislumbrada nos estados mais elevados de êxtase (*samâdhi*) e realizada plenamente quando da iluminação (*bodhi*), que é uma troca permanente de identidade: em vez de nos vermos como um ser individuado específico, realizamos nossa verdadeira natureza, a do substrato superconsciente de todos os seres individuados e dos ambientes nos quais percebem que existem.

Com a iluminação, paramos de andar em círculos. Muito pelo contrário, permanecemos então imóveis no ponto central, no cubo (*kha*) do eixo da grande roda cósmica, que continua girando a uma velocidade estonteante para todos os não-iluminados. Nosso corpo, que é um resíduo kármico cristalizado, continua a viver seu destino (que é a morte inevitável), mas "nós" — na qualidade do Espírito — não somos em absoluto afetados pelos processos e experiências do corpo.

De acordo com algumas escolas de Yoga, a irradiação supraconsciente do ser iluminado transforma e transubstancia aos poucos o próprio corpo físico e cria um "corpo de luz" ou corpo supercondutor (*ativâhika-deha*). Esse veículo não-físico desafia as leis da natureza e é dotado das mais diversas e extraordinárias capacidades. Ele é, na verdade, uma extensão da mente liberta do ser iluminado, que penetrou o véu da ilusão (*mâyâ*) e vive em perfeita identificação com a Realidade suprema. Esse corpo supercondutor permite que o liberto permaneça nos mundos condicionados e provoque o despertar de outras pessoas sem estar sujeito ao envelhecimento e à morte, que é o fado inexorável dos corpos ordinários.

26
A Amizade Espiritual

O CAMINHO ESPIRITUAL já foi muitas vezes comparado a um fio de navalha. Basta um momento de desatenção para que anos e anos de prática perseverante se desfaçam instantaneamente pelo ressurgimento repentino de antigos padrões de pensamento e comportamento. Por isso, as autoridades tradicionais do Yoga sempre recomendaram que os praticantes sinceros cultivem a amizade de pessoas semelhantes a eles na mente e no coração, pessoas que valorizem os ideais excelsos da via espiritual.

Sendo o ser humano um ser social, boa parte de seus pensamentos e ações é influenciada pelo ambiente social em que vive. O dito popular "Cada qual com seu igual" resume bem essa situação. Os amigos mundanos produzem em nós pensamentos e intenções mundanas, ao passo que os amigos espirituais edificam-nos a mente e o coração. Como distinguir um amigo mundano de um amigo espiritual? A mente do amigo mundano gira em torno do dinheiro, do trabalho, do sexo, do prazer, do sucesso, etc. Sua fala será brusca, vulgar, repetitiva, divisiva, fútil e maliciosa. Quase não haverá silêncio e, se houver, ele será acompanhado de ansiedade. A pessoa mundana reproduz o ruído do nosso ambiente social e assim contribui para que esse ruído exista.

> Assim como a grama kusha enrolada em peixes podres
> Logo terá o mesmo odor,
> A pessoa que busca a companhia de maus amigos
> Com o tempo certamente se tornará semelhante a eles.[1]

É evidente o que se deve fazer:

> Afasta-te dos amigos não virtuosos, de mau caráter,
> que encaram a vida com cinismo, são preconceituosos,
> Crêem que sua própria opinião é sempre a melhor,
> são fanfarrões e falam mal dos outros.[2]

O *Dhamma-Pâda* (78) declara:

> Não tomes os malfeitores como amigos. Não faças amizade com pessoas vis. Toma por amigos os virtuosos e associa-te com os melhores.

No *Khagga-Visâna-Sutta* (24) do *Sutta-Nipâta*, lemos:

> Deve-se tomar por amigo o homem instruído, que conhece a doutrina, adquiriu e cultivou o conhecimento, compreendeu o sentido das coisas e eliminou suas dúvidas.

O *Hiri-Sutta* (3) assevera:

> Não é um amigo o homem constantemente ansioso, que vive em conflito e gosta de apontar defeitos. Verdadeiramente amigo é aquele que os outros não podem separar de seu amigo, como um filho que não sai do coração do pai.

A amizade convencional consolida nossa visão de mundo convencional, que é chapada e superficial em comparação com a visão profunda e ampla que a amizade espiritual nos inspira. A amizade convencional nasce do *samsâra* e o reforça. A amizade espiritual tem suas raízes no *nirvâna* e o promove.

Cuidado também com os amigos do *dharma* que trazem o mundanismo para sua prática espiritual. Suas conversas sobre assuntos espirituais são ocasiões para pavonear-se, fazer pouco dos outros ou obter vantagens pessoais — em outras palavras, para alimentar seu próprio ego. Suas palavras versam aparentemente sobre o caminho, mas a mente deles está firmemente voltada para os assuntos mundanos. São embusteiros. É melhor permanecer ao lado de um amigo silencioso, mas que trilha perseverantemente o caminho, do que de um amigo falador que segue os caminhos do ego.

Sat-sanga significa "companhia dos virtuosos ou do real". Em geral, essa palavra se refere ao ato de ficar na companhia de um adepto que corporifica os valores espirituais, ou seja, que nos liga a tudo o que é verdadeiro, real ou virtuoso (*sat*).

No Budismo, a palavra *sangha* ou "comunidade" sugere a mesma idéia: a associação de quantos seguem a doutrina (*dharma*) do Buda, associação essa que é benéfica para todos. Os membros do Sangha são por definição "refugiados", ou seja, refugiaram-se sinceramente nas "três jóias" (*tri-ratna*): o Buda, o Dharma e o Sangha. O refúgio não implica simplesmente acreditar nas "três jóias", mas também buscar ativamente seguir os passos do Buda e de outros grandes mestres que alcançaram a libertação ou pelo menos um grau elevado de realização em virtude de sua própria prática dos ensinamentos do Desperto.

O melhor de todos os amigos espirituais é o *guru* (sânscrito) ou *lama* (tibetano). Algumas escolas budistas o consideram o quarto objeto de refúgio. Esse amigo só busca o que é melhor para seus amigos, a saber, a liberdade e a felicidade supremas. Os budistas o chamam de *kalyana-mitra* ou "belo amigo". É "belo" em virtude da sua intenção e da sua capacidade de embelezar ou enobrecer os outros.

Diz-se que a tomada de refúgio no Buda, no Dharma e no Sangha elimina todo o medo. Quando se toma refúgio em outra coisa ou outra pessoa, o efeito não é o mesmo. Pode-se adiar o medo, mas não eliminá-lo de vez, pois as outras coisas não nos conduzem à nossa verdadeira natureza, que é a natureza búdica além de todos os destinos mundanos possíveis. O *Udâna-Varga* (25.5) declara:

> As pessoas degeneram quando confiam nos que são inferiores a si.
> Quando confiam em iguais, permanecem iguais.
> Quando confiam nos que lhes são superiores, chegam à excelência.
> Confia, pois, nos que são superiores a ti.[3]

Em vez de "fazer amigos", o melhor é que os praticantes de Yoga cultivem a amizade ilimitada (*maitrî*): que se tornem amigos de todos os seres, tendo no coração a intenção do bem supremo de cada um deles. O universo inteiro é amigo de quem toma essa atitude.

27
O Guru: O que Dissipa as Trevas

HÁ UMA ANTIGA oração dos Upanishads que captura a essência de toda a prática yogue:

> Do irreal, conduz-nos ao Real.
> Da escuridão, conduz-nos à Luz.
> Da morte, conduz-nos à Imortalidade.

Esse pedido é dirigido à Divindade, mas poderia igualmente ser dirigido ao guru. Segundo uma interpretação esotérica, a palavra sânscrita guru significa "o que dissipa as trevas". Se o guru é plenamente realizado ou iluminado, é então de fato um Iluminador. O guru, como tal, é tradicionalmente considerado uma encarnação da Realidade suprema.

Para nós, ocidentais, isso é difícil de entender e mais difícil ainda de aceitar. Quando nos colocamos diante de um guru — um *sad-guru* ou mestre verdadeiro — tendemos a ver somente a pessoa corpórea à nossa frente. Em outras palavras, vemos somente com nossos olhos, e por isso não vemos fundo o suficiente. Somos espiritualmente cegos. Nossa visão física pode, na realidade, ser um obstáculo quando se trata de identificar um verdadeiro mestre. Só podemos desenvolver um relacionamento (espiritual) profundo com ele ou com ela quando chegamos a compreender plenamente que o sábio realizado, em sua consciência, é sempre e irrevogavelmente idêntico à Realidade última.

Compreende-se que os muitos supostos mestres que atualmente mascateiam suas mercadorias na feira aberta de pseudo-espiritualidade e competem para ver quem tem mais discípulos não inspirem em nós muita fé e confiança. Já encontrei um bom número de mestres espirituais no decorrer de minha vida e foram pouquíssimos aqueles em que vi algo mais do que a mera habilidade na meditação, um poder de cura psíquica, uma certa eloqüência ou os "truques baratos" dos poderes paranormais — todos os quais também podem ser adquiridos por crápulas totalmente não-espirituais. Os seres realizados do calibre de um Ramana Maharshi (que eu teria adorado encontrar), do décimo sexto Karmapa Rangjung Rigpe Dorje (que morreu pouco antes de eu poder encontrá-lo) ou de Garchen Rinpoche (de quem recebi a iniciação em *mahâ-mudrâ*) são raríssimos.

A estatura espiritual de uma pessoa pode ser medida não só pela sua vida, mas também pelo modo como se despede deste mundo material. Diz-se que a morte de seres realmente grandes é acompanhada de sinais auspiciosos. Foi assim que quando Bhagavan Ramana deixou o corpo, exatamente às 8:47 da noite, um meteoro cruzou o céu desde a direção nordeste até o pico de Arunachala, a montanha que Ramana tanto amava. Durante a cerimônia de cremação do corpo do décimo sexto Karmapa (1924-1981), um gigantesco arco-íris envolveu o Sol num dia claro e limpo. No livro *Daughter of Fire*, a sufista de origem russa Irina Tweedie nos conta que, quando seu próprio guru entregou o espírito, apareceu no céu um estranho arco-íris no qual faltava a cor predileta do mestre.

Segundo uma doutrina da sabedoria tradicional, os mestres só podem conduzir os discípulos até o ponto em que eles mesmos já chegaram. Em outras palavras, alguns mestres serão capazes de transformar nossa lâmpada de 20 watts numa lâmpada de 200 ou 2.000 watts, ou quem sabe até num holofote de vinte quilowatts. Isso certamente nos aproximaria um pouco da "luminosidade" da iluminação, mas estar próximo não é o mesmo que estar lá. Alguns mestres tendem a se esquecer disso; e, de qualquer modo, a maioria dos discípulos não tem motivação suficiente para sair em busca de um *sad-guru*, um mestre da Verdade, que possa conduzi-los em segurança até o final do caminho.

Não poucos principiantes pensam que vão conseguir chegar lá sozinhos. Estão apenas enganando a si mesmos. Houve uma época de minha vida em que eu mesmo abracei essa visão errônea e, em conseqüência, me meti em mais becos sem saída do que gostaria de me lembrar. A ironia é que nem mesmo posso alegar que ignorava a função tradicional do *sad-guru*: eu tinha lido todos os textos que tratam do assunto e estudado vários deles a fundo. Porém, as decepções causadas pelos "mestres" que encontramos no caminho podem nos deixar demasiadamente precavidos. Felizmente, há muitos anos passei a crer firmemente que é essencial ter um mestre espiritual. E se realmente quisermos chegar até o final do caminho, temos de nos preparar para um possível encontro com um guru verdadeiro. Segundo um conhecido ditado tradicional, quando o discípulo está pronto, o mestre aparece. A meu ver, essa afirmação é tão verdadeira hoje em dia quanto era milhares de anos atrás. O *sad-guru* é a porta, e o *sat-sanga* ou "verdadeiro relacionamento" com esse mestre é a chave que nos permite abrir a porta.

28
A Função do Guru: Irradiar a Realidade

Preâmbulo

Há muitos tipos de instrutores espirituais, diferentes quanto à maturidade espiritual, à capacidade intelectual, ao grau de erudição, à complexidade pessoal e ao estilo de instrução. Para simplificar, a maioria dos instrutores está só um ou dois passos à frente do neófito. Mas, mesmo que seu grau de realização espiritual seja bastante modesto, eles podem ainda ser úteis para os aspirantes, desde que permaneçam humildes, sinceros e atentos. Os instrutores novatos têm a incrível tendência de cometer o erro egocêntrico de bancar o mestre.

Existem também os que avançaram um pouco mais na escala da autotranscendência e da iluminação. Naturalmente, podem prestar uma ajuda imensa aos aspirantes, que precisam de orientação, de força e, vez por outra, de um certo estímulo. Em virtude de sua realização interior, esses instrutores também demonstram o curioso efeito psicofísico de "contágio espiritual". Esse efeito, que aprimora a qualidade do ser e da consciência do discípulo, é particularmente marcante no caso de um mestre iluminado. É por isso, entre outras coisas, que esses mestres sempre foram exaltados e valorizados pelas tradições esotéricas do mundo inteiro.

Alguns adeptos, como Ramana Maharshi ou Faquir Chand, tornam-se instrutores à sua própria revelia, à medida que as pessoas buscam sua companhia e seu auxílio espiritual e muito embora a solidão os deixe perfeitamente contentes. Outros decidem ter uns poucos discípulos que possam instruir intimamente. Outros ainda, como Gautama, o Buda, criam todo um novo caminho e uma nova comunidade.

Alguns instrutores preferem ser tratados de maneira informal pelos discípulos, mas a maioria insiste na formalidade. Existem instrutores que quase não interferem na vida cotidiana dos discípulos, e existem os que prescrevem e impõem um estilo de vida rigorosamente controlado. Alguns instrutores são quietos e discretos, ao passo que outros, como Bhagwan Rajneesh (vulgo "Osho") ou Sathya Sai Baba, preferem um estilo mais teatral de apresentação. Alguns adeptos, como Ramana Maharshi, adotam um relativo silêncio como meio de comunicação com seus discípulos; outros instrutores, como Jiddu Krishnamurti, são ininterruptamente eloqüentes, na crença de que as palavras podem de algum modo indicar o caminho da iluminação. Alguns instrutores se recusam a ser conhecidos como tal, pois sentem que não têm nada a ensinar; seu ensinamento consiste na sua pura e simples presença. E assim por diante.

O psicólogo Guy Claxton, ex-discípulo de Bhagwan Rajneesh, pensa que a imagem do guru como um instrutor é um pouco enganosa. Eis o que ele comenta:

> A metáfora mais útil é... a de um médico ou terapeuta; os Mestres iluminados são, podemos dizer, os Supremos Terapeutas, pois voltam sua atenção benigna não para os problemas, mas para a própria raiz da qual nascem os problemas: a pessoa que os sofre e os resolve. O Mestre põe todo o seu arsenal terapêutico a serviço de um único objetivo: Expor e dissolver o ego falacioso. Sua arte é sutil, pois as ilusões não podem ser extirpadas com um bisturi, nem dispersadas com uma massagem, nem aliviadas com um medicamento. Para eliminá-las, o Mestre tem de derrubar os apoios e hábitos familiares e sustentar a coragem e a determinação do discípulo durante a queda. Só assim o organismo pode curar a si mesmo. Suas técnicas assemelham-se às do especialista em demolições, que posiciona estrategicamente os explosivos a fim de

derrubar a superestrutura estabelecida do ego de modo a deixar à vista a terra nua. Não obstante, ele tem de dar uma atenção e uma solução individual a cada caso, "desmontando" o discípulo e desafiando-o na seqüência e na velocidade corretas, usando como matéria-prima aquilo mesmo que o paciente lhe traz e lhe mostra naquele momento.[1]

Claxton menciona outros disfarces, "metáforas", que o guru assume para lidar com o discípulo: guia, sargento-ajudante, cartógrafo, vigarista, pescador, sofista e mágico. As múltiplas funções e papéis do autêntico adepto têm dois objetivos principais. O primeiro é penetrar e por fim dissolver a armadura egóica do discípulo, "matar" o fenômeno que se chama de "discípulo".

A segunda grande função do guru é a de atuar como um transmissor da Realidade, ampliando a intuição que o discípulo tem da sua verdadeira identidade. Ambos os objetivos são intencionados por todos os instrutores espirituais. Entretanto, só os adeptos plenamente iluminados podem associar em si mesmos o que os textos sagrados do Budismo Mahâyâna chamam de sabedoria (*prajnâ*) e compaixão (*karunâ*), necessárias para despertar as pessoas do sono do estado não-iluminado. No antigo *Rig-Veda* (10.32.7) dos hindus, o guru é comparado a uma pessoa que conhece um determinado terreno e toma para si a tarefa de guiar um viajante estrangeiro. Os instrutores que ainda não realizaram a plena iluminação só podem guiar os outros até uma certa altura do caminho. Mas o adepto perfeito, chamado na Índia de *siddha*, é capaz de iluminar o caminho inteiro para o peregrino.

Esses adeptos plenamente realizados são raríssimos. Quer se sintam chamados a guiar os outros, quer não, sua mera presença no mundo, segundo os dados tradicionais, tem um efeito profundo sobre todas as coisas. Todos os mestres iluminados, ou realizadores, são emissores da dimensão numinosa e pontos focais da sacralidade. *Eles irradiam a Realidade*. Por serem, na consciência, unos com a Realidade última, não podem senão inundar seu ambiente com a luz dessa Realidade. Esse "campo" espiritual aparentemente se estende para tocar todas as coisas e criaturas, mas é sentido de modo particularmente intenso pelos que estão próximos do adepto ou são sensíveis à sua transmissão espiritual. A "aura" natural do ser iluminado tem um efeito transformador e obriga o mundo a dedicar-se, mesmo involuntariamente, à prática espiritual (*sâdhana*). O norte-americano Adi Da (Da Free John) certa vez comentou esse fenômeno dizendo que "até as paredes" participam desse processo. E o significado de suas palavras era literal, como prova o seguinte relato de um de seus discípulos:

> No verão de 1982, encontrei-me inesperadamente na companhia de meu guru. Vi-o entrar no que todos acreditavam ser o estado de êxtase ou samâdhi não-qualificado. Todos os presentes foram instantaneamente tomados por uma poderosa atmosfera de meditação. Depois, conversando uns com os outros, confirmamos que todos haviam tido a sensação subjetiva de que a sala estava se desmontando junto com todas as coisas e as pessoas que nela estavam. *Cada um dos presentes relatou que havia ouvido os estalos das paredes de madeira e das vigas do teto.* Tivemos também a sensação de uma pressão estranha, mas bem nítida, no corpo inteiro, especialmente na testa. Esse incidente me deixou curioso e entusiasmado por muito tempo. Para mim, foi uma demonstração das forças sutis que estão em operação em torno do adepto.[2]

O mesmo discípulo relatou o seguinte:

> Sempre que me sentava em meditação ou em *darshana*[3] com meu guru, meu corpo se sentia como se tivesse sido exposto a uma grande dose de radiação. Depois, por dias e até semanas, todo o meu peito queimava ou irradiava um calor. O foco da sensação era o lado direito do meu coração. A sensação se intensificava toda vez que eu meditava sozinho. Esse sintoma físico vinha acompanhado de uma crueza emocional incomum. Eu me sentia dilacerado, totalmente vulnerável em minhas emoções. Parecia que meu instrutor havia "deslocado" o foco da minha atenção do cérebro para o coração, que é onde ela deve estar. Pela graça do meu guru, meu coração despertou.[4]

Guy Claxton comenta:

> Sentado na presença do Mestre, consciente dele sem pensar e sem julgá-lo, o aspirante começa a assimilar e manifestar a mesma qualidade de luz e imobilidade. Como diz o Zen, existe uma transmissão direta de coração a coração que nada tem a ver com a palavra

escrita. O Mestre é uma abelha-rainha ao redor da qual a comunidade dos buscadores — no Budismo, o sangha — se reúne para beber-lhe a essência.[5]

A "presença" espiritual do instrutor é sentida como uma força que age sobre o corpo. Tanto Bhagwan Rajneesh quanto Swami Muktananda, que ficaram mundialmente famosos nas décadas de 1970 e 1980, gostavam de exibir sua capacidade de manipular e projetar essa força, tanto no contato com uma só pessoa quanto diante de grandes aglomerações. Creio que isso contribuiu em grande medida para a espetacular atração que exercem.

Entretanto, o mestre não precisa ser iluminado para irradiar esse tipo de energia psicoespiritual. Eu mesmo tive uma experiência interessante desse fenômeno. Enquanto ainda morava na Inglaterra, eu meditava periodicamente sob a direção de Irina Tweedie,[6] que seguia o sufismo. Depois de uma determinada sessão, senti meu corpo e todo o meu ser repletos de energia. Aconteceu que naquela mesma época um vizinho meu descobriu que eu meditava e quis aprender meditação comigo. Como eu não tinha autorização para ensinar, recusei educadamente o seu pedido. Quase todas as vezes em que nos encontrávamos, ele perguntava de novo, com toda seriedade, sobre o mesmo assunto.

Depois de cerca de meia dúzia de pedidos, por fim concordei em lhe mostrar o que fazer. Especifiquei um dia e uma hora. Para minha surpresa, quando chegou em minha casa, ele estava vestido com sua roupa de domingo. Mais tarde me contou que havia se preparado para a ocasião como se estivesse indo para a igreja. Pedi-lhe que se sentasse confortavelmente sobre uma poltrona e eu mesmo me sentei no sofá em frente. Comecei a explicar-lhe como relaxar o corpo, sendo essa uma pré-condição da meditação.

Mal tinha pronunciado umas poucas frases quando senti uma forte torrente de energia psicofísica entrar no meu corpo por trás e explodir pela frente em direção a meu companheiro. Minha fala ficou lenta e minhas pálpebras, pesadas, mas mantive os olhos fixos nele. Quando a onda de energia o alcançou, ele fez um movimento para trás e me olhou com medo. Então, uma segunda onda passou através de mim e foi na direção dele, e pela segunda vez ele se assustou. Quando a terceira onda de energia o atingiu, ele entrou em meditação profunda. Senti um campo de força ligando nossos corpos e, durante todo o tempo em que meditei, ele meditou também.

Mais tarde conversamos sobre a experiência e ele confirmou as sensações que eu tinha tido. No começo, ficou aterrorizado com a possibilidade de estar sendo hipnotizado por mim; quando a segunda onda lhe penetrou, mais uma vez se sentiu empurrado para trás, mas começou a ceder. Na terceira vez, simplesmente se entregou e deixou que a energia fizesse o que tinha que fazer em seu corpo e em sua mente. Nunca antes ele tinha meditado. O efeito me surpreendeu tanto quanto a ele. A mesma transferência de energia ocorreu todas as vezes que nos reunimos para meditar. A certa altura, porém, ficou claro para mim que ele tinha de fazer certas mudanças em sua vida para que pudesse colher o benefício de novas sessões de meditação.

Felizmente não me considero um guru, nem mesmo um instrutor de meditação, e por isso não interpretei aquela experiência como algo que eu mesmo tinha gerado. Antes, entendi-a como uma graça (*prasâda*) e aconselhei a meu vizinho que fizesse o mesmo. Depois de ter essa experiência, porém, e de ter sido em várias ocasiões o pólo receptor de uma tal transmissão de energia, sou capaz de entender por que alguns instrutores atribuem um significado muito especial a essa capacidade. O mesmo vale para as experiências místicas. É muito fácil interpretá-las como mais importantes do que realmente são. Também sou capaz de entender como os discípulos podem criar uma dependência em relação à transmissão espiritual do guru e por que chegam a confundir essa simples capacidade de manipulação energética com a iluminação, a sabedoria e a compaixão.

Gurus Verdadeiros, Falsos Gurus e Gurus Loucos

> Existem muitos mestres, como lâmpadas nas casas de uma rua; mas é difícil encontrar o Devî, o mestre que ilumina todas as coisas como o Sol.

> Muitos são os mestres que despojam o discípulo de suas riquezas, mas raro é o mestre que elimina a aflição do discípulo.

É [verdadeiro] o mestre por cujo simples contato flui a suprema beatitude (ânanda). O homem de discernimento deve tomar um destes por seu mestre, e nenhum outro.[7]

Essas palavras são do *Kula-Arnava-Tantra*, uma obra do esoterismo hindu escrita em sânscrito no século XI d.C. Foram ditas pelo Deus Shiva, o Senhor dos *yogins*, a sua divina esposa Devî. Mas são palavras dirigidas aos ouvidos humanos, e são hoje tão importantes — senão mais — quanto eram há um milênio. Evidentemente, existem mestres espirituais ou gurus falsos e verdadeiros. Provavelmente, existem também muitos que se encontram entre esses dois extremos; os instrutores não vêm só nas cores branca e preta, mas sobretudo em uma larga variedade de tons de cinza.

Como distinguir o mestre verdadeiro do oportunista fraudulento, cujo comportamento paradoxal e imprevisível só faz ocultar uma maligna incoerência? A pergunta é importantíssima, mas não é nova. Foi feita reiteradamente no decorrer dos milênios, e isso por duas razões. Primeira, porque sua resposta não é simples; segunda, porque o joio é bem parecido com o trigo e as trevas nunca estão muito distantes da luz.

Não são poucos os gurus que professam ser — ou são retratados pelos seus seguidores como se fossem — se não o Grande Mestre do Universo, pelo menos um mestre plenamente iluminado. A questão da autenticidade se impõe naturalmente. Quem haverá de negar que existem, nas palavras de Idries Shah, "impostores" entre os mestres espirituais de hoje em dia? Além dos charlatães, há também os que se enganam a si mesmos. Na maioria dos casos, ouso dizer que a pretensão de serem iluminados está bem distante da realidade, por mais que o engano não seja intencional. A experiência temporária de união mística ou unificação extática é muitas vezes confundida com a iluminação. Além disso, muitos praticantes confundem o peculiar estado da "testemunha" com a realização transcendente.

A existência de falsos gurus, ou de gurus que não estão à altura do que afirmam ou fingem ser, é certamente um fenômeno deplorável; mas a impostura ou fraqueza desses gurus não devem nos induzir a descartar a figura do guia espiritual em si mesma. O psicólogo John Welwood, que refletiu bastante sobre esses assuntos, observa:

Desprezar todos os mestres espirituais por causa do comportamento dos charlatães ou dos instrutores desviados é uma atitude tão insensata quanto se recusar a usar dinheiro pelo fato de existirem notas falsas em circulação. O abuso da autoridade não é motivo para se rejeitar a autoridade em si mesma quando esta é adequada, útil e legítima. É possível que na atual época de turbulência cultural, decadência moral, instabilidade familiar e caos planetário, os grandes mestres espirituais se contem entre os bens mais preciosos da humanidade. O fato de não se falar sobre as importantes distinções que existem entre os mestres falsos e verdadeiros talvez seja só mais um fator de confusão para a nossa época, retardando o crescimento e a transformação necessários para que a humanidade sobreviva e prospere.[8]

Em vista da sofisticação com que se apresentam alguns dos mais bem-sucedidos dentre os falsos gurus, a questão da autenticidade é um problema urgente. Percebemos algo desse mesmo problema no relato bíblico de quando Jesus pediu a seus discípulos que dissessem quem eles pensavam que ele era, e o que pensava o povo em geral. Muitos séculos antes disso, como se registra no *Bhagavad-Gîtâ* (11.54-72), o guerreiro místico Arjuna pediu a seu divino guru Krishna que lhe dissesse quais eram os sinais pelos quais se pode reconhecer um ser perfeitamente iluminado. Como, pergunta Arjuna, a pessoa "estável na gnose" (*sthita-prajnâ*) fala, se senta e se movimenta? Krishna lhe responde enumerando as características psicológicas do realizador de Deus — sublinhando sua liberdade em relação ao ego, sua paz interior e seu desapego. É essa a linha seguida pela maior parte dos textos em sânscrito. Assim, o *Uddhava-Gîtâ* (6.8.11-12), que é uma das diversas "imitações" do *Gîtâ*, traz os seguintes versículos:

O sábio (*vidvas*), embora habite num corpo, [na verdade] não habita num corpo, como aquele que despertou de um sonho. O insensato, porém, embora não habite num corpo, mesmo assim habita num corpo, como alguém que sonha.

Assim, desapegado enquanto reclina-se, senta-se, anda, toma banho, vê, toca, sente cheiros, come, ouve, etc., o sábio não é agrilhoado pelas "qualidades" [da Natureza] em nenhuma [de suas ações]; embora habite na Natureza, não está ligado a ela, como o céu, o Sol e o vento.

Mas como saber se o mestre é realmente desapegado, se está acima do egoísmo e do jogo das forças e qualidades da Natureza? Mais uma vez, John Welwood faz uma observação que vem bem a propósito:

> Não podemos nos valer somente das descrições de comportamentos externos para distinguir entre os instrutores espirituais verdadeiros e os problemáticos. Não convém que se desenvolvam critérios exteriores para julgar a veracidade de um mestre, em primeiro lugar porque tais critérios desconsideram o contexto — tanto interpessoal quanto intrapessoal — que dá significado aos modos de comportamento; e, em segundo lugar, porque eles tendem a identificar um modelo particular de mestre espiritual como o modelo ideal ou o único válido, o que seria uma falácia tão grande quanto a de elevar a uma posição semelhante um determinado tipo de psicoterapia.[9]

Welwood observa ainda que os terapeutas têm personalidades muito diversas, empregam diferentes métodos de terapia e, podemos acrescentar, têm diversos graus de competência. Constata-se que ajudam alguns de seus clientes, mas não todos. Do mesmo modo, nem todos os gurus são bons para todos os discípulos. O relacionamento entre mestre e discípulo é uma das chaves. A outra, como salienta Welwood, é a fonte da autoridade do mestre. No caso de um adepto realizado, essa fonte é a identificação que ele tem com a própria Realidade. Em todos os outros casos, que constituem a imensa maioria, o mestre é autorizado por uma competência menor.

O problema é que um instrutor não-iluminado pode se apresentar como um adepto plenamente desperto e assim enganar seus crédulos devotos. A história da espiritualidade está repleta de indivíduos desse tipo. Os escândalos provocados por pseudomestres embusteiros chegaram repetidamente, nos últimos anos, às manchetes dos jornais.

Que lições podemos tirar de tudo isso? Em primeiro lugar, o aspirante deve compreender que os instrutores espirituais têm graus diversos de realização pessoal e que a iluminação é de fato um artigo muito raro. Em segundo lugar, deve reconhecer que, sendo um aspirante e não um mestre, não está qualificado para dar um veredito *definitivo* acerca do grau de realização deste ou daquele mestre. Os organizadores do livro *Spiritual Choices*, que conquistou tantos leitores, nos dão este excelente conselho:

> Para a pessoa estabelecida na consciência mundana, é impossível avaliar com exatidão a competência de um guia da transformação e da transcendência, sem já ter chegado ao mesmo nível de transcendência. Nenhum critério "objetivo" de avaliação pode eliminar esse dilema, do qual ela não pode fugir. Por isso, a escolha de um guia, de um caminho ou de um grupo sempre será, sob certo aspecto, uma questão subjetiva. A subjetividade, porém, tem muitas modalidades, que vão do sentimentalismo enganador até a intuição luminosa e penetrante. Talvez a primeira tarefa do aspirante seja a de levar a um alto grau de refinamento esse seu primeiro guia, que é a sua própria subjetividade.[10]

Ram Dass (Richard Alpert), que já esteve dos dois lados do muro (primeiro como devoto de Neem Karoli Baba, depois como instrutor) fez a seguinte observação complementar:

> Certas pessoas têm medo de se envolver com um mestre. Têm medo das possíveis impurezas do mestre, têm medo de ser exploradas ou usadas, de cair numa armadilha e não conseguir sair dela. Na verdade, só os nossos próprios desejos e apegos nos prendem. Se você almeja somente à libertação, todos os mestres serão veículos úteis para você. Não poderão feri-lo de maneira alguma.[11]

Isso só é verdade teoricamente. Na prática, o problema é que em muitos casos os aspirantes não conhecem suficientemente a si mesmos para ter consciência de suas motivações mais profundas. Por isso, é possível que se sintam atraídos exatamente por um tipo de mestre que partilha de suas próprias "impurezas" — como a sede de poder — e têm, portanto, todos os motivos do mundo para ter medo desse mestre. Parece que só os verdadeiramente inocentes são protegidos. Muito embora nem eles sejam completamente imunes às más experiências com falsos gurus, pelo menos saem delas inteiros, sãos e salvos, sustentados pela própria pureza de intenção.

Aceito o fato de que nossa avaliação de um instrutor é sempre subjetiva, pelo menos enquanto não chegamos ao seu nível de realização espiritual, existe pelo menos um critério importante que podemos buscar num guru: ele promove verdadeiramente o crescimento pessoal e espiritual dos discípulos ou, inversamente, mina o amadurecimento deles de modo evidente ou oculto? Os pretendentes a discípulos devem fazer um exame equilibrado e cuidadoso da comunidade de discípulos que rodeia o seu provável guru. Devem examinar especialmente aqueles que são mais íntimos do guru. São meras imitações baratas ou clones de seu mestre ou mostram ser homens e mulheres maduros? O mestre espiritual búlgaro Omraam Mikhaël Aïvanhov, que morreu em 1986, fez esta importante observação:

> Cada um tem o seu caminho, a sua missão. Mesmo que tome seu mestre como modelo, você deve sempre se desenvolver segundo o modo que mais convenha à sua própria natureza. Tem de cantar a melodia que lhe foi designada, ciente das notas, da batida e do ritmo; tem de cantá-la com a sua própria voz, que certamente não é a do seu Mestre, mas isso não é importante. A única coisa realmente importante é que você cante perfeitamente a melodia que lhe cabe.[12]

A questão da autenticidade do mestre só pode ser decidida quando contemplamos a *gestalt* do seu trabalho com os discípulos. O importante não é que o mestre seja capaz de entrar e sair à vontade deste ou daquele estado místico, nem que consiga realizar toda sorte de façanhas paranormais, nem muito menos que tenha a capacidade de "sacudir" o sistema nervoso do discípulo pela transferência de energia vital, nem nada desse tipo. Pouco importa, mesmo, que o mestre tenha por trás de si uma esplêndida linhagem ou tradição, pouco importa que tenha muitos ou poucos seguidores. O que realmente importa é que o guru de fato opere o milagre da transformação espiritual de outras pessoas. São Mateus nos lembra:

> Pelos seus frutos os conhecereis... Toda árvore boa dá bons frutos, mas a árvore má dá frutos ruins.

29
Para Compreender o Guru

Preâmbulo

A função tradicional do guru, ou mestre espiritual, não é bem compreendida no Ocidente, nem mesmo pelos que professam praticar Yoga ou alguma outra tradição oriental baseada no discipulado. Vou tentar, a seguir, lançar alguma luz sobre essa questão, valendo-me de teses tradicionais encontradas na rica literatura sânscrita do Yoga hindu, budista e jainista. Muitas de minhas observações, senão a maioria, se aplicam também ao *diretor espiritual* cristão, ao *rabbi* judeu e ao *sheik* muçulmano.

Quando consideramos a figura do guru, inevitavelmente o vemos de fora. Podemos fazê-lo através dos olhos de um discípulo ou dos de um observador imparcial. Neste último caso, a pergunta que se impõe é a seguinte: Até que ponto somos realmente imparciais, ou, num nível bem mais fundamental, até que ponto podemos sê-lo? Quais as lentes culturais e pessoais (psicológicas) que colorem a nossa visão? Vamos declarar o que todos já sabem: as pessoas convencionais sempre tiveram problemas com mestres espirituais. A desconsideração ou mesmo a perseguição dos profetas judeus e dos místicos cristãos são bem conhecidas dos historiadores. Mohammed, o fundador do Islamismo, foi maltratado pelo seu próprio povo. O mesmo aconteceu com Jesus de Nazaré e com Baha'ullah, criador da fé Baha'i. Gautama, o Buda, sobreviveu a uma trama que visava ao seu assassinato, coordenada por seu próprio primo. Vardhamana Mahâvîra, fundador do Jainismo e contemporâneo mais velho do Buda, foi maltratado em sua juventude. Sócrates, antigo guru europeu, foi forçado a beber uma taça de veneno, sob a alegação de que sua sabedoria filosófica corrompia a juventude e, assim, minava os próprios fundamentos da sociedade ateniense.

O Guru como Iniciador

O Yoga é uma tradição iniciática, o que significa que gira em torno da comunicação de um conhecimento esotérico ou espiritual de um mestre qualificado para um discípulo iniciado. O conhecimento assim transmitido não é simplesmente de natureza intelectual, mas tem a qualidade especial da sabedoria libertadora ou iluminadora (sânscrito: *vidyâ* ou *prajnâ*).

Por meio da iniciação (sânscrito: *dîkshâ*), o aspirante transforma-se em discípulo. Uma das principais funções do guru é a de servir como veículo desse processo. Na qualidade de iniciador, o guru assume voluntariamente a tremenda responsabilidade de ajudar o discípulo a nascer para a dimensão espiritual. Por isso, os textos sânscritos o comparam a uma mãe e a um pai. O guru, como os pais, cria um profundo laço espiritual com o iniciado, laço esse que, segundo se diz, sobrevive à morte de ambos.

A iniciação ocorre em vários níveis e por diversos meios. Na maioria dos casos, consiste num ritual formal no qual o guru transmite uma porção do seu poder espiritual (*shakti*) desperto por intermédio de um mantra sussurrado no ouvido esquerdo do discípulo. Os grandes adeptos, todavia, são capazes de iniciar por um mero toque, um olhar, ou mesmo pelo simples ato de visualizar o discípulo. Sri Ramakrishna, grande mestre do século XIX, colocou seu pé sobre o peito de Swami Vivekananda e imediatamente fez seu jovem discípulo mergulhar num profundo estado de êxtase inconsciente (*nirvikalpa-samâdhi*).

O Guru como Transmissor

Segundo o Yoga indiano, o guru não é um mestre que simplesmente instrui ou comunica informações, como faz o preceptor (*âcârya*). Antes, o guru transmite a sabedoria e, por sua própria natureza, revela — neste ou naquele grau — a Realidade espiritual. Se o guru é plenamente iluminado ou liberto, cada uma de suas palavras e gestos, e mesmo sua simples presença, expressam e manifestam o Espírito. É então um legítimo farol da Realidade. Nesse caso, a transmissão é espontânea e contínua. Como o Sol, ao qual o *sad-guru* ou Mestre do Real é freqüentemente comparado, ele transmite constantemente a "energia" libertadora do Ser transcendente.

No Yoga, no caso de adeptos que ainda não atingiram o grau supremo, a transmissão é em grande medida, mas não exclusivamente, baseada na vontade e no esforço do mestre. Muitas escolas fazem entrar também na equação um elemento de graça divina (*prasâda*), para a qual o mestre desempenha o papel de veículo temporal.

Assim, o mestre tradicional desempenha um papel crucial na vida do discípulo. Como dá a entender a própria palavra sânscrita *guru* (que significa literalmente "pesado"), ele é em verdade um "peso pesado" em matéria de espiritualidade.

O Guru como Guia

Além de desencadear e constantemente revigorar o processo espiritual no discípulo, o guru também serve como guia ao longo do caminho. Isso ocorre principalmente por meio da instrução verbal, mas também pelo fato de ele ser um exemplo vivo de alguém que trilha essa via. Como o caminho da libertação comporta muitos obstáculos formidáveis, é evidente que o discípulo precisa de orientação. Os ensinamentos escritos, que são a herança preciosa de toda uma linhagem de adeptos, são um poderoso farol a iluminar a estrada. Porém, tipicamente, eles precisam ser explicados, precisam de um comentário oral que faça ressaltar o seu significado mais profundo. Em virtude da transmissão oral recebida do seu próprio mestre ou mestres e também à luz da sua própria experiência e realização, o guru é capaz de fazer com que os textos ganhem vida para o discípulo. Trata-se de um dom de valor inestimável.

O Guru como Iluminador

A tradição explica o termo *guru* decompondo-o nas sílabas *gu* e *ru*; a primeira significa as trevas, e a segunda, a eliminação das mesmas trevas. Assim, o guru é aquele que dissipa a escuridão espiritual, ou seja, aquele que devolve a visão aos que estão cegos para a realidade de sua verdadeira natureza, o Espírito. Se compararmos o ego a um buraco negro do qual nenhuma luz pode sair, o guru será semelhante ao sol radiante: um ser eternamente luminoso que projeta sua luz sobre todos os cantos escuros da mente e do caráter do discípulo.

Essa função iluminadora depende do grau de realização do próprio guru. Segundo nos diz a tradição, se a iluminação do guru for meramente nominal, igualmente nominal será a sua capacidade de iluminar os outros. Por isso, cabe ao aspirante a discípulo o dever de examinar o mestre a fundo antes de se entregar ao discipulado.

A Natureza não Convencional do Guru

Os mestres espirituais, por sua própria natureza, nadam contra a corrente dos valores e atividades convencionais. Não se interessam pela aquisição e o acúmulo de bens materiais, nem pela concorrência no mercado, nem por agradar os egos. Não se interessam nem mesmo pelos aspectos exteriores da moral. Tipicamente, sua mensagem é uma mensagem radical: pedem que vivamos com consciência, examinemos nossas motivações, transcendamos nossas paixões egóicas, superemos nossa cegueira intelectual, vivamos em paz com nossos semelhantes e, por fim, realizemos o âmago profundo da natureza humana, que é o próprio Espírito. Para os que decidiram dedicar seu tempo e sua energia à vida convencional, essa mensagem é revolucionária, subversiva e profundamente perturbadora.

O Discipulado

Para se beneficiar da transmissão de sabedoria libertadora do guru, é preciso estabelecer com ele o intenso relacionamento de transformação que se chama *discipulado*. Isso envolve um compromisso profundo com a autotransformação, a submissão a uma disciplina pela qual a mente é levada a sair dos seus hábitos convencionais e, por fim, uma consideração amorosa pelo guru, que não deve ser visto como um indivíduo, mas essencialmente como uma função cósmica. Essa função tem por finalidade eliminar por completo a ilusão do discipulado.

Assim, o processo espiritual que ocorre entre o guru e o discípulo tem uma natureza altamente paradoxal: para nos abrirmos à transmissão do guru e deixarmos que ela opere em nós o milagre da transformação, temos de assumir o papel do discípulo e, assim, considerar o guru como algo exterior a nós. Por outro lado, a transmissão do guru nasce do próprio Espírito, que não é separado de nós, uma vez que é a nossa própria Identidade Suprema. Esse paradoxo está presente em toda a caminhada espiritual. Segundo o Yoga, o motivo disso é que, embora sejamos intrinsecamente livres, não percebemos isso atualmente em todos os momentos. Pelo contrário, consideramo-nos condicionados por fatores limitantes de toda espécie. Essa visão nos transforma em buscadores. A busca só termina quando vivemos no Espírito, *sendo* o Espírito, plenamente e em todos os instantes. O Espírito é verdadeiramente um todo indivisível, ao passo que o chamado *indivíduo* é na realidade um ser fragmentado, criado pela ilusão do ego.

O guru é o supremo instrumento da dissolução do ego. Embora tenha uma imensa simpatia pelo discípulo que ainda se concebe como uma ilha finita — ilusão que acarreta um infindável sofrimento (*duhkha*) —, o guru, com toda constância e paciência, busca fazer com que o discípulo saia dele mesmo e penetre no Si Mesmo supra-individual e universal. Nessa tarefa, o guru toma por diretrizes a sabedoria (*prajnâ*) e a compaixão (*karunâ*), capacidades supra-individuais que não se orientam para a personalidade humana finita, mas para o Espírito.

A Autoridade do Guru

Essas duas capacidades, que se vivificam no guru em virtude da sua realização espiritual, dão-lhe a autoridade necessária para a sua obra amorosa de transmissão da Realidade. Se o guru fosse somente compassivo, não seria capaz de guiar habilmente o discípulo para fora do labirinto da ilusão. Isso porque o discípulo inevitavelmente entenderia a compaixão do guru como um amor por ele, discípulo, tal como ele é neste momento. Entretanto, o amor do guru se dirige para o discípulo em sua verdadeira natureza — o Si Mesmo (*âtman*, *purusha*), a Natureza Búdica, atualmente obscurecida por concepções errôneas de todo tipo. Por outro lado, se o guru fosse somente sábio e não tivesse compaixão, provavelmente o discípulo seria esmagado pela exigência de autotransformação. Enquanto o mestre ou instrutor não é plenamente realizado, sempre é possível que sua transmissão seja ainda desequilibrada quanto a esses dois aspectos. Pelo menos alguns dos problemas que ocorrem entre os instrutores e discípulos contemporâneos podem ser explicados por uma insuficiente integração da sabedoria e da compaixão por parte do instrutor. Os discípulos, por sua própria natureza, estão sujeitos a erros de concepção, projeções, ilusões e fantasias que impedem ou atrasam o estabelecimento de uma relação construtiva com o guru. Por isso, o guru é o principal responsável por proporcionar ao discípulo uma via transitável na disciplina da autotranscendência.*

A Descoberta do Guru Interior

O discípulo tem de compreender que no fim terá de transcender o guru externo e descobrir o guru como um princípio ou função espiritual dentro de si. Na pressa de chegar à iluminação, os discípulos ocidentais tendem a descartar prematuramente o guru externo, expondo-se assim ao risco de acumular ilusão sobre ilusão. Prontamente, então, afirmam que são eles mesmos seus próprios gurus. Entretanto, antes da realização suprema, o único guru interior acessível ao indivíduo médio é o ego. Como o Yoga postula que é o ego a própria causa da não-iluminação, a orientação do ego não poderá jamais conduzir à realização. O ego como guru, longe de dissipar as trevas espirituais, só leva o discípulo a mergulhar ainda mais fundo na ignorância, na confusão e, em última análise, no desespero. Em suma, até que o discípulo esteja maduro o suficiente para descobrir dentro de si o princípio que se chama *guru* e segui-lo adequadamente, deve sem dúvida alguma praticar o *guru-yoga* em relação a um instrutor externo.

---

* Mais um dado sobre as qualidades complementares do verdadeiro mestre: no Sufismo ou esoterismo islâmico, que o autor chamaria talvez de Yoga muçulmano, diz-se que o *sheik* ou mestre espiritual tem de ter combinado perfeitamente em si as qualidades de "atração" (*jadhb*) pela Graça divina e "esforço" (*jahd*) próprio a fim de ser capaz de guiar o discípulo por todos os estágios do caminho. (N.T.)

30
A Santa Loucura

A VIDA ESPIRITUAL COMO UMA INVERSÃO

Desde épocas imemoriais, a via espiritual é vista como contrária às opiniões e comportamentos convencionais, até mesmo como um desafio à realidade consensual. A vida espiritual ou sagrada fundamenta-se intrinsecamente numa inversão profunda dos valores e atitudes convencionais, o que no Tantra se chama *parâvritti*, "conversão" ou "reversão". Essa orientação revolucionária se expressa de modo adequado no antigo símbolo da Árvore da Vida, descrita no *Bhagavad-Gîtâ* (15.1-3). Os ramos da árvore se voltam para baixo e suas raízes se estendem para o alto, rumo ao infinito. Evidentemente, é exatamente isso que os praticantes de Hatha-Yoga buscam imitar nas várias posturas invertidas (*viparîta-karanî*), entre as quais destaca-se o pouso sobre a cabeça (*shîrsha-âsana*).

Quando olhamos para as várias tradições espirituais do mundo, constatamos que muitas vezes elas cultivaram deliberadamente a inconvencionalidade. Isso deu origem ao que se denomina a "santa loucura", ou seja, um estilo espiritual de vida ou de ensino caracterizado pela tomada consciente de atitudes que têm por finalidade específica assustar e perturbar a pessoa comum e, espera-se, levá-la, pelo baque, a perceber melhor a realidade. No Budismo tibetano, essa tendência se chama também "sabedoria louca" ou "sabedoria da loucura".

O fenômeno da santa loucura é tão comum no Budismo e no Hinduísmo quanto no Sufismo e no Cristianismo, bem como nas religiões tribais. Sempre tem por foco a figura de um santo ou um sábio. Tipicamente, ele comunica ou testemunha a Realidade sagrada dando expressão aos valores alternativos pelos quais essa mesma Realidade pode ser percebida. Essa pessoa é um mágico, um palhaço, um transgressor dos tabus, um mestre dos disfarces e um profundo apreciador do elemento surpresa.

OS LOUCOS EM CRISTO

No Cristianismo, foi o apóstolo Paulo o primeiro a fazer o papel de louco (grego: *moros*). Ele sabia que o próprio Jesus havia sido acusado de loucura e possessão demoníaca por seus inimigos, e no entanto triunfara sobre todos. Assim, Paulo recomendava a seus irmãos de fé que se esforçassem por cultivar a loucura da vida espiritual a fim de fugir à tentação de pensar que haviam adquirido alguma sabedoria no mundo. Mais adiante, o conselho de Paulo foi seguido com todo o entusiasmo pelos padres do deserto dos séculos III e IV. Eles se entregavam completamente nas mãos de Deus, confiantes em sua misericórdia, e levavam uma vida na mais absoluta simplicidade — loucura aos olhos do mundo. Esses *idiotas* vocacionais, como eram chamados, passaram a ser conhecidos como "Loucos em Cristo". Entretanto, esses anacoretas abnegados eram tudo menos idiotas; alguns tinham um passado de grande erudição, glória e fama mundanas. Os padres do deserto inspiraram inúmeras gerações de radicais espirituais dentro da Igreja.

Assim, no século VI, dois jovens de origem nobre — Teófilo e Maria — viajavam de cidade em cidade, disfarçados ele de comediante e ela de prostituta. Provavelmente, seus espetáculos teatrais lhes valeram mais apupos e safanões do que aplausos. Ninguém os reconhecia como pessoas espirituais até o dia em que João de Éfeso encontrou-os profundamente absortos na oração. Eles tinham optado voluntariamente por levar uma vida áspera e excêntrica para poder aproximar-se de Deus.

Do mesmo modo, Santo André, do século X, mestre do famoso Epifânio, assumiu a vida de um mendigo aparentemente louco. Vagava nu pelas ruas e dormia a céu aberto na companhia de cães selvagens. Três séculos depois, o respeitado tabelião italiano Jacopone da Todi fez-se motivo de riso quando chegou à praça do mercado andando de quatro com uma sela amarrada nas costas. Ao contrário do que pensavam seus escandalizados contemporâneos, ele não havia enlouquecido, mas queria simplesmente atrair o ridículo sobre si. À semelhança de seus predecessores na arte do auto-aviltamento, ele queria humilhar a si mesmo a fim de ser exaltado espiritualmente.

Talvez o mais conhecido de todos os Loucos em Cristo tenha sido São Francisco de Assis. Quando jovem, ele renunciou à família e à sua considerável herança e assumiu a vida árdua de um peregrino espiritual. Também encetou sua caminhada espiritual despindo-se de todas as roupas diante de uma grande multidão que se reunira na praça pública de sua cidade natal. Daí em diante nunca deixou de viver na mais extrema pobreza, mas com o coração perpetuamente repleto de louvor e gratidão a Deus.

Dos 42 santos canonizados que viveram como loucos, não menos que 36 pertenceram à Igreja Ortodoxa Russa. Na Rússia, o santo louco era chamado *yurodivy* (plural: *yurodivye*). O mais conhecido dos loucos da Rússia foi São Basílio, que vagava nu pelas ruas de Moscou no século XVI. Misturava-se aos criminosos e às prostitutas, derramava lágrimas de dor junto às residências dos pecadores e jogava pedras nos hipócritas que o insultavam. Embora os loucos tenham desaparecido da cultura da Rússia (e da Europa ocidental) depois do século XVII, eles continuaram a figurar na literatura russa, fazendo sua aparição mais notável em O *Idiota* de Dostoyevsky.

Os Loucos de Allah

Voltando-nos agora para a religião islâmica, encontramos a figura do louco no Sufismo, que é a tradição mística e iniciática do Islam. A figura agradavelmente quixotesca do Mullah Nasrudin é uma invenção literária que capta algumas características do louco sufi. O Islam retrata o louco santo como alguém que trilha o "caminho da censura". Os doidos do Sufismo são chamados de *majzubs*, "atraídos", místicos embriagados de Deus que são, como disse certa vez Pir Vilayat Inayat Khan, sempre traumáticos e imprevisíveis. À semelhança de seus homólogos cristãos, os loucos sufi atraem para si a censura e o escárnio por meio de seu comportamento excêntrico a fim de intensificar seu compromisso espiritual. Mas, ao contrário dos Loucos em Cristo, sua excentricidade nem sempre se manifesta sob a forma da pobreza e da mansidão. Às vezes, os *majzubs* — especialmente entre os muçulmanos da Índia — demonstram sua santa loucura entregando-se aparentemente à glutonaria e ao orgulho.

Assim, no século XI, o *majzub* Abu Sa'id era alvo de comentários maliciosos em virtude do seu comportamento imprevisível e "irreligioso". Além de oferecer com freqüência suntuosos banquetes, ele usava às vezes o característico manto de lã dos sufis só para aparecer no dia seguinte trajado em riquíssimas vestes de seda. Quando o sultão local tornou-o o objeto de uma investigação oficial, Abu Sa'id ofereceu imediatamente mais um de seus banquetes. O comitê de investigação chegou rapidamente à conclusão de que não estava lidando com um impostor luxurioso, mas com um formidável mestre espiritual. Todas as acusações contra ele foram retiradas.

Entretanto, nem todos os *majzubs* foram tão apreciados pelas autoridades. No século XVII, Sarmad, que se recusava a andar vestido, foi executado pelo imperador Aurangzeb. Quando o carrasco tentou vendá-lo, Sarmad sorriu e disse: "Eu te reconheço bem, por mais que te disfarces." Lembramo-nos também do terrível destino do sufi Al-Hallaj, realizador do Princípio supremo, que foi crucificado por proclamar sua perfeita unidade com Deus. Dentro do Islam, religião resolutamente monoteísta, uma afirmação desse tipo é herética e pode ser punida com a morte.

A Sabedoria da Loucura no Tibete

Al-Hallaj não teria causado tanto celeuma entre os hindus e os budistas, que estão acostumados com afirmações místicas radicais. A grande máxima do Budismo do norte (ou Budismo Mahâyâna), por exemplo, é que a Realidade última (chamada "extinção" ou *nirvâna*) é coessencial à realidade dos fenômenos (chamada *samsâra*). Essa afirmação não tem sentido do ponto de vista da mente comum, que opera no domínio das dualidades. Do ponto de vista da iluminação, todavia, é perfeitamente coerente.

Essa identidade da transcendência com a imanência é o pão de cada dia do louco budista, que, no Tibete, é chamado *myonpa*. O adepto louco assume o ponto de vista da verdade metafísica e usa-o para frustrar e deixar perplexa a mente vulgar dos discípulos e, às vezes, de "inocentes" circunstantes.

Um dos mais famosos adeptos loucos dos países do Himalaia foi Drukpa Kunley, que viveu no século XV. Embora Drukpa Kunley tenha existido realmente, muitas das histórias que se contam a seu respeito pertencem, ao menos em parte, ao domínio da lenda e da hagiolatria. Não obstante, as atitudes escandalosas atribuídas a ele e a outros adeptos da sabedoria da loucura transmitem muito bem o sabor da loucura santa tibetana.

Depois que chegou à iluminação, Drukpa Kunley despiu as vestes monásticas e tornou-se um "palhaço" itinerante, famoso por sua capacidade de beber uma quantidade incrível de cerveja tibetana e seduzir as damas. Porém, as histórias que se contam sobre ele deixam claro que Drukpa Kunley era bastante seletivo em sua escolha de mulheres. Fazia questão de rejeitar as mulheres oferecidas e as orgulhosas, por mais belas que fossem, mas não media esforços para ganhar o coração daquelas em quem contemplava um grande potencial espiritual.

Segundo a lenda, Drukpa Kunley encontrou certa vez uma jovem monja budista que ia para a cidade. Rapidamente convenceu-a a fazer amor com ele, e ela, timidamente, submeteu-se às investidas do adepto. Depois, cada um seguiu seu caminho. A seu devido tempo, a monja deu à luz um filho. Quando o abade do mosteiro descobriu que o pai da criança era Drukpa Kunley, declarou que nenhum pecado havia sido cometido. As outras monjas jovens ficaram com inveja e quiseram também experimentar o gosto do prazer sexual. Um ano depois, o mosteiro estava cheio de bebês — todos alegadamente engendrados pelo irreprimível Drukpa Kunley.

Quando essas alegações de paternidade chegaram aos ouvidos de Drukpa Kunley, ele visitou o mosteiro e fez reunir todas as jovens mães. Anunciou então que estava disposto a cuidar de qualquer criança que fosse verdadeiramente sua, mas que todas as outras teriam de ser sacrificadas à Deusa. Pegou então nos braços o filho que sabia ser seu e, invocando a Deusa, jogou-o a uma grande distância. Ouviu-se o estrondo de um trovão e a criança apareceu ilesa. Testemunhando tudo isso e tomadas primeiro pelo horror e depois pelo medo, as outras monjas, que haviam levantado falsas acusações contra o adepto, fugiram com seus filhos ilegítimos.

As inúmeras aventuras sexuais de Drukpa Kunley foram todas ocasiões de iniciação. Ele era um verdadeiro tântrico, para quem o sexo é um veículo de transformação. Os seguidores da "via esquerda" do Tantrismo usam o sexo como um sacramento e um meio de autotransformação e transmissão espiritual.

Como a nossa sociedade ocidental reagiria a adeptos radicais como Drukpa Kunley? Para responder a essa pergunta, não precisamos especular, pois temos o caso do falecido Lama Chögyam Trungpa, cujo contato sexual com suas discípulas chegou às manchetes dos jornais há não muito tempo. Algumas discípulas ainda não se recuperaram dos efeitos desse tipo específico de sabedoria da loucura. Temos também o caso do norte-americano Adi Da (Da Free John), que certa vez declarou ser um moderno Drukpa Kunley, posto que, em comparação com o legendário original, seja relativamente manso. Não obstante, Adi Da atraiu várias vezes a atenção dos meios de comunicação em virtude do seu estilo de ensino supostamente tântrico.

Na opinião dos adeptos do Tantrismo, a ascese e a sexualidade não são incompatíveis de modo algum. Rejeitando o puritanismo, eles asseveram que, se não descobrirmos o sagrado em nosso próprio corpo, não o descobriremos em lugar algum. Eu, de minha parte, creio que eles têm razão, embora não se possa negar que sua abordagem pode ser questionada.

A Terapia de Choque dos Mestres Zen

Na China e no Japão, o Budismo Mahâyâna assumiu a forma característica da escola Ch'an, mais conhecida pelo seu nome japonês, Zen. Embora a tradição zen tenha ficado famosa pelo seu ideal de equilíbrio e harmonia, ela abrigou em seu seio alguns dos espíritos mais radicalmente não-conformistas do mundo pré-moderno. A Escola da Iluminação Súbita é associada em nossa mente às táticas de choque empregadas pelos mestres zen para arrancar à força os seus discípulos do "transe do consenso".

Foi assim que o mestre Lin-chi (Rinzai), do século IX, instruía seus discípulos a "matar" tudo quanto se interpusesse entre eles e a iluminação, até mesmo o próprio Buda. Nessa escola, os espancamentos, os berros e as respostas dolorosamente paradoxais dos mestres foram e ainda são ocorrências comuns. O mestre japonês Gutei respondia a todas as perguntas da mesma maneira: simplesmente levantava um dedo. Certa vez, quando um visitante pediu a um dos discípulos de Gutei que explicasse a doutrina do mestre, o discípulo também levantou um dedo. Quando Gutei ouviu falar do incidente, chamou o discípulo para junto de si e decepou-lhe o dedo. Urrando de dor, o jovem saiu correndo. Gutei chamou-o e, quando o discípulo olhou para trás, o mestre lhe fez o famoso gesto do dedo. Segundo se conta, o jovem parou na mesma hora e experimentou a iluminação súbita.

Podemos supor que nesse momento o discípulo pôde rir entusiasticamente de si mesmo. O Zen reconhece no riso um sinal de liberdade e autenticidade. O doido chinês Han-shan, do século VII, que era muito excêntrico para os mosteiros de sua época e vivia sendo expulso de um ou de outro, ficou famoso por suas ruidosas gargalhadas. Do mesmo modo, a expressão feroz no rosto de Bodhidharma é uma máscara que esconde uma gargalhada tremenda.

Os Proscritos Hindus

A civilização hindu produziu uma espécie de santo louco que tende a ser bem mais radical do que os loucos cristãos e muçulmanos. A santa loucura hindu consubstancia-se na figura do *avadhûta*. Esse termo sânscrito significa literalmente "aquele que lançou fora", ou seja, que lançou fora ou abandonou todas as preocupações mundanas.

O *avadhûta* é um renunciante perfeito: tipicamente, não tem casa, família, obrigações ou objetivos e vive às margens da sociedade humana. Os ascetas de todos os tipos, que saíram voluntariamente do jogo social, existem na Índia há milhares de anos. Os *avadhûtas* foram especificamente associados ao culto que gira em torno do semilegendário Deus-homem Dattâtreya.

Segundo se diz, o asceta Dattâtreya mergulhou num lago e reapareceu anos depois na companhia de uma bela mulher. Seus discípulos ficaram perplexos, mas sua fé nele não foi abalada. Dattâtreya começou então a beber vinho com a moça, supostamente como um prelúdio ao amor. Conta-se que nem essa grave transgressão dos costumes hindus bastou para gerar a mínima dúvida nos discípulos. Assim, eles passaram na prova de fé que lhes foi posta pelo asceta.

O *avadhûta* hindu costuma recorrer a todos os expedientes possíveis para ensinar uma lição espiritual, e isso às vezes pode ser arriscado, tanto para o louco santo quanto para os que o rodeiam. Na maioria das vezes, porém, as atitudes do louco são simplesmente estranhas e não representam perigo para ninguém. O adepto contemporâneo Nityananda, mestre do falecido Swami Muktananda, certa vez cobriu-se de excremento da cabeça aos pés. Seus discípulos ficaram desconcertados com esse comportamento indecoroso e finalmente o convenceram a deixar-se limpar. Nityananda tinha a tendência de se comportar de maneira estranha, mas esse episódio em particular representava um enigma para os discípulos. Então, alguns dos discípulos confessaram que haviam se perguntado se a sublime indiferença de Nityananda permaneceria inabalada se alguém lhe desse excrementos como oferenda. Na manhã seguinte, os culpados fizeram fila para pedir perdão ao *avadhûta*.

Enquanto a maioria dos *avadhûta* antigos e modernos optaram por uma vida da mais abjeta pobreza, conhecemos alguns cuja excentricidade espiritual os conduziu na direção oposta. Assim, o moderno *avadhûta* Narayan Maharaj, que morreu em 1945, levou uma vida de rei. Seus discípulos tratavam-no como uma imagem viva da Divindade, mimando-o e decorando e adorando seu corpo de maneira extrema. Entendemos melhor essa curiosa prática quando nos lembramos que a santidade e o poder sagrado sempre foram associados no decorrer da história.

A Adoração do Guru

As pessoas santas sempre foram veneradas como receptáculos do poder sagrado, como pontes entre o mundo comum e a dimensão oculta do espírito ou da Divindade. Essa crença é um elemento fundamental da tradição hindu e budista do *guru-yoga* — caminho yogue que faz do mestre ou guru o foco principal da atenção do discípulo.

A idéia que está por trás disso é a de que, ligando-se ao mestre, o discípulo aproxima-se gradativamente do seu estado de ser. Nos últimos anos, o Ocidente aprendeu um pouco acerca desse processo esotérico de "contágio", principalmente pelas façanhas de figuras espirituais conhecidas como Swami Muktananda e Bhagwan Rajneesh (vulgo "Osho"), que eram "transmissores" inveterados. Infelizmente, essas duas figuras demonstraram também que a autoridade sagrada e o poder energético podem se associar a práticas questionáveis que levam a acusações de corrupção moral.

A Santa Loucura e a Insanidade

Os excêntricos sempre foram ridicularizados pela sociedade, ao passo que divergências mais graves em relação à norma social costumam acarretar a acusação de insanidade. Os santos loucos do Oriente, entre os quais incluímos os Loucos em Cristo, antecipavam-se por vezes à rotulação e à condenação da sociedade. Chamavam a si mesmos de "loucos". Do ponto de vista da mentalidade vulgar, os modos tradicionais de realização do sagrado podem de fato parecer estranhos e bizarros, quando não completamente insanos. Essa verdade é especialmente importante nesta época, em que a distinção entre o sagrado e o profano é muito mais aguda do que no passado. Aplicamos o estigma de "esquisita", e outros piores, à pessoa que renuncia voluntariamente aos luxos da sociedade consumista — que se recusa a acumular propriedades, abstém-se do álcool e da carne, abraça árvores e faz passeatas contra a guerra e as usinas nucleares. Se descobrimos que, além de tudo isso, essa pessoa tem visões, vamos incontinenti procurar um psiquiatra.

É verdade que quando contemplamos adeptos loucos como Drukpa Kunley ou Nityananda deparamos com façanhas extraordinárias de renúncia. Mas vemos também certos comportamentos que, aos olhos de um psiquiatra, beirariam a neurose ou mesmo a psicose. Alguns desses santos loucos chegaram mesmo a duvidar de sua própria sanidade. O grande Ramakrishna, de santidade absolutamente inconteste, mestre do famoso Swami Vivekananda, pode ser mencionado como exemplo. Durante um certo período, ele adorou ritualmente seus próprios órgãos genitais; em outras ocasiões, instalava-se no altar do templo onde cumpria a função de chefe dos sacerdotes.

Não há como negar que esse comportamento não é "normal". O mesmo se pode dizer do hábito de permanecer sentado nos montes de lixo ou de acariciar sexualmente meninas e mulheres, coisas que se contam de diversos adeptos hindus contemporâneos. Quando o *avadhûta* se proclama louco, devemos acreditar em sua palavra? O conceito de insanidade é bastante lato e, apesar dos compêndios de psiquiatria, os próprios psiquiatras não chegaram a um consenso quanto à sua definição exata. Também sabemos, sobretudo depois da publicação dos escritos incisivos de Thomas Szasz, que o rótulo de "insano" ou "louco" foi usado freqüentemente como arma ideológica para estigmatizar e silenciar os não-conformistas.

Os psicóticos são indivíduos de mentalidade perturbada que, além disso, podem ser perigosos para os que os rodeiam. Ora, a julgar pelos padrões vulgares, muitos dos santos loucos que já passaram por este mundo se encaixam na descrição de um indivíduo de mentalidade perturbada. Eles não se preocupam com a coerência. Admitem mesmo ser perigosos para o indivíduo "médio" que baseia sua vida na racionalidade, na ordem, na previsibilidade e na estabilidade.

Não obstante, os loucos santos manifestam um propósito superior que derrota a acusação de insanidade. Quando examinamos mais de perto suas vidas excêntricas, vemos que elas são perfeitamente coerentes. Sua loucura é o modo que eles escolheram para dizer "Não" aos caminhos do mundo, que, estes sim, lhes parecem perfeitamente insanos. Evidentemente, sempre é possível que um determinado louco santo não só seja metaforicamente louco como também apresente sinais reais de neurose ou psicose. A religião, como a política, sempre serviu de refúgio para indivíduos instáveis.

A meu ver, a história da santa loucura inclui de fato indivíduos que, além de buscar a Deus, sofriam também de instabilidade mental. Creio também que esse fato não necessariamente desvaloriza sua santidade, embora nos dê alguns elementos para melhor compreendê-la.

Quaisquer que sejam os seus problemas pessoais e a questionável qualidade moral de algumas de suas ações, os santos loucos são para nós um lembrete constante de que nossa percepção da realidade depende em grande medida das nossas escolhas e que essas escolhas nem sempre são as melhores que podemos fazer. O desafio que eles nos propõem pode ser passivo, como no caso da maioria dos Loucos em Cristo, ou pode ser uma investida violenta e deliberada, como no caso de Drukpa Kunley, esse arquiinimigo da convencionalidade.

Os santos loucos nos fazem parar para refletir, e é essa exatamente a sua intenção. Eles nos confrontam com valores e atitudes alternativos e, assim, com uma definição alternativa da realidade. Sempre foram aceitos com a máxima relutância por suas próprias culturas, por mais que seus concidadãos fossem tolerantes com os excêntricos religiosos. Não obstante, o fato de sempre terem existido nas mais diversas sociedades e comunidades religiosas no decorrer das eras pode ser um indício de que cumprem, na verdade, uma função social importante ou mesmo indispensável. Talvez suas vozes dissonantes tenham de se fazer ouvir para o bem da maioria conformada. Creio que a escassez de loucos santos é um fator negativo de nossa época, que fica mais pobre por causa disso.

31
Há um Lugar para a Graça no Yoga

A MAIORIA DAS PESSOAS, quando pensa no Yoga, não pensa na graça, mas no esforço pessoal. Entretanto, desde os seus primórdios, o Yoga inclui em sua compreensão do processo espiritual o elemento da graça (*prasâda*) ou intervenção divina. Como observou Swami Niranjanananda da Escola de Yoga do Bihar, "O esforço individual é o primeiro passo para a experiência da graça".[1] A graça é, na verdade, um fator fundamental das muitas escolas de Yoga que concebem a Realidade última segundo o seu aspecto pessoal. A via clássica que dá expressão a essa concepção é o Bhakti-Yoga, que há cinco mil anos já figurava no *Rig-Veda* (3.59.2):

> Aquele que está em Tua graça não é morto nem vencido; o sofrimento não o atinge nem de longe nem de perto.

Mais de dois mil anos depois, o anônimo criador do *Shvetâshvatara-Upanishad* (3.20b) declarou:

> Livre do sofrimento ele contempla, pela graça do Criador, aquele [Ser transcendente] como livre da ação (*akratu*), majestoso, o Senhor (*îsha*).

Patanjali, compilador do *Yoga-Sûtra*, também não deixou de mencionar o papel do Senhor (*îshvara*), que instruiu os mestres de Yoga de antigamente. No aforismo 1.23, ele arrola o *îshvara-pranidhâna* como um dos principais meios de autotranscendência que conduzem à libertação. Vyâsa, em seu *Yoga-Bhâshya* (1.23), explica *pranidhâna* como uma espécie de devoção (*bhakti*). Em seu valioso comentário ao aforismo 1.23 de Patanjali, B. K. S. Iyengar assevera:

> Pela entrega de si, o ego do aspirante se apaga e a graça do Senhor cai sobre ele como uma chuva torrencial.[2]

A devoção ao Ser supremo e a graça constituem o núcleo do método espiritual delineado no *Bhâgavata-Purâna* (obra do século IX). Esse texto, considerado sagrado pelos Vaishnavas, serviu de fundamento para os escritos inspirados de muitas gerações de sábios.

Também os Shaivas e os Shâktas medievais incluíam a graça em sua filosofia. Se a graça não corresponde a uma experiência real, por que inúmeras gerações de *yogins*, sábios e santos a buscariam com tanta insistência?

Existem, evidentemente, várias maneiras de se ver e entender a graça. Podemos vê-la, por exemplo, como uma função do nosso acúmulo de bom karma. Segundo a antiqüíssima doutrina do karma — a lei da causalidade moral —, cada qual colhe aquilo que plantou. Assim, nossos bons pensamentos, emoções ou disposições positivas e ações moralmente sãs nos criam bom karma. Em outras palavras, nós mesmos somos a fonte da graça que recebemos.

Na minha opinião, a maioria das experiências que atribuímos à "graça" é simples manifestação do nosso bom karma, sem o envolvimento de nenhum outro agente. Por outro lado, creio também que existem ocasiões em que um agente aparentemente objetivo — situado na dimensão sutil ou mesmo na dimensão transcendental da existência — nos favorece de algum modo. Além disso, a tradição menciona a graça do *guru* e nos lembra que o mestre verdadeiro (*sad-guru*) nunca está longe da Realidade suprema. Em outras palavras, a graça do mestre é a graça divina.

Os praticantes sinceros de Yoga, especialmente os que recorrem à oração, tendem a deparar mais freqüentemente do que os outros com intervenções da graça. Para citar mais uma vez Swami Niranjanananda: "Para ser o receptáculo [da graça] é preciso passar pelo esforço individual."[3]

Esse simples reconhecimento está por trás da recomendação de Patanjali de que se pratique o îshvara-pranidhâna, que pode ser traduzido, de modo bastante livre, por "uma consideração positiva por um princípio superior". Num sentido mais estrito, o mesmo termo pode ser entendido como devoção ao Senhor (îshvara), que Patanjali concebe como um tipo especial de purusha ou Espírito transcendental. Como quer que venhamos a conceber o Ser supremo, sempre há lugar em nossa prática para uma abertura à graça.

Assim, os praticantes ocidentais de Yoga, em vez de recorrer exclusivamente às posturas, ao controle da respiração e à meditação, podem também incluir em sua rotina a benéfica prática tradicional da oração (prârthanâ).

32
Tapas, a Autotransformação Voluntária

Segundo a mitologia hindu, o Ser Divino, para criar o universo, submeteu-se voluntariamente a uma disciplina intensa. Esse Yoga cósmico fez com que o Ser Divino suasse, exsudando assim de seus poros o cosmos inteiro, com seus inumeráveis seres e coisas. Esse processo de autolimitação e autodisciplina voluntária leva em sânscrito o nome de *tapas*, que significa literalmente "calor" ou "brilho".

Os antigos sábios (*rishi*) indicavam o Ser Solar como o principal praticante de *tapas* e, na verdade, o próprio princípio originador do Yoga. Os ocidentais costumam referir-se a Patanjali como o "Pai do Yoga", mas esse título de honra pertence por direito a Hiranyagarbha (Germe ou Embrião de Ouro). É possível que em antigas eras tenha havido um mestre com esse nome, mas Hiranyagarbha significa antes de mais nada o Sol. No *Bhagavad-Gîtâ* (4.1), o Sol — chamado Vivasvat — é denominado o mestre primordial do Yoga antigo. O Sol também foi necessariamente o primeiro mestre de *tapas*, pois *tapas* está no âmago de todas as disciplinas yogues. Com efeito, antes de a palavra *yoga* passar a ser empregada no sentido técnico de "disciplina espiritual", era principalmente o termo *tapas* que designava a mesma coisa. Depois, ele adquiriu a conotação de "ascese" ou "austeridade".

Tapas é qualquer prática que leva a mente a enfrentar seus próprios limites, e seu fator principal é a resistência. É assim que, no arcaico *Rig-Veda* (10.136), diz-se que o asceta de cabelos longos ou *keshin* "resiste" ao mundo, "resiste" ao fogo e "resiste" ao veneno.[1] O *keshin* é um adepto da renúncia, um proto-*yogin*, um ser "vestido de vento" (nu?) e companheiro do selvagem deus Rudra (Aquele que Uiva). Diz-se que ele "sobe" nos ventos, arrebatado por uma divina embriaguez, e voa pelo espaço contemplando de cima todas as coisas. Porém, o nome *keshin* guarda um significado mais profundo, pois pode também referir-se ao Sol, cujos "cabelos longos" são feitos dos incontáveis raios que emanam do disco solar, irradiam-se pelo cosmos em todas as direções e dão vida à Terra. Isso de novo nos lembra que o Yoga arcaico dos *Vedas* gira em torno do Espírito Solar, que, sem dar nenhuma atenção a si mesmo, alimenta todos os seres com seu calor compassivo.

O nome antigo do *yogin* é *tapasvin*, o praticante de *tapas* ou do desafio voluntário aos próprios limites. O *tapasvin* está sempre no limite. Desafia deliberadamente seu corpo e sua mente, aplicando sua formidável força de vontade às práticas que jura empreender. Pode, por exemplo, decidir ficar de pé imóvel sob o sol quente da Índia por várias horas, no meio de uma muralha de calor emitida por quatro fogueiras acesas ao seu redor. Pode resolver sentar-se nu e solitário para meditar no topo de uma montanha batida pelos ventos a uma temperatura baixíssima. Ou pode optar por invocar incessantemente um nome divino por vários dias e noites, sem dormir. As possibilidades de *tapas* não têm fim.

Tapas começa quando negamos a nós mesmos, temporária ou definitivamente, a satisfação de um desejo particular — tomar uma gostosa xícara de café, comer uma barra de chocolate ou manter relações sexuais sem compromisso. Em vez de satisfazer o desejo, decidimos adiar sua satisfação. Então, aos poucos, o adiamento pode se prolongar até se transformar na renúncia completa a um determinado desejo. Esse tipo de desafio aos nossos hábitos gera um certo grau de frustração. Começamos a "cozinhar no nosso próprio caldo", e esse processo gera uma energia psíquica que pode ser usada para mover o processo de autotransformação. À medida que nos tornamos cada vez mais capazes de controlar nossos impulsos, experimentamos o gosto que está por trás da frustração criativa. Vemos que estamos crescendo e que a abnegação não é necessariamente negativa.

O *Bhagavad-Gîtâ* (17.14-16) fala de três tipos de ascese ou *tapas*: a ascese do corpo, a da fala e a da mente. A ascese do corpo compreende a pureza, a castidade, a não-violência e a apresentação de oferendas aos seres superiores, aos sábios, aos brâmanes (guardiães do legado espiritual da Índia) e aos mestres veneráveis. A ascese da fala consiste em falar-se palavras gentis, verdadeiras e benéficas que não ofendam a ninguém, bem como em recitar-se regularmente (*svâdhyâya*) os textos sagrados. A ascese da mente consiste na serenidade, na mansidão, no silêncio, no autodomínio e na formação de emoções puras.

Segundo o *Bhagavad-Gîtâ* (17.17), uma boa prática espiritual global compreende os três tipos de ascese e é levada a cabo com grande fé (*shraddhâ*) e sem nenhuma expectativa de recompensa. Esse *tapas* é determinado primordialmente pela qualidade *sattva*, que significa o princípio de lucidez nos mundos interior e exterior. As asceses ou austeridades em que predomina a qualidade *rajas*, o princípio de dinamismo da Natureza, tendem a ser feitas em vista de um motivo ulterior, como a conquista de respeito, de honrarias e reverências, ou mesmo por puro exibicionismo. Por causa disso, tendem a ser instáveis e de curta duração. Quando a prática é caracterizada pela qualidade *tamas*, o princípio da escuridão e da inércia, ela leva o praticante a torturar insensatamente a si mesmo e aos outros.

Sattva, *rajas* e *tamas* são as três qualidades primárias da Natureza (*prakriti*). Todas as coisas criadas, entre as quais a psique ou mente humana, são compostas desses três fatores, chamados *gunas*. Como *tapas* depende da mente do praticante de Yoga, assumirá os contornos dessas três qualidades tais como se manifestam num indivíduo em particular. Dependendo da qualidade de *tapas* de um praticante, ele colherá os resultados correspondentes. Se a prática da ascese não tiver um forte componente sáttvico, esses resultados podem variar desde a dor física e a angústia até um fracasso completo do processo espiritual.

Se uma pessoa, por exemplo, pratica *tapas* a fim de adquirir poderes paranormais (*siddhis*) para impressionar ou dominar as outras pessoas, ela não transcende o ego, mas o consolida ainda mais, e assim se desvia do caminho. Se o praticante confunde o equilibrado desafio aos próprios limites que caracteriza o verdadeiro *tapas* com uma simples penitência dolorosa, nascida da pura ignorância ou de um masoquismo subconsciente, está fadado a colher somente dor e sofrimento, que minarão sua saúde física e provavelmente causarão instabilidade emocional ou mesmo uma doença mental.

Há 2.500 anos, Gautama, o fundador do Budismo, compreendeu a importante diferença que existe entre o verdadeiro *tapas* (ou seja, o que leva à autotranscendência) e a penitência confusa. Por seis longos anos, submeteu-se a um regime rigidíssimo de ascese até que seu corpo enfraqueceu e chegou perto do colapso; mas nem por um instante perdeu o desejo da liberdade espiritual. Então, sua sabedoria interior o levou a tomar o caminho do meio (*madhya-mârga*), intermediário entre os extremos nocivos. Gautama deixou de lado seu *tapas* severíssimo e autodestrutivo e passou a nutrir adequadamente o corpo. Seus companheiros de ascese, que sempre o tiveram como um modelo inspirador, pensaram que ele havia recaído na vida mundana e se afastaram dele. Mais tarde, depois do despertar espiritual de Gautama, eles de novo se encontraram, e a luz que o Buda irradiava era tão forte que eles não puderam senão prostrar-se reverentemente aos seus pés.

O verdadeiro *tapas* nos faz brilhar como o Sol. É então que podemos ser para os outros uma fonte de calor, força e consolação.

33
A Arte da Purificação

A FILOSOFIA DA PUREZA

A vida espiritual ou vida do Yoga pode ser encarada de diversas maneiras. É vista como um caminho, uma jornada ou uma escada que leva à Realidade suprema. É denominada também uma disciplina de vida, a cultura da harmonia, a correta administração das próprias energias ou o esforço para ir além do "pequeno eu" (a identidade egóica). Neste artigo, proponho-me a examinar a vida do Yoga como um esforço amplo de purificação do ser (*âtma-shuddhi*).

Todas as tradições espirituais vêem a condição vulgar do ser humano como um estado falho ou corrupto, que não abarca nem atinge a perfeição insuperável da Realidade. O Yoga, sendo um processo de transformação, tem por objetivo reformar ou, nas palavras do grande realizador cristão Meister Eckhart, até mesmo "superformar" o praticante espiritual. O "homem velho" tem de morrer para que possa surgir o novo ser superformado — o ser reintegrado ao Todo.

Não é de surpreender que essa transmutação da personalidade humana seja freqüentemente expressa como um sacrifício de si mesmo. Na linguagem gnóstica, a realidade "inferior" tem de render-se para que a realidade "superior" ou divina possa manifestar-se em nossa vida. Para que isso possa acontecer, o praticante espiritual tem de ser capaz, de algum modo, de localizar e imitar essa Realidade superior. Tem de encontrar o "céu" dentro de si, quer por uma comunhão existencial ou união mística com a Divindade, quer por um ato de fé pelo qual esse vínculo íntimo com a Divindade é simplesmente suposto até tornar-se uma experiência real. A disciplina espiritual (*sâdhana*), pois, consiste numa "recordação" constante da Divindade, do Si Mesmo transcendente ou da natureza búdica.

Essa transformação não pode ocorrer sem uma catarse, sem que o ser lance fora todos os seus aspectos que bloqueiam a apercepção imediata da Realidade. As tradições do Yoga e do Vedânta podem ser compreendidas como programas progressivos de "desintoxicação" do corpo e da mente, que terminam por limpar o olho interior de modo que possamos ver o que está sempre à nossa frente — a Realidade onipresente, a Divindade. Enquanto os nossos sistemas emocional e cognitivo estão intoxicados ou impuros, o olho interior permanece fechado e tudo o que vemos é o mundo da multiplicidade-sem-unidade. O moderno mestre gnóstico Omraam Mikhaël Aïvanhov comentou a esse respeito:

> Há não muitos anos, quando as casas ainda eram iluminadas por lâmpadas a óleo, os vidros das lâmpadas tinham de ser limpos toda tarde. Toda combustão produz resíduos, e o óleo das lâmpadas depositava uma fina camada de fuligem dentro do vidro, de modo que, mesmo que a chama estivesse acesa, a lâmpada não dava luz se o vidro não fosse limpo. O mesmo fenômeno acontece em cada um de nós, pois a vida é combustão. Todos os nossos pensamentos, sentimentos e atos, todas as nossas manifestações, são produtos de uma combustão. Ora, é evidente que, para produzir-se a chama, a energia que nos anima, algo tem de queimar; e essa queima produz inevitavelmente certos resíduos que têm de ser eliminados. Assim como a lâmpada não ilumina a casa se o seu vidro está recoberto de fuligem,... assim também o homem que deixa de se purificar afunda cada vez mais no frio e nas trevas e termina por perder a própria vida.[1]

Segundo uma outra metáfora, o Yoga é como um tanque de oxigênio que repousa no leito de um lago profundo, de águas enlameadas. Usando o tanque, podemos subir a salvo até a superfície. Enquanto subimos, percebemos que a água vai ficando cada vez mais limpa — sendo a água um símbolo do nosso próprio composto somático-psíquico (nosso corpo e nossa mente). Estamos mergulhados em Deus, mas só percebemos isso quando trabalhamos ativamente para purificar nossa visão.

Em seu *Yoga-Sûtra* (3.55), Patanjali nos dá esta importante definição da libertação espiritual, meta do caminho yogue:

> [O estado de] "solidão" transcendental (*kaivalya*) [é atingido] quando a essência da mente (*sattva*) e o Si Mesmo são iguais em pureza.

A filosofia que está por trás dessa afirmação é a seguinte: O Sujeito ou Espírito transcendente (*purusha*) é intrinsecamente puro e perfeito. A mente humana, que Patanjali chama aqui de *sattva*, não é. Na medida em que a mente se purifica até ficar transparente como um espelho, ela se aproxima da pureza eterna do Si Mesmo, refletindo sua "luminosidade" natural e assumindo assim também ela a aparência de luminosidade. Na verdade, a iluminação ocorre quando a mente, ou a consciência, reflete o brilho natural do Si Mesmo sem nenhuma obstrução. Essa luminosidade refletida manifesta-se até mesmo no corpo, e é aí que se fala da "transfiguração" que ocorreu com Moisés, com o profeta Elias e não menos com Jesus de Nazaré.

As Técnicas Yogues de Desintoxicação Física

O mais comum dos termos sânscritos que designam a "purificação" é *shodhana*, e a condição de "pureza" é chamada *shuddhi* ou *shauca*, sendo este último termo aplicado tipicamente à limpeza física. Comecemos pelo Yoga Clássico formulado no *Yoga-Sûtra* de Patanjali — obra datada provavelmente do século II d.C. Pelo *Yoga-Sûtra* (1.43) aprendemos que "por meio da ascese (*tapas*), em virtude da diminuição da impureza, [alcança-se] a perfeição do corpo e dos órgãos dos sentidos".

A prática tradicional de *tapas* inclui exercícios como o jejum prolongado, a conservação da mais completa imobilidade nas posições de pé ou sentada, a observação do silêncio total ou a exposição voluntária ao extremo calor ou frio, fome ou sede. Essas técnicas ascéticas, que fazem parte do *kriyâ-yoga* de Patanjali, têm o objetivo de solidificar a vontade e cultivar o potencial inato do complexo somático-psíquico. Segundo o *Yoga-Sûtra* (3.46), a "perfeição" corpórea consiste em beleza da figura, graciosidade e robustez adamantina.

O ideal de perfeição corpórea tornou-se um tema importante no período posterior a Patanjali, especialmente nas escolas de Hatha-Yoga, que têm o objetivo declarado de criar um "corpo divino" (*divya-deha*) indestrutível. No *Yoga-Bîja* (51-52), texto sânscrito medieval, lemos:

> O corpo [formado pelo] Yoga é extraordinariamente forte. Nem as divindades podem obter [um corpo tão durável]. [O *yogin* dotado de tal corpo] goza de vários poderes sobrenaturais e está livre da servidão ao corpo. O corpo [formado pelo Yoga] é como o céu; mais puro mesmo do que o céu.

Para criar esse supercorpo, o *yogin* começa pela purificação do corpo físico. A *Gheranda-Samhitâ*, manual de Hatha-Yoga do século XVII, dá uma grande lista dessas práticas de purificação. Têm elas o objetivo de "temperar" o corpo pelo "fogo do Yoga". A purificação se realiza, antes de mais nada, pelos "seis atos" (*shat-karma*). São eles:

1. As técnicas básicas de limpeza (*dhauti*), que incluem práticas como os cuidados dentários, a limpeza do estômago por diferentes meios e a limpeza do reto.
2. Enema com água e enema a seco (*vasti*).
3. Limpeza do nariz (*neti*) por meio de um fio bem fino.
4. Rotação dos músculos abdominais verticais (*naulî*), tendo por objetivo a limpeza do estômago e dos intestinos.
5. A fixação do olhar (*trâtaka*), que purifica os olhos.
6. O "brilho do crânio" (*kapâla-bhâti*), uma forma de exercício respiratório que em tese faz brilhar toda a cabeça.

O *Brihad-Yogi-Yâjnavalkya*, obra medieval, traz instruções detalhadas para o banho ritual (*snâna*), e outros textos mencionam ainda outras práticas purificatórias. Diz-se que todas essas técnicas — algumas das quais são muito perigosas se forem praticadas sem a supervisão de um especialista — curam as mais diversas doenças. O mesmo se afirma das posturas (*âsana*) e dos métodos de controle da respiração (*prânâyâma*). Segundo o *Brihad-Yogi-Yâjnavalkya* (7.118 ss.), o banho ritual deve ser tomado no começo da manhã num rio ligado ao oceano ou no próprio oceano. Segundo o mesmo texto, o banho quente não tem nenhum efeito. O banho deixa a mente calma, elimina as emoções negativas e aumenta o bem-estar, a vitalidade e a beleza da pessoa.

O texto diz ainda que os praticantes que não podem tomar seu banho ritual por fraqueza ou por falta de tempo devem purificar-se pela recitação de *mantras*. A isso se chama "banho de mantras" (*mantra-snâna*).

O jejum (*upavâsa*) e a dieta (*âhâra*) são dois importantes meios yogues de purificação. Há muito tempo se sabe que o jejum é um meio muito eficiente para a indução de estados alterados de consciência. A abstinência de alimento muda a composição química do sangue, o que tem inevitavelmente um efeito sobre a mente. Para dar frutos espirituais, porém, o jejum tem de ser feito com a disposição interior correta. Gandhi, que fez constantes experiências com o jejum e a adoção de uma dieta rigorosa, observou:

> Estou convicto de que dele muito me beneficiei, física e moralmente. Mas sei que isso não significa que o jejum e outras disciplinas semelhantes tenham o mesmo efeito para todos.
> O jejum pode colaborar para reduzir as paixões animais, mas só se for feito em vista do autodomínio... se o jejum do corpo não for acompanhado pelo jejum da mente, está fadado a culminar na hipocrisia e num desastre.[2]

Já há mais de três mil anos, o *Chândogya-Upanishad* (7.26.2) observava a estreita ligação que existe entre a pureza da dieta e a pureza do ser:

> Quando o alimento é puro, o ser (*sattva*) é puro. Quando o ser é puro, a memória/atenção (*smriti*) é estável. Quando se alcança [uma tal] memória/atenção, todos os nós [do coração] se desfazem.

Swami Sivananda de Rishikesh, mestre do século XX, não fez senão reafirmar a antiga sabedoria quando escreveu:

> A mente é formada da porção mais sutil do alimento. Se o alimento for impuro, a mente também se tornará impura. É esse o veredito dos sábios e dos psicólogos.[3]

Em outras palavras, o alimento não é simplesmente um agregado de substâncias químicas, mas contém a própria quintessência da matéria orgânica, que é a energia vital (*prâna*). Porém, embora todos os tipos de alimento possam ser considerados formas de *prâna*, nem todos podem ser considerados igualmente benéficos. Certos tipos de alimento são, em maior ou menor grau, tóxicos para o organismo humano. Por isso, o praticante de Yoga é muito cuidadoso com sua alimentação. O *Bhagavad-Gîtâ* (18.8s.) categoriza o alimento segundo o modelo das três qualidades primárias ou *gunas* — *sattva*, *rajas* e *tamas*. *Sattva* tem o poder de elevar; *rajas* irrita e exacerba; e *tamas* causa a lentidão.

> Os alimentos que promovem a vida, a lucidez (*sattva*), a força, a saúde, a felicidade e a satisfação, e que são saborosos, ricos em óleo, firmes e [alegram o] coração, são agradáveis à pessoa de natureza sáttvica.

> Os alimentos picantes, azedos, salgados, excessivamente temperados, ácidos, áspero e excessivamente quente são desejados pela pessoa de natureza rajásica. Causam a dor, o sofrimento e a doença.

> E os [alimentos] estragados, sem sabor, pútridos, rançosos, as sobras e os [alimentos] impuros são agradáveis à [pessoa] de natureza tamásica.

Nem todas as autoridades yogues estão de acordo quanto ao que deveria constituir uma boa dieta. Todas, porém, sublinham a importância do autodomínio em matéria de alimentação (que se chama *mita-âhâra*), ou seja, de se comer moderadamente.

Do ponto de vista yogue, a doença resulta de um desequilíbrio na circulação de força vital. É preciso recuperar a saúde antes de se proceder às práticas yogues superiores, como o controle da respiração, o recolhimento dos sentidos, a concentração e a meditação. A dieta é uma prática fundamental nesse esforço de harmonização do corpo. O êxtase (*samâdhi*), estágio final do caminho yogue, é explicado como um perfeito equilíbrio interior — equilíbrio difícil de se realizar sem um corpo saudável.

No Hatha-Yoga, a mais importante técnica de purificação é um determinado tipo de controle da respiração que se faz respirando-se alternadamente pelas narinas esquerda e direita. Essa prática tem o objetivo de eliminar todas as obstruções da rede de canais sutis pelos quais circula a força vital, tornando possíveis o controle da respiração propriamente dito e a concentração profunda. Segundo os textos do Hatha-Yoga, no homem vulgar a circulação da força vital está obstruída. Essa técnica de respiração alternada é chamada *nâdî-shodhana*.

Quando os canais sutis (*nâdî*) — ou arcos da energia vital — estão completamente purificados, a força vital pode circular livremente pelo corpo e submete-se ao controle voluntário. Patanjali já fez observar em seu *Yoga-Sûtra* (2.52) que o controle da respiração tem o efeito de remover o "véu" (*âvarana*) que impede a clara manifestação da luz interior.

O objetivo do Hatha-Yoga é conduzir a força vital pelo eixo central do corpo até o topo da cabeça. Esse fluxo de *prâna* pelo conduto central — chamado *sushumnâ-nâdî* — desperta, em tese, o pleno potencial psicoespiritual do corpo. Esse potencial é mais conhecido pelo nome de "poder da serpente" (*kundalinî-shakti*).

Quando a *kundalinî* desperta e sai do seu estado de adormecimento no centro (*cakra*) mais baixo, situado na base da coluna vertebral, ela sobe até o centro coronário. Essa subida é acompanhada de vários fenômenos psíquicos e somáticos. Entre eles incluem-se estados visionários e, quando a *kundalinî* chega ao centro mais alto, a transcendência extática no contato com a Realidade sem forma, intrinsecamente inconcebível e feliz. Quando a força *kundalinî* está ativa no centro coronário, o restante do corpo perde aos poucos sua energia. Esse curioso efeito é explicado como a purificação progressiva dos cinco elementos (*bhûta*) que constituem o corpo físico — terra, água, fogo, ar e éter. O nome desse processo em sânscrito é *bhûta-shuddhi*.

A purificação do corpo não só produz a saúde e o equilíbrio interior como também afeta o modo pelo qual a pessoa percebe o mundo. Isso fica claramente indicado no *Yoga-Sûtra* (2.40) de Patanjali, onde se lê:

Por meio da pureza, [o *yogin* adquire] o desejo de proteger seus próprios membros [e o desejo de] não ser contaminado pelos outros.

A expressão decisiva *sva-anga-jugupsâ* costuma ser traduzida por "aversão ao próprio corpo", mas isso não corresponde de modo algum ao espírito do Yoga. A tradução mais adequada de *jugupsâ* é "desejo de proteger". O adepto anseia por proteger seu corpo contra a contaminação que vem de outros corpos. Isso se associa a um distanciamento em relação ao seu próprio veículo físico, distanciamento esse que é provocado e favorecido pela consciência que "testemunha" o corpo sem com ele se identificar. Essa atitude é um importante antídoto contra o narcisismo corporal que o Hatha-Yoga — à semelhança de outros sistemas de cultura física — pode gerar. O aforismo de Patanjali nos lembra que a verdadeira obra deve cumprir-se no nível espiritual. Então, em suas palavras, "Aquele que Vê" — o Si Mesmo transcendente — há de brilhar com evidência. Entretanto, é cabível que o praticante queira gozar da realização do Si Mesmo num corpo saudável, sendo esse o ideal do Hatha-Yoga. É possível mesmo que esse desejo não seja egoísta, pois provavelmente poderemos fazer mais bem aos outros com um corpo saudável, talvez até um corpo dotado de poderes extraordinários (*siddhis*) de toda espécie.

As Técnicas Yogues de Catarse Mental

A pureza corporal e moral é fundamental para a saúde física e mental. É por isso que o caminho de oito membros de Patanjali começa com os dez mandamentos de *yama* e *niyama*, que regulam não só a vida social dos praticantes de Yoga como também sua relação com seu próprio composto somático-psíquico e com a Divindade (*îshvara*). A pureza moral e física cria a base necessária para as práticas superiores do Yoga, que têm por objetivo lustrar de modo mais direto o espelho da mente.

A purificação mental se realiza por meio da inibição sensorial (*pratyâhâra*), da concentração (*dhâranâ*), da meditação (*dhyâna*) e da autotranscendência extática (*samâdhi*). Em seu *Viveka-Cudâmani* (v. 77), o famoso mestre vedântico Shankara caracteriza os objetos (*vishaya*) como um "veneno" (*visha*), pois eles maculam a consciência na medida em que a distraem de sua verdadeira tarefa, que é a de espelhar a realidade. Nossa atenção é constantemente atraída para o exterior pelos objetos, e essa exteriorização da consciência nos impede de ser o que realmente somos. "Quando a mente persegue os sentidos vagantes", assevera o *Bhagavad-Gîtâ* (2.67), "leva embora a sabedoria (*prajnâ*) como o vento [leva embora] um navio sobre a água."

As percepções sensoriais poluem o ambiente interior, mantendo a mente num estado de agitação. Ficamos sempre à espera de experiências que nos deixem felizes e inteiros, mas esse desejo de felicidade não pode jamais ser satisfeito por experiências externas. "Quaisquer que sejam os prazeres nascidos do contato [com os objetos dos sentidos], eles só podem ser fontes de sofrimento", declara o *Bhagavad-Gîtâ* (5.22). Para encontrar a paz e a verdadeira felicidade, temos de esvaziar a mente e permanecer imóveis. As conseqüências fatais da conversão da atenção para os objetos (em vez de voltar-se ela para o supremo Sujeito, o Si Mesmo) estão muito bem descritas nesse antigo texto sagrado yogue (2.62-63):

> Quando um homem contempla os objetos, nasce o apego a eles. Do apego nasce o desejo [de mais contato com os objetos] e do desejo nasce a ira [quando o mesmo desejo é frustrado].
>
> Da ira nasce a confusão, da confusão o colapso da memória; do colapso da memória, a perda da sabedoria (*buddhi*); com a perda da sabedoria, [ele] perece.

A confusão emocional (*sammoha*) perturba gravemente nossas faculdades cognitivas: perdemos nosso senso de direção, de objetivo e de identidade. A palavra que designa esse estado em sânscrito é *smriti-bhramsha* ou "colapso da memória/atenção". Quando nos esquecemos da realidade, a sabedoria ou intuição intelectual (*buddhi*) não pode se manifestar. Mas, sem a sabedoria, nós, membros da espécie *Homo sapiens*, estamos fadados a perder não só a qualidade humana como também a nossa própria vida. A ignorância espiritual nos cega e, em última análise, nos arruína. Já a sabedoria pode nos libertar. Lemos no *Âtma-Bodha* ("O Conhecimento do Si Mesmo") de Shankara (v. 16):

> Muito embora o Si Mesmo penetre todas as coisas, ele não brilha em todas as coisas. Ele brilha somente no órgão da sabedoria (*buddhi*), como um reflexo num meio transparente [como a água ou um espelho].

O "órgão da sabedoria", freqüentemente chamado também de "mente superior", é composto predominantemente de *sattva*, a qualidade lúcida do cosmos. Existe uma certa semelhança entre *sattva* e o Si Mesmo, e essa curiosa afinidade possibilita que a presença radiante do Si Mesmo se manifeste nos seres humanos.

A disciplina de contenção dos sentidos é essencial para a manifestação da sabedoria ou gnose. Sem ela, a concentração e a meditação são impossíveis. Essas duas técnicas têm o objetivo de esvaziar o espaço interior para que a "luz" do Si Mesmo possa manifestar-se plenamente. Nos textos yogues, a concentração é definida geralmente como a "amarração" da atenção a um único objeto. A meditação é o processo de aprofundamento que se desenvolve a partir das bases dessa atenção concentrada. Vai revelando aspectos cada vez mais "sutis" do objeto de concentração, seja ele uma divindade visualizada ou outro "suporte", um *mantra* ou uma parte do corpo.

No fim, o conhecimento obtido pela meditação é considerado superior ao conhecimento ou às experiências derivadas do contato com os objetos dos sentidos. No entanto, também ele precisa ser transcendido. A meditação se completa quando a consciência meditativa está lúcida mas completamente vazia. Nesse ponto, nossa atenção sofre uma modificação significativa. De repente nos fundimos com o objeto de contemplação. É esse o tão desejado estado de êxtase (*samâdhi*), no qual sujeito e objeto se fundem e todos os opostos coincidem. Nesse estado, gozamos tranqüilos da paz e da felicidade que são partes inalienáveis da nossa natureza autêntica, o Si Mesmo transcendente.

Entretanto, mesmo no estado de *samâdhi* podem surgir intuições intelectuais (*prajnâ*) espontâneas, que em última análise são também "impurezas" e por isso precisam também ser transcendidas até recuperarmos em plenitude nossa identidade com o Si Mesmo no estado extraordinário de êxtase transconceitual (*nirvikalpa-samâdhi*). Infelizmente, esse estado extático é apenas temporário e em pouco tempo nossa vulgar consciência egóica se reconstitui. Felizmente, por outro lado, o *nirvikalpa-samâdhi* (que se chama também *asamprajnâta-samâdhi* no Yoga Clássico) deixa em nós um forte "gosto" que pode então nos orientar no prosseguimento da aventura espiritual.

O desafio que resta é o de realizar nossa natureza superior ou verdadeira natureza nas condições da vida cotidiana. É esse o ideal do êxtase espontâneo (*sahaja-samâdhi*), que é estável e permanente. Essa sublime condição de iluminação é a própria "libertação em vida", da qual Shankara diz no *Viveka-Cudâmani* (v. 438):

Aquele que nunca pensa "eu" em relação ao corpo e aos sentidos; que nunca pensa "isto" em relação a algo [supostamente] diferente "d'Aquilo" [isto é, da Realidade]: este é considerado um [ser] liberto em vida (*jîvan-mukta*).

34
Os Obstáculos no Caminho Segundo Patanjali

Generalidades

O processo yogue, que contraria a tendência exteriorizante da mente humana vulgar, nem sempre se desenvolve tranqüilamente e sem percalços. Como já afirma o *Bhagavad-Gîtâ* (6.6), o eu pode ser o pior inimigo do Si Mesmo.[1] Patanjali, em seu *Yoga-Sûtra* (1.30), menciona nada menos que nove obstáculos (*antarâya*) que podem surgir no decurso da disciplina yogue:

> A doença, a apatia, a dúvida, a desatenção, a preguiça, a dissipação, a falsa visão, a não-realização dos estágios [do Yoga] e a instabilidade [nesses estágios] são as distrações da consciência; são estes os obstáculos.

Todos estes podem ser compreendidos como limitações que o próprio ser se impõe e que retardam ou mesmo inviabilizam o processo do Yoga. Podem ser vistos também como expressões do inconsciente que maculam a grande obra yogue e assim preservam o *status* presente da personalidade não iluminada, do eu não redimido. Mesmo quando o desejo de libertação (*mumukshutva*) está presente, o aspirante ainda está sujeito às forças antitéticas da Natureza (*prakriti*) que regem a sua psique. Acontecimentos aparentemente acidentais, como a doença, que frustram o progresso yogue, são devidos em última análise à frutificação das sementes kármicas (*karma-âshaya*) e são, portanto, induzidos pelo próprio ser que os sofre.

É significativo que Patanjali caracterize os nove obstáculos como "distrações da consciência" (*citta-vikshepa*). São distúrbios ou disfunções, como deixa bem claro o termo *vikshepa*, derivado do prefixo *vi-* ("dis-") e da raiz verbal *kship*, que significa "lançar" ou "atirar". Os *vikshepas* dispersam a concentração mental do *yogin* e interpõem-se assim no caminho do seu esforço perseverante para cultivar a unicidade ou "unipontualidade"* (*ekâgratâ*) da mente.

Segundo o *Yoga-Bhâshya* (1.1), os estágios ou níveis (*bhûmi*) da atividade mental são os seguintes:

1. Inquieta (*kshipta*) ou agitada em virtude de uma grande preponderância da qualidade *rajas*, o princípio psicocósmico dinâmico; no *Yoga-Bhâshya-Vivarana* de Shankara Bhagavatpâda, a mente nesse estado é comparada a um celeiro excessivamente cheio cujas portas arrebentam.

2. Iludida (*mûdha*) ou fascinada em virtude de um excesso de *tamas*, o princípio psicocósmico da inércia, que elimina a importante faculdade do discernimento (*viveka*).

3. Distraída (*vikhsipta*) ou apenas intermitentemente estável em virtude da presença periódica de *sattva*, o princípio psicocósmico da lucidez.

4. Unipontual (*ekâgra*) ou concentrada em virtude da presença cada vez mais constante de *sattva* e do gradual predomínio de *sattva* sobre *rajas* e *tamas*.

5. Restrita (*niruddha*) ou controlada em virtude da preeminência de *sattva*; Shankara Bhagavatpâda explica este estado como caracterizado pela ausência de pensamentos.

Os primeiros três níveis são estados mentais tipicamente experimentados pela pessoa comum. Só os dois últimos descrevem a qualidade da consciência do *yogin*.

---

* O termo é composto de *eka* ("um, único") e *agratâ*, "pontualidade, qualidade de ponta" (derivado de *agra*, "ponta", "extremidade"). (N.T.)

O *Yoga-Bhâshya* (1.30) explica que as distrações só podem ocorrer enquanto um dos cinco tipos de "flutuações" (*vritti*) mentais está presente. Em outras palavras, a mente tem de perceber, perceber erroneamente, imaginar, lembrar ou estar dormindo. Quando essas atividades mentais estão controladas (*niruddha*), porém, é evidente que os obstáculos mencionados por Patanjali perdem todo o seu poder. Ou seja, o *yogin* pode ficar doente, mas não será perturbado por sua doença. Foi o que aconteceu, por exemplo, com o famoso sábio Ramana Maharshi de Tiruvannamalai, que viveu no século XX. No final de sua vida, ele sofria de câncer. A doença deve ter-lhe causado muita dor, mas ele permanecia sereno e, vez por outra, fazia brincadeiras a respeito de seu corpo castigado pela dor e da preocupação que o médico sentia por ele.

Pode-se dizer, portanto, que os obstáculos só o são na medida em que afetam as atividades da mente. No *Yoga-Bhâshya-Vivarana* (1.30), Shankara Bhagavatpâda explica da seguinte maneira a palavra *antarâya*: "Eles se movem numa direção ou criam um intervalo, lacuna ou rompimento — daí [serem denominados] obstáculos." Um "intervalo" (*antara*) é um rompimento da continuidade natural da apercepção pelo Si Mesmo (*purusha*), que é uma simples testemunha (*sâkshin*). Em outras palavras, é um momento em que o Si Mesmo se eclipsa e a pessoa se perde na corrente dos pensamentos, sentimentos e sensações que surgem em sua consciência. É daí que no *Tattva-Vaishâradî* (1.30) Vâcaspati Mishra afirma que os obstáculos são especificamente "obstáculos ao Yoga" (*yoga-antarâya*) e "distrações em relação à consciência contida pelo Yoga". Em seu *Yoga-Bhâshya* (1.30), Vyâsa fala dos "adversários do Yoga" (*yoga-pratipaksha*), "obstáculos ao Yoga" (*yoga-antarâya*) e "máculas do Yoga" (*yoga-mala*). Shankara Bhagavatpâda, no *Vivarana* (1.30), assevera que todos eles são igualmente nocivos (*tulya-pratyanîka*), pois engendram estados mentais (em vez de colaborar com a transcendência da mente). Segundo o *Vritti* de Nâgojî Bhatta, esses nove são produzidos por *rajas* e *tamas* e conduzem a um "estado de múltiplas flutuações" (*aneka-vrittitva*) da consciência. A *Mani-Prabhâ* declara: "Distraem a mente e fazem-na decair do Yoga." Essa afirmação encontra eco na *Yoga-Sudhâkara-Candrikâ*, que denomina-os "obstruções" (*vighna*).

Como são esses nove obstáculos em seus detalhes? Para lançar luz sobre essa questão, vou fazer uso das afirmações encontradas nos diversos comentários escritos em sânscrito sobre o *Yoga-Sûtra*.

A Doença (*Vyâdhi*)

Vyâdhi não é definido pelo autor do *Yoga-Sûtra*, mas a palavra tem o sentido simples de "doença", "enfermidade" ou "distúrbio". É derivada dos prefixos *vi* e *â* e da raiz verbal *dhâ*, a qual significa "desfazer-se", "dispersar-se". Vyâsa define a palavra como "um desequilíbrio dos 'instrumentos' [isto é, os órgãos dos sentidos], das secreções ou dos humores". Vâcaspati explica: "Os humores — vento, bile e fleuma — são [assim denominados] porque sustentam o corpo. A secreção é uma modificação especial do alimento ingerido sob a forma sólida ou líquida. Os 'instrumentos' são os sentidos. Um desequilíbrio deles é uma condição de falta ou excesso." O *Bhoja-Vritti* dá "febre, etc." como exemplo das causas de um tal desequilíbrio, e o mesmo se encontra na *Candrikâ* e no *Yoga-Sudhâkara*. Bhâva Ganesha substitui a palavra *shleshma* por *kapha* — ambas significam "fleuma" — e explica *karana* (instrumento) como "pele, olhos, etc." Sua paráfrase de *vaishamya* (desequilíbrio) é "perda da essência" (*svabhâva-pracyava*), ou seja, o abandono do equilíbrio ou da saúde naturais do corpo. Também o *Yoga-Sudhâkara* fala dos três *doshas* (isto é, os humores ou *dhâtus*).

Shankara Bhagavatpâda diz: "O desequilíbrio é o estado de desigualdade (*vishama-bhâva*)." Afirma ainda que o mesmo desequilíbrio é devido ao "uso excessivo de uma ou outra substância, etc." Acrescenta que um *dhâtu* pode aumentar por si mesmo ou em função de fatores exteriores. Menciona sete tipos de *rasa* ou secreções ("essências"): plasma (também chamado *rasa*), sangue (*lohita*), gordura (*medas*), carne (*mâmsa*), osso (*asthi*), medula (*majjâ*) e sêmen (*shukla*). Segundo ele, o "desequilíbrio dos instrumentos [sensoriais]" é a cegueira, a surdez, etc. Vijnâna Bhikshu, por sua vez, afirma que quando Vyâsa diz *saha iti* (junto com [as flutuações mentais]), deve-se entender não uma simultaneidade completa, mas que Vyâsa ignorou a diminuta fração de tempo que medeia entre a apresentação de um obstáculo e seus efeitos perturbadores sobre a mente.

A Apatia (Styâna)

Styâna (da raiz verbal styâ, que significa "adensar-se") é a apatia mental. O Yoga-Bhâshya (1.30) a define como a "inatividade da mente". Vâcaspati dá "incapacidade para a ação". Vijnâna Bhikshu explica akarmanyatâ ou inatividade como se segue: "Inatividade é a incapacidade de executar o Yoga. Muito embora [possa haver uma] inatividade do corpo [devida à] constipação, etc., [não há] obstrução ao Yoga no que diz respeito à mente. Por isso [Vyâsa] disse 'da mente'." Shankara Bhagavatpâda limita-se a citar o Yoga-Bhâshya e Bhoja faz o mesmo, ao passo que Bhâva Ganesha e Nâgoji Bhatta seguem a exegese de Vâcaspati Mishra. A Mani-Prâbha diz que "a indolência é uma incapacidade para a ação mesmo quando a mente anseia [por ela]". A Candrikâ diz simplesmente que "indolência é inatividade", ao passo que o Yoga-Sudhâkara afirma mais especificamente que "a indolência é a inatividade da mente". Pode-se interpretar esse obstáculo como a procrastinação, uma forma de inércia mental pela qual as ações necessárias são adiadas.

A Dúvida (Samshaya)

Desde as épocas mais remotas, a dúvida foi identificada como um dos principais obstáculos à realização espiritual. O Brihad-Âranyaka-Upanishad (4.4.23) declara que só podemos vir a conhecer a Realidade quando estamos livres da dúvida. O Bhagavad-Gîtâ (4.40) assevera que a dúvida aflige a pessoa a quem falta a fé (shraddhâ). Os efeitos da dúvida podem ser devastadores e, no fim, autodestrutivos. O Matsya-Purâna (110.10) observa que o indivíduo que alimenta dúvidas colhe o sofrimento e não os frutos do Yoga.

O Yoga-Bhâshya (1.30) explica: "A dúvida é o conhecimento que toca ambos os extremos [de um dilema], como 'isto talvez seja assim', 'isto talvez não seja assim'." Vâcaspati Mishra diz: "Muito embora isto exista pela permanência na forma, a dúvida e o erro não vêm diferenças entre ambos os extremos, que assim se tocam e não se tocam."* Shankara Bhagavatpâda afirma: "A dúvida é a noção que toca nos dois extremos do dilema de saber se [um determinado objeto] é um poste ou um homem." Trata-se de um exemplo clássico do Vedânta para ilustrar a vacilação que a pessoa experimenta no estado de dúvida: vemos algo de longe e não sabemos o que é. Pode ser um poste de madeira ou um ser humano. Nossa vida é repleta dessas incertezas que vêm da percepção, mas mais importantes são as incertezas cognitivas: o Si Mesmo eterno é real ou não é? Sou idêntico ao corpo ou não sou? E assim por diante.

A Desatenção (Pramâda)

O caminho yogue depende por completo da atenção e é inviabilizado pela desatenção ou negligência. O Yoga-Bhâshya (1.30) explica este defeito como "o não-cultivo dos meios do êxtase", o que se pode compreender como uma falta de dedicação. Shankara Bhagavatpâda dá como glosa "falta de persistência".

A Preguiça (Âlasya)

Se styâna é a apatia mental, âlasya é a preguiça devida ao peso do corpo (como o que decorre de se comer demais). Segundo o Yoga-Bhâshya (1.30), é a falta de esforço devida ao peso do corpo e da mente, peso esse que, como nos informa Vâcaspati Mishra, decorre da preponderância da fleuma (no caso do corpo) e da presença de tamas (no caso da mente). Essa interpretação, porém, não nos permite distinguir adequadamente âlasya de styâna. Infelizmente, nenhum dos comentários nos esclarece quanto a este ponto.

A Dissipação (Avirati)

Virati vem da raiz verbal ram, que significa "parar" mas também "deleitar-se em". Virati significa, pois, "cessação", muitas vezes no sentido de "renúncia", mas ao mesmo tempo é estreitamente ligada ao termo rati, que tem o sentido de "prazer sexual". Avirati é, neste caso, o oposto de "cessação", e muitos tradutores optaram pelo termo "dissipação" para transmitir o significado da palavra sânscrita. James Houghton Woods, porém, traduziu-a por "mundanidade", baseando-se para tanto no Yoga-Bhâshya (1.30), que define a pala-

---

* Foi a melhor tradução/interpretação que encontramos para o original em inglês, que parece ter sido traduzido do sânscrito ao pé da letra: "Even though there is this by means of staying in the form, doubt and error there being nondifference both extremes touching and nontouching." (N. T.)

vra como "a cobiça da mente sob a forma do apego às coisas". O mecanismo do apego e da cobiça foi formulado há muito tempo no *Bhagavad-Gîtâ* (2.62-63):

> Quando um homem contempla os objetos, nasce o apego a eles. Do apego nasce o desejo e do desejo nasce a ira.
>
> Da ira nasce a confusão. A confusão resulta na perda da atenção. A perda da atenção destrói a sabedoria. Com a perda da sabedoria, ele perece.

O *Bhagavad-Gîtâ* (2.64) nos fornece também um antídoto contra esse processo: permanecer em meio aos objetos dos sentidos, mas mantendo a mente e os mesmos sentidos sob controle. Na tradição vedântica, o termo *uparati* (quietude) é usado com freqüência para designar o tipo de desapego que o sábio deve cultivar a fim de superar as emoções e atitudes negativas, das quais a tendência à dissipação (*avirati*) não é a menos importante.

A Falsa Visão (*Bhrânti-Darshana*)

Muito embora a dúvida seja um obstáculo significativo no caminho yogue e traga consigo um certo sofrimento emocional (inquietude), ela é potencialmente um trampolim para uma visão e uma certeza mais profundas. A falsa visão, por sua vez, envolve uma (prematura) sensação de certeza e, por isso, não partilha da agonia da dúvida; não obstante, é potencialmente mais nociva. Isso porque a falsa visão é essencialmente um erro (*viparyaya*). O *Yoga-Bhâshya* (1.30) explica que, se um praticante de Yoga incorresse no erro de pensar que um determinado estágio de realização yogue já é um grau suficiente, deixaria automaticamente de progredir na via espiritual. Só o entendimento claro, ou o que se chama de "discernimento" (*viveka*), pode nos dar uma orientação confiável no caminho de fio de navalha que leva à libertação.

A Não-Realização dos Estágios (*Alabdha-Bhûmikatva*)

O progresso no caminho yogue varia de pessoa para pessoa e depende da capacidade psicológica do indivíduo e, num nível mais profundo, do seu *karma*. Tudo aquilo que representamos no momento presente, representamo-lo em virtude das nossas volições passadas (expressas ou não no nível físico). Nosso DNA é o produto da somatória de todo o nosso passado kármico, e o mesmo se pode dizer, de acordo com o Yoga, das nossas circunstâncias de vida e das experiências que temos e que se impõem a nós. Uma vez que boa parte daquilo que chamamos "mente" depende das funções cerebrais, e uma vez que o cérebro é determinado pelo DNA, também a nossa vida mental é determinada em grande medida pelo *karma*. Se não fosse pela nossa natureza essencial (ou seja, o Si Mesmo ou *purusha*), que é transcendente e eternamente livre, seríamos simples robôs. Optando constantemente pelo Si Mesmo, pela Consciência Pura, podemos superar nossa carga kármica. A opção pelo Si Mesmo se traduz no cultivo da atenção e na desativação dos pensamentos, emoções e atitudes negativas.

Trata-se de um processo gradual que, segundo a filosofia yogue, pode prolongar-se por várias existências e envolver muitas ocasiões de aparente fracasso. A vida é uma escola; se não aprendermos com os nossos erros, teremos de fazer várias vezes as mesmas lições. A chave do sucesso no Yoga é a perseverança. Como afirma o *Yoga-Sûtra* (1.13):

> ...[a prática só] se firma [depois de ter sido] cultivada adequadamente e ininterruptamente por muito tempo.

Os que ainda não adquiriram a energia e a determinação necessárias são incapazes de alcançar o nível seguinte do processo espiritual. Além disso, uma súbita irrupção de *karma* — talvez sob a forma de uma doença ou de outra adversidade — pode impedir o praticante de Yoga de seguir em frente.

O *Yoga-Sûtra* (1.30) reconhece a incapacidade de alcançar o estágio seguinte de crescimento interior como um dos nove obstáculos. O *Yoga-Bhâshya* (1.30) nos diz que por "estágios" (*bhûmi*) entendem-se aqui os quatro estágios descritos mais adiante por Vyâsa em seu comentário (3.51): (1) *prathama-kalpika* (fase inicial), (2) *madhu-bhûmika*, que o *Yoga-Bhâshya* (1.30) também denomina *madhu-matî* (melíflua), (3) *prajnâ-jyotis* (luz da sabedoria) e (4) *atikrânta-bhâvanîya* (no processo de transcender [todas as coisas]).

O *prathama-kalpika-yogin* é o praticante (*abhyâsin*) para quem a luz interior está apenas nascendo. O *madhu-bhûmika-yogin* já tem a sabedoria portadora da verdade (*ritam-bharâ prajnâ*) mencionada no *Yoga-Sûtra* (1.48), que é doce e preciosa como o mel. O *prajnâ-jyotir-yogin* detém o pleno controle dos órgãos do corpo e dos elementos e é perfeitamente capaz de realizar o estágio restante. O *atikrânta-bhâvanîya-yogin* transcende todas as coisas e tem como único objetivo a resolução (*pratisarga*) da mente no âmago transcendente da Natureza (*prakriti*).

Para complicar um pouco as coisas, o *Yoga-Bhâshya* (1.1) também aplica, como notamos acima, o termo *bhûmi* aos níveis de atividade mental, e por isso se torna legítimo perguntar a qual conjunto de estágios ele se refere. Como Patanjali não é específico, a não-realização de um determinado estágio ou a instabilidade em um estágio pode se referir a qualquer estágio ou tipo de estágio. Por outro lado, não se pode duvidar de que o autor do *Yoga-Bhâshya* (1.30) tem em mente os quatro níveis especificados acima.

A Instabilidade (*Anavasthitatva*)

Se alcançar um determinado estágio do Yoga é difícil, mais difícil ainda, para a maioria dos praticantes, é permanecer no estágio já alcançado. Quanto mais elevado o estágio (*bhûmi*), tanto mais energia (compromisso, unipontualidade, etc.) é necessária para alcançá-lo e conservá-lo. O folclore do Yoga (especialmente o relatado nos *Purânas*) é repleto de histórias de *yogins* que, depois de alcançar altos graus espirituais, caíram calamitosamente por apego ou orgulho. Até a realização da libertação, não existe um estágio seguro. *Anavasthitatva* é a negação de *avasthitatva* (estabilidade), palavra formada do prefixo *ava*, da raiz verbal *sthâ* (estar, permanecer) e do sufixo *tva* ("dade"). Todo o Yoga pode ser visto como um esforço para se alcançar a estabilidade em meio às infindáveis flutuações (*vritti*) e transformações (*parinâma*) da Natureza. A estabilidade suprema só se encontra no Si Mesmo transcendente, do qual se diz que possui *aparinâmitva* ou "imobilidade" ou constância.

Patanjali não se contenta em listar os nove obstáculos; no *Yoga-Sûtra* (1.31), diz ainda o seguinte:

A dor, a depressão, o tremor dos membros e [os erros de] inalação e exalação são [sintomas] associados às distrações.

Quando, pela desatenção ou pela frutificação do karma, o praticante depara com um ou mais dos nove obstáculos, eles freqüentemente têm repercussões desagradáveis. Patanjali especifica estas quatro: a dor, a depressão, o tremor dos membros e os erros de respiração.

A Dor (*Duhkha*)

O Yoga é feito para ajudar o praticante a superar o sofrimento (*duhkha*). Não obstante, quando ele é vitimado por qualquer um dos obstáculos, sua experiência de dor ou sofrimento não diminui, mas aumenta. A palavra *duhkha* é composta de *dur* (mau) e *kha* (espaço/cubo da roda) e significa literalmente um "mau cubo da roda", ou seja, uma roda que não está nos eixos. O oposto de *duhkha* é *sukha*, derivado de *su* (bom) e *kha*. Uma tradução contemporânea seria "espaço bom". O sentido da palavra *sukha* no dicionário é "alegria", "facilidade" ou "prazer". Todos os nove obstáculos tendem a gerar a dor ou o sofrimento. Na verdade, ligam-se inextricavelmente a uma mente que experimenta uma limitação e, portanto, sofre. Na doença, *duhkha* pode manifestar-se no nível corpóreo, mas provavelmente também no nível mental. Ou senão o praticante de Yoga pode cair vítima da dúvida, que traz consigo seu próprio sofrimento. A apatia tem conseqüências dolorosas, e o mesmo se pode dizer da desatenção, da preguiça e da dissipação. Também não é difícil ver como o fato de não se alcançar um determinado estágio ou de perder o grau já atingido podem acarretar muito sofrimento.

O *Yoga-Bhâshya* (1.31) diz que a dor ou sofrimento (*duhkha*) é de três tipos: (1) *âdhyâtmika* — causada pelo próprio ser, (2) *âdhibhautika* — causada por outros seres, e (3) *âdhidaivika* — causada pelas divindades ou por forças naturais.

A Depressão (*Daurmanasya*)

Quando um praticante depara com um ou mais obstáculos, tem dificuldade para cultivar uma atitude positiva. Muitas vezes o *yogin* ou a *yoginî* ficam desencorajados e entram em colapso emocional, como aconteceu com Arjuna no campo de batalha, embora estivesse acompanhado de seu *guru*, o Senhor Krishna (ver a descrição no *Bhagava-Gîtâ*). Arjuna foi tomado de compaixão (*kripâ*) por seus parentes e sofreu com a possibilidade de ter de vir a exterminá-los. Krishna admoestou o príncipe a que deixasse de lado seu pesar (*shoka*), não sucumbisse ao apego (*râga*) e à fraqueza de coração (*hridaya-daurbalya*) e não caísse no "estado de um eunuco" (*klaibya*). Em última análise, o desânimo (*vishâda*) ou o que Patanjali chama de depressão (*daurmanasya*) são formas de autocomiseração e resumem-se a uma incapacidade de praticar a transcendência de si mesmo.

O Tremor dos Membros (Angam-Ejayatva)

O *Bhagavad-Gîtâ* (1.29) diz que Arjuna tremeu diante de seu dilema. Também a raiva nos faz tremer, e a mesma coisa acontece, na verdade, sempre que o nosso sistema nervoso é excessivamente estimulado. Assim, o tremor dos membros é a manifestação externa da agitação mental (*kshobha*).

Os Erros de Inalação e Exalação (Shvâsa-Prashvâsa)

Os comentários tradicionais compreendem o termo composto *shvâsa-prashvâsa* simplesmente como a respiração involuntária que acontece toda vez que não praticamos o controle deliberado da respiração (*prânayâma*). Parece, porém, que Patanjali tinha outra coisa em mente: aquele tipo de respiração irregular que acompanha a agitação mental e que podemos caracterizar como um "erro" de respiração. A palavra "erro" não se encontra no *Yoga-Sûtra*, mas, pelo contexto, parece implicada no composto *shvâsa-prashvâsa*.

Os nove obstáculos podem ser resolvidos diretamente no nível da mente. Mesmo assim, as intervenções que partem do corpo — como uma dieta correta e um programa adequado de exercícios — podem colaborar. Porém, para fazer uso desses remédios físicos, já temos de ter um certo grau de visão correta (*samyag-darshana*). As muitas práticas do Yoga constituem um todo integrado, mas sempre é preciso começar por algum lugar. Felizmente, a tradição yogue nos oferece muitas opções para dar o primeiro passo e, depois, cultivar diligente e perseverantemente nossa prática espiritual.

35
Elogio do Estudo

CONHECIMENTO É PODER. Mas será mesmo? A meu ver, esse ditado popular é grosseiramente errôneo. Por outro lado, todo conhecimento que leva ao autoconhecimento é precioso, pois é o autoconhecimento que nos habilita a levar uma vida que não seja totalmente determinada pelos mecanismos subconscientes. E é disso que, em última análise, tratam o Yoga e todas as outras tradições e disciplinas espirituais.

Por isso, na tradição do Yoga, o *estudo* é considerado um importante meio de autoconhecimento. A palavra que designa o estudo em sânscrito é *svâdhyâya*, que significa literalmente "entrar (*adhyâya*) no que lhe é próprio (*sva*)". É o estudo sistemático da tradição do Yoga e de si mesmo. O conhecimento da tradição e o autoconhecimento caminham de mãos dadas. Os textos tradicionais contêm a essência da sabedoria daqueles que chegaram ao cume do autoconhecimento, e podem, portanto, contribuir para o nosso próprio autoconhecimento. O estudo, para o *yogin*, é sempre uma jornada de descoberta, compreensão e transcendência de si mesmo. Desde os tempos mais antigos é um fator constante do trabalho yogue. Patanjali, em seu *Yoga-Sûtra* (2.32), arrola-o como um dos elementos do autodomínio (*niyama*), que é por sua vez o segundo "membro" do seu caminho óctuplo.

O estudo é um aspecto essencial da orientação pragmática do Yoga. O Yoga não exige uma fé cega, posto que afirme a importância superlativa de uma fé ou confiança verdadeira e profunda (*shraddhâ*). A simples crença não pode nos ajudar a realizar aquilo que está além da personalidade condicionada ou egóica. O Yoga, antes, sempre foi uma disciplina experimental e profundamente baseada na experiência concreta, e o estudo é um dos aspectos dessa abordagem sólida. No *Vishnu-Purâna* (6.6.2), antiga obra enciclopédica escrita em sânscrito, lemos:

> Do estudo deve-se proceder à prática (*yoga*) e da prática ao estudo. O supremo Si Mesmo se revela pela perfeição no estudo e na prática.

Muitos ocidentais que praticam Yoga, especialmente aqueles em quem predomina o hemisfério direito do cérebro, não gostam de estudar. Sempre preferem aprender uma nova técnica de respiração ou aprimorar sua execução desta ou daquela postura. Não obstante, parece que isso os leva freqüentemente ao engano, pois não conhecem o contexto correto dentro do qual essas técnicas devem ser cultivadas. Muitas vezes, não têm nem sequer um conhecimento detalhado das próprias técnicas. Num caso ou noutro, procuram compensar sua ignorância tentando reinventar a roda e produzindo sua própria versão das práticas yogues. A inovação é uma coisa louvável — toda a nossa aventura civilizatória se baseia nela —, mas, no caso do Yoga, a modéstia é muito melhor; afinal de contas, a tradição yogue já conta pelo menos cinco mil anos de experimentação intensa.

Assim como uma atitude predominantemente destro-cerebral (movida pela ação) perante o Yoga tem os seus perigos, a atitude puramente sinistro-cerebral (movida pelo pensamento) é igualmente precária, senão absolutamente inútil. O "Yoga de escrivaninha" não poderá jamais substituir a experiência real. Se a nossa prática é meramente nominal, igualmente nominais serão nossas realizações. No Yoga, a teoria e a prática formam um contínuo, como o espaço e o tempo. Ele exige de nós uma dedicação total, como dizem os budistas: com o corpo, a fala e a mente. Como nos lembra o *Bhagavad-Gîtâ* (2.48), o Yoga é um tipo de equilíbrio (*samatva*). Por isso, temos de usar os dois hemisférios do cérebro quando nos aplicamos ao caminho yogue. Lembremo-nos também que um dos sentidos do termo *yoga* é "integração".

Um texto sagrado muito antigo, o *Shata-Patha-Brâhmana* (11.5.7.1), declara que, para os que levam o estudo a sério, o mesmo estudo é uma fonte de alegria. Ele concentra a mente do estudante e lhe dá um sono tranqüilo. Além disso, possibilita-lhe o conhecimento direto e lhe dá o domínio sobre a vida. O que mais se pode querer?

36
O Silêncio é de Ouro: A Prática de Mauna

A MAIORIA DAS PESSOAS CONHECE o antiqüíssimo ditado: "A fala é de prata, o silêncio é de ouro." Mas o que ele significa? Como já quase não refletimos sobre a antiga sabedoria, deixamos de perceber muitas coisas que outrora as pessoas aprendiam de seus pais e avós. Num determinado nível, essa máxima significa simplesmente que o silêncio é melhor do que a fala. Vou demonstrar que ela tem, na verdade, um outro sentido muito mais profundo; comecemos, porém, pelo mais óbvio. Por que o silêncio seria melhor do que a fala? Afinal de contas, quando falamos, nós nos comunicamos com as outras pessoas, ou seja, estabelecemos um relacionamento com elas. O silêncio, por sua vez, pode causar mal-entendidos e criar situações constrangedoras. Pelo menos é assim que alguns interpretam a situação.

Mas quantas vezes acontece de comunicarmos falsidades por meio da fala? E quantas vezes não conseguimos nos comunicar adequadamente? Ou seja, quantas vezes, por causa da palavra falada, acontece de nos entendermos mal uns aos outros? A resposta é: na maior parte das vezes. Esse fato é fácil de se verificar por meio de um jogo de salão que pode ser chamado de "murmúrio": sussurramos uma mensagem no ouvido de alguém, que por sua vez tem de sussurrá-la no ouvido do vizinho, e assim por diante. Quando a mensagem chega de novo a nós, nos surpreendemos ao constatar quão pouco resta da mensagem original. A fala freqüentemente distorce as informações, pois a pessoa que fala quase nunca presta atenção ao que está falando e, para o ouvinte, as palavras da outra pessoa geralmente entram por um ouvido e saem pelo outro.

A fala sagrada é muitíssimo diferente da fala comum. Na fala sagrada, tanto o que fala quanto o que ouve prestam atenção ao que está sendo comunicado. É por isso que nas tradições espirituais da humanidade, que originalmente foram todas tradições orais, a doutrina sagrada foi excepcionalmente bem transmitida e preservada de geração em geração. A memorização era uma arte sagrada e obrigatória para os que tinham por incumbência aprender e ensinar a doutrina. A invenção dos livros destruiu essa arte.

Podemos nos lembrar aqui do sentido primário da palavra grega *mythos*, que significa a palavra sagrada ou a história sagrada contada pelo ancião da tribo que foi iniciado nos segredos da vida. Essa palavra vem do verbo *mytheomai*, que significa "falar". Significativamente, porém, a mesma raiz *mu* deu origem a outra palavra, *myein*, que significa "fechar". Assim, o mito implica tanto o fechamento da boca (ou a guarda da língua por meio da atenção) a fim de que a sabedoria interior e visionária possa se manifestar, quanto a abertura da boca a fim de que a mesma sabedoria possa ser comunicada. Sobre esse assunto, o suíço Jean Gebser, filósofo da cultura, teceu significativas considerações em sua obra clássica *The Ever-Present Origin*.[1]

Por certo, o silêncio também é um tipo de comunicação. Por isso, também pode ser corretamente compreendido ou mal interpretado. As pessoas ficam em silêncio por muitos motivos: para reter informações, para se sentir superiores aos outros, para reprimir seus sentimentos, para afastar-se de uma situação difícil, para frisar o que acabaram de dizer, para comunicar sentimentos com os olhos ou outras partes do corpo, para sentir melhor o que está acontecendo, para expressar uma censura, e assim por diante.

Mas existe um outro tipo de silêncio que na Índia é chamado *mauna*. Essa palavra sânscrita é geralmente traduzida por "silêncio", mas veicula um significado muito mais amplo aos que conhecem bem a língua sânscrita. Provém da mesma raiz verbal que deu origem à palavra *manas*, que significa "mente". A raiz é *man*, que significa "ponderar" mas também "meditar". *Mauna* não é simplesmente "pensar". Muito pelo contrário, é a ausência de pensamentos e a profunda presença da pessoa em seu ambiente interior. *Mauna* é o silêncio sagrado. É a meditação.

O praticante de *mauna* é chamado *muni*. Ora, o *muni* nunca é descrito como um indivíduo que simplesmente permanece de boca fechada. Antes, o termo *muni* designa aquele que alcançou um alto grau de êxtase. Por isso, podemos perguntar: o que o silêncio sagrado tem em comum com o êxtase? No silêncio sagrado, transcendemos a condição humana vulgar. Colocamo-nos (*stasis*) fora (*ex*) da personalidade egóica. Essa autotranscendência se cumpre no estado de êxtase, na qual nossos condicionamentos psíquicos se dissolvem temporariamente num estado de perfeita beatitude.

A disciplina espiritual do silêncio — e ela *é* uma disciplina ou um ato voluntário de autocontrole — não é, portanto, a mera ausência de fala. Aquilo que de fora parece uma condição negativa é experimentado no interior como uma imensa riqueza ou plenitude. Isso porque a disciplina do silêncio não é praticada tão-somente em relação ao órgão da fala, mas também em relação à própria mente. É preciso silenciar a tagarelice mental que caracteriza a pessoa comum. Esse profundo silêncio interior manifesta-se dentro da alma como uma paz e, no fim, como uma abundância de felicidade. Na obra *Sartor Resartus* (1834), o ensaísta inglês Thomas Carlyle disse: "O silêncio é o elemento no qual se moldam as grandes coisas."

O silêncio sagrado, pois, é uma atividade que na realidade vai contra toda atividade, pois gera a quietude ou imobilidade. Ele é a própria imobilidade. E essa imobilidade faz com que se abra a dimensão da existência espiritual — o mundo luminoso que permanece à espera de ser descoberto por nós, e nós o descobrimos assim que tiramos a atenção das coisas externas e a dirigimos para o brilho do nosso interior. No *Îsha-Upanishad* (v. 17), texto esotérico hindu composto vários séculos antes de Cristo, o autor anônimo reza:

> A face da Verdade é velada por um disco dourado. Retira-o,
> Ó Tu que nos alimentais, para aquele que adere à Verdade.

O silêncio sagrado atinge e ultrapassa o brilhante "disco dourado" que está no núcleo do nosso próprio ser. Por meio do silêncio, cruzamos as luminosas dimensões interiores até penetrar na Luz fortíssima da própria Realidade suprema e nos unirmos com Ela. *So'ham*, "eu sou Ele", declararam em seu arrebatamento os sábios dos *Upanishads*.

Em muitas tradições espirituais, essa Realidade transcendente é simbolizada pelo Sol. O motivo disso não é difícil de se descobrir: como o Sol, a Realidade transcendente é conhecida pelos místicos de todos os tempos como uma Realidade radiante e vivificante. Ela é a própria Vida. Como disse há muito tempo um dos sábios mencionados nos *Upanishads*, é pelo poder dessa Realidade que o Sol e as miríades de astros cumprem a sua obra.

O silêncio não é uma mera disciplina; é antes de tudo um estado de ser. É no silêncio, por meio do silêncio e *na qualidade do próprio silêncio* que descobrimos nossa verdadeira identidade, o Si Mesmo (*âtman*, *purusha*). Assim, o silêncio participa da natureza áurea da Realidade suprema. A fala, comparada com ele, é semelhante à Lua prateada, que não tem luz própria, mas é iluminada pela irradiação solar.

Por meio do silêncio, podemos perceber a suprema quietude do Ser único: um silêncio que não é rompido por qualquer som. Jean Klein, estudioso do Advaita Vedânta que viveu no século XX, comenta:

> O Si Mesmo é uma consciência silenciosa e não pode ser definido como um silêncio que se opõe ao som. Como devemos reagir ao silêncio ou ao seu oposto? Se você quer se livrar da agitação para alcançar um estado de silêncio, deve rejeitá-la, lutar, defender-se. Mas se, pelo contrário, você a aceita, a agitação — que faz parte desse silêncio — desaparece dentro dele. Então você chegará ao silêncio do Si Mesmo, além do silêncio e da agitação.[2]

Uma vez descoberta essa grande Realidade, que sustenta todas as coisas, as nossas ações, pensamentos e palavras tornam-se sinais espontâneos desse silêncio infinito, que é pura beatitude. É assim que as palavras do adepto iluminado têm um poder transformador: porque se dirigem àquela parte de nós que conhece instintivamente esse silêncio absoluto.

Assim como, na vida comum, o silêncio e a palavra se entremeiam, assim também se complementam na vida espiritual. Esse fato foi particularmente reconhecido pelo Taoísmo. Na linguagem do *I Ching*, a fala é *yang*, ou o pólo masculino do silêncio; e o silêncio é *yin*, o pólo feminino. Juntos eles são responsáveis pela criatividade das interações humanas. Na vida espiritual, cultivamos o silêncio sagrado para regenerar nosso ser interior, de modo que, quando retomarmos o hábito da fala e nossas atividades cotidianas, possamos fazê-lo com um novo ponto de vista.

Em sua obra monumental *A Study of History*, o grande historiador britânico Arnold Toynbee escreveu sobre os retiros criativos dos grandes heróis do passado — os fundadores e inspiradores das religiões. Eles se recolhiam no deserto e em lugares ermos para encontrar a fonte da verdade dentro do seu próprio ser. Depois voltavam, fortalecidos e prontos para elevar e edificar toda a humanidade, comunicando aos outros sua extraordinária descoberta. "O silêncio é força", disse Ovídio. Não precisamos ter a estatura espiritual de um Moisés, de um Jesus, de um Mahâvîra ou de um Buda para praticar o silêncio sagrado e colher seus benefícios.

❧ 37 ❧
Morrer Antes de Morrer: O Yoga da Última Hora

No *Bhagavad-Gîtâ* há um versículo freqüentemente citado (8.6) que supostamente declara que o último pensamento da pessoa no leito de morte determina o seu destino póstumo. Na popular tradução inglesa de Juan Mascáro, o versículo em questão figura da seguinte maneira:

> Pois, em quem quer que a pessoa pense no último instante da vida, para ele em verdade ela vai, por simpatia com a sua natureza.

À primeira vista, parece que a morte nos brinda com uma varinha mágica pela qual podemos nos transmutar no que quer que capture a nossa imaginação quando soltamos o último suspiro — até mesmo na Divindade. E é assim, de fato, que a tradição popular indiana caricaturou as palavras do Deus-homem Krishna. Vou demonstrar a seguir que a doutrina de Krishna é menos cômica, por um lado, e, por outro, muito mais sutil e mais exigente.

Para começar, temos de observar que, se a interpretação mais superficial fosse de fato a mais correta, teríamos de descartar um dos princípios fundamentais da metafísica de Krishna, a saber, a idéia de que o cosmos é um processo orientado por uma lei moral imutável. Seria perfeitamente admissível, por exemplo, imaginarmos o seguinte caso-limite: o de um assassino cruel que segue o caminho da chacina até o último instante de sua vida e, mestre consumado da astúcia, passa seu último momento pensando no Absoluto. A julgar pela exegese simplista das palavras de Krishna, o assassino se tornaria instantaneamente coessencial com a Realidade suprema. Sua longa lista de crimes hediondos seria perdoada e esquecida num instante e ele receberia como recompensa uma felicidade nunca antes imaginada. Essa possibilidade ofende o nosso senso de justiça, e com toda razão.

Vamos pensar em outro caso extremo: o de um santo que, até o último momento da vida, não transgrediu jamais as leis morais do universo, mas morre num acidente de carro e seu último pensamento é um suspiro de compaixão pelo pobre chofer — o assassino cruel do exemplo dado acima, que também morre no acidente. Pela interpretação popular, o destino do santo estaria definitivamente selado. Ele cairia precipitosamente dos cimos de realização espiritual que alcançou a duras penas nesta vida.

Parece improvável que Krishna tenha ensinado uma doutrina tão extravagante, que reduziria ao absurdo todos os seus ensinamentos éticos, o caminho do Yoga em geral e a própria ordem da criação. Nesse caso, o que foi que Krishna realmente disse há tantos séculos? Para responder a essa pergunta, podemos começar por oferecer uma tradução um pouco mais literal do que a conhecidíssima paráfrase de Juan Mascáro:

> Qualquer que seja o estado de existência do qual ele se recorda quando por fim deixa o corpo, esse mesmo [estado de existência] ele alcança, ó Filho de Kuntî, sempre forçado a tornar-se esse estado de existência.

Em primeiro lugar, constatamos que o iluminado Krishna não fala — como gostaria de fazer-nos crer o tradutor acima mencionado — de "alguém" para quem a pessoa direciona sua mente, mas de um "estado de existência" (*bhâva*). Além disso, existe uma diferença imensa entre "pensar" em algo e "recordar-se" de algo, sendo este último o termo bem escolhido por Krishna.

Ora, um "estado de existência" não é qualquer coisa. Antes, a palavra denota toda uma *categoria* de possibilidades existenciais dentro do corpo imensurável da Divindade. No sentido mais radical, existem somente dois grandes *bhâvas* ou categorias do ser: o domínio mutável (*kshara*) ou impermanente e o imutável (*akshara*). Do ponto de vista humano, o primeiro é sem dúvida o universo espaço-temporal, o conhecido palco da nossa existência condicionada. Porém, o mundo tal como o conhecemos é apenas a casca exterior de uma estrutura muito mais ampla e magnífica, composta de inúmeros níveis de existência hierarquicamente encadeados. No ápice de todos eles, penetrando e sustentando toda a criação, fica o Imutável ou Divino.

O *Bhagavad-Gîtâ* distingue três níveis subordinados a esse. O mais próximo da Divindade, que é Krishna em sua verdadeira natureza, são os inúmeros Seres transcendentes chamados *âtman* (Si Mesmo) ou *akshara-purusha* (Pessoa imutável). Essa multidão de Seres eternos constituem por assim dizer as células do corpo divino. Esses seres são também denominados de a "natureza superior" (*parâ-prakriti*) da Pessoa Divina. Quando esses Seres eternamente livres se ligam a compostos somático-psíquicos específicos, tornam-se *kshara-purushas* ou "pessoas perecíveis", ou psiques finitas. São os muitos indivíduos escravizados ao universo material: nós.

Na metafísica do Yoga, o cosmos é concebido como um composto de três níveis principais de existência. Acima do mundo material há um grande mundo supra-sensível, o mundo da alma ou do corpo sutil. Ele se estende até a própria matriz (*prakriti-pradhâna*) do universo objetivo, a qual é o "parque de diversões" dos Seres transcendentes. Na forma de um diagrama, essa progressão de realidades inclusas umas nas outras assume o seguinte aspecto:

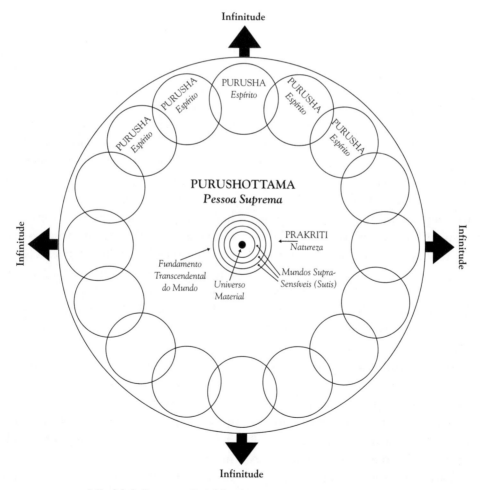

A *Realidade Suprema e Suas Manifestações segundo o* Bhagavad-Gîtâ

1. O Todo, o Senhor Krishna, a Pessoa Suprema (*purushottama*)
2. Os incontáveis Seres transcendentes (*purusha*)
3. O fundamento transcendental do mundo (*brahman* = *prakriti-pradhâna*)
4. Os vários mundos supra-sensíveis (*sûkshma-loka*)
5. O universo material ou mundo grosseiro (*sthûla-loka*)

Sob um outro ponto de vista, esses diversos níveis são as possibilidades da existência "corpórea". Dependendo de qual for o "corpo" ou estado de existência para o qual voltarmos o nosso coração, é esse o "corpo" que obteremos quando deixarmos o nosso veículo físico. Podemos assim assumir outra forma humana, assumir uma forma divina (*deva*) e habitar o mundo sutil, afundar na própria matriz cósmica por meio do *prakriti-laya* ou recuperar nossa verdadeira identidade, identificando-nos com o Si Mesmo na bem-aventurada "companhia" da Pessoa Divina, o Senhor Krishna.

A expressão "voltar o coração para algo" se aproxima mais do significado de "recordar-se" do que a palavra "pensar". Esta última tem um sabor muito abstrato, ao passo que a primeira indica um processo profundo. Isso fica claro quando sabemos que "recordação" é um dos sinônimos de "meditação".

A recordação meditativa é o ato pelo qual lançamos raízes nos recessos ocultos do nosso ser, na mente profunda (*buddhi*). Essa mente profunda é o armazém da essência (isto é, dos depósitos kármicos) da nossa experiência do mundo. Foi comparada a uma rede cujos nós são as impressões deixadas por nossa atividade volitiva.

A meditação é uma prefiguração parcial do processo da morte. Por outro lado, a morte é o processo meditativo levado a sua conclusão lógica. No momento da morte, a mente se desembaraça do corpo físico e o centro da identidade se desloca para a forma sutil — o chamado corpo astral ou "veículo sutil" (*sûkshma-sharîra*). A quintessência dos conteúdos da mente, sob a forma das impressões subliminares (*samskâra*) armazenadas na mente profunda, é o fator que determina o destino póstumo do morto segundo a férrea lei do *karma* ou da retribuição moral.

Esse acontecimento é uma espécie de "recordação", pois é pelo poder da mente profunda, da memória oculta, que a justiça se aplica igualmente ao virtuoso e ao pecador, a cada qual segundo as suas obras ou, mais precisamente, segundo as suas volições. As pessoas que passaram perto da morte ou que foram ressuscitadas depois de clinicamente mortas relatam com freqüência que contemplaram num átimo, com o olho interior, toda a jornada de sua vida. Todas as coisas ficam guardadas na mente.

Não é difícil imaginar em que consistirá essa recordação no momento da morte de um homem comum. Ele depararia com cenas fugidias de sua infância e adolescência, dos seus amores, da carreira e dos momentos de lazer, da sua vida como pai, amigo e colega. Reviveria momentaneamente todos os momentos alegres e tristes de sua vida e compreender-lhes-ia o significado profundo. Identificaria um padrão geral que é, na verdade, a estrutura essencial que informa seu modo póstumo de existência e seu possível renascimento.

Os homens espirituais, que transcenderam a si mesmos, terão, sem dúvida, muitas experiências semelhantes às das pessoas mundanas. Mas é de se presumir que se lembrarão de não ter perdido tantas oportunidades de melhora e de crescimento interior. Em sua mente profunda haverá impressões poderosas que não serão compatíveis com um renascimento no mundo material. Se os praticantes forem avançados, esses ativadores subliminares (*samskâra*) superarão, em poder, todos os demais. As pessoas que levaram uma típica vida humana atraem para si um renascimento (*punar-janman*) na forma de um típico ser humano. Já os praticantes de Yoga que não pautam sua vida por padrões humanos, mas pela Realidade suprema, hão de fundir-se com essa Realidade se tiverem conseguido gravar impressões suficientemente incisivas em sua memória profunda.

E se os mesmos praticantes estiverem suficientemente avançados no caminho espiritual, serão capazes de controlar o processo da morte de modo a garantir que em sua mente profunda não reste nenhum vestígio que os obrigue a assumir outro corpo físico. Aliás, a morte consciente é um dos sinais inequívocos pelos quais podemos reconhecer um verdadeiro *yogin* ou *yoginî*. O adepto realizado no Si Mesmo vê o corpo como um vaso rodeado de ar por dentro e por fora, sendo o espaço o símbolo da própria Realidade onipresente.

A morte não abala em nada o adepto. Muitas histórias comoventes foram contadas por discípulos que assistiram à partida de seu *guru* — "com uma única respiração" e um sorriso. O *yogin* que morre em agonia ou num estado de estupor é praticamente uma contradição em termos. Diz a máxima: Dize-me como morres e te direi quem és.

Mas o leitor pode perguntar: e se o adepto do Yoga morrer afogado de repente ou for morto por uma bala perdida? Por acaso a surpresa não o pegará desprevenido? A resposta tradicional é um sonoro "Não". O ser iluminado não sofre surpresas — daí o seu sorriso. Caso contrário, teríamos de partir do princípio de que o universo é governado pelo acaso, suposição categoricamente rejeitada pelos mestres de Yoga.

Como quer que os mestres de Yoga saiam deste mundo — e, como dizia o poeta, a morte tem dez mil portas —, uma coisa é certa: eles terão presciência do momento da morte. O número de casos comprovados de acontecimentos desse tipo é grande demais para que tudo não passe de um glacê fictício no bolo da hagiolatria. A obtenção desse conhecimento é um mistério do qual não precisamos tratar aqui.

O processo de saída consciente do corpo, porém, não é um segredo — pelo menos não o é em princípio. O antiqüíssimo *Chândogya-Upanishad* (8.6.5-6) revela o seguinte:

Ora, quando ele assim se separa deste corpo, sobe com estes raios [do Sol]. Pronunciando [a sílaba sagrada] om, ele morre. Assim que a mente é lançada fora, ele vai para o Sol. Esta, em verdade, é a "porta do cosmos", uma entrada para os gnósticos [mas] uma muralha para os ignorantes.

Segue-se então o versículo:

Há 101 canais do coração. Um deles vai a [o topo da] cabeça. Subindo-se por ele, alcança-se a imortalidade. Os outros conduzem a diversos [níveis inferiores de existência]; conduzem a diversos [níveis inferiores].

Na morte consciente, a atenção se concentra na corrente axial do corpo, o que se chama de *sushumnâ-nâdî*. Trata-se da única via da energia vital (*prâna*) que vai desde o centro psicossomático mais baixo (na base da coluna) até o topo da cabeça, onde se localiza o lótus das mil pétalas, sede do Sol místico. Essa concentração intensa da mente e da força vital no canal central, e especialmente no seu término superior, no topo da cabeça, coincide com o estado de êxtase (*samâdhi*). Então, como observa o autor da *Hatha-Yoga-Pradîpikâ* (4.17), o tempo pára. Esse conhecimento está implícito nas palavras do Deus-homem Krishna, que, no *Bhagavad-Gîtâ* (8.5, 9s.), assim admoesta o seu pretendente a devoto:

Aquele que parte no "tempo do fim", abandonando o corpo e recordando-se somente de Mim — esse alcança o Meu estado de existência.

Aquele que se recorda do Cantor Primordial, Dominador [do mundo inteiro], menor que o menor, Sustentador de todas as coisas, de forma inconcebível, das cores do Sol, além das trevas — esse [*yogin*], na hora da partida, com a mente imóvel, jungido pelo amor e pelo poder do Yoga, dirigindo a força vital (*prâna*) para [o ponto situado] entre as sobrancelhas, chega Àquele supremo Ser divino.

O primeiro versículo deste trecho inclui um termo que merece ser examinado mais de perto. Trata-se da palavra sânscrita *anta-kalâ*, que traduzi literalmente como "tempo do fim". A tradução mais convencional seria "última hora", mas "tempo do fim" tem conotações mais instrutivas. Isso porque o mesmo termo é usado para designar a dissolução final da criação com o cair da "noite" cósmica, quando o Criador se deitar para dormir e toda a manifestação voltar a um estado de latência. Por extensão, *anta-kalâ* pode aplicar-se também aos segmentos do fluxo dos acontecimentos — os intervalos criativos que se abrem em meio ao processo cósmico e que são os próprios causadores da pulsação da vida. Sabemos que o tempo é descontínuo. Essa idéia moderna foi antecipada pelos mestres de Yoga do passado remoto, que já falavam dos *quanta* de tempo (*kshana*), somente os quais são dotados de realidade, ao passo que o próprio tempo não passa de um construto mental.

Qual a relação disso com o tema principal deste nosso estudo? Se o tempo se resume a uma série de "instantes" infinitesimais indefinidamente pequenos, perceptíveis somente pelo *yogin*, temos de concluir que nós morremos e renascemos constantemente. Sob esse ponto de vista, a vida e a morte são estreita e inseparavelmente ligadas. Se transferirmos a essa situação o imperativo ético de Krishna de que devemos nos lembrar dele no "tempo do fim", chegamos a uma importante conclusão: temos de nos lembrar da Pessoa Divina não só quando o Anjo da Morte bater à nossa porta, mas em todos os instantes da nossa vida.

Os estudiosos do *Bhagavad-Gîtâ* sabem que é exatamente isso que o Senhor Krishna espera de seus devotos. A vocação do praticante de Yoga é uma ocupação de tempo integral. Só assim pode ele ter a esperança de vencer *kalâ* — palavra sânscrita que significa "morte" e "tempo".

A morte faz fronteira com o nascimento e o berço repousa sobre a tumba.

— JOSEPH HALL, *Epístolas*

38
A Vida na Idade Sombria (Kali-Yuga)

A IDÉIA DE QUE ESTAMOS vivendo à beira do Armagedom ou na aurora de uma nova Era de Ouro disseminou-se progressivamente à medida que nos aproximamos do final do segundo milênio d.C. Alguns críticos observaram com certo cinismo que as pessoas de todos os tempos sempre acreditaram que sua época era particularmente importante na história do cosmos. Essa crítica tem seus fundamentos, pois a história humana é continuamente decisiva: na marcha da humanidade através dos tempos, cada passo dado determina o futuro de nossa espécie. Porém, só o cínico haveria de rir-se da idéia de que alguns passos, alguns períodos históricos, são mais decisivos do que outros — não só para moldar uma determinada raça ou nação, mas para a humanidade como um todo. É possível que um desses decisivos "portais" da história tenha ocorrido mais ou menos entre os anos 800 e 500 a.C., naquela época que o filósofo e psiquiatra alemão Karl Jaspers chamou de "era axial" — quando "o pensamento voltou-se para o próprio pensamento": a era de Confúcio, Lao Tzu, Buda, Zoroastro, Heráclito, Platão e Sócrates.[1]

No Ocidente, esse desenvolvimento aos poucos conduziu ao que só se pode denominar a entronização e a tirania da razão fria, e à conseqüente supressão das modalidades não-racionais de consciência. Como demonstraram muitos pensadores contemporâneos, essa inflação da razão está por trás da falência moral e espiritual que ora nos aflige, e seus efeitos desastrosos podem ser vistos em toda parte ao nosso redor (e dentro de nós, se tivermos o cuidado de olhar). O mais desanimador é que essa visão parcial da vida está sendo imposta agora ao mundo "subdesenvolvido", o que só faz aumentar a ameaça à ecologia do planeta e à sobrevivência de inúmeras formas de vida, com destaque para a própria espécie humana. Quando avaliamos o tamanho da loucura da humanidade, começamos a perceber a dimensão dos problemas globais produzidos, em última análise, pela razão hipertrofiada (egocêntrica). Ficamos impressionados, também, com a exatidão da descrição hindu do espírito específico da nossa era. Isso porque, de acordo com os cálculos dos pânditas hindus, já estamos bem avançados na "aurora" do *kali-yuga* ou "idade sombria".

O Hinduísmo, à semelhança de tantas mitologias pré-modernas, concebe a evolução da humanidade como um processo cíclico de progressiva degeneração moral a partir de um estado original de pureza e integridade espiritual. Os textos sânscritos distinguem quatro estágios nesse drama: (1) o *Krita-yuga*, também chamado *satya-yuga*, a era de ouro da harmonia e da verdade, (2) o *Tretâ-yuga*, literalmente a "era da tríplice (sorte)", (3) o *Dvâpara-yuga*, literalmente a "era da dupla (sorte)", e (4) o *Kali-yuga*, literalmente a "era do azar".

Essa curiosa doutrina foi elaborada nos últimos séculos da era pré-cristã, talvez por volta da mesma época em que os patriarcas da civilização ocidental, os filósofos da Grécia, da Jônia e da Itália, começaram a expressar o novo modo da consciência. As estranhas designações dessas quatro eras (*yuga*) são explicadas pelo fato de terem sido tiradas da anterior tradição védica, onde representavam certas jogadas de dados — sendo *krita* a de mais sorte e *kali*, a jogada do azar. Não sabemos como esses termos relativos ao jogo vieram a adquirir seu novo significado, mas esse porquê pode ser depreendido das durações de cada era do mundo. O melhor é apresentá-las sob a forma de uma tabela:

	ANOS DIVINOS	ANOS HUMANOS
Krita-yuga-samdhyâ (Fase Crepuscular Matutina)	400	144.000
Krita-yuga	4.000	1.440.000
Krita-yuga-samdhyâ-amsha (Fase Crepuscular Vespertina)	400	144.000
Tretâ-yuga-samdhyâ (Fase Crepuscular Matutina)	300	108.000
Tretâ-yuga	3.000	1.080.000
Tretâ-yuga-samdhyâ-amsha (Fase Crepuscular Vespertina)	300	108.000
Dvâpara-yuga-samdhyâ (Fase Crepuscular Matutina)	200	72.000
Dvâpara-yuga	2.000	720.000
Dvâpara-yuga-samdhyâ-amsha (Fase Crepuscular Vespertina)	200	72.000
Kali-yuga-samdhyâ (Fase Crepuscular Matutina)	100	36.000
Kali-yuga	1.000	360.000
Kali-yuga-samdhyâ-amsha (Fase Crepuscular Vespertina)	100	36.000
	12.000 =	4.320.000

Pela tabela acima compreendemos que enquanto o *krita-yuga* se define por números múltiplos de quatro, o *tretâ-yuga* se define por múltiplos de três e o *dvâpára-yuga*, por múltiplos de dois. Assim, as eras do mundo são consideradas progressivamente menos auspiciosas. O cômputo indica ainda que estamos lidando aqui com "anos divinos" que, quando transpostos para a escala humana, resultam em imensos lapsos de tempo.

Mas a cronologia hindu não pára por aí. As quatro eras do mundo compõem em seu conjunto um *mahâ-yuga* ou "grande era", e afirma-se que dois mil desses superciclos constituem um único dia e noite (chamado *kalpa*) na vida do Criador (o deus Brahma). A vida de Brahma é de mais de um "século", ou seja, um período de 311.040.000.000.000 anos humanos. Com a "morte" do criador, o universo inteiro se dissolve. Depois de um período imensurável, o processo se reverte e o ciclo inteiro da existência espaço-temporal recomeça. Uma visão verdadeiramente impressionante! Não deixa dúvidas acerca da insignificância da raça humana, e mais ainda do indivíduo.

Só os seres libertos (*jîvan-mukta*) têm motivos para rir, pois só eles são imunes a esse *perpetuum mobile* cósmico. Sua dissolução não é somente um descanso temporário do giro estonteante da existência, mas um repouso permanente (eterno) no estado transcendente de Ser-Consciência-Beatitude (*sac-cid-ânanda*). Essa realização insuperável se chama "dissolução absoluta" (*atyantika-pralaya*) e distingue-se tanto do *pralaya* quanto do *mahâ-pralaya*.

Onde nós, hoje, nos situamos nesse imenso jogo cósmico? Como já disse, estamos na fase inicial da última das quatro grandes eras do mundo. Segundo os mitocronólogos hindus, o atual *kali-yuga* (fase crepuscular matutina) começou no dia 18 de fevereiro de 3.102 a.C. Essa data supostamente marca a memorável batalha travada em *kuru-kshetra*, a grande guerra registrada na epopéia *Mahâbhârata*. Certas autoridades tradicionais, porém, situam o início um pouco depois para comemorar a ascensão de Krishna, Deus encarnado, 36 anos depois da guerra dos Bharata. Existem várias outras opiniões que convergem todas mais ou menos para o mesmo século. Essas diferenças, contudo, não têm grande importância.

O que nos interessa aqui é a caracterização dos *yugas* em geral e do *kali-yuga* em particular. Constatamos que as descrições são notavelmente uniformes nos diversos textos que tratam das eras do mundo, como os *Smritis* (textos rituais), o grandioso *Mahâbhârata*, os *Purânas* (enciclopédias populares) e certas obras de astronomia. Apresento a seguir uma citação do *Mahâbhârata* que descreve a nossa era e o *yuga* imediatamente anterior, revelando uma progressiva deterioração da fibra moral da humanidade.

Mais uma vez, no *dvâpara-yuga*, a ordem moral (*dharma*) subsiste [somente] pela metade. [O Deus] Vishnu torna-se amarelo e o *Veda* é agora quádruplo [isto é, a sabedoria original dividiu-se pelos quatro hinários védicos].

Por isso, alguns [aderem aos] quatro *vedas*, outros a três *Vedas*, ou dois *Vedas*, ou um único *Veda*, ao passo que ainda outros não têm hinos [em absoluto].

Assim, em virtude do rompimento das tradições, os ritos se multiplicam e as criaturas, amigas da ascese e da esmola, passam a motivar-se por rajas.[2]

Em virtude da ignorância do único *Veda*, os *Vedas* se multiplicam; e, em virtude do colapso da verdade, poucos aderem à veracidade.

Muitas doenças castigam os que se desviaram da verdade, e desejos e desastres são causados pelo destino.

Afligidos por estes, [alguns] homens submetem-se a uma ascese severíssima; outros, cheios de desejos [mundanos] ou desejosos do céu, realizam sacrifícios.

Assim, com a chegada do *dvâpara*, as criaturas perecem por sua inobservância da lei. No *kali-yuga*, ó Kaunteya, a ordem moral (*dharma*) só subsiste em um quarto.

Com a chegada desta era movida por *tamas*,³ Keshava [isto é, o deus Vishnu] torna-se negro (*krishna*). O modo de vida védico chega ao fim, como também chegam ao fim a ordem moral, os sacrifícios e os ritos.

Prevalecem as pestes e doenças, a preguiça, máculas como a raiva, calamidades e enfermidades.

No decorrer dos *yugas*, a ordem moral diminui progressivamente. Com a diminuição da lei moral, diminui também o povo (*loka*).

Esta descrição do *kali-yuga* não é tão severa e pungente quanto as que se encontram em alguns outros textos. A mensagem, porém, é clara o suficiente: nossa era é uma era sinistra. Qual o ente pensante que não concordaria com isso? Já não podemos, a esta altura, preencher toda uma biblioteca com as histórias da estupidez humana, do impacto adverso do ser humano sobre a vida do mundo e do seu inacreditável descaso pelos outros seres, tanto humanos quanto não-humanos?

Nesse caso, não há esperança para a humanidade? Será que a profecia do declínio do Ocidente (e, concomitantemente, do Oriente) formulada pelo historiador Oswald Spengler está a ponto de se realizar?⁴ Ou existiram hoje forças que se contrapõem ao *Zeitgeist*, o espírito da época? Parece que esta última hipótese é a verdadeira. E nem poderia ser diferente. Se fosse, nossa espécie teria perecido há muito tempo, logo no início do *kali-yuga*. O *kali-yuga*, portanto, não é o sinal de uma escuridão espiritual *total* nem de um fim inevitável. Invertendo uma máxima popular, poderíamos dizer talvez que onde há sombra também há luz. Aqui e ali, a era atual é penetrada por fachos luminosos. Existem influências benignas que contrabalançam o mal generalizado.

Segundo a tradição hindu, pouco antes do alvorecer do *kali-yuga*, na primeira manhã de uma das guerras mais terríveis travadas na antiguidade, a Divindade interviu criticamente nos assuntos humanos. Revelou-se sob a forma do Deus-homem Krishna, que atuou como cocheiro no exército do príncipe Arjuna. Logo antes da primeira batalha entre os dois poderosos exércitos, representantes respectivos do bem e do mal, o Senhor Krishna instruiu o virtuoso príncipe nos assuntos espirituais. A mensagem de Krishna é particularmente interessante, sobretudo por ter sido formulada por ocasião de um iminente "holocausto" — uma ação humana tipicamente desastrosa, como convém ao *kali-yuga*. Não é preciso ser excepcionalmente dotado de imaginação para perceber o paralelo que existe entre a terrível situação enfrentada pelo príncipe Arjuna e a nossa crise atual. Naquela época, como hoje, as maquinações malignas de uns poucos indivíduos sedentos de poder e sem nenhuma consideração pelo bem geral criaram uma situação intolerável que tinha de ser corrigida. Como tantas vezes acontece, as circunstâncias e a vontade humana conspiraram para que essa restauração da lei e da ordem se operasse por um confronto militar de larga escala.

O príncipe Arjuna, embora nascido na casta guerreira, era no fundo um amante da paz. Quando os dois exércitos colossais alinharam-se em seus respectivos lados, ele começou a duvidar da sua missão. O que lhe abalou o coração não foi o medo da morte, mas intensas preocupações morais. Pensou ele: quem terá o direito de usar a força a fim de promover o bem maior? O dilema era pior ainda pelo fato de que entre aqueles contra os quais devia lutar — ferir e talvez matar — contavam-se seus familiares e vários mestres venerandos.

O dever de Arjuna enquanto guerreiro era claro o suficiente: tinha de lutar. Porém, no instante mesmo em que ele contemplou as implicações mais graves de sua ação, teve medo de fazer valer sua decisão de reconquistar o reino perdido. A atitude dele é típica da própria vida humana. O tempo todo, ou nós tomamos decisões ou fugimos delas. Quanto mais consciente é o nosso viver, tanto mais percebemos que a vida é, na verdade, uma corrente de decisões em potencial.

Como sabemos, Arjuna lutou e obteve a vitória. Antes, porém, teve de aprender uma importante lição espiritual. O Senhor Krishna, que servia-lhe de cocheiro, convenceu o príncipe de que toda a sua confusão decorria de um ponto de vista errôneo. O Deus-homem demonstrou ao jovem que o problema que lhe dava tanta ansiedade era criado pelo ego e, separado deste, simplesmente não existia. Fez com que Arjuna compreendesse que não basta fechar os olhos, renunciar à ação ou se afastar de tudo para transcender as condições que nos limitam. Mesmo essa fuga é uma ação que terá suas inevitáveis repercussões, pois a fuga é uma atividade do ego.

O que o Senhor Krishna recomendou, em vez disso, foi uma mudança cognitiva, uma nova visão de toda a questão: um afastamento em relação ao ego limitador e ansioso e um passo na direção do Ser sem limites. Explicou que toda ação deve ser um sacrifício. Não podemos nos apegar a nenhum esquema convencional derivado do ego. É só quando o ser humano deixa de lado a ilusão de que sua personalidade egóica é a responsável última por suas ações que ele pode ter o conhecimento correto do bom e do justo. Ou seja, quando descobrimos a "testemunha", o Si Mesmo transcendente, percebemos que a vida se desenrola espontânea e misteriosamente e que o ego é apenas uma das miríades de formas que surgem dentro do fluxo da vida.

Para as autoridades hindus, a deterioração generalizada da espiritualidade e a derrocada da saúde espiritual da humanidade não excluem de modo algum a possibilidade da aspiração e do sucesso espiritual. Em nenhum lugar se afirma que a humanidade contemporânea, posto que frágil em comparação com seus antepassados, não tenha forças para nadar contra a corrente. Muito pelo contrário, todas as doutrinas espirituais dizem que temos de fazer todo o possível para cultivar os valores espirituais em meio à grande escuridão que nos envolve.

Na verdade, a tradição do Tantrismo ou do Tantra, que surgiu nos primeiros séculos depois de Cristo, propõe-se como uma disciplina espiritual específica para a idade sombria. Baseia-se evidentemente no princípio de que nós temos a possibilidade e o dever de melhorar o nosso destino espiritual. Seja qual for a idade cósmica em que estamos, somos intrinsecamente capazes de transcender as circunstâncias particulares do nosso tempo. Por mais denso que venha a tornar-se o *kali-yuga*, os seres humanos sempre terão o poder de fazer nascer dentro de si as características da Era de Ouro, o *satya-yuga*, marcado pela liberdade, pela alegria e pelo amor.

Isso é assim porque, por maior que seja o nosso grau de corrupção moral, na essência nós não somos nem presos ao espaço nem dependentes do tempo. Por isso, mediante um ato da vontade, podemos sempre repudiar os valores e atitudes da nossa época e da nossa cultura e cultivar os valores e atitudes que refletem as características mais puras do *dvâpara*, do *tretâ* ou mesmo do *satya-yuga*. Não obstante, ao que parece, hoje em dia é mínimo o número de pessoas que exercem sua liberdade radical de escolher valores e formas de vida mais elevados, que estejam acima das condições próprias da idade sombria. Como nos diz a passagem do *Mahâbhârata* acima citada, a letargia é uma função do nosso tempo, o qual é regido por *tamas*, o princípio da inércia.

O pessimismo generalizado dos mitocronólogos hindus não é partilhado por muitos dos que se dedicam ao estudo da astrologia ocidental. Comemoram estes a passagem dos equinócios para a constelação de Aquário, em março de 1948, como o alvorecer de uma nova era na qual a humanidade chegará a cumprir seu destino terreno. O símbolo dessa nova era é o Aguadeiro, que, com a Água da Imortalidade contida num jarro, irriga e fertiliza a Natureza. Segundo as explicações que dela se dão, essa nova era coincidiria com a realização da verdadeira humanidade sobre a Terra: a unificação dos seres humanos pela ciência e pela tecnologia, de um lado, e pelo ideal biológico-espiritual de "amizade", do outro. Os círculos da nova era estão cheios de elevadas esperanças e expectativas.

Esse otimismo deu origem a uma nova mitologia, que tende aliás para o barroco, e a diversas seitas bastante excêntricas. Mas existem também manifestações mais sérias desse pensamento da nova era, as quais vão adquirindo aos poucos uma influência maior sobre a sociedade em geral. Elas coexistem com as forças destrutivas do nosso tempo, que vão do consumismo desenfreado, do materialismo científico e da ideologia tecnocrática ao fundamentalismo religioso, ao racismo e ao militarismo.

Um dos esforços mais sóbrios para formular explicitamente o *Zeitgeist* se encontra nos trabalhos monumentais do suíço Jean Gebser (1905-1973), filósofo da cultura.[5] Em sua obra *The Ever-Present Origin*, ele apresenta um grande número de dados que indicam que algo de novo está realmente a ponto de se cristalizar em nosso meio. Em sua análise penetrante da história da consciência humana, Gebser chega à espantosa conclusão de que a atual crise global não é senão a reverberação exterior de uma drástica "mutação" da consciência, a transformação do modo dualista-racional de percepção do mundo no que ele chama de estrutura de consciência "integral". Depois de examinar cuidadosamente as ciências, a música, a arquitetura, a pintura e — com particular perspicácia — a própria linguagem, Gebser descobriu um grande número de sinais significativos que indicam a direção para a qual pode se encaminhar essa nova consciência se conduzirmos com cuidado o processo de mudança. Seja lá o que for que ela ocasione, é certo que, em primeiríssimo lugar, ela nos há de ajudar a atualizar a *transcendência do ego*. Gebser sentia que, sem essa realização, a humanidade não poderá de modo algum ter a esperança de resolver os problemas com os quais há de se defrontar.

É reconfortante saber que a tese geral de Gebser, concebida pela primeira vez em 1932, foi formulada independentemente por pelo menos outros dois gigantes do intelecto — o filósofo-sábio hindu Sri Aurobindo e o padre e paleontólogo francês Pierre Teilhard de Chardin.[6] Enquanto Sri Aurobindo falava da descida da "Supermente", Teilhard de Chardin inventou o conceito do "ponto Ômega", o destino espiritual da evolução da humanidade. Nos últimos vinte anos, vários outros pensadores apresentaram sua própria visão do que está acontecendo hoje em dia. Discuti suas idéias resumidamente no livro *Structures of Consciousness*.[7] Apesar dos perigos de nossa época, muitos sentem que estamos diante de uma preocupação cada vez maior com a criação de um futuro mais benigno para a nossa espécie, o que não deixa de ser um sinal alentador. Mais alentador ainda é o fato de que essas vozes compõem uma minoria, mas que fala cada vez mais alto. Será que o deserto espiritual se tornará terra arável mais uma vez? Ou será que esses sinais de esperança não passam de outras tantas quimeras? Será a Era de Aquário um mero subciclo dentro do ciclo maior do *kali-yuga*, ou será que a visão hindu está pura e simplesmente errada?

Deixando de lado por ora certas interpretações ocultas dos *yugas* (que reduzem drasticamente sua duração para fazê-los corresponder a determinados ciclos astrológicos), alguns dos *Purânas* contêm uma afirmação enigmática, mas significativa. Segundo esses textos sânscritos, toda a audaz estrutura da teoria dos *yugas* se aplica somente a Bhâratavârsha, isto é, à Índia! É certo que isso parece ser uma glosa crítica acrescentada por escribas que entraram em contato com as cronologias não-hindus e sentiram-se na obrigação de justificar sua própria tradição. Mas essa restrição não deixa de ser fascinante.

Seja qual for a verdade acerca do modelo hindu das eras do mundo, não podemos nos basear nem na teoria dos *yugas* nem em nenhuma das diversas teorias da nova era para determinar nosso modo de viver. Antes, temos de perceber que, enquanto indivíduos e até certo ponto enquanto coletividade, somos nós que determinamos o nosso futuro. Podemos incorporar a negra realidade da nossa era ou todo o seu potencial luminoso. Podemos contribuir para concretizar as trevas e a maldade ou para tornar o mundo mais luminoso. A escolha é sempre nossa.

39
O Yoga e o Terrorismo

Os problemas contemporâneos de superpopulação, poluição, destruição da camada de ozônio, escassez de recursos naturais, ameaça de guerra nuclear, terrorismo etc. são todos problemas globais e precisam ser resolvidos por todos os seres humanos juntos. Muitos — indivíduos e nações — ainda tentam resistir a esse processo de globalização, mas ele é uma precondição da nossa sobrevivência enquanto espécie. Nenhum país, nenhum sistema de crenças pode resolver esses problemas isoladamente. O que acontece do outro lado do globo pode nos afetar aqui mesmo onde vivemos. Cada vez mais fica claro que a única solução para a atual crise mundial é a construção de uma civilização global, o que exige que se formule claramente a doutrina da "unidade da humanidade".[1]

Essas palavras foram publicadas em 1995 num livro meu. Dois anos depois, em *Lucid Waking*, escrevi sobre a presença da irracionalidade na nossa sociedade "racional", referindo-me particularmente ao ataque terrorista aos inocentes passageiros do metrô de Tóquio perpetrado pela seita japonesa Aum Shinrikyo. De lá para cá, meus pensamentos voltaram-se vez por outra para o problema do terrorismo. Os horríveis ataques terroristas de 11 de setembro de 2001, que mataram milhares de pessoas em solo norte-americano, chamaram a atenção do mundo inteiro para a magnitude do problema. Penso que muitas pessoas ainda estão estarrecidas a ponto de não conseguir pensar claramente, ao passo que outras preferem negar o acontecido por complacência ou por puro e simples medo. Acredito, porém, que esse acontecimento fundador talvez tenha sido só a primeira aparição de um horripilante espectro que nos anos vindouros há de ceifar muitas vidas mais e pôr em risco os recursos econômicos, militares, políticos e morais de diversos países do mundo.

Embora o terrorismo seja um fenômeno novo, que não tem paralelos nas épocas pré-modernas, a humanidade já conhece há muito tempo a guerra e a devastação material e moral por ela provocada. O 1,1 milhão de mortes causadas por todas as guerras em que os Estados Unidos se envolveram desde a Revolução de 1775-1783 afigura-se insignificante quando ficamos sabendo que, segundo se estima, só no século XX mais de 185 milhões de pessoas foram mortas pela ação política (guerras, perseguições, etc.).[2]

Se eu estiver correto — e espero que esteja clamorosamente errado —, vamos viver por um período indefinido numa espécie de zona de combate dentro da qual jamais saberemos quando, onde ou como o próximo ataque vai acontecer. Hoje, graças à irresponsabilidade, às maquinações e à miopia de vários governos, os terroristas possuem diversas armas de destruição em massa, dentre as quais incluem-se, segundo alguns especialistas, armas biológicas, químicas e nucleares. Os governos terão de encontrar sua própria resposta a esse formidável desafio. Mas como nós, enquanto indivíduos, devemos conduzir nossa vida diante desse estado de coisas?

Além de todas as medidas políticas, e outras, que possamos tomar para proteger a nós mesmos, aos nossos interesses e aos interesses do país em que vivemos, temos de nos defrontar também com as questões morais aí envolvidas. Segundo creio, é impossível fazer uma avaliação moral do problema sem levar em conta a questão do destino espiritual da nossa espécie. É aí que a sabedoria do Oriente, e especificamente o Yoga, adquire uma particular e imediata pertinência.

Partindo do princípio de que o terrorismo é uma forma de ação guerreira, a filosofia do *Bhagavad-Gîtâ*

(Cântico do Senhor) — um texto sagrado escrito em sânscrito há 2.500 anos, que o "Mahatma" Gandhi chamava de sua "mãe" — é um ponto de partida evidente para nossas considerações a respeito do problema. O *Gîtâ*, que é para o Hinduísmo o que o Novo Testamento é para o Cristianismo, contém na verdade os ensinamentos transmitidos pelo Deus-homem Krishna no amanhecer do dia que assistiria a uma das batalhas mais ferozes já travadas em solo indiano. Esses ensinamentos tinham o fito de proporcionar uma estrutura espiritual para a compreensão e a prática da guerra e da violência, e são tão pertinentes hoje quanto eram na época.

A substância da doutrina de Krishna é a idéia de que, enquanto estamos vivos, nós inevitavelmente agimos. Sua mensagem foi dada numa época em que um grande número de homens e mulheres espirituais deixava para trás a existência de pais e mães de família e partia para as florestas e cavernas das montanhas a fim de buscar um estilo de vida contemplativa. Krishna admitia a legitimidade dessa busca da paz interior, mas questionava seus fundamentos filosóficos e punha em xeque as motivações de muitos dos que optavam por esse tipo de caminho. Ao ver dele, a ação é superior à inação. O problema da ação, porém, é que ela gera conseqüências kármicas, que podem ser positivas (auspiciosas) ou negativas (não auspiciosas). É claro que a chamada "inação" também tem repercussões do domínio do karma (ou lei da causalidade moral). Isso porque tanto a ação quanto a inação nascem da mente humana, que é a própria sementeira do karma.

Todo pensamento ou intenção, dependendo da sua qualidade moral e da sua carga emocional, deixa um resíduo nas profundezas da nossa mente. Esse sinal impresso não é passivo, mas antes, como sugere a palavra sânscrita *samskâra*, é um potente "ativador" que constantemente busca se realizar ou se expressar. Em outras palavras, por nossos pensamentos e intenções nós moldamos ativamente o nosso destino. É por isso que os sábios da Índia sempre cuidaram de disciplinar a mente por meio do Yoga: para evitar conseqüências kármicas desastrosas. Na verdade, o que eles sempre buscaram não foi somente a superação da atividade kármica negativa, mas da atividade kármica *como um todo*.

Eis como Krishna formula essa doutrina yogue:

Não é abstendo-se de agir que o homem goza da transcendência das ações (*naishkarmya*), nem é somente pela renúncia (*samnyâsa*) que ele se aproxima da perfeição (*siddhi*).

Pois ninguém pode passar sequer um momento sem agir. Todos [os seres] são inadvertidamente obrigados a agir pelas qualidades (*guna*) geradas pela Natureza (*prakriti*).

Aquele que contém os seus órgãos de ação (*karma-indriya*) mas, ao sentar-se, remói em sua mente os objetos (*artha*) dos sentidos, é chamado de hipócrita, um confuso.

Por isso, ó Arjuna, mais excelente é aquele que, controlando os sentidos (*indriya*) [cognitivos] com a mente, dedica-se desapegado ao Karma-Yoga, empregando nele os seus órgãos de ação.

Deves cumprir as ações que te cabem (*niyata*), pois a ação é superior à inação; nem mesmo os teus processos corporais (*yâtrâ*) podem cumprir-se pela inação.

Este mundo é escravizado pela ação, exceto quando tal ação é [feita com a intenção de que seja] um sacrifício (*yajna*). Com esse objetivo, ó filho de Kunti, dedica-te à ação sem apegar-te a nada.
— *Bhagavad-Gîtâ* (3.4-9)

Ação, inação, ação errônea e transcendência da ação são quatro conceitos propostos no *Gîtâ* e que precisam ser compreendidos com a máxima clareza. As três primeiras deixam um resíduo kármico e só a última configura uma via que nos permite escapar do labirinto do karma. Krishna nos exorta não só a agir como também a dedicar-nos à ação adequada (*niyata*), ou seja, à ação ou ao tipo de ação que melhor corresponde ao lugar que ocupamos no mundo e às nossas capacidades interiores. Numa terminologia contemporânea, a ação adequada (ou, no texto, "as ações que te cabem") é aquela que surge quando estamos acompanhando o "fluxo" das coisas. A transcendência da ação é a ação correta feita sem apego e sem motivação egocêntrica, como um "sacrifício". É a noção de "serviço ao próximo" elevada ao máximo grau.

Essa doutrina do Karma-Yoga (o caminho da ação autotranscendente) foi comunicada ao príncipe Arjuna, que comandava o exército dos Pândavas. Ele e seus quatro irmãos tinham sofrido a usurpação de seu reino e lutavam para recuperá-lo. Infelizmente, quando Arjuna viu familiares, amigos e mestres venerandos alinhados do lado do exército inimigo, vacilou em sua convicção. Krishna teve de lembrá-lo que não estava lutando por um objetivo egoísta, mas para restaurar o *dharma*.

Esse conceito importantíssimo pode ser traduzido como "moralidade", "virtude", "ordem", "norma", "dever", "lei", etc. As palavras sânscritas vêm da raiz verbal *dhri*, que significa "portar" ou "carregar". Assim, o *dharma* é aquilo que sustenta a vida humana, a saber, a ordem moral, que se reflete para nós nos valores e virtudes que promovem a vida. Os príncipes Kauravas, primos dos Pândavas, governavam o país com injustiça e o haviam lançado nas trevas espirituais e morais. Krishna, agindo sem nenhum interesse próprio e só pela espontaneidade da plena iluminação, encarnara-se na Terra para restaurar a ordem moral, e os príncipes Pândavas eram somente os instrumentos para a execução de seu plano. Os hindus consideram Krishna uma teofania (*avatâra*), mas podemos vê-lo simplesmente como um profeta, um visionário, um sábio ou um mestre espiritual que quer promover o bem espiritual e moral do seu povo em sua época.

Os limites da moral não são sempre tão bem definidos quanto eram — segundo a tradição — no caso dos Pândavas e Kauravas. Hoje em dia, o mundo é muito mais complexo e os países que o compõem estão conjuntamente emaranhados numa longa história de intrigas políticas, competição econômica, separação ideológica e guerra. Em conceitos hindus, todos os países da Terra estão sofrendo de uma dose extraordinária de karma pesado. Não existe o lado preto e o lado branco, somente uma porção de áreas cor de cinza. Assim, também o ataque terrorista de 11 de setembro não aconteceu num vácuo. O terrorismo, por mais imperdoável que seja, tem causas definidas, que precisam ser compreendidas para que ele possa ser superado; mas não é disso que pretendemos tratar agora.

O que importa é atentarmos para o fato de que a nossa sociedade — a humanidade como um todo — está naquele mesmo estado de derrocada moral e espiritual de que Krishna falava. Ao contrário do que prega a ideologia da Nova Era, que grassa sobretudo em meio à classe média dos Estados Unidos e dos países desenvolvidos da Europa, não estamos à beira de uma grande renovação espiritual. As realizações da "Era de Aquário", aclamadas como sinais precursores de um mundo melhor, são, na melhor das hipóteses, elevações microscópicas num imenso vale de acontecimentos lamentáveis. Basta-nos lembrar que, todo ano, cerca de cem milhões de pessoas morrem de fome e outras tantas morrem em guerras, revoluções e perseguições. Não devem ser esses os sinais de uma iminente era de ouro. Escrevendo em 1964, C. G. Jung observou com acerto:

> O homem moderno não compreende o quanto o seu "racionalismo" (que destruiu sua capacidade de reagir às idéias e símbolos numinosos) o deixou à mercê do "submundo" psíquico. Ele se libertou da "superstição" (ou assim crê), mas nesse processo perdeu seus valores espirituais num grau perigosíssimo. Suas tradições morais e espirituais desintegraram-se e agora ele paga o preço dessa ruptura na desorientação e na fragmentação que tomam conta do mundo.[3]

Uma vez aceita a idéia de que não vivemos no melhor dos mundos, talvez possamos perceber também que somos co-responsáveis pela nossa atual situação. Como observou Jung, temos de perceber a sombra na nossa própria psique para que possamos ver a realidade com clareza ou, como dizem os budistas, "ver as coisas como elas são". Não podemos integrar o nosso ser sem trabalhar essa sombra, o pântano escuro que consiste em todos aqueles aspectos da nossa personalidade que preferimos ignorar e projetamos sobre os outros: o egoísmo, a falsa noção de realidade, a cobiça, a covardia, a preguiça, a irracionalidade, o fanatismo, etc.

Para dizê-lo sem rodeios: a fim de integrar o nosso ser, temos de descobrir a potencialidade do terrorismo nos complexos circuitos da nossa própria psique. O terrorismo é uma expressão de surdez espiritual, cegueira moral e ira irracional. É só quando reconhecemos a presença dessas forças obscuras dentro de nós que podemos assumir a responsabilidade por elas. Isso me leva a falar novamente sobre a disciplina mental do Karma-Yoga, pela qual a ação se transforma de tal modo que passa a não lançar mais suas raízes na sombra, perdendo assim a sua mácula kármica.

A ação, para ser sã do ponto de vista moral e espiritual, deve ser acompanhada da auto-observação, do autoconhecimento, da aceitação de si mesmo, da autotransformação e da autotranscendência. Sem essas disciplinas, nossa tendência é a de sucumbir aos hábitos da projeção e da ação errônea (*vikarma*). Estes, por sua vez, não conduzem à paz nem interior nem exterior. Muito pelo contrário, se o nosso comportamento não se ancora em virtudes e práticas espirituais sólidas, pode-se prever sem sombra de erro que ele causará perturbações, desarmonia, mal, sofrimento e até mesmo o caos no mundo.

Krishna ensinava que existem circunstâncias em que tomar-se uma atitude dura contra o mal não é só adequado como também essencial. Não era ele um pacifista romântico que, em nome de um princípio abstrato (por nobre que fosse um tal princípio), permitia que o mal vencesse o bem. Quando a ordem moral ou espiritual está em jogo, temos de nos opor ativamente às forças que buscam destruí-la. Krishna chegou até a concordar com que se movesse guerra para alcançar esse fim, mas não uma guerra marcada pelo ódio e conduzida por motivos egoístas.

A questão que aqui se apresenta é: qual a ordem moral ou espiritual que justifica a guerra e a violência? A ordem de quem, ou proclamada por quem? Segundo os terroristas muçulmanos, o sistema capitalista ocidental que querem destruir é intrinsecamente mau. Já o seu próprio sistema de crenças é intrinsecamente bom e justo e merece o seu absoluto apoio, a sua proteção e, se necessário, a sua promoção por meios violentos. Quando falam de *jihâd*, querem dizer uma "guerra santa" contra um país ou um grupo de interesses que, a seus olhos, não está à altura dos padrões muçulmanos de moralidade. Esse uso do conceito de guerra santa, porém, é um mau uso. A palavra árabe *jihâd* significa literalmente "esforço" — o esforço para se levar uma vida justa e virtuosa, tanto individual quanto coletivamente.

Posto que muitos muçulmanos considerem — perigosamente — que a conquista e a conversão dos povos não-muçulmanos é um dever religioso, o próprio *Alcorão* só sanciona a guerra contra um agressor que põe em risco a ordem moral. Os versículos que tratam do *jihâd* no sentido mais comum de guerra santa podem ser compreendidos a partir do contexto sócio-político da primeira comunidade muçulmana, que tinha o próprio Profeta Mohammed por chefe e enfrentava a dura oposição da sociedade árabe da época. O fato de essas *sûras* serem apresentadas hoje como justificativas do fundamentalismo e da hostilidade irracional é profundamente lamentável, mas é uma realidade que tanto os muçulmanos quanto os não-muçulmanos devem considerar atentamente em seus esforços para construir um futuro próspero e pacífico para si mesmos.

É certo que o conceito original e moderado de *jihâd* se identifica com o conceito hindu delineado por Krishna, que também instou com seu discípulo, o príncipe Arjuna, para que lutasse pela ordem moral. Quando examinamos as noções muçulmanas de como é a vida moralmente sã e virtuosa, percebemos de imediato que elas não contradizem em absoluto os valores fundamentais do Cristianismo, do Hinduísmo, do Budismo ou de qualquer outra das grandes tradições religiosas e espirituais do mundo. Em todas essas tradições, no Islã inclusive, não há lugar para o ódio, ao passo que o amor, a bondade, a benignidade, a misericórdia, a tolerância, a generosidade, o perdão e a compaixão são recomendados a todos. É claro que em todas as tradições houve aqueles que não se portaram à altura do ideal; mas algumas delas, mais do que as outras, têm uma história de sérias transgressões. É esse o caso do Islã e, por que não dizê-lo, do Cristianismo.

Quando contemplamos o conceito tradicional de "ordem moral", contemplamos valores morais universais, não as regras ou expectativas morais específicas desta ou daquela cultura. A moral recomendada por Krishna, Buda, Jesus Cristo e Mohammed consiste naqueles valores e atitudes morais que nascem espontaneamente de um coração puro, qualquer que seja a sua cultura ou filiação religiosa. Esses valores e atitudes são intrinsecamente vivificantes e promovem a liberdade interior e a paz.

Quando Krishna recomendou a ação combativa ao príncipe, levou em conta o *sva-dharma* ou "lei interna" de Arjuna. Arjuna era um aristocrata, cujo dever na vida era defender o estado e proteger o povo contra o mal e a exploração. Na qualidade de membro da casta guerreira (*kshatra*), tinha ele desde o nascimento a obrigação de sustentar por seu esforço e por suas ações a ordem moral (*dharma*). Ele tinha sido treinado para comandar soldados na guerra.

Krishna não teria dado a mesma diretriz a um membro da casta sacerdotal ou da casta dos comerciantes. É certo que hoje em dia, na sociedade ocidental, as castas não existem*, e que mesmo na Índia são talvez mais fluidas do que no tempo de Krishna, mas a noção de *sva-dharma* merece mesmo assim a nossa atenção. Tem ela uma estreita relação com a noção de *sva-bhâva* ou "ser interior", que designa a própria constituição da pessoa — a qualidade, o tipo e o grau da sua mente, do seu caráter e da sua personalidade. Do ponto de vista tradicional, a pessoa que pela mente, pelo caráter e pela personalidade é mais artística do que combativa é considerada inapta para o tipo de ação agressiva que caracteriza a guerra. Seria moralmente dúbia — e psicologicamente insólita — a idéia de que um tal indivíduo tem o dever de pegar em armas e lutar na linha de frente. Do mesmo modo, um membro da casta sacerdotal (*brâhmana*) simplesmente não pode participar diretamente de uma ação agressiva. Sua tarefa consiste em rezar e oferecer ritos e sacrifícios pelo sucesso da campanha militar.

Temos de nos esforçar por conhecer nosso *sva-bhâva* e o *sva-dharma* que lhe corresponde, e temos então de agir de acordo com nossa constituição psicológica e moral e com as obrigações morais que ela define. Eu mesmo, sendo um escritor de forte tendência pacifista, daria um péssimo soldado. Na verdade, nunca tive nenhum tipo de treinamento militar, pelo que sou grato. Na qualidade de escritor, entretanto, tenho a capacidade e o dever de afirmar os elevados valores morais e espirituais que ajudam a criar ou sustentar um ambiente propício ao florescimento da verdadeira humanidade. Não empunho uma espada, mas uma pena, assim como o agricultor maneja o seu arado.

O "Mahatma" Gandhi, advogado de profissão, usou a arma da resistência passiva para pôr fim à hegemonia inglesa sobre a Índia e colaborou para que esta finalmente conquistasse sua independência, em 1947. Gandhi abominava a violência e proclamava o ideal da *ahimsâ* ou não-violência. Mas ele mesmo admitiu:

Embora toda violência seja má e deva ser condenada em princípio, o adepto da *ahimsâ* pode e até mesmo deve fazer uma distinção entre aquele que agride e aquele que se defende. Depois de fazer isso, ele apoiará de maneira não violenta aquele que se defende, isto é, dará sua vida para salvá-lo.[4]

Gandhi percebeu que vivemos num mundo imperfeito e admitia assim a existência da polícia e das forças armadas, mas lamentava a necessidade dessas instituições. Seu dilema demonstra que, ao mesmo tempo em que devemos defender e aspirar aos mais elevados ideais morais e espirituais, não podemos fechar os olhos para as realidades do "mundo real". Na vida cotidiana, nos defrontamos constantemente com situações em que um conflito pode acontecer ou acontece de fato. Nossa reação, num caso desses, depende do nosso ser profundo. Gandhi era uma pessoa extraordinária que, tanto em seu país como no resto do mundo, é lembrado como um santo, embora sua própria opinião sobre si mesmo fosse bem menos lisonjeira (o que, para nós, é mais um ponto em seu favor). Poucos são os que têm coragem de defender suas convicções. Gandhi morreu por seu idealismo no dia 30 de janeiro de 1948, quando estava em vias de fazer a oração da tarde. Aplicando a lei vigente, o governo foi impiedoso e executou de pronto o assassino Nathuram Godse, um brâmane que se opunha fanaticamente à tolerância de Gandhi para com os muçulmanos.

Temos de encontrar a nossa própria reação a todas as situações de violência. Na qualidade de praticantes de Yoga, temos sem dúvida nenhuma o dever de dar atenção ao excelente imperativo moral da não-violência. Por outro lado, não podemos deixar de agir de acordo com o nosso *sva-bhâva* e *sva-dharma*, sob pena de, não o fazendo, nos enganarmos profundamente sobre nós mesmos. Nesse contexto, o *Gîtâ* faz a importante afirmação de que é melhor cumprir imperfeitamente a própria lei (*sva-dharma*) do que perfeitamente a lei de outro. Para tanto, precisamos saber quem somos e nos comportar verazmente de acordo com esse saber. Se a nossa verdade íntima, nossa consciência, nos leva a abandonar a diretriz da não-violência, temos de agir de acordo com isso e aceitar corajosamente as conseqüências da nossa ação. Se, por outro lado, a voz da consciência nos move a adotar a não-violência como princípio norteador de toda a nossa vida, temos de optar pela imobilidade e assumir com audácia as repercussões do caminho pacifista, mesmo que isso nos custe a vida.

---

* Pois não se confundem de modo algum com as chamadas "classes sociais", sendo baseadas em distinções de potencialidade interna e tipologia de ação externa, e nunca em distinções econômicas. (N. T.)

O Budismo, como o Hinduísmo, tem o ideal da não-violência na mais alta estima e recomenda-o tanto para os monges quanto para os leigos. A reação não-violenta do Dalai Lama à invasão do seu país pelos chineses é um exemplo magnífico da postura budista. Não obstante, de acordo com o *World Tibet Network News* (30 de março de 2000), o líder exilado dos tibetanos e ganhador do Prêmio Nobel da Paz de 1989 também admitiu:

> ... teoricamente, a violência pode ser permitida de acordo com sua motivação e se for exercida em vista de um bem maior. Na prática, porém, essa permissão é muito difícil. A natureza da violência é altamente imprevisível. No mundo de hoje, destruir o próximo é destruir a si mesmo.[5]

Temos aí a mesma contraposição, já observada nos comentários de Gandhi, entre o princípio teórico ou abstrato da não-violência e a realidade cotidiana. Embora o Dalai Lama tenha sempre adotado uma postura não-violenta em relação às atrocidades cometidas em sua terra natal e tenha defendido o mesmo princípio em todas as outras situações de violência, é interessante que pelo menos na teoria ele admita o uso da violência em vista de um "bem maior". Sendo ele um monge budista, tem um compromisso absoluto com a não-violência. Na qualidade de chefe de uma nação exilada, adota o mesmo princípio, mas não sem questionar-se, e talvez com uma certa inquietude pelo fato de seu pacifismo ter causado um cisma entre os tibetanos e não ter contribuído em nada para fazer cessar ou pelo menos diminuir a destruição de seu país.

Aqueles que não são monges, que vivem no mundo e cuidam de uma família, têm de encontrar sua própria resposta à crise atual — a qualquer crise que envolva a violência. Krishna, há muito tempo, tentou indicar um "caminho do meio", salientando não só a ação hábil no mundo mas também a boa ação no interior — por meio da disciplina mental. Quando nos libertamos da ira e da sede de vingança, podemos — com a mente centrada e pacífica — agir adequadamente para defender aquilo que seria considerado bom e favorável à vida por qualquer pessoa de mente limpa e sã.

Se o terrorismo chegou para permanecer entre nós por vários anos, não podemos deixar que ele envenene o nosso coração. Pelo contrário, temos de fortalecer nossa resolução de disseminar a paz e a felicidade entre todos os seres humanos. Temos de cultivar essa diretriz superior mesmo que, em situações específicas, venhamos a concluir pela necessidade de defender a nós mesmos e aos que nos rodeiam.

Muito se tem falado de uma nova ordem mundial. Muitas vezes, esse conceito é promovido por impiedosos políticos e magnatas da indústria, do comércio e das finanças, mais motivados pela cobiça e pela sede de poder do que pela perspectiva de progresso material e espiritual dos povos do mundo. Nas mãos deles, trata-se sem dúvida nenhuma de um conceito perigoso. Ao mesmo tempo, o comércio aproximou países que nada tinham a ver uns com os outros e aos poucos todos estão percebendo que a humanidade é uma só e que estamos todos ligados por relações de interdependência. A globalização já está acontecendo. O desafio que se nos apresenta é o de dar a ela a direção adequada. Podemos colaborar com isso se cultivarmos, em nossos próprios relacionamentos, os valores sublimes proclamados e defendidos por todas as tradições religiosas e espirituais deste nosso mundo. A paz mundial começa com a paz interior e a clareza mental ou sabedoria. Quando não falamos nem agimos por motivos pessoais, mas nos deixamos dominar pela serenidade, encontramos também a tolerância, a compaixão e o amor. São essas as grandes virtudes, as virtudes universais que o caminho do Yoga recomenda. Quem poderia, em sã consciência, apresentar argumentos contra elas?

PARTE TRÊS

Fundamentos Morais

40
O Yoga Começa e Termina na Ação Virtuosa

Para a maioria dos ocidentais, a virtude é uma palavra antiquada e um conceito igualmente inútil e obsoleto. Nas tradições espirituais, porém, a virtude é tida como o princípio que deve reger toda a nossa ação. É certo que, segundo o Yoga, a Realidade suprema está além do bem e do mal, mas reconhece-se também a necessidade do cultivo de atos, palavras e pensamentos virtuosos. A virtude está tradicionalmente ligada à idéia de mérito. Assim, os pensamentos e as ações são considerados meritórios ou reprováveis segundo provenham respectivamente da virtude ou do vício. O mérito (*punya*) é na verdade o fruto do bom *karma*, ou seja, o impulso positivo gerado na mente em decorrência de um comportamento físico, verbal ou mental positivo. O comportamento positivo está associado à bondade, à benignidade, à compaixão, ao amor, à não-violência, à generosidade, à paciência, ao contentamento, à reta compreensão, etc. Deixa marcas positivas nas profundidades da mente. O comportamento negativo é ligado ao auto-engano, à ira, à cobiça, à maldade, à avareza, à falta de consideração, à impaciência, etc. Também ele cria depósitos kármicos nos níveis profundos da mente. Essas marcas ou depósitos são as sementes que brotarão no futuro, trazendo conseqüências boas ou más. É como observa Je Tsongkhapa, fundador da Ordem Gelugpa, no magnífico *Lam-Rim Chen-Mo* (Capítulo 13):

> Toda felicidade, entendida como um sentimento de tranqüilidade — quer dos seres vulgares, quer dos nobres, e abarcando até mesmo os menores prazeres, como o soprar de uma brisa fresca para um ser nascido no inferno — provém do karma virtuoso previamente acumulado. É impossível que a felicidade nasça do karma não-virtuoso.

> Todo sofrimento, entendido como um sentimento doloroso — abarcando até mesmo o mais sutil sofrimento que ocorra na corrente mental de um *arhat* — provém do karma não-virtuoso previamente acumulado. É impossível que o sofrimento nasça do karma virtuoso.[1]

A questão está em saber como o comportamento virtuoso pode conduzir enfim à transcendência do bem e do mal, aspiração de todas as tradições yogues. Não seria de se esperar que a ação virtuosa simplesmente nos tornasse cada vez mais bons? Acaso a crença numa Realidade suprema intrinsecamente transmoral não tira o sentido da preocupação com o comportamento ético? Os mestres de Yoga dizem que não. Segundo eles, o comportamento não-virtuoso resulta em sofrimentos futuros, ao passo que o comportamento virtuoso atrai experiências felizes. Em termos teológicos, um caminho culmina no Inferno, o outro, no Paraíso.

Significativamente, porém, os adeptos do Yoga têm tão pouco interesse pelo Paraíso quanto pelo Inferno. Seu objetivo é ir além de todos os estados condicionados de existência e chegar à libertação ou *nirvâna*. O único motivo pelo qual dedicam-se a cultivar o comportamento virtuoso é pelo fato de um tal comportamento reduzir os fatores mentais que causam o sofrimento (*duhkha*). Porém, mesmo as experiências de gozo são intrinsecamente limitativas, uma vez que pressupõe uma personalidade egóica que as tenha e que com toda probabilidade há de apegar-se a elas, conservando assim em perpétuo movimento o círculo vicioso da existência condicionada (*samsâra*).

Só a libertação garante a extinção permanente do sofrimento, isto é, da lei de causa e efeito. Só a libertação, ou iluminação, nos garante o fim da cadeia do condicionamento kármico, cadeia essa cujo início não se pode conhecer e que nos fez viver indefinidas existências em diversos mundos condicionados.

Depois de ponderar cuidadosamente a questão da relação entre a ética e a libertação, Je Tsongkhapa ofereceu a seguinte resposta, que lhe foi revelada, aliás, pelo próprio Buda Manjushrî:

Suponhamos que não consigas dedicar um tempo de tua prática à meditação dos diversos problemas da vida cíclica e dos diversos benefícios que podem advir da liberdade em relação a essa vida. Não te sentas para meditar; não concentras a mente e não te esforças por abrir os olhos para ver a feiúra desta vida nem para contemplar as maravilhas da liberdade. Não chegas jamais ao ponto de não dedicar mais nenhum pensamento a esta vida. Não chegas a dominar a arte da renúncia.

Digamos que saias, então, e procures desenvolver uma grande prática virtuosa — a perfeição da generosidade, da moralidade, da longanimidade, do esforço, da concentração — seja lá o que for. Nada disso poderá conduzir-te ao estado de liberdade. Aqueles que realmente anseiam pela liberdade devem, a princípio, simplesmente esquecer estes outros conselhos, supostamente tão profundos. Devem usar a meditação do "exame mental" para desenvolver a renúncia.

Aqueles que almejam trilhar a grande via devem reservar alguns momentos para meditar no quanto é prejudicial concentrar-se somente no próprio bem-estar e quantos bens podem advir de concentrar-se no bem-estar dos outros. Ao fim, esses pensamentos se tornam habituais; nada que fizeres sem eles poderá jamais transformar-se num caminho que te leve a algum lugar.[2]

São três, portanto, as coisas necessárias — chamadas as "três vias principais" — para o sucesso na vida espiritual: o cultivo da visão correta, a renúncia e o desejo de atingir a iluminação para o benefício dos outros seres. A visão correta consiste em reconhecer que não existe um eu, um ser independente, nem em nós nem em coisa alguma; na linguagem do Mahâyâna, todas as coisas são "vazias" (*shûnya*). Não obstante, todas as coisas surgem interdependentemente pela força do karma. A renúncia consiste simplesmente no desapego, especialmente em relação à noção de ser uma entidade independente, um eu. A expressão "concentrar-se no bem-estar dos outros" refere-se à prática de *bodhicitta*, a intenção ou firme resolução de atingir a iluminação *para o bem de todos os seres* — a essência do ideal do *bodhisattva*, marca do Budismo Mahâyâna. Seguindo essas três "vias", o praticante acumula mérito (*punya*) e sabedoria (*prajnâ*).

Para que o comportamento virtuoso não tenha somente um significado moral e religioso, mas tenha um sentido *espiritual*, é preciso que decorra no contexto das três "vias" citadas acima ou dos seus equivalentes. A virtude é uma parte inalienável da prática espiritual autêntica. No Yoga Clássico, o comportamento segundo as regras da moral é o primeiro membro do caminho óctuplo que leva à libertação. O mesmo vale também para outras formas do Yoga. Não podemos ser maus e ter a esperança de crescer espiritualmente. Antes, na qualidade de praticantes, temos de harmonizar nossos relacionamentos com as outras pessoas, lançando mão das virtudes — testadas e aprovadas pelo tempo — da não-violência, do não-roubar, da veracidade, do não-cobiçar e da castidade. Junto com algumas outras, elas são reconhecidas por todas as tradições espirituais e religiosas como princípios de comportamento universalmente válidos. Devem estar presentes até a saciedade naqueles que se proclamam iluminados ou próximos da iluminação. Mesmo no caso dos iniciados que fazem uso das táticas não-convencionais de um "santo louco" ou "adepto da loucura", devemos ver claramente, com evidência, que eles dominaram seus impulsos "inferiores" e realizaram num grau de estabilidade as grandes virtudes.[3] O caminho da liberdade não contorna a moralidade, mas passa através dela — não a moralidade burguesa das pessoas ansiosas, mas a moral sentida daqueles se importam profundamente com a liberdade e o bem-estar das outras pessoas e de todos os seres.

41
Será a Não-Violência (Ahimsâ) um Valor Obsoleto?

HOMO HOMINI LUPUS, "O homem é o lobo do homem". Sigmund Freud, que citou esse provérbio latino, fez o soturno comentário: "Quem terá coragem de negá-lo, diante de tantas provas?" Toda uma série de psicólogos, sociólogos e filósofos reiteraram a mesma opinião, afirmando que a agressividade é uma qualidade inata dos seres humanos e que todos nós somos programados para atacar, ferir e matar.

Porém, se a agressividade é um impulso inato, o mesmo se pode dizer da brandura e da capacidade de deixar de lado os instintos homicidas. Só o maior dos pessimistas haveria de negar que é impossível ao ser humano viver em paz e harmonia com seus semelhantes e com a Natureza como um todo. Não *precisamos* matar cem milhões de pessoas pela guerra e pela tortura como fizemos no século XX. Somos livres para tomar outro curso de ação. Podemos cultivar a não-violência, ou o não-ferir (*ahimsâ*), como um estilo de vida viável.

Não se trata aqui de um mero ideal utópico. Num ou noutro lugar, em épocas passadas e até mesmo em nosso tempo, homens e mulheres conseguiram viver juntos cooperando uns com os outros, sem guerras nem conflitos. Algumas comunidades monásticas atingiram esse grande ideal pelo menos durante uma parte de sua história. Uns poucos povoados, localizados em lugares protegidos e remotos demais para atrair turistas curiosos, ainda o alcançam hoje em dia. Isso não se faz por elevados motivos metafísicos, mas simplesmente porque a sobrevivência de todos depende do espírito de cooperação — uma intuição importante que parece ter perdido força à medida que as sociedades se tornaram mais complexas.

Entretanto, num determinado nível de desenvolvimento espiritual do indivíduo, a não-violência torna-se algo mais do que uma simples exigência ou um expediente econômico e social. Torna-se uma expressão do sentimento interior de unidade com todas as coisas.

A não-agressividade, o não-ferir, foi aclamada como uma virtude cardeal por todas as grandes tradições religiosas e espirituais do mundo. Assim, faz séculos que é um elemento crucial do Yoga. No *Yoga-Sûtra* de Patanjali, a não-violência é apresentada como uma das cinco práticas que constituem o "grande voto" das disciplinas morais (*yama*).

O que a virtude da não-violência significa para o homem ocidental contemporâneo que se dedica ao estudo do Yoga? Será a *ahimsâ* um mero ideal romântico? Ou será, como Patanjali afirma categoricamente, um ideal universal e incondicionalmente válido? No século XX, foi o "Mahatma" Gandhi, um mestre do Karma-Yoga (o caminho da ação autotranscendente), que preservou o proclamou o antigo ideal da *ahimsâ*. Demonstrou também sua eficácia política pelo sistema da resistência passiva. Gandhi inspirou a moderna filosofia e prática da ação social não-violenta por meio de manifestações, passeatas, ocupações, palestras, jejuns, etc. As campanhas não-violentas de reforma social têm obtido um sucesso surpreendente, que dá testemunho do poder de transformação da não-violência.

A resposta à pergunta acima proposta tem de ser: *ahimsâ* é tão pertinente hoje em dia quanto era na época de Patanjali e de Gautama, o Buda, outro resoluto porta-voz do não-ferir. O que precisamos descobrir é *como* traduzir para a prática cotidiana o ideal da não-violência — para nós, para nossa comunidade local e para a sociedade global.

Mahâvîra, contemporâneo do Buda e fundador do Jainismo histórico, forneceu uma extensa lista de regras de não-violência. O Jainismo, mais do que qualquer outra cultura religiosa do globo, abomina a violência em todas as suas formas. Até hoje, na Índia, os membros de algumas escolas jaina usam uma máscara para filtrar o ar para não correr o risco de inalar e assim matar alguma pequena criatura. Trata-se de um costume religioso que poucos dentre nós se disporiam a seguir. Não obstante, quando examinada mais de perto, essa prática radical nos ensina uma importante lição: nossa vida se constrói sobre a morte sacrificial de outras formas de vida. Todos nós, a cada respiração, matamos involuntariamente outras criaturas — um massacre que nenhuma máscara pode impedir. Isso porque constantemente aniquilamos bilhões de micróbios invisíveis para podermos viver. Nós mesmos somos apenas um elo na grande cadeia alimentar da vida, uma vez que estamos destinados a morrer e a servir de alimento para outros micróbios.

Não precisamos parar de respirar nem de nos alimentar, nem precisamos constantemente "oferecer a outra face", mas temos de saber que devemos nossa vida aos outros seres e eles devem a deles a nós. Quando realmente contemplamos a grande interligação de todas as coisas, torna-se fácil para nós cultivar uma atitude de reverência pela vida, que é essencialmente uma atitude de não-violência e de amor que transcende o ego.

Temos de acostumar nossa sensibilidade com o fato de que não estamos sozinhos no universo, mas somos as células interdependentes de um grande corpo cósmico. A vida espiritual consiste, em grande medida, em assumir a responsabilidade pelas coisas que compreendemos acerca de nós mesmos e do mundo em que vivemos. Temos de assumir a responsabilidade também pela agressividade destrutiva que se revela a nós sob formas cada vez mais sutis.

Como afirma Patanjali, a não-violência deve ser praticada sob *todas* as condições — em pensamentos, palavras e ações. Temos de começar por examinar a nossa vida ativa. Podemos nos perguntar, por exemplo, até que ponto o nosso meio de vida não inflige a outros seres uma violência moralmente injustificável. Eu, por exemplo, na qualidade de escritor, fui tomando consciência aos poucos do fato de que sou co-responsável pela destruição das florestas, que são o lar de uma multidão de espécies animais e vários grupos tribais humanos. Comecei a fazer algo para corrigir isso, mas tenho a incômoda consciência de que tenho de fazer muito mais.

Outra área que merece entrar em nosso exame de consciência é a dos relacionamentos sociais — nossa vida familiar, nossas amizades e nossos relacionamentos profissionais. De que modo a nossa agressividade destrutiva se manifesta nesses relacionamentos? Como podemos começar a praticar a *ahimsâ* de modo mais decidido? Como costumamos expressar nossa falta de amor, de compaixão e de compreensão? Para saber isso, podemos pedir aos nossos familiares e amigos que nos façam um relatório de como nos vêem, relatório esse que indubitavelmente nos há de magoar. Podemos descobrir que tendem a nos ver como excessivamente agressivos, frios ou inacessíveis. Podemos ficar sabendo que não deixamos que os outros se expressem e que não sabemos ouvir. Existem várias maneiras de se praticar a falta de amor, assim como existem miríades de maneiras de se manifestar o amor e a compaixão.

Não é só pelas ações físicas que podemos fazer o mal, mas também pela fala. Palavras ditas num momento de raiva ou por pura e simples falta de consideração podem machucar muito mais do que um tapa na cara. Outro setor onde grassa a violência psicológica é a competitividade, quando se torna acirrada e habitual. Tentamos ser uns melhores do que os outros e nesse processo despimos a nós mesmos e aos nossos semelhantes de toda a dignidade.

Existe também a questão de como conservamos a energia e a saúde do corpo. Quem não é rigorosamente vegetariano consome carne, peixe, ovos e laticínios. Deixando de lado todas as considerações religiosas, temos de atentar para o fato de que nossos hábitos alimentares estão inseridos no contexto de um poderoso setor produtivo que não se destaca pelos escrúpulos morais. As refeições que ingerimos são normalmente feitas com a carne de animais criados em condições industriais e tratados com uma inimaginável crueldade ("porque os animais não sentem dor como nós sentimos"). As vacas são mantidas artificialmente prenhes para produzir leite, enquanto os bezerros são privados de toda afeição materna e forçados a ingerir uma monótona dieta que substitui o leite a fim de que sua carne se torne tão clara quanto o mercado exige; os frangos têm o seu bico extirpado e são aprisionados em gaiolas horrivelmente pequenas; os porcos têm o seu rabo cortado e são conservados em chiqueiros minúsculos e escuros, forçados a comer incessantemente por puro tédio, sem fazer nada exceto esperar o abate, realizado muitas vezes de maneira brutal. No setor da criação de animais, a prática mais horrenda é a de alimentar o gado bovino com a carne pulverizada de membros de sua própria espécie (canibalismo), o que causou a doença da vaca louca. Os bovinos são vegetarianos por natureza; o fato de serem alimentados com carne é uma violação de sua realidade biológica e causou ultimamente a matança de centenas de milhares de cabeças de gado na Europa.

Assim, nossos hábitos alimentares fortalecem um setor produtivo que fatura cerca de cinqüenta bilhões de dólares por ano e viola flagrantemente o ideal da não-violência. Contribui, além disso, para a degradação do meio ambiente. Nossas necessidades e opções no campo da medicina têm um efeito igualmente trágico, pois dependem da horripilante exploração de animais nos laboratórios. Do mesmo modo, nossos hábitos de diversão acarretam de diversas maneiras o cometimento de maus-tratos contra os animais — em caçadas, em rodeios, em corridas e em zoológicos e circos aparentemente inócuos. Muito se poderia dizer também acerca dos hábitos de consumo dos norte-americanos, que direta ou indiretamente dependem da exploração de outros países e acarretam a fome e o sofrimento de milhões de seres humanos.

Todas as nossas ações têm repercussões morais. O bom cidadão que cumpre o seu dever, por exemplo, paga seus impostos todo ano. Nos Estados Unidos, porém, o dinheiro dos impostos ajuda a sustentar um gigantesco setor militar que gira em torno da violência e causa, na prática, inúmeras mortes e um sofrimento sem paralelo pelo mundo afora. Seria tolice deixar de pagar os impostos, mas podemos trabalhar em prol de uma reforma tributária (há muito tempo necessária) e, o que é mais importante, protestar contra o modo pelo qual o governo gasta nosso dinheiro.

Por fim, o ideal da não-violência não se limita à expressão física ou verbal. Nossos pensamentos também têm poder. São eles que determinam a nossa relação sutil com a vida e especialmente o modo como interagimos com os outros seres. Se estamos deprimidos, tendemos a deprimir também o ambiente. Se estamos alegres e esperançosos, nossa felicidade edifica os que estão ao nosso redor. Mesmo que não tenhamos a intenção de causar mal a outra pessoa, a frieza ou indiferença é uma forma de mal. Sempre que a nossa presença não atualiza a qualidade do amor, inevitavelmente diminuímos a nossa vida e a vida alheia. Por isso, somos responsáveis pelo modo como estamos presente no mundo, mesmo quando estamos sozinhos, pois nossos campos estão interligados com os campos de todos os outros seres e coisas.

Ahimsâ, enquanto manifestação de amor auto-transcendente, é uma das pedras fundamentais da prática espiritual. O verdadeiro Yoga é impossível sem ela. A não-violência não é, de modo algum, um valor obsoleto.

42
A Não-Violência Segundo o Jaina Yoga

As TRÊS TRADIÇÕES culturais da Índia — o Hinduísmo, o Budismo e o Jainismo — afirmam o supremo valor moral da não-violência ou ahimsâ. No *Yoga-Sûtra* (2.30) de Patanjali, que representa o Yoga hindu, a não-violência é contada como uma das cinco observâncias ou disciplinas (*yama*) ditas obrigatórias para todos os seres humanos. A posição de Patanjali encontra paralelos exatos no Budismo e no Jainismo. Dessas três tradições, é o Jainismo que discorre de maneira mais cabal sobre a questão da não-violência.

O Jainismo histórico foi fundado no século VI a.C. por Vardhamâna Mahâvîra, antigo contemporâneo de Gautama, o Buda. A tradição, porém, menciona 23 mestres anteriores a Mahâvîra, chamados "aqueles que abrem um vau" (*tîrthankara*). Os textos sagrados dos jainas (ou jainistas), que compreendem cerca de sessenta livros, se dividem em três categorias principais: os quatorze *Pûrvas* (todos perdidos), os doze *Angas* (palavras de Mahâvîra) e os 34 *Angabâhyas*, divididos em *Upângas* e *Sûtras* (compostos por diversos sábios) — todos escritos na antiga língua de Magadha.

À semelhança do Hinduísmo e do Budismo, o Jainismo propõe um caminho espiritual cujo fim é a libertação; foi originalmente uma comunidade estritamente monástica que só depois atraiu seguidores leigos. É caracterizado pela forte ascese (*tapas*) e produziu uma longa linhagem de adeptos que renunciaram ao mundo. O grau de ascetismo da tradição jaina pode ser avaliado pela antiga disputa pela qual se procurou determinar se os monges podiam se vestir ou deviam andar sempre nus. Por volta de 300 a.C., a comunidade se dividiu entre os que usavam roupas (isto é, os Shvetâmbaras) e os que "se vestiam de espaço" (Digambaras). O estilo de vida dos monges e monjas jainas exerceu forte influência sobre os leigos, e é assim que constatamos que até os comuns pais e mães de família fazem questão de praticar o ideal da não-violência.

O texto mais antigo que chegou a nós, e de certo modo o mais importante, é o *Âcârânga-Sûtra* proferido por Mahâvîra. Esse texto delineia a conduta correta a ser adotada por monges e monjas e inclui uma prolongada consideração sobre a não-violência. Para os jainas, "a não-violência é a suprema virtude" (*ahimsâ paramo dharmah*).

Segundo o *Yoga-Shâstra* (2.31) de Hemacandra, a prática espiritual de nada adianta quando não se baseia sobre o abandono de toda atividade violenta. O *Dashâ-Vaikâlika-Sûtra* (1.1-4) do ramo Shvetâmbara, composto talvez no século V a.C., se abre com os seguintes versículos:

O *dharma* é a maior bênção: não-violência, autodomínio e ascese. Mesmo as divindades honram a alma firmemente estabelecida no *dharma*.

Como a abelha se satisfaz com beber o néctar das flores das árvores, sem danificar as flores, assim também aqui na Terra os ascetas libertos, como se buscassem seu alimento entre as flores, satisfazem-se com oferendas devotas.

Como as abelhas das flores, subsistimos com o que nos foi preparado, sem sobrecarregar ninguém.

Assim, mesmo num aspecto da vida tão básico quanto a nutrição, os monges jaina pisam suavemente sobre a Terra, desejosos de não fazer mal e nem mesmo causar inconveniência a ninguém. A não-violência é o grande voto (*mahâ-vrâta*). Nas palavras do *Dashâ-Vaikâlika-Sûtra* (1.11):

> Ó senhor, o primeiro grande voto é abster-se de fazer mal aos seres viventes. Ó senhor, abster-me-ei de fazer mal a quaisquer seres viventes, grandes ou pequenos, móveis ou imóveis. Eu mesmo não farei mal a nenhum ser vivente. Não farei mal a nenhum ser vivente por meio de outro ser vivente. Não concordarei com o mal infligido a nenhum ser vivente. Enquanto viver, não causarei, não instigarei, não aceitarei [o mal feito aos outros] por meio dos três meios: o corpo, a fala e a mente.

A lei moral dos jainas proíbe os monges de cavar o solo com madeira ou com as mãos, moldar massas de argila e secar deliberadamente um lago ou mesmo uma poça d'água. Tudo tem de ficar o máximo possível do jeito que está, pois a vida se encontra em toda parte. Os monges não devem nem mesmo acender ou apagar um fogo, pois também o fogo tem as suas próprias formas de vida que não devem ser importunadas nem destruídas.

Ao andar, os monges jainas devem olhar para o chão a fim de não pisotear nenhum ser vivo, nem mesmo um vegetal. Devem remover escrupulosamente os insetos que pousarem sobre o seu corpo, cuidando para não colocá-los em algum lugar onde possam ser inconvenientes para outras formas de vida. Alguns monges — os Sthânakavâsins — usam sobre a boca uma tira de tecido chamada *muhpatti* para não engolir acidentalmente algum inseto, e assim por diante. Pelo mesmo motivo, os monges jainistas abstêm-se de usar leques, de nadar e mesmo de andar dentro d'água.

Todos os atos nocivos causam karma, e o karma amarra a pessoa ao mundo finito (*samsâra*), caracterizado pelo sofrimento. Segundo o *Tattva-Artha-Sûtra* (7.13) de Umâsvâmin, fazer o mal (*himsâ*) é ceifar a vida de outro ser por negligência. O mal pode ser intencional (*samkalpa-ja*) ou acidental (*ârambha-ja*), cometido no decorrer do cumprimento de um dever.

Desnecessário é dizer que os jainas abominam a caça, a vivissecção, a pena de morte, o sacrifício de animais, a vingança pessoal e a guerra. As regras para os leigos são muito menos rigorosas do que as regras monásticas, e permite-se que os leigos, dentro dos limites da razão, defendam a própria vida.

A chave da não-violência é a vigilância ou atenção constante (*apramâda*). Como explica o texto citado acima (7.4), essa virtude deve ser cultivada por meio das cinco práticas seguintes:

1. *vâg-gupti*, a guarda da fala
2. *mano-gupti*, a guarda dos pensamentos
3. *îrya-samiti*, o cuidado ao caminhar
4. *âdâna-nikshepana-samiti*, o cuidado ao se levantar objetos e pô-los sobre o chão
5. *âlokita-pâna-bhojana*, a cuidadosa inspeção do alimento e da bebida

O *Tattva-Artha-Sûtra* (7.11) também recomenda estas quatro práticas:

1. *maitrî*, a benevolência para com todos os seres
2. *pramoda*, o gosto por todos os seres
3. *kârunya*, a compaixão por todos os seres
4. *madhyasta*, a paciência com todos os que se desviam em seu comportamento.

A desatenção e a negligência decorrem dos estados mentais negativos, entre os quais destacam-se o orgulho, a paixão, a ira, a cobiça e a ilusão. Esses erros da mente anuviam a razão e provocam os descuidos que levam a pessoa a ferir ou mesmo matar outros seres.

Sem dúvida, a lei moral dos jainas exige uma consciência atentíssima. Isso nos impressiona ainda mais quando ficamos sabendo que o voto de não ferir nenhum ser pertence apenas ao segundo dos onze estágios de desenvolvimento espiritual do praticante leigo e dos quatorze caso se trate de um monge.

O equilíbrio da vida deixa a atenção livre para concentrar-se no processo meditativo e no cultivo das virtudes superiores que conduzem à libertação. Os praticantes de Yoga que não pertencem à tradição jaina têm muito a aprender com o estilo de vida exemplarmente não-violento dos adeptos do Jainismo.

43
O Yoga e o Vegetarianismo

O FATO DE A MAIORIA DOS PRATICANTES tibetanos do Budismo Vajrayâna (um Yoga tântrico) comer carne nos mostra que o Yoga não impõe incondicionalmente uma dieta alimentar vegetariana. A maioria das formas de Yoga, porém, recomenda ou mesmo exige o vegetarianismo. Os tibetanos constituem um caso à parte, pois seu país árido e montanhoso não facilita a produção agrária a um ponto que permita a adoção de uma dieta adequada no clima frio do Himalaia. Sem carne, os tibetanos provavelmente sofreriam de desnutrição. O que não se justifica tão facilmente é o fato de a comunidade tibetana exilada na Índia e nos países ocidentais continuar consumindo carne. Trata-se de um simples hábito, que por sinal tem sido combatido por pelo menos alguns dentre os líderes tibetanos. O Dalai Lama, por exemplo, fez estes comentários inequívocos:

> Não vejo razão alguma pela qual os animais devam ser mortos para servir de alimento aos homens quando existem tantas alternativas. Afinal de contas, o homem pode viver sem carne. Só alguns animais carnívoros são obrigados a comer carne. A matança de animais por esporte, por prazer, pelo sabor da aventura e para se obter peles é um fenômeno a um só tempo aflitivo e repugnante. Tais atos de brutalidade não têm justificativa.
> Na nossa atitude em relação à vida, seja ela pragmática, seja de outro tipo, a verdade última com que nos defrontamos — quando encaramos os fatos com sinceridade e sem nos enganar — é o desejo de paz, segurança e felicidade. As diferentes formas de vida em diferentes aspectos da existência constituem a fervilhante população viva desta nossa Terra. E, quer pertençam ao grupo superior, na forma de seres humanos, quer ao grupo inferior, os animais, todos os seres buscam antes de tudo a paz, o conforto e a segurança. A vida é tão preciosa para um ser mudo quanto é para um homem. Assim como este busca a felicidade e foge da dor, assim como quer viver e não morrer, assim também o querem as outras criaturas.[1]

Um praticante do Budismo que estudou com o Dalai Lama acrescentou a essa declaração o seguinte esclarecimento, também animador:

> Tive o privilégio de estudar o Budismo com Sua Santidade e ele me disse que, por ordem do médico, tem de comer carne dia sim, dia não. Não come muita, pois isso vai contra os preceitos, mas tem se esforçado para ser vegetariano.[2]

Em data mais recente, numa entrevista dada à *World Tibet Network* em 26 de dezembro de 2000, o Dalai Lama declarou:

> Não sou vegetariano. De 1965 a 1967, por quase dois anos, tentei me tornar rigorosamente vegetariano. Mas por causa de um problema de fígado, hepatite, tive de voltar a comer carne. Entretanto, durante minha infância, no Tibete, tentei transformar muitos festivais do governo tibetano em festivais vegetarianos. Portanto, embora não seja vegetariano, sempre tento promover o vegetarianismo.[3]

Evidentemente, o Dalai Lama está voltando à prática budista original do vegetarianismo e talvez a esta altura já seja vegetariano, caso tenha tido acesso a informações médicas e dietéticas atualizadas.

Às vezes se afirma que o próprio Gautama, o Buda, não era estritamente vegetariano, mas consumia carne. No *Mahâparinibbâna-Sutta*, texto canônico em páli, há um trecho altamente controverso que já foi interpretado como um sinal de que o Buda não era vegetariano. Segundo esse *Sutta* (4.20), que faz parte do *Dîgha-Nikâya*, o Buda, pelo menos em uma ocasião, comeu *sûkara-maddava* — uma palavra em páli que significa algo como "delícia de porco" — no pomar de mangueiras do ferreiro Cunda. As antigas autoridades budistas entendem que o termo se refere a carne de porco; outros dizem que significa uma planta apreciada pelos porcos (isto é, trufas); outros ainda o interpretam como um tipo de cogumelo. O que quer que seja o *sûkara-maddava*, foi ele o fator físico que desencadeou a morte do Buda. Curiosamente, antes de comer, diz-se que o Buda pediu a Cunda que servisse o *sûkara-maddava* somente a ele, oferecendo outros alimentos aos membros de sua comunidade. Depois da refeição, pediu a Cunda que enterrasse o que restava do *sûkara-maddava*, pois somente um *tathâgata* (isto é, o próprio Buda) poderia digeri-lo. Ou seja, o Buda considerava essa substância problemática desde o início. Com efeito, caiu doente de imediato, sofrendo dores violentas e vomitando sangue, sintomas de disenteria. Entretanto, em virtude do extraordinário controle que tinha sobre o corpo, o Buda ainda conseguiu ir até Kusinara, onde deu mais instruções e formalmente isentou Cunda de toda culpa pelo acontecido; na manhã seguinte, separou-se do corpo.

Na doutrina do Buda, o principal mandamento moral é o de não fazer mal a outros seres sencientes, o que inclui não matá-los. Ao mesmo tempo, ele instruiu seus monges a aceitar qualquer alimento que fosse depositado em suas tigelas de mendicância, para fugir ao apego. É verdade, por outro lado, que ele proibiu a comunidade monástica de comer carne caso o animal tivesse sido sacrificado especificamente para alimentar os monges e monjas. Ao que parece, o Buda se recusou a proibir formalmente o consumo de carne.

O vegetarianismo é sem dúvida nenhuma a regra no Yoga hindu e é inquestionavelmente obrigatório no Yoga jaina. Por trás dessa preferência alimentar está a forte convicção moral de que, para atingir a iluminação, temos de evitar fazer o mal aos outros seres. O consumo de carne envolve o mal, especialmente hoje em dia, em vista das práticas chocantes da chamada "indústria da carne". O próprio termo "indústria da carne" deixa bem claro que os animais estão sendo tratados como objetos que podem ser processados para consumo sem que se leve em conta a sua vida interior (isto é, suas sensações de dor e sentimentos de medo). Não obstante, existem ainda grupos de hindus que acham necessário sacrificar animais para fins rituais — prática à qual o Buda se opunha explicitamente.

Para o praticante de Yoga, os animais são antes de mais nada seres sencientes e, como tais, merecem nossa plena consideração. Poucos comedores de carne param para refletir sobre o processo pelo qual um ser vivo é reduzido a um pacote primorosamente embalado e vendido no supermercado. Não sabem — ou não querem saber — que todo ano, para agradar ao seu paladar, bilhões de animais são tratados com uma insensibilidade e uma crueldade que, se fossem aplicadas a seres humanos, seriam consideradas sinais da mais rematada psicopatia.

Considerações morais à parte, os praticantes de Yoga tendem a evitar a carne também por motivo de saúde. As pesquisas científicas têm demonstrado à exaustão as grandes desvantagens do consumo de carne e os inegáveis benefícios de uma dieta vegetariana.

Além disso, segundo a tradição, os praticantes de Yoga há muito tempo promovem o vegetarianismo por motivos de pureza. A carne é considerada impura porque é composta primariamente de *tamas* e *rajas*, os princípios da inércia e do dinamismo, ao passo que o *yogin* e a *yoginî* querem aumentar *sattva*, o princípio da lucidez na Natureza. Diz-se que *tamas* e *rajas* produzem respectivamente a preguiça e a agressividade, que devem ser totalmente dominadas no caminho yogue. Só podem ser dominadas pelo cultivo sistemático de *sattva*, cultivo esse que constitui o âmago de todas as formas autênticas de Yoga.

44
A Prática do Eco-Yoga

Todas as formas de vida são ligadas entre si e dependem umas das outras. É esse o tema da ecologia. Em palavras simples, a ecologia é o estudo dos relacionamentos vitais entre os vegetais e animais (ou seres humanos) e o ambiente em que vivem. Muitas vezes, a palavra é usada para designar o próprio nexo que liga o ser vivo ao ambiente, embora a ecologia seja, a rigor, o estudo desse nexo.

Nosso planeta já foi comparado a uma espaçonave gigantesca cujos recursos são limitados. É verdade que os recursos da Terra não são inexauríveis, mas há um outro fato muito importante: nosso planeta natal é muito mais complexo do que poderia ser qualquer implemento tecnológico. Ele é, como lembrou à nossa geração o biólogo James Gordon Lovelock, um organismo vivo, que ele chamou de "Gaia".[1] Sendo um organismo vivo, a Terra é um sistema de forças cuidadosamente equilibradas.

No decorrer das décadas passadas, esse equilíbrio foi gravemente perturbado por padrões de vida anti-ecológicos, característicos sobretudo dos chamados países "civilizados", que geraram a chamada "crise ecológica". Muitos fatores contribuem para essa crise, e entre eles podemos destacar a superpopulação, a má distribuição da população (ou seja, o gigantismo das áreas metropolitanas), o consumo excessivo, o desperdício, o mau uso da tecnologia e — sendo este um dos principais problemas — um pensamento egoísta e imediatista.

O que tudo isso tem a ver com o Yoga? *Tudo*. O Yoga é intrinsecamente ecológico. Todo Yoga é aquilo que já se chamou de "Eco-Yoga".[2] Nas palavras do *Bhagavad-Gîtâ* (11.48), Yoga é equilíbrio (*samatva*). Essa palavra não precisa ser compreendida somente no âmbito psicológico. Quando temos o equilíbrio interior, temos também o equilíbrio em relação ao ambiente. Isso se confirma pelo código moral do Yoga, abrangente e rigoroso, que abarca todos os aspectos das relações do praticante com seu ambiente e com os outros seres vivos.

Esse código se consubstancia nas cinco disciplinas morais (*yama*): não cometer violência, praticar a veracidade, não roubar, respeitar a castidade e não cobiçar. Assim, a não-violência (*ahimsâ*) consiste numa reverência por todas as formas de vida. Isso implica, por exemplo, a escolha de um estilo de vida que não prejudique o hábitat de outras espécies animais. Além disso, quando levamos a sério essa regra, temos de adotar uma dieta vegetariana. Caso isso não seja possível, temos ao menos de garantir que nosso consumo de produtos derivados de animais (carne, ovos e laticínios) não colabore de modo algum com a cruel prática da criação animal industrializada.

A regra yogue do não-roubar (*asteya*) implica, por exemplo, que não peguemos para nós mais do que o necessário para atender às necessidades do nosso complexo psicossomático. São poucos, porém, os que se dispõem a adotar o modo de vida espartano com o qual os verdadeiros *yogins* estão acostumados. Por outro lado, existem muitas coisas que podemos fazer para nos adaptar a essa obrigação moral. Assim, podemos evitar o que se chama de "consumismo" e que inclui o abominável desperdício de alimentos. Podemos aprender a usar aquilo que temos de sobra (e cujo destino é na maioria das vezes a lata de lixo) para melhorar as condições de vida de nossos semelhantes menos afortunados.

Do mesmo modo, a regra moral do não-cobiçar (*aparigraha*) é compreendida como uma exigência abrangente de que o homem se relacione com a vida de maneira equilibrada, sem querer tudo para si, respeitando o direito dos outros de partilhar dos recursos do nosso planeta. O viver consciente é um equilíbrio entre o dar e o receber. Assim, por exemplo, quando cortamos uma árvore num terreno nosso, temos o dever de plantar pelo menos mais uma árvore. O pensamento eco-yogue exige de nós que colaboremos para repor os recursos utilizados.

A exigência yogue de pureza (*shauca*), que é uma das regras de autodomínio (*niyama*), também pode ser compreendida num sentido ecológico mais amplo. Temos de fazer todo o possível para eliminar a poluição em nossa própria vida e para apoiar os esforços em prol da limpeza do ambiente em geral.

O "Eco-Yoga" é um conceito que hoje designa a necessária convergência entre a espiritualidade yogue tradicional e o ativismo social que gira em torno das preocupações ecológicas. No começo do terceiro milênio d.C., estamos diante de uma crise ambiental cada vez mais grave que afeta profundamente a vida de todos. Já não podemos nos dar ao luxo de adotar o quietismo como postura de vida. Temos também de assumir a responsabilidade pelo ambiente em que vivemos, e isso significa reavivar em nós a idéia de que este planeta é sagrado e participar ativamente do seu processo de recuperação ecológica.

Do ponto de vista metafísico, o desafio com que deparamos é o de aprender a respeitar tanto a transcendência quanto a imanência. Para dar um exemplo concreto, não podemos ter a menor esperança de conhecer a nós mesmos — e muito menos a Divindade — enquanto deixarmos que as pilhas de detritos e os poluentes tóxicos que infestam o ar bloqueiem nossa visão. Temos, antes, de aprender a cooperar com a Natureza, a qual é a própria base do esforço espiritual que temos a pretensão de fazer. Temos de estar dispostos a mostrar fidelidade não só ao caminho espiritual que escolhemos, mas também ao mundo em que vivemos.

Segundo a tradição do Tantra-Yoga, o corpo é um instrumento precioso para a realização da Divindade ou da Realidade. Temos de reconhecer, da mesma maneira, o imenso valor do nosso planeta. A Terra é o nosso corpo e é o único que temos. Destruindo-o, é como se nos suicidássemos. Vou apresentar agora algumas diretrizes para o cultivo do processo eco-yogue.

Ter a determinação de compreender a época em que vivemos e as forças internas que a moldam. Uma vez que vivemos numa complexa civilização pluralista, estamos inevitavelmente expostos a todos os tipos de correntes socioculturais, as quais precisamos compreender para cultivar nossa própria autenticidade. Leitura recomendada (em ordem alfabética): Morris Berman, *The Re-enchantment of the World* (1981); Marilyn Ferguson, *The Aquarian Conspiracy* (1980); Jean Gebser, *The Ever-Present Origin* (1985); Carl Gustav Jung, *Modern Man in Search of a Soul* (1963); Gordon Rattray Taylor, *Rethink* (1972); Theodore Roszak, *Person/Planet* (1978); Alvin Toffler, *Future Shock* (1970) e *The Third Wave* (1980); Ken Wilber, *Up From Eden* (1981) e *Sex, Consciousness, Spirituality* (1995).

Tomar plena consciência do problema e informar-se ao máximo sobre ele. Leitura recomendada: Thomas Berry, *The Dream of the Earth* (1988); Lester Brown, relatórios *State of the World*; Paul e Anne Ehrlich, *The Population Bomb* (1968) e *The Population Explosion* (1990); Duane Elgin, *Voluntary Simplicity* (1981); Francesca Lyman et al., orgs., *The Greenhouse Trap* (1990); Mihajlo Mesarovic e Eduard Pestel, *Mankind at the Turning Point* (1974); John G. Mitchell e Constance L. Stalling, orgs., *Ecotactics* (1970); Jonathan Porritt, *Seeing Green* (1984); Barbara Ward, *The Home of Man* (1976). Todas essas publicações, ao lado de muitos outros bons livros, contêm um tesouro de informações de aplicabilidade imediata. Existem, porém, alguns livros que podem ser particularmente recomendados como manuais práticos: *The Global Ecology Handbook: What You Can Do about the Environmental Crisis* (1990), organizado por Walter H. Corson; *50 Simple Things You Can Do to Save the Earth* (1989), *50 Simple Things Kids Can Do to Save the Earth* (1990) e *The Recycler's Handbook* (1990), do EarthWorks Group de Berkeley, Califórnia; *The Simple Act of Planting a Tree* (1990), do Treepeople com Andy e Katie Lipkis, publicado por J. P. Tarcher. Não temos de nos tornar especialistas, mas temos de saber o que está acontecendo ao nosso redor, conhecer as coisas que podem nos afetar e afetar a vida de nossos filhos e netos.

Levar uma vida mais simples, mais sensível à ecologia. Temos de avaliar nossos hábitos de consumo e ver o que podemos fazer para diminuir o consumo de energia e a poluição no nosso ambiente imediato. Podemos, por exemplo, nos perguntar: preciso deixar tantas luzes acesas? Realmente preciso ligar o ar-condicionado ou o aquecedor, ou posso isolar melhor a minha casa e assim diminuir o desperdício de energia? Preciso usar o automóvel com tanta freqüência ou posso planejar com mais cuidado minhas saídas, ou mesmo combinar um rodízio de carros com os amigos? Preciso dar a descarga toda vez que uso o banheiro e tomar um banho de quinze minutos todos os dias? Não poderia reciclar latas e garrafas? Será que realmente não tenho dinheiro para comprar alimentos orgânicos e mais saudáveis? A preguiça realmente me impede de usar os resíduos vegetais para fazer adubo composto no jardim? E por aí afora. As grandes mudanças começam quando fazemos as coisas "pequenas" — agora.

Unir forças com um grupo ecológico local e passar a ter alguma atividade política. O Yoga não é mera interioridade. Tampouco é incompatível com a atividade política. Com excessiva freqüência, os praticantes de Yoga preocupam-se apenas com a própria salvação e ignoram o contexto maior em que vivem. Em última análise, essa atitude é egoísta e contrária ao espírito do Yoga, além de ser contraproducente. Isso porque o ambiente se impõe a nós. Como, por exemplo, cultivar o controle da respiração numa cidade onde o ar é poluído? Como conservar sadios o corpo e a mente quando o solo onde cresce o nosso alimento é envenenado por substâncias químicas nocivas? Como alcançar a imobilidade interior necessária à meditação e à oração quando nossos tímpanos são constantemente bombardeados pelo ruído dos carros e dos aviões? No mínimo, temos o dever de dar apoio a grupos de ativistas como o Greenpeace, o Amigos da Terra, o Sierra Club, a National Wildlife Federation ou o Elmwood Institute.

Cultivar o autoconhecimento, lançando luz sobre os motivos que nos levaram a tomar o caminho espiritual; e ter disposição para reconhecer e trabalhar as tendências neuróticas que se disfarçam de ideais espirituais. Não podemos confiar irrefletidamente na idéia que temos de nós mesmos; temos de consultar pessoas sábias e benignas que possam servir de espelhos fiéis do nosso caráter. A falta de autoconhecimento freqüentemente nos leva a agir erroneamente.

Estudar as tradições espirituais do mundo inteiro a fim de aprofundar a compreensão do caminho que adotamos. Isso nos ajuda a apreciar a complementaridade das tradições religiosas e espirituais deste nosso mundo. Faz diminuir também a tendência à parcialidade, ao sectarismo, ao elitismo espiritual e a outras formas de exclusivismo. Pode, enfim, nos ajudar a cultivar as virtudes admiráveis — e, na verdade, essenciais — da compaixão e da tolerância, que facilitam a cooperação e o viver ecológico.

Ficar em contato com o ambiente natural. A vida na cidade seduz as pessoas e as leva a ter uma relação abstrata com a Terra. É importante encostar no solo, cuidar de flores ou de árvores, provar a água pura das vertentes de montanha, ver de perto a exuberância da vida selvagem e assim por diante. Sem esse "aterramento", a interioridade muitas vezes não passa de uma fuga neurótica. Para sermos completos, precisamos não só da bênção do Céu no interior, mas do toque da Terra no exterior, que nos transforma.

Recordarmo-nos todos os dias de que a vida é um dom precioso que não pode ser desperdiçado, dissipado ou mal utilizado. Se o nosso coração está aberto, a gratidão e o louvor fluem naturalmente dos nossos lábios. De maneira geral, a educação ocidental não nos predispõe a expressar nossa gratidão (nem as demais emoções) e nos ensina antes a criticar do que a louvar. É claro que não há necessidade de omitir as críticas que precisam ser feitas, mas essas críticas, muitas vezes, são melhor recebidas quando são temperadas com a compaixão e o louvor (o qual pode ser visto como uma forma ativa da compaixão).

A vida no mundo pós-moderno nos feriu a todos de uma maneira ou de outra, e a necessidade de cura é intensa. O louvor e as expressões de gratidão são meios excelentes para aliviar o sofrimento (*duhkha*) e promover a esperança. Quando vemos a vida como uma oportunidade espiritual pela qual somos gratos, o mundo deixa de ser nosso inimigo. Não deixamos de colher a nossa parte do karma coletivo nem de sofrer com a exploração da Terra, mas começamos por outro lado a sentir uma afinidade mais profunda com todas as pessoas, seres e coisas — afinidade essa que é em si mesma uma cura. Tornamo-nos verdadeiros cidadãos do ecossistema cósmico; nosso voto, que decidirá o futuro desse ecossistema, é dado a cada momento pela maneira como vivemos.

45
A Superação da Cobiça

O Yoga hindu define três fatores que motivam a vida vulgar, freqüentemente chamados de "três venenos" ou "três falhas": a ignorância (*moha*), a ira ou hostilidade (*krodha*) e a cobiça ou concupiscência (*lobha*). A mesma tríade pode ser também encontrada na literatura budista. Alguns textos budistas, porém, mencionam os seguintes três venenos da mente: o apego (*râga*), a hostilidade (*krodha*) e a ignorância (*moha*). Neste caso, o apego toma o lugar da cobiça ou concupiscência na versão Yoga hindu. Na conhecida imagem da Roda da Vida, o mais interno dos quatro círculos concêntricos contém a imagem de uma pomba (ou galo), uma cobra e um porco, cada um dos quais morde a cauda do que está à frente. A pomba (ou galo) significa a luxúria, a cobra a hostilidade (*dvesha*) e o porco a ignorância.

Também o Yoga jainista considera a cobiça um grande obstáculo. Assim, o *Tattva-Artha-Sûtra* (8.10) menciona quatro paixões (*kashâya*): a ira (*krodha*), o orgulho (*mâna*), a mentira ou arte de enganar (*mâyâ*) e a cobiça (*lobha*). Os jainos sabem que a concupiscência permanece presente na mente do praticante durante muito tempo e falam de "faíscas de concupiscência" que se manifestam até no décimo dos quatorze estágios de desenvolvimento interior.

Todos esses fatores são derivados da ignorância espiritual (*avidyâ*), que é a raiz de todos os nossos males. Ela nos mantém no escuro acerca da nossa verdadeira natureza, que é a Consciência infinita. Por ignorância, pensamos que somos um indivíduo independente identificado com um corpo e uma mente particulares e com as muitas experiências sofridas por esse corpo e essa mente. Na qualidade de sujeitos aparentemente limitados, consideramo-nos separados de todos os demais seres e coisas e assim sentimos a necessidade de projetar o nosso ser no mundo aparentemente objetivo. Projetamo-nos para tomar para nós uma fatia cada vez maior desse mundo do qual artificialmente nos separamos. Essa projeção para agarrar é o que a tradição yogue chama de "cobiça", "apego" ou, numa linguagem mais clássica, "concupiscência". Para sofrê-la, basta seguir as tendências dadas pelos sentidos. O *Bhagavad-Gîtâ* (2.62-63) retrata muito bem essa situação:

> Quando uma pessoa pensa nas coisas, faz contato com elas. Do contato nasce o desejo; do desejo, a ira.
>
> A ira leva à confusão (*sammoha*); a confusão [gera] a dissipação da memória; a dissipação da memória [produz] a aniquilação da sabedoria (*buddhi*). Com a aniquilação da sabedoria, a pessoa se perde.

A consciência humana se caracteriza por uma forte tendência à exteriorização: ela busca os objetos por meio dos sentidos. Por isso, os mestres de Yoga afirmam a necessidade de se controlar tanto a mente quanto os sentidos, *citta-nigraha* e *indriya-nigraha*.

O Yoga budista fala de três tipos de "sede" (*trishna*) ou concupiscência: (1) a sede das coisas do mundo, (2) a sede do renascimento e (3) a sede da libertação. Embora a sede da libertação seja preferível às outras duas, ela ainda representa uma limitação. Portanto, também precisa ser superada. O *nirvâna* (não-soprar) era originalmente definido como um estado em que não soprava o vento do desejo — de nenhum desejo, nem mesmo do desejo de libertação. O *nirvâna* só se realiza quando todas as formas de concupiscência são superadas.

Segundo um antigo modelo budista, a vida humana se desenrola segundo a interação de doze fatores de "originação interdependente" (*pratîtya-samutpâda*):

1. A ignorância (*avidyâ*), que dá origem à
2. Atividade volitiva (*samskâra*), que pode ser corpórea, verbal ou simplesmente mental e que representa um karma meritório ou demeritório; a qual produz a
3. Consciência (*vijnâna*), que causa
4. "Nome e forma" (*nâma-rûpa*), que significa aquilo que hoje se chama o complexo psicossomático como um todo e que dá origem às
5. "Seis bases" (*shad-âyatana*), que são os cinco sentidos e mais o "sentido comum", ou seja, a parte da mente que recebe, processa e combina os dados sensoriais; ela gera o
6. Contato (*sparsha*) com os objetos dos sentidos, que motiva a
7. Sensação (*samveda*), que pode ser agradável, desagradável ou neutra; esta, por sua vez, evoca a
8. "Sede" (*trishna*), ou seja, o desejo de se unir às experiências agradáveis e se afastar das desagradáveis, o que gera o
9. Apego (*upadâna*), que é especificamente um apego a determinadas experiências, pontos de vista e comportamentos ou à própria noção de eu; esse apego causa o
10. "Vir-a-ser" (*bhava*), ou estado particular de existência que corresponde à constituição interna da pessoa; ele gera o
11. Nascimento (*jâti*), ou a encarnação propriamente dita sob a forma de um indivíduo específico; assim produz-se a
12. Velhice e a morte (*jarâ-marana*).

Esse nexo causal busca explicar a existência cíclica (*samsâra*) em função da jornada individual do nascimento à morte e ao renascimento, *ad infinitum*. É um modelo que deixa claro que a existência cíclica não é devida à intervenção de um agente exterior, mas à própria mente humana. Em outras palavras, nós mesmos criamos o nosso destino a cada momento. O Yoga nos diz ainda que o *samsâra* não é inevitável, mas que podemos pôr fim ao círculo vicioso por meio da modificação da nossa atividade volitiva e do nosso comportamento. Essas boas novas são fundamentais para todas as formas de Yoga.

A cobiça ou concupiscência é um fenômeno da mente decaída e enfeitiçada pelo nexo condicional, que ainda não assumiu o controle do seu próprio destino. A liberdade em relação à concupiscência vem da virtude de não cobiçar (*aparigraha*), a qual se baseia no reconhecimento do fato de que todos nós somos intrinsecamente completos e não precisamos de nada exterior a nós para ser perfeitos.

46
Autenticidade, Integridade, Unidade

AUTENTICIDADE, INTEGRIDADE e unidade podem ser tomadas como sólidos ideais de orientação para todos os praticantes de Yoga e organizações yogues; podem ser adotadas também, com proveito, por aqueles que estão fora do campo do Yoga.

O termo "autenticidade" nos lembra que só a prática verdadeira e genuína pode dar frutos positivos. Ou seja, nossa prática deve basear-se nos mais altos padrões da tradição yogue. Isso exige que se reconheça que o Yoga é um caminho *espiritual* e não um simples sistema de exercícios físicos e mentais votados à melhora da saúde corpórea ou do bem-estar psíquico. Desde o começo, o Yoga tem a finalidade de colaborar com homens e mulheres em seu impulso de ir além do eu ou da personalidade egóica e de realizar a união com a Realidade última, como quer que se a chame — Espírito, Si Mesmo transcendente, Divindade, Deus ou Deusa. Esse impulso é considerado um pré-requisito fundamental em todas as escolas de Yoga e é chamado desejo de libertação (*mumukshutva*).

Na ausência de um vínculo profundo com a Realidade suprema, nossa vida perde toda a autenticidade — gira em torno de expectativas, suposições e projeções egocêntricas. O Yoga busca destruir sistematicamente essa falsidade e nos devolver à nossa verdadeira identidade com o Espírito (*purusha, âtman, brahman*, etc.).

A palavra "integridade" nos lembra que nossa atitude perante o Yoga e a vida em geral deve ser a de um ser total que se entrega totalmente. Não há esperança de sucesso no Yoga para aquele que separa o Yoga e a vida. O excelente meditador que ignora as regras morais do Yoga, por exemplo, viola a integridade da doutrina yogue e a sua própria integridade. Aquele que gosta de fazer posturas mas ignora o contexto espiritual no qual elas foram formuladas fica igualmente aquém da finalidade do Yoga. O termo yogue que se traduz por "integridade" é *ârjava*, que significa literalmente "retidão".

"Unidade" nos lembra que não estamos sós e que não podemos chegar ao sucesso sozinhos. Os ocidentais, mesmo os praticantes de Yoga, tendem a ser individualistas, e não há problema nisso. É preciso lembrar, porém, que nossos esforços pessoais poderiam ser enriquecidos pelas colaborações de outras pessoas e que nós, por nosso lado, poderíamos igualmente enriquecer a vida e a prática dos outros. Isso é especialmente verdadeiro quando tentamos encontrar um modo de vida são no meio da sociedade contemporânea, que não dá apoio algum ao crescimento pessoal e à busca espiritual. Porém, mesmo em eras remotas, os mestres de Yoga sempre sublinharam a importância e as vantagens de se buscar a "boa companhia" (*sat-sanga*).

É essencial que cooperemos uns com os outros o máximo possível — tanto entre indivíduos quanto entre organizações ou instituições. Os conflitos de indivíduos e escolas simplesmente não têm lugar no mundo do Yoga. Afinal de contas, um dos sentidos da palavra sânscrita *yoga* é "união".

Se deixarmos que o tríplice ideal de autenticidade, integridade e unidade revigore nossa prática de Yoga e nossa vida em geral, não só estaremos dando força ao nosso crescimento pessoal como também estaremos colaborando para o crescimento de outros praticantes e do movimento yogue em geral. O movimento yogue pode vir a se tornar um poderoso agente de mudança social neste mundo confuso em que vivemos. Então, poderá beneficiar um número de pessoas muito maior do que beneficia atualmente.

47
O Poder da Verdade

SE TODOS MENTISSEM SOBRE TUDO o tempo todo, poderíamos sobreviver enquanto indivíduos e enquanto sociedade? A resposta é um sonoro "Não". Isso porque, mesmo se convertêssemos mentalmente cada mentira em seu oposto, nem sempre chegaríamos à verdade. Na maioria das vezes não faríamos senão adivinhar, e isso complicaria indefinidamente a nossa vida. Mais ainda, podemos imaginar um sem-número de casos em que a mentira teria uma conseqüência fatal para quem a ouvisse, senão mesmo para quem a falasse.

A veracidade, pelo contrário, é intrinsecamente favorável à vida. Não só simplifica nossas interações uns com os outros como também nos enobrece e dignifica. Isso porque, quando partilhamos a verdade com outra pessoa, afirmamos o valor intrínseco dela. Acima de tudo, pela veracidade participamos da própria Verdade. Logo o sentido dessa idéia ficará claro.

Os efeitos caóticos da falta de veracidade podem ser observados em nossa vida cotidiana, especialmente entre nossos governantes. A política tornou-se praticamente um sinônimo de mentira e trapaça. O mundo empresarial e financeiro é outra área em que a mentira é considerada útil; afinal, a verdade pode revelar a necessidade de se adotar padrões ecológicos — e outros — mais elevados, acarretando assim uma redução dos lucros.

A mentira, porém, pode ir bem mais longe do que isso. Há 2.500 anos, o filósofo grego Platão perguntava-se em sua *República* se seria possível inventar-se uma "nobre mentira" que bastasse para convencer toda uma comunidade. A verdade é que essa mentira fundamental — que não é tão nobre assim — está funcionando a todo vapor em nossa sociedade ocidental. Essa mentira é a crença, disseminada pelo materialismo científico, de que a vida é unidimensional e de que tudo o que se diz acerca da Realidade superior é mera fantasia ou pensamento positivo.

Dessa mentira central nasce toda uma atitude perante a vida que nos veda a participação nas dimensões superiores da existência e, assim, nos impede de realizar todo o nosso potencial e a nossa dignidade humana. Enquanto pensarmos e levarmos os outros a pensar que somos meros corpos de carne destinados a desaparecer no esquecimento no momento da morte, estaremos vivendo uma mentira que nos diminui.

Não admira que a veracidade tenha sido tradicionalmente exaltada como a mais elevada das virtudes morais e o fundamento de todas as demais virtudes. Assim, no *Mahânirvâna-Tantra* (4.75-77), composto há vários séculos, encontramos as seguintes palavras:

Não há virtude maior do que a verdade; não há maior pecado do que a falsidade. Assim, o mortal deve refugiar-se na verdade com todo o seu ser.

A adoração sem a verdade é fútil. A Invocação (*japa*) sem a verdade é inútil. A ascese (*tapas*) sem a verdade é tão infrutífera quanto uma semente lançada em solo estéril.

A natureza da verdade é o supremo Absoluto. A verdade é a suma ascese. Todas as ações devem ter suas raízes na verdade. Nada é superior à verdade.

Esse trecho expressa um sentimento que já foi universal, mas que hoje não passa, na maioria das vezes, de uma bela palavra. Entretanto, as tradições espirituais do mundo inteiro, o Yoga entre elas, nos oferecem várias considerações penetrantes sobre a natureza da verdade e da veracidade, que são hoje tão pertinentes quanto sempre foram.

Para o *yogin* tradicional, a veracidade é uma manifestação da Verdade absoluta, que é a própria Realidade espiritual suprema. Ou seja, a prática da veracidade nos permite participar, de algum modo, dessa suma Verdade. Ser veraz é respeitar essa Realidade, aderir a ela e até mesmo entrar em comunhão com ela. Nisso está o poder da Verdade.

Sendo verazes, somos fiéis a nossa natureza superior, divina e espiritual. Em sânscrito, a palavra que designa a veracidade é *satya*, a qual tem uma relação etimológica e semântica com *sat*, que denota o real ou o que existe verdadeiramente. Transmutamos uma parte do cosmos — nossa vida e nossas circunstâncias imediatas — num pedacinho do Céu. É essa a tarefa central de toda a obra espiritual: transformar a natureza — nossa própria natureza e a natureza em geral — e torná-la conforme à Realidade absoluta. A veracidade é o fundamento moral sobre o qual o praticante de Yoga pode construir o templo de sua disciplina espiritual e do seu viver consciente. Isso é tão verdadeiro hoje quanto era há milhares de anos.

A veracidade tem muitos aspectos. Acima de todos está a sinceridade, que é absolutamente essencial no caminho espiritual. Como nos lembram os grandes textos sagrados do Hinduísmo, enquanto tivermos o hábito do engano, do auto-engano, da desonestidade, do fingimento, da hipocrisia e do exibicionismo, nossas sementes espirituais cairão em solo estéril. As mentiras são como a areia movediça: sugam para a escuridão até as nossas melhores intenções.

Estes pensamentos parecem estranhíssimos para a mente moderna, tão acostumada a uma larga variedade de mentiras e enganos. O fingimento e a mentira nos cercam por todos os lados — na propaganda, na política e nos relacionamentos. Para muitos, a verdade se resume à conveniência do momento. Contamos "mentirinhas brancas" e vivemos numa grande zona cinzenta onde não predominam nem a verdade nem a falsidade. Foi bom, de certo modo, termos deixado para trás a intolerante visão em preto e brando de uma época anterior, uma vez que a vida é um tecido de muitas cores; mas tendemos a aplicar de maneira indiscriminada essa nova sabedoria, geralmente na esperança de obtermos alguma vantagem pessoal.

Existem ocasiões em que dizer a verdade é uma forma de crueldade, como quando se diz a uma criança de 6 anos que espera pelo Papai Noel que ele não existe. (Talvez o melhor fosse nem sequer ensinar às crianças esse mito do século VI d.C., que foi altamente comercializado.) Existem, porém, muitas ocasiões mais em que a verdade pode doer na hora em que é dita, mas pode trazer a cura a longo prazo, como quando confessamos uma transgressão. A veracidade, porém, exige coragem e confiança, duas qualidades que só podem nascer daquilo que em épocas passadas se chamou de uma disposição heróica.

Os praticantes sinceros de Yoga sofrem o constante desafio de trazer sempre na mente (e no coração) a Verdade absoluta. Não obstante, essa elevada aspiração é sustentada pelas inúmeras pequenas verdades que precisam ser respeitadas no decorrer do dia. O Yoga exige de nós que sejamos heróis e heroínas — não de capa e espada, mas daquele tipo que cumpre os seus deveres cotidianos com integridade e com a lembrança de que a veracidade traz em si um grande poder, sendo uma virtude absolutamente necessária para a auto-atualização e a autotranscendência.

48
A Compaixão

Um dos ideais mais sublimes do Yoga é o ideal do *bodhisattva*, da pessoa que se dedica à busca da iluminação pelo bem de todos os seres. Essa idéia foi a grande contribuição dos mestres do Budismo mahâyâna. Movido por uma profunda compaixão (*karunâ*), o *bodhisattva* abraça o esforço de perfeição espiritual não só para si mesmo, mas pelo bem de todos os seres sencientes em todos os lugares. A essa noção os mestres do Budismo Vajrayâna (tântrico) acrescentaram o sentido de urgência. Como todos os seres não-iluminados sofrem inevitavelmente, o *bodhisattva* não deve perder tempo no caminho espiritual, de modo a pôr fim o mais rapidamente possível ao sofrimento de todos. É claro que os adeptos do Mahâyâna e do Vajrayâna não ignoram o fato de que, uma vez que o número de seres no mundo da mudança (*samsâra*) é infinito, o desafio de libertá-los a todos é praticamente impossível de ser vencido. Não obstante, isso não deve impedir o *bodhisattva* de fazer todo o esforço que puder para alcançar a iluminação, ou libertação, para o bem de todos.

Os mestres do Mahâyâna e do Vajrayâna também tinham e têm consciência de uma aparente contradição que pode ser encontrada em seus ensinamentos. Crêem eles que o núcleo mais íntimo de cada ser é a Natureza Búdica ou *dharmakâya* e que o problema é que nós simplesmente ignoramos esse fato imutável. Por isso, a partir de um ponto de vista superior, todos já são libertos do sofrimento e ninguém precisa fazer esforço algum para alcançar a libertação, quer para si mesmo, quer para os outros. Os filósofos budistas expressaram a mesma idéia de outra maneira dizendo que no coração de todas as coisas está o vazio (*shûnyatâ*) e que, portanto, todos os possíveis pensamentos, sentimentos e ações — entre os quais a vontade de libertar os outros do sofrimento — são igualmente vazios. Felizmente, eles não se deixaram imobilizar por essa contradição doutrinal e sempre buscaram integrar o ideal de compaixão ao de sabedoria (*prajnâ*), realizando assim a verdade de que "a forma é o vazio e o vazio é a forma".

Pensa-se às vezes que o ideal do *bodhisattva* foi uma idéia radicalmente inovadora e que nada de semelhante se encontra quer no Budismo primitivo, quer em outras escolas yogues. Isso, porém, não é verdade. Pode-se dizer, é certo, que os mestres do Mahâyâna desenvolveram ao máximo, do ponto e vista doutrinal, o ideal do *bodhisattva*; mas a preocupação com o bem-estar dos outros seres — especialmente seu bem-estar espiritual — está igualmente presente no Budismo Hînayâna e nos ramos do Yoga hindu e jainista.

Quando examinamos os caminhos espirituais e os valores morais do Hînayâna, do Mahâyâna e do Vajrayâna, constatamos rapidamente que esses três "veículos" (*yâna*) exaltam e recomendam a compaixão sob as suas diversas formas. O ideal do *bodhisattva* pode ser entendido como uma elaboração das doutrinas anteriores sobre a amizade (*maitrî*) e a compaixão (*karunâ*) por todos os seres. No livro *Buddhist Images of Human Perfection*, Nathan Katz demonstra claramente que, ao contrário do que pensam muitos leigos e muitos eruditos, os três veículos do Budismo têm caminhos e objetivos perfeitamente equivalentes.[1]

Quando nos voltamos para o Yoga hindu, encontramos a mesma insistência: a compaixão pelos outros é considerada um elemento fundamental da prática moral. É assim que Patanjali, no *Yoga-Sûtra* (1.33), menciona as mesmas quatro disciplinas que no Budismo compõem os *brahma-vihâras* ou "repousos brâmicos": amizade (*maitrî*), compaixão (*karunâ*), alegria (*muditâ*) e equanimidade (*upekshâ*). Essas virtudes devem ser contempladas, cultivadas e projetadas sobre todos os seres. Como indica o nome sânscrito *brahma-vihâra*, trata-se provavelmente de uma doutrina de origem hindu, a qual era tão significativa e disseminada que o Buda a adotou sem pestanejar (ver *Majjhîma-Nikâya* 1.38).

As mesmas quatro disciplinas são mencionadas também no *Yoga-Bindu* (402) de Haribhadra Sûri, uma obra jaina datada do século VIII d.C. O Jainismo, de modo geral, atribui grande valor à reverência por todos os seres e à virtude da benignidade (*dayâ*).

Muitos outros casos poderiam ser sacados de cada uma dessas três tradições para demonstrar a universalidade de virtudes morais como a compaixão e a bondade nos Yogas hindu, budista e jaina. E como poderia isso ser diferente? O caminho que leva à liberdade passa pela purificação da mente — processo que, na linguagem do Hinduísmo, pode ser caracterizado como a progressiva *sattvificação* do ser. Segundo o Yoga hindu, *sattva* é o aspecto mais elevado do universo condicionado. Sendo uma das qualidades fundamentais da Natureza (*prakriti*), está presente em todas as coisas em diversos graus, mas encontra-se em grau superlativo naqueles estados mentais que consideramos mais nobres e desejáveis. Pelo cultivo de virtudes como a compaixão, o *yogin* aumenta automaticamente o conteúdo sáttvico da mente e aproxima-se mais da liberdade interior. Em última análise, também *sattva* tem de ser transcendido pra que o ser atinja um estágio além de todas as qualidades e formas. Mas, afora o seu valor espiritual, a compaixão também tem seus méritos evidentes segundo um ponto de vista mais convencional. Nas palavras do Dalai Lama:

> Compaixão, amor, altruísmo e uma noção de fraternidade são os elementos essenciais para o desenvolvimento humano, não só no futuro mas também no presente... Assim, constatamos que a benignidade e a bondade do coração constituem o fundamento do nosso sucesso nesta vida, do progresso na via espiritual e da realização da plenitude da iluminação. Por isso, a benignidade e a bondade do coração não são importantes somente no começo, mas também no meio e no fim. Sua necessidade e seu valor não são específicos de um tempo, um lugar, uma sociedade ou uma cultura.[2]

49
Diretrizes Éticas para os Professores de Yoga

O YOGA É UM MODO DE vida integrado, que inclui padrões morais — tradicionalmente chamados "virtudes" — que qualquer ser humano razoável há de considerar aceitáveis em princípio. Alguns desses padrões fazem parte do primeiro membro (*anga*) do caminho óctuplo de Patanjali (*ashtânga-yoga*), chamado *yama* (disciplina ou contenção). Segundo o *Yoga-Sûtra* (2.30) de Patanjali, essa categoria da prática é composta das seguintes cinco virtudes: não-violência (*ahimsâ*), veracidade (*satya*), não-roubar (*asteya*), castidade (*brahmacarya*) e não-cobiçar (*aparigraha*). Essas virtudes já foram explicadas e interpretadas por autoridades tradicionais e comentadores modernos. Outros textos fundamentais do Yoga mencionam princípios morais diversos, dentre os quais podemos mencionar a bondade, a compaixão, a generosidade, a paciência, a solicitude, o perdão, a pureza e muitas outras. Todas essas são virtudes que costumamos associar à idéia de uma pessoa "boa" e que se manifestam em grau superlativo na vida de todos os grandes mestres do Yoga.

Sob essa luz, parece correto que os professores de Yoga de nossa época busquem conduzir a própria vida de acordo com os princípios morais apresentados pelo Yoga. Na qualidade de professores, eles têm grande responsabilidade para com seus alunos, sendo portanto legítimo exigir que manifestem as qualidades que seriam associadas a um bom instrutor. Na qualidade de praticantes e representantes do Yoga, pode-se exigir que reflitam os elevados padrões morais adotados pela tradição yogue. Ao mesmo tempo, temos de levar em conta o atual contexto sócio-cultural, bastante diferente, sob alguns aspectos, das condições da Índia pré-moderna.

As diretrizes apresentadas a seguir foram formuladas pelo Centro de Pesquisa e Ensino de Yoga (Yoga Research and Education Center) no contexto de um esforço de preservação do legado tradicional do Yoga e de melhora da qualidade do ensino e da prática do Yoga no mundo moderno.

- Os professores de Yoga sabem e compreendem que o ensino do Yoga é uma atividade nobre e enobrecedora que os põe em contato com uma longa linhagem de mestres veneráveis.
- Os professores de Yoga comprometem-se a praticar o Yoga como um modo de vida.
- Os professores de Yoga comprometem-se a adotar padrões impecáveis de competência e integridade profissional.
- Os professores de Yoga se dedicam a um estudo e uma prática aprofundados e contínuos, particularmente dos aspectos teóricos e práticos do ramo ou tipo de Yoga que ensinam aos outros.
- Os professores de Yoga comprometem-se a evitar o uso excessivo de quaisquer substâncias; e se por algum motivo caírem vítimas da dependência química, comprometer-se-ão a parar de ensinar até libertar-se do vício do álcool e/ou das drogas. Quando conseguirem libertar-se, farão tudo o que estiver ao seu alcance para manter-se livres, comprometendo-se inclusive a participar de grupos de apoio.
- Os professores de Yoga apresentarão de maneira verídica e precisa sua educação, sua experiência e seu treinamento relativos ao ensino de Yoga.
- Os professores de Yoga comprometem-se a promover o bem-estar físico, mental e espiritual de seus alunos.
- Os professores de Yoga, especialmente os que ensinam Hatha-Yoga, abster-se-ão de dar conselhos médicos ou conselhos que possam ser interpretados

como tais, a menos que sejam qualificados no campo da medicina.
- Os professores de Yoga aderem particularmente ao ideal da veracidade no lidar com os alunos e outras pessoas.
- Os professores de Yoga dispõem-se a ensinar todos os alunos, independentemente de sua raça, nacionalidade, sexo, "orientação sexual" e *status* financeiro ou social.
- Os professores de Yoga dispõem-se a aceitar alunos portadores de deficiências físicas, desde que tenham a capacidade necessária para ensinar adequadamente esses alunos.
- Os professores de Yoga tratam seus alunos com respeito.
- Os professores de Yoga nunca impõem suas opiniões aos alunos, mas compreendem que cada indivíduo tem o direito de ter a sua própria visão de mundo, suas idéias e suas crenças. Por outro lado, os professores de Yoga devem comunicar a seus alunos que o Yoga tem por objetivo uma transformação profunda da personalidade humana, transformação essa que alcança e envolve as atitudes e as idéias. Se o aluno não estiver disposto a mudar ou se suas opiniões obstarem gravemente o processo de comunicação dos ensinamentos yogues, o professor de Yoga tem liberdade para parar de trabalhar com esse indivíduo e, se possível, encontrar um modo não-traumático de dissolver o relacionamento de ensino.
- Os professores de Yoga se comprometem a não investir sexualmente contra seus alunos.
- Os professores de Yoga que quiserem entrar num relacionamento sexual consensual com um aluno ou ex-aluno devem buscar o conselho imediato de seus colegas antes de efetuar o relacionamento.
- Os professores de Yoga envidarão todos os esforços para evitar explorar a confiança e a potencial dependência dos alunos; procurarão, pelo contrário, encorajá-los a encontrar uma liberdade interior cada vez maior.
- Os professores de Yoga reconhecem a importância do contexto adequado para o ensino e concordam em recusar-se a ensinar de maneira displicente, o que inclui a observação de um decoro adequado dentro e fora da classe.
- Os professores de Yoga se esforçam por praticar a tolerância em relação aos outros professores, escolas e tradições. Quando têm de fazer críticas, fazem-nas com justiça e respeitando devidamente os fatos.

Essas diretrizes éticas não são exaustivas, e o fato de uma determinada conduta não estar prevista neste rol não quer dizer que essa conduta seja ética nem que não seja. Os professores de Yoga sempre procuram respeitar e, no máximo de sua capacidade, aderir ao tradicional código de conduta do yogue e à lei vigente no seu país ou estado.

PARTE QUATRO

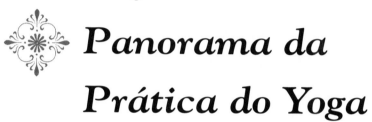 *Panorama da Prática do Yoga*

50
Âsanas para o Corpo e para a Mente

UMA BREVE HISTÓRIA DOS ÂSANAS

Os *Vedas*, que são os textos sagrados mais antigos da Índia, não mencionam em parte alguma a palavra sânscrita *âsana*, muito embora façam uso da raiz verbal *âs*, que significa "sentar-se" e tem estreita relação com a raiz *as*, que significa "ser". Ambas as raízes sugerem o sentido de "permanecer". O termo cognato *âsandî* ocorre já no *Atharva-Veda* (15.3.2), que em sua última versão deve ter existido já em 2.500 a.C., mais ou menos. Trata-se de um "assento" ou "banco". Assim, diz-se que o *vrâtya*, espécie de asceta da era védica, sentava-se sobre um *âsandî* enquanto contemplava os mistérios da vida. O mesmo termo foi usado nos *Brâhmanas* e *Âranyakas*, mas foi só no *Brihad-Âranyaka-Upanishad* (6.2.4), talvez o primeiro texto do gênero upanishádico (c. 1500-1000 a.C.), que o sinônimo *âsana* entrou em voga.

Originalmente, como seu cognato *âsandî*, *âsana* significava simplesmente um assento sobre o qual o sábio se sentava durante a meditação e os rituais sacrificais. É esse o uso exato que o termo recebe no *Brihad-Âranyaka-Upanishad* e no arcaico *Taittirîya-Upanishad* (1.11.3). O antigo *Kaushîtaki-Upanishad* (1.3 e 1.5), entretanto, ainda usa *âsandî* em vez de *âsana*. Isso talvez se deva a um uso local; talvez seja sinal de que esse Upanishad foi composto em época mais recuada do que normalmente se pensa. Mesmo no *Bhagavad-Gîtâ* (6.11-12; 11.42), cuja composição costuma ser datada de 500 a.C., *âsana* ainda é usado no sentido de uma plataforma que serve de assento. O *Maitrâyanîya-Upanishad*, que pode ser datado de 300 a.C., ensina um caminho yogue de seis membros (*shad-anga-yoga*) que punha na mesma categoria *yama* (disciplina moral), *niyama* (autodomínio) e *âsana* (postura). Patanjali reconheceu *âsana* como o terceiro membro de seu caminho de oito membros (*ashta-anga-yoga*) e em seu *Yoga-Sûtra* (2.46) nos diz que a postura deve ser fácil de se manter (*sukha*) e estável (*sthîra*). Vyâsa, que escreveu no século V o *Yoga-Bhâshya*, comentário sobre a obra de Patanjali, lista os nomes de onze posturas, todas as quais parecem ter sido usadas para a meditação: (1) *padma-âsana* (postura do lótus), (2) *vîra-âsana* (postura do herói), (3) *bhadra-âsana* (postura auspiciosa), (4) *svastika* ([postura da] saudação), (5) *danda-âsana* (postura do bastão), (6) *sopâshraya* ([postura] com um suporte), (7) *paryanka* (estrado), (8) *kraunca-nishadana* (assento do maçarico [pássaro]), (9) *hasti-nishadana* (assento do elefante), (10) *ushtra-nishadana* (assento do camelo) e (11) *sama-samsthâna* (disposição concordante ou regular).

Quando *âsana* adquiriu o sentido de "postura", referia-se a princípio somente às posturas de meditação, como a postura do lótus (*padma-âsana*), favorita de todas as épocas, e a postura do adepto ou postura perfeita (*siddha-âsana*). Com o advento do Tantra, que vê o corpo humano antes de tudo como um templo da Divindade, abriu-se o caminho para o desenvolvimento da postura como um instrumento de intensificação da energia vital (*prâna*), de conservação ou recuperação da saúde e de prolongação da vida. Esse aspecto dos *âsanas* foi particularmente desenvolvido pelas escolas de Hatha-Yoga, ramo do Tantra que surgiu por volta de 1.000 d.C. O Hatha-Yoga é tradicionalmente considerado uma invenção de Goraksha Nâtha, que ainda é lembrado como um dos adeptos imortais do Tantra. Existe até uma postura que leva seu nome.

Segundo o *Goraksha-Paddhati* (1.9), no passado distante Shiva ensinou 8.400.000 tipos de *âsana*, dos quais só 84 são especificamente úteis para os praticantes de Yoga. A *Hatha-Yoga-Pradîpikâ*, manual tradicional de largo uso que data de meados do século

XIV, descreve dezesseis posturas. A *Gheranda-Samhitâ*, manual do século XVII, dá os detalhes práticos de 32 posturas. Alguns manuais modernos de Hatha-Yoga contêm as descrições de duzentas posturas ou mais, e uma obra publicada no Brasil dá as ilustrações de mais de duas mil posturas, incluindo aí as variações das posturas "básicas".

Rumo a uma Filosofia do Âsana

Muitos praticantes contemporâneos de Yoga, especialmente nos países ocidentais, consideram *âsana* como um instrumento para a obtenção da flexibilidade e da boa forma física. É certo que as posturas yogues demonstraram em milhões de casos seus benefícios fisiológicos. Melhoram a flexibilidade músculo-esquelética, a força, a resistência do organismo ao cansaço e às mudanças ambientais, a eficiência cárdio-respiratória, o funcionamento das glândulas endócrinas, do sistema gastro-intestinal e do sistema imunológico, o sono, o equilíbrio e a coordenação entre o olhar e o movimento das mãos. Certos experimentos apontaram também diversos benefícios psicológicos, como a melhora da consciência somática, da atenção, da memória, do aprendizado e do estado de espírito. A prática regular das posturas, por fim, diminui a ansiedade, a depressão e a agressividade.[1]

Não há dúvida de que todos esses efeitos são benéficos e altamente desejáveis. Entretanto, o objetivo tradicional dos *âsanas* é algo muito mais radical, a saber, ajudar o praticante de Hatha-Yoga a criar um "corpo de diamante" (*vajra-deha*) ou "corpo divino" (*divya-deha*). Trata-se de um corpo transubstanciado, imortal e completamente submisso à vontade do adepto (que está fundida à Vontade Divina). É um corpo energético que, dependendo do desejo do adepto, faz-se visível ou invisível aos olhos humanos. Nesse corpo, o mestre liberto pode efetuar suas atividades — que visam ao bem universal e dele são expressão — com um mínimo de entraves.

Âsana como um Instrumento da Experiência da Não-Dualidade[2]

Na prática, o corpo transubstanciado do mestre realizado de Hatha-Yoga é algo que a maioria de nós não poderia alcançar — não por sermos incapazes de realizá-lo em princípio, mas porque são poucos os que têm a determinação e o vigor necessários até mesmo para buscar esse ideal yogue. Acaso isso significa que temos de nos contentar com os benefícios mais rasteiros da prática das posturas? Na minha opinião, *âsana* tem um outro aspecto, o qual, embora não represente a possibilidade máxima do potencial humano, é uma realização significativa e necessária no caminho yogue. Estou falando da experiência e do cultivo de *âsana* como um instrumento para saborear-se a não-dualidade (*advaita*). Quase todas as autoridades do Yoga adotam uma metafísica não-dualista, segundo a qual a Realidade é singular e o mundo da multiplicidade ou é totalmente falso (*mithyâ*) ou é apenas uma expressão inferior dessa Singularidade última.

Tipicamente, os praticantes de Yoga partem do princípio de que a experiência da não-dualidade está adstrita ao estado de êxtase (*samâdhi*) e de que esse estado é difícil de se realizar e tenderá a não ser realizado, pelo menos nesta vida. Porém, essa crença não tem fundamento. Na verdade, é contraproducente e deve ser considerada um obstáculo (*vighna*) no caminho da iluminação. Embora possamos não ter a experiência do êxtase, *podemos* ter a experiência da não-dualidade. O estado extático é simplesmente uma versão especial da experiência não-dual. Como demonstrou o alemão Karl Baier, professor de psicologia e praticante do Yoga de Iyengar, a prática das posturas pode ser um meio eficiente para a produção de uma experiência da não-dualidade na qual superamos a mais óbvia e mais dolorosa de todas as dualidades, a dualidade do corpo e da mente. Em suas próprias palavras:

> Não há dualidade entre o corpo e a mente na medida em que pessoalmente vivemos no corpo; só quando olhamos para o corpo como uma coisa externa e corpórea — um ponto de vista que não está de acordo com a essência do que é o corpo — é que pode surgir o problema da relação entre a mente e o corpo. Porém, quando se olha mais de perto para o que está acontecendo, constata-se que nunca é a mente sem corpo que objetifica o corpo; é sempre o corpo vivo que objetifica uma parte dele mesmo.[3]

Por meio da atenção ou presença de espírito, podemos na verdade integrar a mente e o corpo a qualquer momento. É esse o processo que está por trás da meditação, e é fundamental também para a execução das posturas yogues. É por isso que B. K. S. Iyengar pôde escrever que, na prática de *âsana*, os cinco "invólucros" (*kosha*) "se juntam em cada uma das trilhões de células que compõem o nosso corpo".[4] Os cinco "invólucros" ou "revestimentos" são: (1) o invólucro composto de alimento (*anna-maya-kosha*), ou corpo físico; (2) o invólucro composto de energia vital (*prâna-maya-kosha*); (3) o invólucro composto da mente inferior (*mano-maya-kosha*); (4) o invólucro composto de entendimento (*vijnâna-maya-kosha*); e (5) o invólucro composto de beatitude (*ânanda-maya-kosha*). Quando esses cinco níveis do nosso ser se integram por meio da atenção ou presença de espírito, *âsana* se torna aquilo que Iyengar chama de uma "pose contemplativa". Assim, *âsana*, quando corretamente executado, é meditação.

Iyengar observou também que o corpo típico é obtuso e pesado, definido por uma preponderância de *tamas* (o princípio da inércia).[5] Os *âsanas* introduzem *rajas* (o princípio do dinamismo) no complexo corpóreo e tornam o corpo mais vibrante. O passo seguinte, segundo explica ele, é fazer aumentar *sattva* (o princípio da luminosidade) no corpo, de modo que ele possa cada vez mais refletir a Luz do Si Mesmo transcendental (*âtman*).

51
O *Shava-Âsana* ou Postura do Cadáver

TODAS AS POSTURAS YOGUES têm por objetivo unificar ou simplificar nossa existência somática. São, por assim dizer, a unipontualidade (*ekâgratâ*)[1] no nível do corpo. De ordinário, permanecemos tão distraídos no nível físico quanto no nível mental. Nosso comportamento corpóreo é uma manifestação direta do nosso estado mental. É fácil perceber isso quando estamos esperando por algo ou alguém. Nós nos mexemos de um lado para o outro, tamborilamos com os dedos, batemos os pés, mascamos chiclete, assobiamos, cantamos baixinho ou falamos sozinhos. Não conseguimos ficar silenciosos e imóveis; pessoas há, na verdade, que têm medo do silêncio e da inatividade. Em outras palavras, nosso corpo e nossa mente permanecem como que num estado de fragmentação.

O *yogin* se comporta de maneira oposta. Senta-se imóvel por horas e horas e praticamente não pisca os olhos. Gosta do silêncio e da solidão e não precisa da estimulação dos sentidos para se sentir contente. O que o torna capaz de tudo isso é sua profunda renúncia interior (*samnyâsa*), que o torna imparcial em relação às muitas coisas que preocupam a pessoa vulgar. Existem *yogins* que demonstram sua imparcialidade em relação às coisas mundanas andando nus, cobertos apenas de cinzas colhidas nas piras crematórias. É assim também que o deus Shiva, arquétipo dos *yogins*, é tipicamente retratado na arte hindu. As cinzas são sinal de que o *yogin* queimou ou consumiu todos os seus desejos e, portanto, todas as sementes do *karma* futuro.

Os ascetas cobertos de cinza estão interiormente mortos para o mundo. Do ponto de vista mundano, são como mortos-vivos — muito embora estejam cheios de vida dentro de si. Essa combinação de morte exterior e vida interior é formosamente representada nas imagens de Shiva e da deusa Kâlî, que fica de pé, com aparência feroz, sobre seu divino esposo, que permanece em posição reclinada. Shiva está coberto de cinzas, mas seu órgão sexual está rígido e cheio de força vital, o que indica que não está morto de modo algum.

A postura yogue chamada *shava-âsana* (diz-se *shavâsana*), ou seja, a "postura do cadáver", é imóvel por fora mas muito viva por dentro. Combina a imobilidade interior com um alto grau de energia, simbolizando assim perfeitamente a essência do Yoga. Isso mostra que o relaxamento, que é o objetivo imediato do *shava-âsana*, não é uma simples inércia. É marcado pela preponderância da qualidade *sattva*, o princípio da lucidez e da tranqüilidade, e que o diferencia do sono, definido pela presença dominante de *tamas*, o princípio da inércia.

Chamada também *mrita-âsana* (postura da morte) ou *preta-âsana* (postura do fantasma [espírito faminto ou alma penada]), essa postura é o exercício de relaxamento yogue, que consiste em jazer imóvel como um cadáver. É mencionada já na *Hatha-Yoga-Pradîpikâ* (1.32), manual do século XIV, onde se diz que ela afasta a fadiga e confere o repouso mental. A típica *shava-âsana* é feita deitando-se de costas, com as pernas levemente separadas (cerca de 30 graus) e os braços estendidos confortavelmente, com as palmas das mãos voltadas para cima. Alguns mestres recomendam que as mãos fiquem apoiadas na borda exterior, com os polegares para cima.

Na *Hatha-Sanketa-Candrikâ* recomenda-se uma variação dessa postura, que deve ser executada pondo-se as mãos sobre o peito (*hrid*, "coração"). Não se dá a explicação dessa diferença em relação ao costume das antigas autoridades. É de se presumir que essa nova posição das mãos crie um circuito psicoenergético que revitaliza o centro cardíaco. Durante a execução de *shava-âsana*, os olhos devem ficar fechados e a boca, relaxada. A respiração se faz pelo nariz; a mente observa o movimento da respiração ou, modernamente, a pessoa se visualiza boiando nas águas cálidas de uma lagoa tropical. Segundo o *Yoga-Shâstra* (linha 46), deve-se recolher a mente no dedão do pé esquerdo ou direito. Mesmo cinco minutos de *shava-âsana* têm o seu efeito, embora o melhor seja praticá-la por um período mínimo de vinte minutos. Surpreendentemente, *shava-âsana* — apesar de sua simplicidade técnica — é uma postura difícil de dominar.

Os benefícios de *shava-âsana* foram estudados por muitos pesquisadores. K. N. Udupa, da Universidade Hindu de Benares, publicou em 1978 um artigo sobre "O Distúrbio do *Stress* e seu Controle por Meio do Yoga", no qual afirma que *shava-âsana* reduzia significativamente, nos testes que ele mesmo fez com voluntários, as catecolaminas plasmáticas e a atividade nervosa.[2] (As catecolaminas plasmáticas são substâncias químicas que têm função hormonal no organismo humano.) No final da década de 1960, K. K. Datey e sua equipe do Hospital Memorial King Edward, em Bombaim, demonstraram que *shava-âsana* pode ser um instrumento eficaz para o combate à hipertensão.[3] Os pacientes recebiam a instrução de respirar lentamente, ritmicamente, com o diafragma. Pedia-se-lhes também que prestassem atenção ao fluxo da respiração, particularmente às sensações provocadas nas narinas. Os pacientes levavam aproximadamente três semanas para aprender a praticar *shava-âsana* suficientemente bem. Os que tomavam medicamentos puderam passar a tomar uma dose menor, e os que não tomavam medicamentos contra a hipertensão conseguiram diminuir significativamente a pressão sangüínea. C. H. Patel, na Inglaterra, em vários estudos publicados na década de 1970,[4] relatou um sucesso semelhante com o uso de *shava-âsana* para controlar a hipertensão.

Em seu comentário sobre a *Hatha-Yoga-Pradîpikâ*, o Swami Muktabodhananda Saraswati (instruído pelo Swami Satyananda Saraswati da Escola de Yoga do Bihar) escreveu entusiasmado sobre a postura do cadáver:

> É muito útil para o controle yogue da pressão alta, das úlceras pépticas, da ansiedade, da histeria, do câncer e de todas as doenças e neuroses psicossomáticas. Na verdade, shavasana é benéfica em todas as doenças e mesmo quando a pessoa se encontra em perfeita saúde, pois traz à tona as impressões latentes que ficam ocultas na mente subconsciente. A mente que funciona no estado de vigília relaxa e se põe em segundo plano. Por isso, é preciso praticar-se shavasana para desenvolver-se dharana [concentração] e dhyana [meditação ou contemplação prolongada]. Muito embora seja uma postura estática, ela revitaliza todo o organismo.[5]

52
O Sopro da Vida

ENTRE O MUNDO MATERIAL E visível e a Realidade transcendente fica *prâna* (vida) ou *prâna-shakti* (energia da vida). Trata-se de um poder que se estende por todo o universo e sustenta todas as coisas materiais. Em seu aspecto macrocósmico ou universal, é chamado *mukhya-prâna*; em seu aspecto microcósmico ou individual, é simplesmente *prâna*, e a respiração é o seu correlato material. O termo é composto do prefixo *pra-* e da raiz verbal *ân* (respirar). A palavra *prâna* já é extensamente usada no arcaico *Rig-Veda*. Na época do *Atharva-Veda* (Capítulo 15), há cerca de 4.500 anos, encontramos a conhecida divisão da respiração/energia vital em seus cinco aspectos, que são os seguintes:

1. *prâna* (inspiração) — a energia vital que reside no peito e está ligada à inalação
2. *apâna* (expiração) — a energia vital presente no baixo abdome, ligada à exalação
3. *udâna* (respiração ascendente) — a energia vital presente na região da garganta e da cabeça, associada à fala e particularmente ao processo yogue de meditação e de morte consciente
4. *samâna* (respiração mediana) — a energia vital que reside na parte superior do abdome e na região do umbigo e é responsável, entre outras coisas, pelo processo digestivo
5. *vyâna* (respiração difusa ou "perspiração") — a energia vital que circula por todo o corpo.

Além desses cinco tipos principais de força vital, alguns textos mencionam cinco tipos secundários (*uparâna*): *nâga* ("serpente"), *kûrma* ("tartaruga"), *kri-kâra* ("o que faz o *kri*"), *deva-datta* ("dado por Deus") e *dhanam-jaya* ("conquistador de riquezas"), respectivamente associados ao vômito (ou à eructação), ao piscar das pálpebras, à fome (ou ao espirro), ao sono (ou ao bocejo) e à decomposição do cadáver.

Todas essas "respirações" animam um corpo que de outro modo seria inerte. No Yoga, *prâna* e *apâna* desempenham um papel especificamente importante. É como assevera o *Goraksha-Paddhati* (1.38-40), obra de Hatha-Yoga composta entre os séculos XII e XIII:

> Assim como voa para cima a bola golpeada por um bastão, assim também a psique (*jîva*), movida por *prâna* e *apâna*, não fica parada.
>
> Movida por *prâna* e *apâna*, a psique sobe e desce pelos canais da esquerda e da direita e, em virtude dessa excessiva mobilidade, não pode ser percebida.
>
> Assim como um falcão amarrado a uma linha pode ser trazido de volta depois de voar para longe, assim também a psique amarrada às qualidades (*guna*) [do cosmos ou de *prakriti*] é puxada por *prâna* e *apâna*.

Os versículos acima citados mencionam uma das grandes descobertas do Yoga, a saber, o fato de que a mente e a respiração (ou a energia vital) estão estreitamente ligadas. Quando se influencia uma delas, influencia-se automaticamente a outra. Quando estamos aborrecidos, respiramos mais rápido. Quando estamos calmos, nossa respiração fica mais lenta. Os *yogins* compreenderam isso desde muito cedo e inventaram um sem-número de técnicas para controlar a respiração e, assim, controlar a mente. Essas técnicas são chamadas *prânayâma*, termo geralmente traduzido por "controle da respiração". O sentido literal dessa palavra sânscrita é "prolongamento da energia vital". O *prânayâma* se realiza pela respiração lenta e ritmada e pela técnica especial da prolongada retenção da respiração, quer antes da inalação, quer depois.

No caminho de oito membros de Patanjali, o controle da respiração é o quarto membro. Patanjali não descreveu nem prescreveu nenhuma técnica específica em seu livro, e essa elaboração foi levada a cabo muitos séculos depois pelos praticantes de Hatha-Yoga. À semelhança da maioria dos adeptos do Tantra, eles se dedicavam avidamente à exploração do *prâna-maya-kosha* ou "corpo etérico" e do seu ambiente energético sutil. Em contraposição, a maioria das escolas contemporâneas de Hatha-Yoga ignora o *prâna* e o *prânayâma*, assim como ignora as disciplinas mentais e os objetivos espirituais em geral, e em lugar disso propõe uma imensa diversidade de posturas corpóreas (*âsana*). Trata-se de um fenômeno problemático que levou a uma infeliz diminuição e distorção do legado do Yoga tradicional.

A gradual retomada do *prânayâma* pelo Hatha-Yoga contemporâneo, porém, é algo muito promissor, pois essa prática mais cedo ou mais tarde leva o praticante a ter a experiência direta do *prâna*, que não se reduz de modo algum ao mero oxigênio.

Segundo o Yoga, temos de viver 120 anos. Como respiramos 21.600 vezes por dia, o número total de respirações em nossa vida será de 946.080.000. Isso pode parecer bastante, mas sabemos também que a vida passa muito rápido. Por isso, é compreensível que as pessoas queiram tirar o máximo proveito de cada respiração, e o Yoga torna isso possível.

53
O Cultivo da Sabedoria

A sabedoria nasce em nós sempre que a qualidade *sattva* fica mais forte em nossa mente. *Sattva*, que significa literalmente "esseidade", é uma das três qualidades primárias (*guna*) da criação. As outras duas são *rajas* (o princípio dinâmico) e *tamas* (o princípio da inércia). Essas qualidades primárias estão por trás de absolutamente tudo o que não é o Espírito superconsciente, o qual é pura Consciência. Segundo o Yoga e o Sâmkhya, as qualidades são os "modos" de *prakriti*, termo freqüentemente traduzido por "Natureza", mas que significa na verdade o universo em todas as suas dimensões. Juntas, misturadas em diversas proporções, elas conformam todas as formas em todos os níveis de existência, material ou mental. Só no nível transcendente de *prakriti* — chamado *prakriti-pradhâna* ou "fundamento da produtora" — as três qualidades existem em perfeito equilíbrio. Assim que esse equilíbrio primordial é perturbado, o processo da criação se desencadeia, começando com as manifestações mais sutis (mentais) e terminando com o mundo material.

Sattva representa o princípio da lucidez ou transparência, que se manifesta na sabedoria e por meio dela. Assim como a lua, que não tem nem atmosfera, nem oceanos, nem vegetação, reflete a luz do sol, assim também *sattva* reflete o Espírito superconsciente com mais fidelidade do que as outras duas qualidades da criação. *Rajas* e *tamas*, comparados a *sattva*, são fatores de obscurecimento, que distorcem nossa percepção do Espírito superconsciente.

Como todas as coisas na criação, a mente humana não é puro *sattva*, mas é composta das três qualidades primárias. Significativamente, essa composição varia de pessoa para pessoa. Assim, os graus de lucidez mental são tantos quantos são os seres humanos (ou as criaturas vivas em geral). Mesmo num único dia, nossa mente circula por uma série de mudanças qualitativas que correspondem à relativa preponderância desta ou daquela qualidade primária. O estado de vigília, por exemplo, contém de modo geral mais *sattva* do que o estado de sonho, no qual predomina *rajas*; e o estado de sono profundo é marcado pela preeminência do princípio da inércia. Ou senão, para dar outro exemplo: quando estamos calmos e pacíficos, nossa mente é governada por *sattva*; quando estamos agitados, é regida por *rajas*; quando nos sentimos obtusos e entediados, o que predomina é *tamas*.

O sânscrito tem muitas palavras que designam a sabedoria: *jnâna*, *vidyâ*, *prajnâ*, *medhâ*, *buddhi*, etc. Vou escolher aqui o termo *buddhi*, que é mais significativo para as tradições do Yoga e do Sâmkhya. Ele pode significar tanto a sabedoria quanto o órgão da sabedoria, ou seja, a mente superior. A mente inferior (*manas*) é atrelada aos sentidos corpóreos, que lhe fornecem um fluxo incessante de estímulos que ela processa para gerar um certo tipo de conhecimento. Ela se caracteriza, assim, pelo predomínio de *rajas*, o princípio do dinamismo. A mente superior, em que predomina *sattva*, não depende dos sentidos nem do cérebro. É tradicionalmente comparada a um espelho polido que reflete a luz da Consciência (*cit*) com mais fidelidade do que a mente inferior. Quando a luz da Consciência transcendente cai na mente superior, produz-se a sabedoria.

Trata-se de um tipo especial de conhecimento que não tem tanta relação com o mundo finito das realidades corpóreas ou sutis, mas sim com o Espírito. Pode-se dizer que, no nível do intelecto, a sabedoria aumenta a Consciência em nós. No nível dos sentimentos, ela gera estados elevados como o amor universal, a compaixão, a benignidade, a paciência, a tolerância e outras virtudes. No nível dos valores, a sabedoria é responsável por dirigir nossa vontade para os ideais de bondade, beleza e harmonia. Enfim, a presença da sabedoria cria em nós o impulso de autoconhecimento, autodisciplina, autotranscendência e Realização. Em outras palavras, a vontade de alcançar a liberdade ou a iluminação se manifesta em nós quando a sabedoria harmoniza uma mente antes turbulenta. Mais do que isso: a sabedoria é o próprio meio pelo qual a libertação ou iluminação se torna possível.

Qualquer que seja o caminho yogue que seguimos, todos os caminhos passam pela sabedoria. Mesmo o Bhakti-Yoga, a disciplina espiritual de entrega devota ao Ser Divino, baseia-se no poder libertador da sabedoria. Isso porque, antes que possamos praticar essa entrega, temos de determinar — pela aplicação da sabedoria — o objeto adequado da nossa devoção. Caso contrário, poderemos acabar adorando "falsos deuses" ou confundido o ego com o Si Mesmo transcendente, nossa Identidade suprema. Todos sabem que a emoção é pouco confiável quando entregue a si mesma; ela precisa da luz da inteligência, sob a forma da sabedoria.

E como poderíamos praticar o Karma-Yoga, o caminho yogue da ação cotidiana autotranscendente, sem que a sabedoria nos diga qual o curso de ação mais adequado em cada caso? Para pôr fim à confusão mental do príncipe Arjuna, o Deus-homem Krishna tratou dessa questão importantíssima no *Bhagavad-Gîtâ*.

Sem dúvida alguma, o cultivo da sabedoria é uma prioridade na caminhada espiritual. Uma vez que a sabedoria é uma função da presença de *sattva*, podemos chamá-la a manifestar-se em nós por meio de todas e quaisquer atividades que aumentam a proporção de *sattva* em nosso corpo e nossa mente: o consumo de alimentos puros e saudáveis, a conservação da saúde do corpo por meio de exercícios e outros bons hábitos, a formulação de pensamentos puros e íntegros, a prática de ações virtuosas, o exercício da atenção em todas as situações, falar palavras úteis e bondosas ou ficar em silêncio (*mauna*), o cultivo da auto-observação, do autoconhecimento e da autodisciplina, a concentração nas coisas importantes (em vez de deixar que nossa energia e nossa atenção se dissipem), o desenvolvimento da concentração e da meditação, o cultivo de um espírito de alegria, a conquista da dúvida pela fé (*shraddhâ*) em nós mesmos, no processo de autotransformação, no ideal de libertação e em todos os grandes mestres e ensinamentos.

Quanto mais alimentamos em nós mesmos a qualidade *sattva*, tanto mais a sabedoria nos orienta para tomarmos decisões corretas em todos os campos da vida. Ao passo que a mente dividida e falta de sabedoria volta-se tipicamente para os problemas, a mente sábia sempre oferece soluções "naturais" e plausíveis. A sabedoria nos põe em harmonia com o fluxo da Realidade. A mente insensata, por sua vez, vê-se sempre mergulhada num ambiente hostil que deve ser combatido e subjugado. A sabedoria nos mostra que não há nada a ser vencido. O universo não é nosso inimigo; só a falsa noção de que somos uma personalidade egóica limitada e encapsulada num corpo nos dá essa ilusão, que é a fonte de toda a nossa dor e sofrimento (*duhkha*).

A sabedoria não é uma nova informação que tem de ser avaliada e depois aceita ou rejeitada; antes, ela nos dá uma visão plena de toda a situação e nos mostra como sair do dilema ou conflito em que nos encontramos. As marcas características da sabedoria são a totalidade e a felicidade.

Por isso, cumpre que cultivemos *sattva* em todos os nossos atos, palavras e pensamentos, para que a sabedoria possa iluminar o caminho que jaz adiante de nós.

54
Buddhi-Yoga

É NO *KATHA-UPANISHAD*, cuja composição pode ser situada na primeira metade do segundo milênio a.C., que pela primeira vez ouvimos falar do Buddhi-Yoga; e o mesmo tipo de Yoga é mencionado também no *Bhagavad-Gîtâ* (Cântico do Senhor), que em sua forma atual foi composto muitos séculos depois. Em ambas as obras, a palavra *buddhi* é usada no contexto de uma doutrina típica da tradição do Sâmkhya, ou antes do Sâmkhya-Yoga. O termo sânscrito *buddhi* tem uma larga gama de significados: "mente", "idéia", "intenção", "pensamento", "inteligência", "compreensão", "razão", "opinião", "convicção", "crença", etc. É derivado da raiz verbal *budh*, "estar desperto ou consciente", e é estreitamente associado aos termos *buddha* (desperto) e *bodha* (consciência desperta ou iluminação). É compreensível que a palavra *buddhi* seja largamente empregada na literatura yogue, tendo freqüentemente o sentido de "sabedoria" ou "órgão da sabedoria".

Quando examinamos o antigo *Katha-Upanishad* (1.3.3-4), constatamos que o termo *buddhi* só é encontrado na terceira seção do capítulo primeiro, onde aparece no contexto da conhecida metáfora da carruagem:

> Conhece o Si Mesmo (*âtman*) como o senhor da carruagem e o corpo como a carruagem. Conhece o *buddhi* como o cocheiro e a mente (*manas*) como as rédeas.
>
> Os sentidos, dizem eles, são os cavalos; os objetos (*artha*) dos sentidos são seus pastos. Os sábios declaram que Aquele que goza de tudo isso [isto é, o Si Mesmo] está associado ao *âtman* [isto é, o corpo], aos sentidos e à mente.[1]

Nessa passagem, estabelece-se uma nítida distinção entre *buddhi* e *manas* — uma distinção fundamental para a metafísica do Yoga hindu e do Sâmkhya. Dos versículos seguintes depreende-se que a função atribuída ao *buddhi* é a do entendimento (*vijnâna*). A pessoa que não tem entendimento, cuja mente não aceita limites e cujos sentidos correm desenfreados, tem a garantia de que permanecerá enredada no mundo da mudança (*samsâra*). O homem de entendimento, por outro lado, que tem o entendimento por cocheiro de seu carro, chegará ao estado de Vishnu, ou seja, alcançará a libertação.

Os versículos acima citados implicam a hierarquia ontológica que marca a filosofia de quase todas as escolas hindus do Sâmkhya e do Yoga. Distinguem-se as sete categorias principais seguintes:

1. O Si Mesmo (*purusha*)
2. O Não-Manifesto (*avyakta*)
3. O Grande Ser (*mahân âtman*)
4. O órgão da sabedoria (*buddhi*)
5. A mente (*manas*)
6. Os sentidos (*indriya*)
7. Os objetos dos sentidos (*artha*)

O *purusha*, identificado com *âtman* no versículo 12, é a nossa verdadeira Identidade e a meta suprema da existência humana. Só pode ser "visto", ou conhecido, por meio de uma inteligência (*buddhi*) concentrada (*agra*) e sutil (*sûkshma*). O versículo seguinte explica como isso pode se realizar: o homem deve recolher a fala na mente, a mente no "ser do conhecimento" (*jnâna-âtman*), o "(ser do) conhecimento" no "grande ser" (*mahân âtman*), e este no "ser tranqüilo" ou "pacífico" (*shânta-âtman*). Nessa seqüência, a fala representa todas as faculdades de sensação e ação, que devem ser reunidas e concentradas na mente inferior (*manas*) — processo que é a essência da prática yogue da inibição sensorial ou recolhimento dos sentidos (*pratyâhâra*), a qual veio a constituir o quinto membro do caminho de oito membros de Patanjali. Por "ser do conhecimento" significa-se indubitavelmente o *buddhi*, que corresponde ao "invólucro feito de conhecimento" (*vijnâna-maya-kosha*) mencionado no *Taittirîya-Upanishad*. Quando os sentidos estão controlados, a própria mente deve ser recolhida no Intelecto ou Logos (*buddhi*), e isso, segundo Patanjali, realiza-se pela integração dos processos de concentração (*dhâranâ*), meditação ou contemplação contínua (*dhyâna*) e identificação com o objeto contemplado (*samâdhi*). O "Ser Pacífico" não pode ser outro senão o supremo Si Mesmo (*purusha*).

Assim, constatamos que, das sete categorias mencionadas acima, o processo de "involução" meditativa envolve apenas cinco. As outras duas, quais sejam, os objetos dos sentidos e o Não-Manifesto (isto é, o âmago da Natureza), referem-se ao aspecto objetivo da realidade. O Não-Manifesto é a contraparte objetiva e "sem sinais" (*alinga*) do Sujeito transcendente e "sem sinais", o Si Mesmo. Tem especial interesse o termo "grande ser", que R. E. Hume supôs — erroneamente — que se identificasse com *buddhi*. Antes, esse *mahân âtman* é a matriz da existência cósmica, análogo ao conceito de Criador (*Îshvara*) das escolas posteriores e correspondente ao *mahat* do Yoga Clássico. Poderíamos compreendê-lo como a coletividade de todos os *buddhis*; ou, em termos junguianos, como o inconsciente coletivo; ou, de um ponto de vista mais próximo do Yoga, como a consciência cósmica*. Embora se atribua inteligência e entendimento ao *buddhi*, ele é na verdade um produto da Natureza insensível e, como tal, não tem uma consciência própria. Essa doutrina, típica do Sâmkhya-Yoga, é reiterada da seguinte maneira no *Katha-Upanishad* (2.3.7-8):

> A mente é maior que os sentidos. *Sattva* é superior à mente. O "grande ser" é superior a *sattva*. O Não-Manifesto é superior ao "grande [ser]".

---

* Para uma explicação mais correta e precisa dos conceitos hindus mencionados neste capítulo (que estão aqui inextricavelmente embaralhados e correlacionados a conceitos ocidentais de origem duvidosa), ver René Guénon, *L'Homme et son devenir selon le Vedanta*. (N. T.)

> Mas maior do que o Não-Manifesto é *purusha* onipresente e sem sinais; aquele que o conhece está liberto e alcança a imortalidade.

Aqui, o termo *buddhi* é substituído pelo sinônimo *sattva*, o que não é incomum. R. E. Hume, em sua tradução deste trecho, cometeu novamente o erro de identificar o "grande ser" com o *buddhi*. No versículo 10 do mesmo capítulo, afirma-se que o estado supremo se realiza quando as cinco gnoses (*jnâna*), ou seja, os sentidos cognitivos, junto com a mente, permanecem imóveis, e quando nem mesmo o *buddhi* está ativo. Considera-se a mente mais próxima dos sentidos do que o *buddhi*, o qual é próximo do "grande ser" supra-individual.

Buddhi e *manas* têm alguma relação, respectivamente, com os conceitos de *Vernunft* e *Verstand* da língua alemã. O primeiro representa o lado receptivo e intuitivo da atividade mental, ao passo que o segundo representa a atividade do raciocínio, da lógica e da conceituação.

Do ponto de vista da tríade de qualidades, os *gunas*, que em diversas proporções fazem desenvolver-se todo o universo psicofísico, o *buddhi* tem uma predominância do fator de lucidez; por isso é chamado *sattva*. Essa expressão é usada de modo muito semelhante no *Yoga-Sûtra* (ver 2.41; 3.35, 49, 55). Metaforicamente, o *buddhi* ou *sattva* é aquele nível da personalidade humana cuja sutileza o torna capaz de receber a "luz" do *purusha*, que brilha por si mesmo. Na mente ou *manas*, por outro lado, preponderam as forças de *rajas* e *tamas*, que a tornam relativamente pouco receptiva ao brilho de *purusha*.

Embora *buddhi* seja naturalmente mais próximo da nossa verdadeira Identidade do que a mente agrilhoada aos sentidos, deve ainda assim ser preparado para atuar como um espelho digno desse nome. Por isso, o autor anônimo do *Katha-Upanishad* diz que ele deve ser "apontado" ou concentrado e "sutil" ou voltado para dentro e para cima em vez de para baixo e para fora. Porém, como deixa claro o versículo 2.3.11, a essência do Yoga é o controle dos sentidos (*indriya-dhârana*), que são intrinsecamente instáveis. O controle da mente depende do controle dos sentidos.

Encontramos uma doutrina semelhante no *Bhagavad-Gîtâ*, que, como o *Katha-Upanishad*, é um documento da tradição do Sâmkhya-Yoga, anterior à constituição do Yoga Clássico de Patanjali. De início, antes de travar-se a grande batalha, o Deus-homem Krishna instrui seu discípulo, o príncipe Arjuna, na sabedoria do Sâmkhya, que contém princípios como os seguintes:

- Nossa verdadeira natureza é eterna e imutável (e, logo, indestrutível).

- Enquanto não chegamos a conhecer nossa verdadeira natureza, transmigramos de corpo em corpo e de existência em existência.

- Uma vez que a existência corpórea atual não é importante, não devemos nos preocupar com ela, mas sim concentrar-nos em realizar nosso Espírito, o imortal Si Mesmo. Com isso, não devemos ficar com escrúpulos de consciência de agir militarmente para defender o bem maior.

Krishna explica que essas idéias básicas constituem a sabedoria do Sâmkhya (2.39). A elas podemos, com proveito, acrescentar a sabedoria do Yoga, especialmente do Karma-Yoga, que nos ensina a agir no mundo sem incorrer em pecado (ou sem gerar karma). Esse Yoga está ancorado no grandioso ideal da transcendência da ação (*naishkarmya-karman*), que tem por base a equanimidade (*samatva*). Quando estamos interiormente equilibrados e desapegados, nossas ações não podem nos macular — nem mesmo as ações militares. Como diz o *Bhagavad-Gîtâ* (2-47-50):

> Na ação somente esteja o teu justo interesse (*adhikâra*), nunca no fruto dela. Não seja o fruto da ação o teu motivo, nem tampouco te deixes apegar à inação.

> Firme no Yoga, cumpre a obra [que te cabe], ó Dhanamjaya [isto é, Arjuna], dando de mão ao apego e conservando-te o mesmo quer no sucesso, quer no fracasso. A equanimidade é o Yoga.

> Em verdade, a [mera] ação é muitíssimo inferior ao Buddhi-Yoga, ó Dhanamjaya. Toma refúgio em *buddhi*. Dignos de pena são os que anseiam pelo fruto [de suas ações].

> Aquele que está jungido ao *buddhi* dá de mão às boas ações (*su-krita*) e às más ações (*dush-krita*). Portanto, aplica-te ao Yoga. O Yoga é a habilidade na ação.

Krishna deixa claro ao seu discípulo que, enquanto o homem é vergastado pela falta de disciplina (*ayukta*), também não tem sabedoria (*buddhi*) e é inapto à contemplatividade (*bhâvanâ*), à paz (*shânti*) e à alegria (*sukha*). No capítulo terceiro do *Bhagavad-Gîtâ* (3.3), Krishna explica que seu Yoga é na verdade um Karma-Yoga e que o caminho que antes havia delineado, o da tradição Sâmkhya, corresponde ao Jnâna-Yoga. Revela também que vem ensinando esses dois caminhos desde o princípio dos tempos.

Buddhi é a sede ou o órgão da sabedoria. É um elemento inalienável da natureza humana, mas pode ficar tão eclipsado que não chega a manifestar em nós a sabedoria. Continuamos então enredados nas atividades do mundo e em suas conseqüências. Segundo se diz, as ações acontecem automaticamente, determinadas pela infindável criatividade da Natureza (*prakriti*). Somos nós que sobrepomos a essas atividades a idéia de que "eu sou o agente" — quer se tratem de ações corpóreas, quer de estados mentais ou emocionais. Quando pensamos "eu estou fazendo isto" ou "eu estou sentindo aquilo", simplesmente projetamos a noção de um sujeito sobre essas atividades que aconteceriam de qualquer maneira.

O Buddhi-Yoga consiste em permanecermos presentes em meio a tudo isso, mas identificados com a consciência pura, a simples testemunha. É essa, em verdade, a essência de toda a prática do Yoga em geral. Krishna diz no *Gîtâ* (5.8-9):

> O conhecedor da Realidade (*tattva-vid*) que está jungido (*yukta*) pensa "não faço absolutamente nada", porque, enquanto vê, ouve, toca, cheira, prova, anda, sonha, respira,

> fala, ejacula, pega, abre e fecha [os olhos], sabe que só os sentidos (*indriya*) estão ocupados dos objetos dos sentidos.

A identificação com a nossa verdadeira natureza nos permite perceber e compreender o que está realmente acontecendo: a Natureza se reproduz a si mesma enquanto o Espírito, o Si Mesmo transcendente, permanece absolutamente imóvel. Assim, o sábio realizado no Si Mesmo pode permanecer perfeitamente pacífico em meio à mais frenética atividade.

55
Jnâna-Yoga: O Caminho da Sabedoria

É fato comprovado e conhecido de todos que o sujeito e o objeto opõem-se um ao outro como a luz e a escuridão, donde se conclui que a tendência de se sobrepor ao sujeito os atributos do objeto é um grave erro. Não obstante, é dessa confusão entre sujeito e objeto que provêm afirmações comuns como "eu sou isto ou aquilo" e "isto é meu". Ora, em última análise, o sujeito não é outro senão o Si Mesmo (*âtman*), que só pode ser "conhecido" por uma apreensão imediata. O objeto é chamado também o "não-eu" (*anâtman*). Essa designação se refere ao corpo, aos sentidos, à mente e às inúmeras formas do mundo. A sobreposição é idêntica à ignorância (*avidyâ*). Em contraposição, a certeza da realidade tal como ela é, separada dos atributos que lhe são sobrepostos, é chamada gnose (*jnâna*).

TEMOS ACIMA UMA PARÁFRASE dos parágrafos de abertura do célebre comentário de Shankara sobre o *Brahma-Sûtra* (Aforismos sobre o Absoluto), que é um dos principais textos da metafísica vedantina. Shankara, o mais conhecido dentre os sábios da Índia medieval, escreveu esse tratado explicativo há cerca de 1.200 anos. Suas explicações do processo pelo qual podemos conhecer a Realidade são fundamentais para o Jnâna-Yoga, a via da gnose. Esse caminho yogue consiste na cuidadosa distinção entre o Real (*sat*) e o "irreal" (*asat*). O Real é o Sujeito transcendente, *âtman*, o Si Mesmo; e o irreal é tudo o que é visto como "outro": as pessoas, os animais, as árvores, as instituições, as crenças, as idéias abstratas. Estes compõem o que Shankara chama de "objeto" (*vishaya*), oposto ao "sujeito" (*vishayin*).

Ao contrário do que pensa a opinião popular, Shankara não afirma que as coisas do mundo da multiplicidade não existem; só diz que, em última análise, enquanto múltiplas elas não são reais. Sua aparência é diferente do que elas são realmente; com a iluminação, constata-se que elas não são outra coisa senão a própria Realidade. Shankara insiste que, no estado de não-iluminação, o homem tem a experiência das coisas. Mas insiste também que se creia que as coisas objetivas são na verdade o único *Brahman*, ou Absoluto. Nós, que percebemos o mundo como composto de múltiplos objetos independentes, estamos portanto cometendo um erro capital. Precisamos examinar as coisas com mais cuidado. À distância, pode-se facilmente tomar um espantalho por um homem. Quando chegamos mais perto, nos damos conta do nosso engano. Shankara usa o exemplo da corda que é tomada por uma serpente.

O conhecimento e a percepção vulgares baseiam-se na crônica separação entre sujeito e objeto e numa certa confusão entre esses dois pólos da experiência. Essa confusão é chamada pelo Vedânta de "sobreposição" (*adhyâsa* ou *adhyâropa*), e por ela é obscurecida a verdadeira natureza do sujeito, o Si Mesmo. Identificamos erroneamente o Si Mesmo com a personalidade egóica, o "eu" empírico, que é uma mera função do composto psicossomático. Em virtude desse erro primordial é que podemos constantemente fazer afirmações como "estou feliz", "estou triste", "sou magro", "sinto dor", "eu sei", "eu cresço", "eu morro", bem como "estes são meus filhos", "isto pertence a mim", "eu tenho um corpo" e por aí afora. O mesmo erro é responsável também por experimentarmos os objetos da percepção como diferentes do que realmente são, a saber, a Realidade suprema. Pensamos que os objetos estão fora de nós e que precisamos influenciá-los ou controlá-los para satisfazer a nossa profunda necessidade de felicidade. Assim, o processo de conhecimento está inextricavelmente ligado à nossa vida emocional e ao nosso destino espiritual. O Jnâna-Yoga é um esforço tremendo para superar a divisão entre sujeito e objeto pela realização do sujeito em sua verdadeira forma — o Si Mesmo transcendente, permanente, indivisível e intrinsecamente feliz. *Jnâna*, a gnose, é o meio e o fim do Jnâna-Yoga.

O Ocidente conhece também uma forma de Yoga baseada no conhecimento, a qual foi formulada pela primeira vez, de maneira admirável, por Descartes em seu famoso ensaio *Discours de la Méthode* [Discurso sobre o Método], publicado em 1637. Descartes, sentado em sua poltrona, chegou à conclusão de que "a base de nossas opiniões é muito mais o costume e o exemplo do que o conhecimento certo e seguro".[1] Seu objetivo, porém, era a aquisição de um conhecimento intelectual inabalável. Seu Yoga consistia em suspender o juízo e analisar os assuntos a fundo até que nenhuma dúvida lhe restasse. Esse procedimento estritamente racional constitui hoje o fundamento de toda a ciência ocidental — pelo menos em tese.

Intelectualmente, Shankara e Descartes estão no mesmo nível; suas doutrinas, porém, não poderiam ser mais divergentes. Descartes, que representa o pensamento ocidental moderno e científico, queria um conhecimento absolutamente certo que lhe permitisse levar uma vida moralmente sã. Para ele, a salvação da humanidade reside na aquisição de um conhecimento cada vez mais amplo e preciso, até que a realidade se revele em sua plena nudez. Segundo Descartes, esse conhecimento só pode ser adquirido pela disciplina racional. Ele não punha nenhuma fé no testemunho dos sentidos nem na faculdade da imaginação, mas confiava tacitamente na razão. Foi assim que chegou na famosa máxima cartesiana: *cogito ergo sum*, "penso, logo existo". Para Descartes, o pensamento é o único caminho para a certeza, a partir do qual seria possível ao ser humano deduzir até mesmo a própria existência e a existência de todas as coisas. Shankara, que representa a Índia e o Oriente, quedaria perplexo perante a lógica de Descartes e sua aparente satisfação com uma mera certeza racional. Segundo o grande vedantista, o ser (*sat*) é uma realidade evidente por si mesma, óbvia como a luz do sol, que não necessita, para ser provada, de nenhuma intervenção da razão; ao passo que o pensamento é algo derivado do Ser, algo que até mesmo vela o Ser aos nossos olhos.

Mais do que isso, Shankara crê que, em última análise, o conhecimento convencional é circular ou o que no jargão filosófico se chama "tautológico". O conhecimento baseado na cisão entre sujeito e objeto diz respeito à mente e às categorias mentais, não à Realidade. Ao contrário de Descartes, Shankara não pensa que a razão é capaz de nos fornecer certezas absolutas. Muito pelo contrário, afirma que a mente é, de diversas maneiras, um obstáculo à verdade. Reiterando a sabedoria dos antigos sábios hindus, ele define a mente como o órgão da dúvida (*samshaya*). E a dúvida, para ele, não é um estado desejável, mas um índice seguro de que o Ser e a Verdade ainda não foram realizados.

A posição shankariana foi reafirmada em nosso século por Sri Aurobindo, um *yogin* realizado que foi também um dos maiores filósofos e poetas da Índia moderna. Observa ele:

Segundo se diz, o intelecto é o instrumento mais elevado de que dispõe o homem, o qual deve pensar e agir segundo as suas idéias. Isso, porém, não é verdade; o intelecto, tanto quanto a vitalidade, necessita de uma luz interior que o oriente, coíba e controle. Existe algo acima do intelecto, algo que cada qual tem de descobrir; e o intelecto não pode ser mais do que um intermediário para a ação dessa fonte do verdadeiro Conhecimento.[2]

Assim, Aurobindo não descarta totalmente o intelecto; busca apenas delimitar o seu domínio. Shankara, do mesmo modo, afirma que o conhecimento racional pode, na melhor das hipóteses, apontar para além dele mesmo. Nesse sentido, a razão não é totalmente ilusória ou fútil como instrumento de conhecimento. Shankara não foi, de modo algum, um irracionalista. Não obstante, compreendia com a máxima clareza os limites da razão. O mesmo se pode dizer de Paul Brunton, um *jnâna-yogin* de nossos tempos, que escreveu:

O erro dos místicos está em negar prematuramente o raciocínio. É só depois de o raciocínio levar perfeitamente a cabo a sua tarefa que temos o direito psicológico e o dever filosófico de detê-lo em meio ao silêncio místico.[3]

Brunton compreendia o Jnâna-Yoga como o caminho da "intuição filosófica" — uma compreensão que toma conta de todo o nosso ser e o transforma, alargando nossos horizontes para além dos confins do ego. A intuição filosófica, o *jnâna*, nos dá um vislumbre da Realidade, que de repente ou aos poucos destrói as nossas preconcepções e nos liga à nossa verdadeira identidade. É esse vínculo ou comunhão que nos dá uma certeza que ultrapassa a lógica, o dogma e a simples crença. A certeza absoluta à qual Shankara aspirava, e que ao que parece realizou ainda na juventude, só nos vem quando todo conhecimento convencional é transcendido, e com ele o conhecedor e o objeto de conhecimento. Essa realização, que é uma iluminação espiritual, é a quintessência do Jnâna-Yoga. É também a essência da metafísica vedântica, da qual o Jnâna-Yoga é o caminho de realização.

O Jnâna-Yoga é o caminho da intuição ou da sabedoria. Essa intuição, porém, não é o conhecimento tal como comumente o concebemos, mas um conhecimento iluminador de caráter superior ou metafísico, que alguns estudiosos chamam de "gnose", atendendo ao sentido original deste termo grego. Os textos do Vedânta distinguem entre um conhecimento superior (*jnâna*) e um inferior (*vijnâna*). O primeiro é obtido pelo órgão da sabedoria (*buddhi*),[4] ao passo que o segundo é em grande medida um produto da mente dependente do cérebro, a qual funciona como um centro processador dos dados obtidos pelos sentidos. A "mente" assim compreendida é chamada em sânscrito *manas*, o instrumento do pensamento.[5] O *buddhi* é aquele aspecto do nosso ser que é intrinsecamente semelhante a um lago límpido e imóvel, o qual é capaz de refletir a luz do Ser, do "Sol" esotérico. Afirma-se que só o *âtman* brilha por si mesmo, ao passo que todos os objetos finitos, entre os quais o *buddhi*, dependem dessa "Luz" transcendente para serem visíveis.

Para empregar uma metáfora moderna: a irradiação do *âtman* é comparável à luz brilhante emitida pela lâmpada de um farol. Essa luz se reflete no espelho e na lente que envolvem a lâmpada; esse espelho e essa lente correspondem ao *buddhi*. A região em torno do farol vai ficando progressivamente mais escura — uma imagem que espelha muito bem a penumbra em que estão mergulhados o corpo material e o mundo físico como um todo. Sob um ponto de vista mais literal, o cosmos é um tecido tramado de luz e escuridão. Algumas estruturas cósmicas (os buracos negros) chegam até a aprisionar a luz dentro de si, curvando o próprio espaço-tempo. Não obstante, segundo as conjecturas de certos astrofísicos, do outro lado dos buracos negros há "buracos brancos" que emitem uma luz intensíssima.

A obra do Yoga consiste em se identificar o farol, aproximar-se dele cada vez mais e perceber-se por fim que a fonte de luz localizada além da lente do *buddhi* é a nossa própria natureza essencial. No momento dessa realização, nós nos *tornamos* essa fonte de luz e descobrimos ao mesmo tempo que somos também o mundo além do farol. Somos a fonte de luz, a lente, o farol, o penhasco sobre o qual ele está construído, o vasto oceano ao redor e, na verdade, todos os recantos visíveis e invisíveis desse universo inimaginavelmente amplo. Tal é a glória da iluminação espiritual; ela supera por uma magnitude astronômica o chamado "esclarecimento" de racionalistas como Descartes.

Guiado pela razão, na qual tanto confiava, Descartes chegou num conceito de Deus e do mundo que poucos hoje levam a sério. Para ele, Deus era o Grande Mecânico que construiu o universo como um gigantesco relógio, deu-lhe corda e depois, satisfeito com sua obra, sentou-se tranqüilo para contemplar o progresso do mundo no decorrer das eras. Esse deísmo não deixa espaço para o impulso místico dentro de nós. Na filosofia de Descartes não há nenhuma poesia espiritual pela qual possamos chegar a reconhecer a Divindade como nossa verdadeira pátria. Deus está eternamente separado de suas criaturas.

A mensagem fundamental do Vedânta, por outro lado, é a de que não existe nenhuma separação entre a Divindade e o mundo; a suposição de uma tal separação é uma distorção da verdade e a causa radical da experiência individual e coletiva do sofrimento (*duhkha*). Os filósofos e sábios do Vedânta proclamam antes que nossa felicidade reside na descoberta de que não existe um abismo intransponível entre a Divindade ou realidade suprema e nós: a Divindade é a nossa verdadeira identidade, para além das muitas personagens que representamos na vida vulgar e cotidiana.

O Jnâna-Yoga é a via por excelência das escolas vedânticas. Isso significa que, ao contrário do Yoga dualista de Patanjali, o Jnâna-Yoga se baseia na metafísica do não-dualismo. Segundo a maioria das escolas dessa tradição hindu, nossa percepção de um universo cheio de formas e seres distintos é uma distorção da verdade. Na realidade, todas essas formas e seres são aparência de um único e mesmo Ser, chamado *brahman* ou *âtman*. O termo *jnâna-yoga* é mencionado pela primeira vez no *Bhagavad-Gîtâ* (3.3), uma obra pré-cristã. Nele, o Deus-homem Krishna declara que desde épocas imemoriais ensinou duas vias de libertação — o Jnâna-Yoga para os *sâmkhyas* e o Karma-Yoga (Yoga da Ação) para os *yogins*. Nesse contexto, o *sâmkhya* não é tanto um adepto da clássica escola Sâmkhya quanto na verdade um praticante da sabedoria, um peregrino na via da libertação, um *jnânin*.

Krishna identifica o *jnâna-yoga* ao *buddhi-yoga*. Como vimos, o *buddhi* é a faculdade da sabedoria, a mente superior na qual predomina a qualidade *sattva*. *Sattva* significa literalmente "qualidade de ser" ou "qualidade da realidade". É o princípio da lucidez, presente num ou noutro grau em todos os seres e coisas. É no *buddhi*, porém, que ele predomina, sendo o *buddhi* ao mesmo tempo um nível da existência e uma elevada função do intelecto. Todo fenômeno concebível, quer ocorra no nível físico, quer em outras dimensões da existência cósmica, é o produto de uma interação entre as três forças primárias da Natureza (*prakriti*): *sattva*, *rajas* e *tamas*. O *buddhi* é tido como o primeiro e o mais puro produto da evolução por meio da qual todas as formas e seres se manifestam nos diversos níveis da existência.

Tudo isso faz parte da sabedoria antiga. Em certo sentido, o *Bhagavad-Gîtâ* só explicita aquilo que há muito tempo vinha sendo ensinado oralmente nos círculos esotéricos. Em essência, o Jnâna-Yoga já está presente no arcaico *Brihad-Âranyaka-Upanishad*. Nesse texto, ouvimos as palavras de grandes sábios como Yâjnavalkya e o rei Janaka, que possuíam a sabedoria secreta do Absoluto (*brahman*). Desafiavam eles os astutos teólogos e os aspirantes a místicos de sua época em diálogos que custavam ao perdedor sua cabeça, pelo menos figurativamente. Nesse *Upanishad*, encontramos também pela primeira vez a doutrina das duas formas de *brahman*, o inferior e o superior. O *brahman* inferior é o mundo das formas e o superior é a Realidade sem formas, a única imortal e eternamente feliz.

No *Brihad-Âranyaka-Upanishad*, além disso, encontramos a doutrina do *neti neti* (nem isto nem aquilo), que constitui o próprio fundamento do Jnâna-Yoga. Na verdade, o Jnâna-Yoga pode ser caracterizado como um caminho de negação, uma vez que não cria novos conhecimentos, mas somente remove os obstáculos que se postam diante da Verdade sempre idêntica a si mesma. O procedimento do *neti neti* foi comunicado pela primeira vez pelo sábio Yâjnavalkya, ao instruir da seguinte maneira o brâmane Shakalya:

> Esse Si Mesmo não é nem isto nem aquilo. É intangível, pois não pode ser pego. É incorruptível, pois não pode ser corrompido. É desapegado, pois não se apega [a coisa alguma]. É ilimitado. Não se agita nem pode ser ferido.[6]

Yâjnavalkya descreveu ainda a natureza do Si Mesmo transcendente numa conversa com sua esposa Maitreyî, que era também uma religiosa. Observou ele que depois da morte não há consciência (*samjnâ*), o que confundiu Maitreyî; Yâjnavalkya explicou então seu curioso comentário nesta passagem clássica:

> [Depois da morte não há consciência] porque [só] onde há uma aparente dualidade (*dvaita*) um [ser] pode ver o outro; um pode cheirar o outro; um pode ouvir o outro; um pode falar com o outro; um pode pensar no outro; um pode compreender o outro. [Mas] lá onde verdadeiramente tudo se tornou tão-somente o Si Mesmo, pelo que e quem [o ser] poderia cheirar? Pelo que e quem poderia ele ver? Pelo que e quem poderia ele ouvir? Pelo que e com quem poderia ele falar? Pelo que e em quem poderia ele pensar? Pelo que e quem poderia ele conhecer? Pelo que poderia ele conhecer aquilo pelo qual conhece tudo isso? Pelo que, na verdade, poderia ele conhecer o Conhecedor (*vijnâtri*)?[7]

O Si Mesmo não é consciente no sentido vulgar da palavra. Por outro lado, também não é inconsciente. Antes, é a pura Consciência ou Superconsciência (*cit*). Todos os demais atributos são meras sobreposições, projeções da mente. Para que o Si Mesmo se revele em seu esplendor inato, todas essas projeções têm de ser eliminadas ou transpostas. Isso se realiza pela *via negativa*, pelo método do *neti neti*. Essa via negativa é sucintamente ilustrada pelo *Nirvâna-Shatka* (Seis [Versículos] sobre a Extinção), um dos muitos poemas didáticos atribuídos a Shankara. Eis uma tradução do texto integral:

> Eu não sou nem a mente nem o Intelecto Universal (*buddhi*), nem o sentido do eu nem o pensamento;

nem o ouvido nem a língua, nem o nariz nem os olhos; não sou nem o éter, nem a terra, nem o fogo, nem o ar. Sou Shiva sob a forma de Consciência (*cit*) e Beatitude (*ânanda*). Sou Shiva.

Não sou nem o que se chama de força vital (*prâna*) nem os cinco ventos [que circulam pelo corpo]; nem os sete componentes [corpóreos] nem os cinco invólucros. Não sou nem a boca, nem as mãos, nem os órgãos genitais, nem o ânus. Sou Shiva sob a forma de Consciência e Beatitude. Sou Shiva. Sou Shiva.

Não tenho nem ódio nem paixão, nem cobiça nem ilusão, nem euforia nem inveja. Não tenho virtude nem prosperidade, nem luxúria nem libertação. Sou Shiva sob a forma de Consciência e Beatitude. Sou Shiva.

[Em mim não há] nem o bem nem o mal, nem a felicidade nem o sofrimento, nem o *mantra* nem a peregrinação, nem os *Vedas* nem sacrifícios. Não sou nem a comida, nem o que come, nem o ato de comer. Sou Shiva sob a forma de Consciência e Beatitude. Sou Shiva.

Não sou [sujeito] à morte, nem ao medo, nem à casta. Não tenho nem pai nem mãe; [na verdade, nem sequer tive] um nascimento. Não tenho nem parentes nem amigos, nem mestre nem discípulos. Sou Shiva sob a forma de Consciência e Beatitude. Sou Shiva.

Sou indiferenciado, de forma informe. Em virtude de [minha] onipresença estou em toda parte para o benefício de todos os sentidos. Não sou nem escravo nem liberto. [Sou] imensurável. Sou Shiva sob a forma de Consciência e Beatitude. Sou Shiva.

Nesse caso, Shiva não é uma divindade específica do panteão hindu, mas um símbolo do próprio Absoluto. As divindades (*deva*) fazem todas elas parte da dimensão relativa da existência. Pertencem ao *brahman* "inferior", também chamado *shabda brahman* ou "Absoluto sonoro", ou seja, a Realidade que pode ser expressa pelo pensamento e pela fala. Os gregos davam a isso o nome de *logos*, termo correspondente ao sânscrito *shabda*, que também significa "palavra". Em última análise, só o *brahman* superior é real. E é com esse *brahman* real que o sábio quer se identificar. Para tanto, tem de aprender a distinguir entre o Real e o irreal. Esse ato intuitivo de discriminação ou discernimento é chamado *viveka*.

Mas o Jnâna-Yoga tem um outro elemento importantíssimo, também sugerido pela história de Yâjnavalkya. A instrução que deu a Maitreyî coincidiu com um momento importante de sua vida. Foi quando ele anunciou a Maitreyî e a Kâtyâyanî, sua segunda esposa, que havia decidido abandonar a vida de pai de família para abraçar a plena renúncia (*samnyâsa*). Estava a ponto de adotar o estilo de vida do *parama-hamsa* ou "cisne supremo" — uma ave que simboliza a auto-suficiência. O discernimento é uma das asas desse cisne e a renúncia é a outra. Ambas são necessárias para que ele alce vôo rumo ao Absoluto.

No século XV, o caminho do Jnâna-Yoga foi sistematizado por Sadânanda em seu *Vedânta-Sâra* (15-25). Do resumo feito por Sadânanda dos "membros" desse Yoga da gnose, depreendemos que o discernimento e a renúncia constituem seus próprios fundamentos:

1. *viveka* ou discriminação
2. *virâga* ou impassibilidade
3. *shat-shampatti* (seis virtudes), a saber:
    a) *shama* ou tranqüilidade
    b) *dama* ou contenção dos sentidos
    c) *uparati* ou abstenção de ações que não digam respeito nem à conservação da existência corpórea nem à busca da iluminação
    d) *titikshâ* ou resistência
    e) *samâdhâna* ou concentração mental
    f) *shraddhâ* ou fé, que não se reduz à simples crença
4. *mumukshutva* ou vontade de libertação.

Shankara, em seu comentário sobre o *Brahma-Sûtra* (1.1.4), menciona todos os membros acima, com exceção da concentração mental. Acrescenta-lhes *shrâvana* ou "audição" da doutrina sagrada, *manana* ou "reflexão" sobre a mesma e *nididhyâsana* ou "meditação". Também esses termos são definidos no *Vedânta-Sâra* (182; 191-192). O mesmo manual (200-208) chega a definir até mesmo os oito "membros" do Yoga Clássico, apresentando-os talvez como uma alternativa ao caminho acima exposto. Na essência, porém, ambos são idênticos.

A vontade de libertação (*mumukshutva*) é tão importante quanto o discernimento e a renúncia, pois sem ela o Si Mesmo não pode ser realizado. Embora Sadânanda e outras autoridades do Vedânta expliquem *mumukshutva* como o "desejo (*icchâ*) de libertação", ele não é na verdade um simples desejo, mas sim uma reorientação de todo o ser do aspirante para a Realidade suprema. É a vontade de receber a revelação da gnose (*jnâna*), da qual a estreita noção do ego está ausente e na qual o mundo e todo o nosso complexo psicossomático brilham com a luz da Realidade singular, que abarca e compreende todas as coisas.

56
"Tu És Isto"
A Essência do Yoga Não-Dualista

Gârgî Vâcaknavî aproximou-se do venerável sábio Yâjnavalkya e pediu-lhe que a instruísse.

"Pergunta [o que queres saber], ó Gârgî", disse ele.

"No que está entretecido aquilo que está acima do céu e abaixo da terra?", perguntou ela.

"Está entretecido no espaço", volveu Yâjnavalkya.

"E no que, então, está entretecido o espaço?", perguntou Gârgî.

"A isso chamam os iniciados de o Imperecível. Não é ele nem grosseiro nem sutil, nem comprido nem curto. Com efeito, é sem medida. Não lança sombra e não há nele treva alguma. Está além do espaço e da energia. Não tem cheiro, nem gosto, nem fala; não tem medo, não envelhece, não morre e é imortal. Esse Imperecível é o Vidente que ninguém vê, o Ouvinte que ninguém ouve, o Pensador que ninguém pensa, o Conhecedor que ninguém conhece. Além d'Ele não há nada mais que veja, ouça, pense ou conheça." Assim respondeu Yâjnavalkya.

Essa passagem espantosa — que aqui apenas parafraseamos de modo abreviado — encontra-se no antigo *Brihad-Âranyaka-Upanishad* (3.6), considerado o texto mais antigo do "gênero" upanishádico. Os *Upanishads* são obras em sânscrito que contêm as doutrinas esotéricas acerca do "segredo" do Si Mesmo transcendente, que foram transmitidas oralmente por incontáveis gerações até serem postas por escrito, o que aliás só aconteceu na época moderna. O sábio Yâjnavalkya era um adepto iluminado que ensinava a sublime sabedoria da não-dualidade (*advaita*). É pouco o que sabemos acerca desse ilustre personagem, mas as exíguas informações que temos a seu respeito dão a entender que ele foi um dos mais notáveis mestres espirituais da Índia antiga.

A doutrina esotérica do não-dualismo — o Yoga Vedântico ou Jnâna-Yoga — pode ser resumida como segue. O universo múltiplo é, na verdade, uma Realidade única. Só existe esse Grande Ser que os sábios chamam de *brahman*, e nele residem as incontáveis formas da existência. Esse Grande Ser é pura Consciência e é a própria essência, o Si Mesmo (*âtman*) de todos os seres. *Tat tvam asi*, "Tu és isto": eis aí uma das grandes máximas dos *Upanishads*, que expressa a quintessência do seu esoterismo. Não é por acidente que, em sânscrito, a palavra *tat* (isto) vem antes de *tvam* (tu). Isso não se explica pela mera elegância estilística. Como Paul Brunton dá a entender, há aí também um significado mais profundo.[1] E esse significado é que, ontologicamente, *tat* é anterior a *tvam*. Em outras palavras, nossa vida individual surge diante do pano de fundo da Realidade universal e na verdade depende inteiramente dela. Uma vez que o Ser Único é nossa essência profunda, podemos realizá-lo; e ele é realizável pelo discernimento (*viveka*) e pela renúncia (*vairâgya*). Por meio do primeiro, podemos separar o Real do irreal ou ilusório (ou seja, de todas as coisas conhecidas como múltiplas e não Simples ou Unas). Por meio da segunda, podemos aderir intimamente ao Simples (*eka*) e assim redescobrir nossa identidade com Ele.

Eis aí, num resumo sumaríssimo, a posição do Advaita Vedânta, que desde há milênios é a mais influente de todas as escolas doutrinais do Hinduísmo. No Ocidente, sua elegância filosófica e força mística chamaram a atenção de muitos pensadores famosos — Arthur Schopenhauer, que considerava o estudo dos *Upanishads* o consolo de sua vida, Ralph Waldo Emerson, Walt Whitman, Gerald Heard, Aldous Huxley e Julius Robert Oppenheimer. *Advaita Vedânta* significa "Vedânta não-dual". *Vedânta* é literalmente o "fim dos *Vedas*". Essa designação pode ser compreendida pelo menos de duas maneiras. Por um lado, do ponto de vista histórico, o Vedânta compreende os últimos textos da antiga revelação que começou com os hinos dos quatro *Vedas*. Por outro lado, é a realização final dessa mesma revelação.

Os *Vedas* estão para o Hinduísmo como o Antigo Testamento para o Cristianismo. A palavra sânscrita *veda* significa "conhecimento", mais exatamente o conhecimento sagrado ligado aos antigos rituais de sacrifício e à mitologia que os acompanhava. Com os *Upanishads*, assim como com o Novo Testamento na Judéia, um espírito novo surgiu na Índia. O conhecimento comunicado pelos sábios dos *Upanishads* era de natureza gnóstica ou mística. Ensinavam eles que o verdadeiro sacrifício é oferecido na psique ou no coração do ser humano. Falaram assim de diversos métodos pelos quais nossa consciência vulgar pode ser transformada e transcendida, de modo a nos reencaminhar para nossa verdadeira identidade — o Si Mesmo, *âtman*. Os *Upanishads*, como os *Vedas* e os posteriores *Brâhmanas* e *Âranyakas*, são contados como parte da "revelação" (*shruti*). São amados e venerados como portadores das palavras de adeptos inspirados e iluminados. O não-dualismo é a filosofia expressa nos *Upanishads*, esse "Himalaia da alma". Já existem mais de duzentos textos desse tipo, que continuam sendo compostos pelos místicos hindus até hoje.

Muitos dos primeiros *Upanishads* são expostos sob a forma de diálogos, o que nos dá a sensação de estar participando do próprio momento da revelação dos segredos upanishádicos. Neles encontramos mestres carismáticos como Yâjnavalkya, o rei Ajâtashatru e Uddâlaka, de quem em certa época só os mais vigorosos buscadores da sabedoria haviam ouvido falar. É impressionante que hoje em dia possamos adquirir livros baratos que revelam o que outrora fazia parte das doutrinas esotéricas mais ocultas e que se comprava por muito mais do que uns poucos dólares: o preço dessa sabedoria era a submissão e a obediência incondicional a um mestre, geralmente por muitos anos repletos de provações, antes que qualquer migalha dela fosse revelada ao discípulo. Pelo fato de nos ser tão fácil obtê-la, pode ser que não demos a essa sabedoria o seu devido valor. Por exemplo, quantas pessoas realmente mudaram de vida depois de estudar esses textos esotéricos?

A transmissão das doutrinas dos *Upanishads* não era uma simples comunicação de teorias. Envolvia antes a transmissão da força ou presença espiritual do mestre, que havia pelo menos vislumbrado o Si Mesmo, quando não O havia realizado plenamente. Daí que se exigia que o aspirante qualificado fosse semelhante a um recipiente vazio no qual se pudesse derramar a graça e a sabedoria do *guru*. Os sábios dos *Upanishads* pouco se preocupavam em justificar filosoficamente qualquer uma de suas doutrinas, pois a verdade delas só podia ser demonstrada aos iniciados pela transmissão e realização diretas. Foi só quando outras tradições metafísicas — tanto do Hinduísmo quanto de fora dele — começaram a rivalizar com o Advaita Vedânta que os mestres vedantinos tiveram de desenvolver um pouco mais sua técnica de exposição filosófica a fim de "defender" seus conhecimentos. A essa altura, o Vedânta tornou-se um dos seis "sistemas" ou *darshanas* (literalmente "pontos de vista") do Hinduísmo. Os seis pontos de vista ortodoxos hindus são o Sâmkhya, o Yoga, o Vaisheshika, o Nyâya, o Mîmâmsâ e o Vedânta.

O Sâmkhya ("enumeração") é freqüentemente considerado a mais antiga das tradições hindus. Consiste essencialmente num esforço de descrição dos principais componentes da existência. Os mestres do Sâmkhya desenvolveram uma teoria evolucionária da produção dos seres e traçaram uma distinção entre o princípio da Consciência ou Espírito (*purusha*) e o princípio da Natureza inanimada (*prakriti*), argumentando que, enquanto o primeiro é imutável, o segundo está mudando constantemente. O Yoga, que em grande medida adotou a visão de mundo do Sâmkhya, é antes de tudo um caminho prático pelo qual a Consciência transcendente pode ser descoberta, ou redescoberta, por meio de disciplinas morais, corpóreas e mentais. O Vedânta ensina, como vimos, a Unicidade essencial de todas as coisas. Na origem, esses três pontos de vista — o Sâmkhya, o Yoga e o Vedânta — eram estreitamente ligados, e só se tornaram tradições separadas depois de muitos séculos. A escola Vaisheshika de pensamento é uma espécie de filosofia naturalista que, à semelhança do Sâmkhya, tenta expor a ordem do mundo dos fenômenos. O ponto de vista do Nyâya é essencialmente um sistema de lógica, estreitamente associado ao Vaisheshika. A escola Mîmâmsâ, por fim, era uma forma de filosofia ritualista que procurava justificar o culto sacrificial védico. É chamado também de o "Antigo Vedânta" ou Pûrva-Mîmâmsâ, ao passo que as doutrinas dos *Upanishads* vieram a ser conhecidas pelo nome de "Vedânta Posterior" ou Uttara-Vedânta. Esses seis "sistemas", que têm suas próprias escolas e subescolas, compõem no seu conjunto a ortodoxia do Hinduísmo. Este também tem suas escolas heterodoxas, como a escola materialista, que são classificadas como tais por negarem de cara a revelação védica.

Diante desses diversos ramos do Hinduísmo estão tradições que saíram dele, como o Budismo e o Jainismo. Gautama, o fundador do Budismo, parece ter estudado com mestres do Sâmkhya e do Yoga. Ele rejeitou toda a metafísica idealista do tipo vedântico e promulgou um realismo espiritual de base pragmática. Não obstante, os mestres budistas posteriores, especialmente os grandes Asanga e Vasubandhu, elaboraram escolas de pensamento de tipo "idealista" que se assemelhavam nitidamente ao Advaita Vedânta. De qualquer modo, podemos afirmar sem medo de errar que essas diferentes doutrinas contribuíram para o desenvolvimento umas das outras. Gaudapâda, por exemplo — o mestre do mestre de Shankara —, tem sido muitas vezes chamado de um cripto-budista (de linha Mahâyâna), como aliás, pasmem, o próprio Shankara.

O mais antigo texto sistemático do Vedânta a que temos acesso (não o mais antigo de que já ouvimos falar) é o *Vedânta-Sûtra* de Bâdarâyana, chamado também *Brahma-Sûtra*. Essa compilação, que data de cerca de 200 d.C., foi uma tentativa de reconciliar as diversas tradições vedânticas. As doutrinas aí expostas baseiam-se nos principais *Upanishads* e no *Bhagavad-Gîtâ*, que — coisa que poucos sabem — é tradicionalmente contado entre os *Upanishads*. Estes, com mais o *Gîtâ* e o *Vedânta-Sûtra*, são os fundamentos textuais de todas as escolas vedânticas posteriores. Qualquer mestre que quisesse estabelecer sua própria escola tinha de comentar todos esses textos. Foi exatamente isso, aliás, que fez Shankara (788-820 d.C. ou um século antes), o maior expoente do Advaita Vedânta. Sua escola é chamada Kevala Advaita ou Não-Dualismo Absoluto, em virtude da posição extrema que adota com relação ao caráter ilusório do mundo conhecido pelos sentidos, pela mente e pelo intelecto. Hoje, quando o Vedânta é mencionado no Ocidente, tem-se em vista geralmente a escola de Shankara. Esse fato não pode ser considerado perfeitamente justo, pois outras escolas, com destaque para o Vishishta Advaita ou Não-Dualismo Qualificado de Râmânuja, têm um número muito maior de partidários. Não obstante, o atrativo do edifício doutrinal de Shankara está no fato de ser ele considerado de todos o mais coerente com os fundamentos da doutrina upanishádica.

É certo que Shankara foi uma pessoa notável, mas talvez seu gênio não estivesse tanto na filosofia quanto na teologia e na espiritualidade prática. Boa parte das idéias que se lhe atribuem foram na verdade estabelecidas pela linhagem de seus mestres, muito embora ele as tenha revestido de uma erudição admiravelmente extensa e profunda. A se confiar na tradição, porém, Shankara foi um *yogin* plenamente realizado que garantiu para si o respeito e a veneração de seus discípulos monges e leigos, bem como da *intelligentsia* de sua época. Ao passo que seus comentários em sânscrito sobre os *Upanishads*, o *Brahma-Sûtra* e o *Bhagavad-Gîtâ* tendem a ser tão áridos quanto certos tratados da escolástica cristã, suas obras mais "populares" refletem sua grande sabedoria e experiência prática da meditação e do êxtase. O *Upadesha-Sâhasrî* (As Mil Instruções) e o *Viveka-Cûdâmani* (Diadema do Discernimento) podem ser especialmente recomendados.[2]

Foi o Não-Dualismo Absoluto de Shankara que, em nosso século, teve seu representante mais carismático na pessoa do sábio Ramana Maharshi (1879-1950), do sul da Índia. Foi ele apresentado ao Ocidente principalmente pelas obras de Paul Brunton e Arthur Osborne.[3] Sri Ramana despertou espontaneamente para a Realidade com a idade de 16 anos e permaneceu durante o resto da vida num *sahaja-samâdhi* estável, num êxtase natural.

Em anos mais recentes, o sábio Marati Nisargadatta Maharaj (1897-1981) demonstrou que o Advaita Vedânta não é nem um palavreado inútil nem uma filosofia obsoleta, mas sim uma tradição viva de realização de Deus.[4] Ao contrário de Ramana Maharshi, que foi um asceta durante toda a sua vida, Sri Nisargadatta viveu como pai de família, cuidando tranqüilamente de seus negócios cotidianos e atraindo um número cada vez maior de discípulos. Mas, à semelhança de Sri Ramana, Nisargadatta pedia aos discípulos que se propusessem firmemente a pergunta: "Quem sou eu?" À moda socrática, guiava-os até um ponto em que, se estivessem minimamente abertos, eles chegavam a intuir — posto que às vezes de modo breve e incompleto — o grande Mistério de que só existe o "Eu", e não "este eu" e o "outro". Esse "Eu", evidentemente, não é o ego, mas "qualidade de eu" transcendental, o EU SOU, a Identidade Suprema, que Sri Ramana Maharshi também chamava de "egoidade" ou *ahamtâ*. A semelhança entre os ensinamentos dos dois também não é acidental. Pois, se na verdade só existe uma única Realidade que nós, não-iluminados, habitualmente fragmentamos em sujeito e objeto, só podemos falar sobre ela racionalmente segundo um número limitado de modalidades. Mas pode ser que, falando sobre ela, como gostamos de fazer, nós estejamos nos distraindo da tarefa que realmente temos de cumprir: realizar essa Identidade única a cada momento e a cada respiração. Por isso, ambos os mestres concordam em que, no fim, o silêncio é a melhor política. Ele nos obriga a simplesmente permanecer presentes na qualidade d'Aquilo.

57
Discernimento e Autotranscendência

Todos nós buscamos aumentar ao máximo a felicidade e diminuir a dor e o sofrimento. Por trás desse tema fundamental está a busca de nossa verdadeira identidade. Poucos têm consciência desse processo e da razão que explica por que fazemos isto e aquilo e adotamos uma determinada atitude perante a vida. O Yoga lança luz sobre esse projeto contínuo, e em grande parte inconsciente, de auto-expressão e busca de identidade. Ken Wilber deu a esse impulso primário o nome de "Projeto Atman":[1] é o *âtman* ou Si Mesmo transcendente que se contempla a si mesmo no espelho da existência condicionada. A maior parte da vida humana ocorre quando o Si Mesmo toma erroneamente seus diversos reflexos por sua natureza real, a qual na verdade transcende tudo o que é condicionado e finito. O Yoga é o Projeto Atman levado às suas últimas conseqüências: é o processo consciente de recuperação da nossa Identidade suprema, para além de todas as identidades secundárias e dos papéis que assumimos.

A realização do Si Mesmo — a redescoberta da verdadeira identidade do *âtman* — depende da aplicação do discernimento a todas as coisas que se apresentam à nossa consciência. Percebemos então que tudo o que pode ser um objeto da consciência não pode, por isso mesmo, ser o Si Mesmo, que é o Sujeito supremo ou transcendente. O processo clássico dessa *via negativa* se resume nos ditos "não sou isto" (*idam na ahama*), "não sou aquilo" (*tan na aham*).[2] A expressão desse método numa fórmula mais curta ainda é *neti-neti* (isto não, isto não),[3] ensinada pela primeira vez nos antigos *Upanishads*, os textos esotéricos ou gnósticos que concluem a revelação védica. A esse processo clássico o moderno sábio indiano Ramana Maharshi acrescentou um método complementar, resumido na pergunta contemplativa "Quem sou eu?" Ao passo que a primeira via gira em torno do objeto da consciência e da sua qualidade irreal (não necessariamente ilusória), a segunda tem por alvo direto o Sujeito transcendente. Isso porque, quando fazemos a pergunta "Quem sou eu?", somos levados inevitavelmente a uma série de percepções acerca de nós mesmos, percepções essas que reconhecemos como limitadas, donde concluímos que não se referem à nossa verdadeira identidade.

Assim, a pergunta "Quem sou eu?" pode dar ocasião à noção de que somos o corpo; submetendo nosso ser a um exame mais atento, porém, percebemos que isso não é verdade e que a consciência não está inextricavelmente ligada à existência corpórea. Podemos pensar então que somos a mente, mas, diante de um novo exame, percebemos que também a mente não passa de algo que se sobrepõe ao Si Mesmo transcendente, que é o puro Ser-Consciência, livre de todo pensamento e emoção. A profunda auto-investigação preconizada por Ramana Maharshi nos revela aos poucos nossas diversas camadas de identificação errônea: "sou deste ou daquele sexo, de uma tal raça, idade e nacionalidade, tenho tais e tais antecedentes sociais e educacionais", etc. O sábio do sul da Índia nos garante que, se perseverarmos no exercício da auto-investigação, descobriremos nossa verdadeira identidade.

Durante esse processo de auto-exame meditativo — chamado *âtma-vicâra* em sânscrito —, nós nos transcendemos automaticamente, ainda que aos poucos. O simples fato de a autotranscendência ser possível indica que a Consciência excede nosso condicionamento biológico e mental ou psicológico. Se a autotranscendência é algo tão natural para nós, por que parece ser tão difícil? A resposta, muito simples, é que o nosso condicionamento, pelo qual não nos identificamos com o nosso verdadeiro Eu mas sim com um sem-número de identidades substitutas, é extraordinariamente forte e sua superação exige um esforço enorme e perseverante. Temos de desmontar nossas identificações errôneas uma a uma, à medida que tomamos consciência delas, e não só uma vez, mas reiteradamente; tudo isso até que o novo hábito do discernimento (*viveka*) esteja profundamente arraigado em nós. Então, quaisquer que forem as circunstâncias, poderemos permanecer tranqüilos e observadores em vez de nos perder nos hábitos condicionados.

A descoberta do Si Mesmo como a Testemunha (*sâkshin*) de todos os conteúdos da mente — qualquer que seja o nível de consciência de que se trate — é um acontecimento importantíssimo na vida do praticante espiritual. Esse testemunho não é uma simples atividade intelectual, pois o próprio intelecto é transcendido no processo de testemunhar. Antes, é um esboço de redescoberta da nossa Identidade; e, quando o processo está completo, é essa redescoberta mesma, atual e permanente. O Yoga do testemunho é o *buddhi-yoga*, o caminho yogue da sabedoria, mediante o qual percebemos nossos hábitos — necessariamente aprisionantes (ou kármicos) — de pensamento e comportamento. O termo *buddhi* vem da mesma raiz verbal (*budh*) que *bodha* ("iluminação/despertar") e *buddha* ("desperto"). Assim, quando nasce dentro de nós o sol da sabedoria, nosso senso de identidade muda: do corpo, da mente e do mundo externo para o Si Mesmo que testemunha todas as coisas. Na mesma medida em que essa mudança ocorreu dentro de nós, nós somos livres. A liberdade interior em relação ao nosso condicionamento kármico coincide com a realização da beatitude ou felicidade pura (*ânanda*), a qual, como o Ser (*sat*) e a Consciência (*cit*), é uma característica distintiva do Si Mesmo transcendente.

A realização do Si Mesmo é o fim de todo sofrimento (*duhkha*). É esse o mais elevado objetivo do ser humano. Não nascemos para sofrer. O sofrimento é uma simples função da nossa ignorância espiritual (*avidyâ*), que obscurece nossa identidade íntima, o *âtman*.

Depois de realizar o *âtman*, o corpo, a mente e o mundo em geral deixam de ser objetos para nós. Reconhecemo-los como o nosso próprio Ser. Então, nossa visão de Nós Mesmos (*âtma-darshana*) abarca todas as coisas. Realizamos a essência suprema e o fundamento radical de todos os seres. Não obstante, não nos fixamos mais nos seres e coisas particulares — ou seja, num corpo particular, numa mente particular, num mundo particular — como marcas que se imporiam sobre nós.

Vemos através de todos os olhos, ouvimos por meio de todos os ouvidos, respiramos mediante todos os seres viventes deste universo, iluminamos cada uma das mentes, brilhamos em cada estrela e nos espraiamos indefinidamente nos interstícios entre as galáxias, até mesmo entre os universos infinitos que constituem as células desde Ser-Consciência (*sac-cid*) que transcende o espaço e o tempo.

Tat tvam asi![4] Tu és isto!

58
Karma-Yoga
O Caminho da Ação Autotranscendente

De todas as questões filosóficas ou espirituais que poderíamos propor a nós mesmos, existem duas para as quais cedo ou tarde teremos de encontrar resposta. A primeira é: "Por que estou aqui?" Surge também sob as formas "Quem sou eu?" e "Qual é o sentido disto tudo?" A segunda, que tem estreita relação com a anterior, e da qual trata o presente ensaio, é: "O que devo fazer da minha vida?" ou "Como devo viver?"

A cultura secular do Ocidente nos dá as mais diversas respostas a essas perguntas, e é esse um dos motivos da confusão moral que ora nos aflige. O outro motivo é a insuficiência dessas respostas, que pintam a vida humana como uma mera aventura biológica e social: a morte do mecanismo celular do complexo psicossomático seria o ponto final da história. Desse ponto de vista, conclui-se que podemos fazer o que bem entendermos da nossa vida e do planeta em que vivemos.

As tradições sagradas de todo o mundo nos fornecem uma outra explicação — uma explicação não só mais convincente como também muito mais empolgante. Assim, de acordo com a tradição do Yoga, somos essencialmente feitos de Consciência e Energia (*cit-shakti*), sendo o corpo físico um mero "pacote" exterior, uma aparência limitada dessa Consciência-Energia. Os conhecidos processos materiais são uma parte ínfima do nosso ser. Essa imagem nos abre possibilidades de experiência que vão muito além da rotina diária de comer, beber, fazer sexo, trabalhar, divertir-se e socializar-se. O *yogin* descobre dimensões da experiência de cuja existência nós mal suspeitamos. Acima de tudo, porém, o praticante de Yoga adota um relacionamento diferente para com as atividades comuns da vida cotidiana: na verdade, ele as transforma em ocasiões extraordinárias.

Nem todos são capazes de meditar profundamente e com regularidade. Todos, contudo, são capazes de praticar o que na Índia se chama de *karma-yoga*, que significa literalmente "Yoga da ação". Esse Yoga consiste na obra sagrada de transformar nossas atividades cotidianas. Foi ensinado pela primeira vez pelo Deus-homem Krishna, o mestre iluminado do príncipe Arjuna, na véspera de uma das batalhas mais ferozes já travadas em solo indiano. A doutrina de Krishna foi preservada no *Bhagavad-Gîtâ* (Cântico do Senhor), o mais famoso de todos os textos de Yoga. No terceiro capítulo desse Cântico, Krishna ensina a Arjuna — e a nós — o que ele chama de "ação hábil".

Krishna afirma que a atividade é um atributo inevitável da existência finita. Em última análise, nada do que existe no mundo da Natureza é inativo. O cosmos, composto das três qualidades primárias (*guna*) da matéria-prima universal (*prakriti*), é uma máquina em perpétuo movimento. Se parasse por um instante de se mover, entraria imediatamente em colapso. Esse ponto de vista coincide com as hipóteses da física moderna, a qual postula um universo em perpétua vibração. Portanto, Krishna conclui que não convém querer abster-se de toda ação. A mera inatividade não é solução para nossos problemas existenciais. Não há problema algum em renunciar ao mundo e dedicar a própria vida à contemplação de Deus, desde que sejamos realmente capazes disso. Todavia, são poucas as pessoas dotadas do vigor necessário para levar uma vida tão solitária. Além disso, segundo Krishna, a realização suprema (ou realização de Deus) pode ser atingida por um caminho melhor do que a via da renúncia. Essa outra via consiste em continuar ativo, mas em agir sem o apego do ego. Desse modo, garante-se a continuidade da existência humana sobre a terra e ao mesmo tempo essa mesma existência é transformada pela disposição autotranscendente da pessoa.

O evangelho ativista de Krishna, portanto, não nos pede que continuemos a viver como sempre vivemos. É verdade que o *karma-yogin* continua a levantar-se pela manhã, usar o banheiro, tomar seu desjejum, ir trabalhar, interagir com as pessoas durante o dia, voltar para casa, jantar, passar algum tempo com sua família, ler, ouvir música, fazer amor e ir dormir. *Mas* procura, pouco a pouco, fazer tudo isso de maneira sutilmente diferente: empreende todas essas ações num espírito de entrega de si mesmo. Em outras palavras, todas elas transformam-se em oportunidades para que ele vá além de suas preferências e fixações egóicas e cultive, em lugar destas, uma consciência tranqüila e pacífica e a comunhão com a Divindade.

Um dos aspectos mais importantes da prática do Karma-Yoga é o desinteresse (nem um pouco neurótico) por aquilo que Krishna chama de "fruto" (*phala*) das ações. De ordinário, nossas ações são governadas pelos ditos motivos ulteriores — as expectativas (em sua maior parte, ocultas) de recompensas pelos nossos atos. Quando fazemos hora extra no trabalho, por exemplo, o que nós queremos, secretamente ou não, é impressionar o chefe. Quando levamos as crianças para assistir a um jogo no sábado, queremos que elas partilhem do nosso gosto pelos esportes; quando as enviamos à faculdade de medicina, buscamos viver por meio delas nossos próprios sonhos. Quando ajudamos um velho ou um cego a atravessar a rua, o que queremos por baixo do limiar da mente consciente é que ele nos agradeça e faça bem ao nosso ego. Ou senão, mais sutilmente, podemos fazer algo porque sentimos que temos o dever de fazê-lo, mas fazemo-lo sem amor. Nesse caso, nossas ações continuam egoístas como sempre foram. A determinação que vem da amargura não substitui de modo algum o espírito de autotranscendência.

Evidentemente, o Karma-Yoga exige do praticante uma boa dose de autoconhecimento, pois, a fim de agir pela autotranscendência e não por interesse próprio ou autocomiseração, temos antes de mais nada de saber como nosso ego se apresenta para nós. Temos de conhecer os hábitos e movimentos da nossa personalidade egóica. Felizmente, não temos de adiar a prática do Karma-Yoga até termos compreendido a fundo a nossa pessoa. Podemos começar por prestar atenção — agora mesmo — aos motivos ocultos que estão por trás de nossas atividades, e assim nosso autoconhecimento há de crescer pouco a pouco, bem como há de crescer nossa capacidade de transcender essas motivações egóicas.

Krishna acrescenta a toda essa teoria mais um ponto importante. Afirma que não só temos de agir sem a motivação egóica como também temos de fazer a ação *correta*. Para Krishna, que viveu há bem mais de dois mil anos, isso significava essencialmente agir de acordo com a sabedoria social e espiritual de sua época. Seria loucura tentar transplantar essa sabedoria à situação contemporânea, muitíssimo mais complexa, embora tenhamos muito a aprender com a sabedoria antiga. Mas temos de descobrir por nós mesmos o que é certo e o que é errado em cada caso. Por exemplo, embora seja perfeitamente normal que o praticante de Yoga ganhe o seu sustento, pode não ser adequado que ele trabalhe numa fábrica de munição ou num matadouro, ou mesmo num ambiente de grande tensão, qualquer que seja ele. É aí que é preciso exercer o discernimento.

De qualquer modo, para o praticante de Karma-Yoga, o trabalho não é um simples meio de sobrevivência econômica ou gratificação psíquica; é antes de tudo um serviço (*sevâ*) que se presta aos outros. E isso, de certo modo, vale para todas as suas ações, quer no ambiente de trabalho, quer em casa. O *karma-yogin* serve ao bem-estar físico, mental e espiritual de todos os seres, humanos e não-humanos. O *Bhagavad-Gîtâ* dá a esse ideal o nome de *loka-samgraha*, que significa literalmente "reunir o mundo", ou seja, proteger e nutrir todos os seres neste planeta e em qualquer lugar. O "Mahatma" Gandhi foi um exemplo perfeito de realização desse ideal; não é de surpreender que sua autobiografia nos diga que desde muito cedo ele assimilou o espírito do *Gîtâ*, o qual tentou aprender de cor. Em suas próprias palavras:

> ... o Gita tornou-se para mim um modelo infalível de conduta. Tornou-se o dicionário que eu consultava cotidianamente. Assim como usava o dicionário de inglês para descobrir o sentido das palavras da língua inglesa que eu não conhecia, usava esse dicionário de conduta para encontrar nele uma solução pronta para todas as minhas provas e tribulações. Palavras como *aparigraha* (não possuir) e *samabhava* (igualdade de estados [mentais]) tomavam conta do meu

ser.... Segundo minha interpretação do ensinamento de não-possuir do Gita, aqueles que desejam a salvação devem agir como o depositário que, muito embora tenha controle sobre um grande número de bens, não considera seu nem um átomo daquilo que tem nas mãos.[1]

Um exame mais atento nos revela que a ação hábil — ou seja, a ação correta feita sem o apego egóico — é intrinsecamente amorosa. Quando destronamos o ego, que se considera o "dono" dos objetos, dos seres, das idéias e das experiências, deixamos também de impor nossa vontade sobre estes. Muito pelo contrário, tendemos a tratar os outros, e inclusive os seres aparentemente inanimados, com mais reverência e bondade. Vemos a Vida maior manifestando-se em todas as coisas. Essa "visão de igualdade" (*sama-darshana*) é o fundamento da atitude da não-violência (*ahimsâ*), de capital importância, a qual foi ilustrada pela vida pessoal e política de Gandhi. Disse ele:

> Para ver face a face o Espírito da Verdade, universal e onipresente, o homem tem de ser capaz de amar como a si mesmo o mais ínfimo ser da criação. E o homem que aspira a tal não pode se dar ao luxo de deixar de fora nenhum aspecto da vida. É por isso que minha devoção à Verdade me aproximou do campo da política; e posso dizer sem a menor hesitação, posto que com a máxima humildade, que aqueles que dizem que a religião não tem nada a ver com a política não sabem o que é a religião.[2]

Continua Gandhi:

> A identificação com tudo quanto vive é impossível sem a purificação de si mesmo; sem a purificação de si mesmo, a observância da lei de Ahimsa permanece e tem de permanecer um mero sonho vazio; Deus não pode ser percebido por quem não é puro de coração.[3]

A ação autotranscendente, portanto, pressupõe tanto o amor (*bhakti*) quanto o discernimento (*jnâna*) entre o real e o ilusório. Isso faz com que o Karma-Yoga seja um caminho de realização tão exigente quanto qualquer outro. Todavia, parece particularmente adequado à disposição ativa dos ocidentais; logo, de todos os Yogas, é ele o ponto de partida mais acessível para quem tem o sincero desejo de aplicar em sua vida cotidiana a antiga sabedoria do Yoga.

Se aplicarmos os princípios do Karma-Yoga, poderemos até constatar, como observou Sri Aurobindo, que nossas ações permanecem exteriormente as mesmas. A verdadeira obra com que deparamos é a da vida interior.[4] Não obstante, nossa nova disposição interior há de brilhar inevitavelmente em nossas ações. Para lavar louça, por exemplo, vamos ainda proceder da mesma maneira e na mesma ordem; mas nossa postura e nossos movimentos serão calmos e equilibrados.

Na verdade, é natural que se veja uma mudança sutil mas significativa em quantos realmente passaram por um novo nascimento interior. Essa mudança é uma irradiação do brilho do Espírito que chega, em maior ou menor grau, ao nosso corpo, à nossa mente e às nossas ações. Quando isso acontece, a vida é levada adiante num espírito de simplicidade e com uma força silenciosa. Tornamo-nos transparentes para nós mesmos e para os outros, e essa irradiação interior acende espontaneamente o fogo espiritual nas outras pessoas.

59
Bhakti-Yoga: "Adora-me com Amor"

"ALL YOU NEED IS LOVE..." ("Basta amar...") Os Beatles e os *hippies* da década de 1960 já sabiam disso. É o amor que faz o mundo girar. Não o mundo da competitividade, do *apartheid*, dos problemas sociais, da espionagem, da sabotagem, do progresso econômico e da guerra, mas o mundo *em sua essência*. Temos de deixar de lado nossa personalidade cotidiana para perceber esse fato, como fizeram, de um modo ou de outro, os "desajustados" de vinte ou trinta anos atrás.

É claro que eles eram românticos incuráveis que reagiam à mentalidade empedernida de uma geração anterior. Porém, é de se lamentar que esses dias trovadorescos já tenham passado, pois nossa época sente gravemente a necessidade de ouvir a mensagem do amor. Não estou falando das paixonites dos universitários, do sentimentalismo barato nem da familiaridade exagerada, nem mesmo do amor idealista entre as almas gêmeas da Nova Era, mas do amor como uma expressão da Realidade maior da qual todos nós participamos sem nenhuma distinção.

Quando deixamos por um instante de nos ver como um ego envolvido por um corpo de carne, quando deixamos de lado nosso medo (*bhaya*) primordial, entramos em contato com o poder do amor. O Yoga nos diz que a nossa natureza essencial é Beatitude (*ânanda*) ou felicidade, palavras que não designam outra coisa senão o amor. A palavra "amor", porém, ao contrário de beatitude ou felicidade, dá a idéia de um envolvimento ativo. Talvez não estejamos errados ao dizer que o amor é a *prática* da felicidade.

Na tradição hindu do Bhakti-Yoga, esse amor pode ser chamado *bhakti* ou *preman*. Ele não vem nem da boca nem da cabeça, mas sim do coração, que resume em si todo o ser corpóreo. O amor nasce do *anâhata-cakra*, o centro cardíaco, onde o *yogin* ouve o som que "não é tocado" (*anâhata*), o trovejar da eternidade, a imortal ressonância *om*.[1]

O amor, a beatitude, é uma força radiante que surge dentro de nós e, em sua superabundância característica, extravasa do nosso ser. Quando amamos alguém, nosso amor chega a todas as pessoas e todas as coisas; não se dirige somente à pessoa amada. Abraçamos a todos e esse abraço amoroso transmite aos outros o mesmo sentimento que nos move. O amor é extático e engendra mais amor. Há nisso uma grande lição, mas uma lição difícil de aprender, pois, assim que perdemos o amor que tínhamos por aquela pessoa, perdemos igualmente o amor por todas as outras pessoas, seres e coisas, por nós mesmos inclusive. A vida nos parece sombria de novo, ou pelo menos já não parece tão extraordinária; nosso amor ou abundância de felicidade infundia nela uma vitalidade vibrante que a deixava muitíssimo atraente.

Em nossa sociedade, poucas pessoas conhecem esse amor. Ele exige uma grande profundidade de sentimento, e o sentimento é praticamente "ilegal" no mundo intelectualizado e patriarcal em que vivemos. Sentimento e emoção são coisas diferentes. O sentimento é quase uma extensão natural do sentido do tato. A emoção, por sua vez, é uma perturbação localizada do campo corpóreo — raiva, tristeza, medo, pesar, entusiasmo, inveja, ciúme, luxúria, até mesmo emoções aparentemente positivas como o prazer, a satisfação consigo mesmo ou a consideração. O sentimento transcende tudo isso, como transcende também a nossa noção do eu e a nossa imagem corpórea. No sentimento vamos além das muralhas aparentes do complexo psicossomático.

O sentimento — o sentimento livre — é o veículo do poder do amor. O Bhakti-Yoga, portanto, é a disciplina do sentimento autotranscendente — a participação no mundo maior que nos rodeia. Significativamente, a palavra sânscrita *bhakti* vem da raiz verbal *bhaj*, que significa "participar de". Pelo amor e no amor, participamos da Vida maior daquilo que os mestres do Bhakti Yoga chamam de Pessoa Divina. Essa Pessoa transcendente ou *purusha-uttama*, é o solo universal do qual toda a vida pode nascer.

Pode ser que os *hippies* intuíssem essas coisas. Seu "Yoga", porém, era um yoga inconsciente. Faltava-lhes o autoconhecimento, a disciplina e a renúncia a tudo quanto o discernimento verdadeiro mostra ser irreal ou ilusório em nossa pessoa. Não pode haver Yoga e vida espiritual sem a compreensão de si mesmo, a disciplina aplicada e a renúncia. Assim, o Bhakti-Yoga contém elementos de Jnâna-Yoga (o caminho do discernimento), Karma-Yoga (o caminho da ação autotranscendente) e Samnyâsa-Yoga (o caminho da renúncia).

No começo de seu *Bhakti-Sûtra* (Aforismos sobre a Devoção), o legendário sábio Nârada observa que *bhakti* não é uma forma de luxúria, uma vez que acarreta o espírito de renúncia (*nirodha*).[2] Explica a renúncia como a consagração de todas as atividades, quer religiosas, quer seculares, à Pessoa Divina. Por meio desse ato de ofertar as próprias obras, alcança-se um estado de unificação com a Divindade.

Essa dedicação exclusiva tem a sua melhor ilustração na paixão espiritual das pastoras de Vrindâvana pelo Deus-homem Krishna. Segundo a lenda, as pastoras de vacas (*gopî*), algumas das quais eram casadas, enchiam-se de grande desejo toda vez que Krishna tocava sua flauta.[3] Como um flautista de Hamelin, ele as seduzia e as distraía de suas atividades cotidianas, atraindo-as irresistivelmente para si. Quando ficaram completamente apaixonadas por ele, seus corações permaneciam com Krishna mesmo na ausência deste. A história de Râdhâ, a pastora predileta de Krishna, nos conta que ela ansiava por ele como se estivesse doente de amor. Ele, por sua vez, em seus prolongados períodos de ausência, alimentava-lhe a paixão. A história é uma maravilhosa alegoria do jogo que ocorre entre a psique e a Realidade superior, que de vez em quando se revela a nós em toda a sua glória e nos deixa com um desejo cada vez maior de união com Ela. Os místicos amorosos do Cristianismo medieval, com destaque para São Bernardo de Claraval, Santa Teresa de Ávila e São João da Cruz, nos legaram relatos dramáticos dessa obra milagrosa que se realiza nas profundezas da psique humana.

O amor, portanto, não é só um entusiasmo temporário, um sentimento de euforia. Deve ser cultivado como uma disposição espiritual contínua. Temos de amar mesmo quando nos sentimos menosprezados, magoados, irados, entediados ou deprimidos — especialmente em momentos como esses. O Bhakti-Yoga é a aplicação constante da nossa faculdade de sentimento a todas as situações da vida. Mesmo em nossos piores momentos, temos de dedicar a todos os outros seres o nosso amor, o nosso respeito fundamental. Muito embora a vida seja feita de altos e baixos, temos de ter o compromisso permanente de só levar em conta aquilo que se revela a nós quando estamos no alto.

Não se espera que estejamos sempre "felizes", pelo menos enquanto não chegamos à iluminação. Na verdade, até os seres iluminados podem sofrer, mas existe uma corrente constante de bem-aventurança à qual sempre podem ter acesso, ou mesmo que está continuamente presente para eles independentemente de quais sejam seus estados momentâneos, que podem ser, entre outros, o aborrecimento, o sofrimento e a ira, como deixam claro não só os relatos clássicos como também os contemporâneos.

Tradicionalmente, o Bhakti-Yoga faz uso da energia sentimental da pessoa de modo que todos os seus impulsos sejam dirigidos para a Divindade. Para muitos ocidentais, que foram criados numa cultura estupidamente secular, isso é difícil de compreender e mais difícil ainda de praticar. É mais fácil amar um ser concreto do que um Deus que tende a ser meramente abstrato. Além disso, no passado, muitas vezes aconteceu de outros seres terem sido ignorados ou maltratados em nome de uma falsa devoção à Divindade. Não podemos chegar a Deus passando por cima dos corpos feridos, das mentes perseguidas e dos corações partidos de nossos semelhantes. A busca da iluminação ou da realização de Deus não pode ser um empreendimento egoísta e exclusivista. A prática do amor deve ser universal. Temos a obrigação de amar — não cegamente, mas da maneira mais profunda possível.

Contudo, o ato de dirigir nosso amor a outros seres condicionados traz em si um certo perigo, que é o de confundir a espiritualidade e o amor com a "prática do bem" ou o exercício de uma mera moralidade social. Para amar verdadeiramente os outros, temos de ver neles aquilo que é real e eterno, luminoso e feliz. Como o sábio Yâjnavalkya disse a seus discípulos há mais de três mil anos: não amamos a outra pessoa pela sua beleza, pela sua riqueza ou pela sua personalidade — amamo-la pelo Si Mesmo (*âtman*) que nela há e que é o mesmo em todos nós.

Mas o que a prática de *bhakti* envolve? Em primeiríssimo lugar, não significa que tenhamos de amar os outros *abstratamente*. O amor não é simplesmente um sentimento maravilhoso que temos pelas outras pessoas. Não é um pensamento benigno. Temos todo o direito de desconfiar de uma pessoa que nos promete cotidianamente seu amor mas nunca chega a expressá-lo ou a manifestá-lo a nós e aos outros. Desconfiar de alguém, todavia, não é o mesmo que rejeitar essa pessoa ou tratá-la com desamor.

O amor se demonstra pelas ações. Porém, mais do que demonstrar-se pela ação, o amor é ação. Podemos passar a vida inteira sentados em nossa sala de estar concebendo pensamentos amorosos sobre as outras pessoas, mas, se nunca expressarmos a elas o nosso amor, se nunca partilharmos ativamente nosso amor com elas, não teremos amado de modo algum. A Madre Teresa de Calcutá foi uma mulher em quem o espírito do Bhakti-Yoga estava perfeitamente vivo. Todos os dias de sua vida, ela partilhou ativamente o seu amor com homens, mulheres e crianças rejeitados pela sociedade. É claro que não precisamos viajar até Calcutá nem cuidar de leprosos; mas se quisermos ser *bhaktas* ou praticantes do amor, teremos de assimilar um tanto do espírito segundo o qual a Madre Teresa conduziu sua vida.

O fato é que não somos incapazes de amar; só temos medo de fazê-lo. Nosso maior medo é o de amarmos e não sermos amados, ou de sermos rejeitados de cara. É claro que, embora o amor seja "infeccioso", não temos garantia de que nossa doação de nós mesmos há de suscitar o amor nos outros.

Para que o nosso amor não esmoreça diante do desamor que nos envolve, deve ser excessivo; deve ser uma força constante em nossa vida. Quem pode negar o desamor que vemos ao nosso redor? Ele se revela num comentário ferino, num silêncio inesperado, numa piada sem graça, num movimento agressivo, na indiferença perante a dor alheia, na incapacidade de ouvir o que os outros têm a dizer, na busca do orgasmo em detrimento do carinho — nas muitas maneiras pelas quais magoamos inconscientemente uns aos outros, por ignorância, por desatenção ou pela pura e simples falta de vontade de fazer um gesto de aproximação.

Temos de procurar compreender a maneira robótica pela qual obstaculizamos o amor. Temos de nos sensibilizar para o nosso desamor habitual de modo que o amor possa tornar-se um pólo de atração em nossa vida. Se você pensa que já sabe amar, examine mais a fundo o seu viver. Quando começamos a prestar atenção nas nossas ações e relacionamentos, vem à tona o fato de que o nosso amor é muito pequeno. Por outro lado, se não encararmos a nossa falta de amor com realismo, não poderemos jamais ir além de nosso estado atual.

Temos de amar *concretamente*, isto é, temos de dar nosso amor a seres *específicos*. E por que não começar em casa, com nosso esposo ou esposa, nossos filhos e, com tanto mais razão, nossos pais? Vamos descobrir que amá-los às vezes é fácil, às vezes é a coisa mais difícil do mundo. Amar de verdade é uma disciplina e tanto, porque temos de amar com estabilidade, sempre, quer o nosso amor seja retribuído, quer não. Em outras palavras, temos de amar apesar dos nossos gostos e desgostos — isto é, apesar do nosso ego. Temos de simplesmente *deixar* que o amor seja uma força transformadora em nossa vida. O segredo está em *deixar*. É essa a disciplina do Bhakti-Yoga.

Se amamos verdadeiramente, descobrimos que nosso amor, embora concreto, não é limitado aos seres específicos. Não podemos confundir o amor espiritual com os sentimentos de afinidade, amizade e atração sexual, nem com "ser bonzinho". O verdadeiro amor não conhece limites nem fronteiras. De certo modo, é correto dizer que ou se ama a todos ou não se ama ninguém. *Bhakti* inclui todas as coisas em sua irradiação. Brilha através de nós e chega a todos os outros sem distinção. Seu verdadeiro "objeto" é a própria Divindade, que é também sua fonte e origem. O amor, portanto, é incondicional. É um acolhimento íntimo de todos os seres e coisas em todos os seus aspectos. Como comenta o psicólogo John Welwood:

> Sempre que nosso coração se abre para outra pessoa, experimentamos por um instante o amor incondicional. As pessoas costumam imaginar que o amor incondicional é um ideal elevado ou distante, ou que é difícil, se não impossível, de realizar. Na verdade,

posto que talvez seja difícil de entrar na nossa prática cotidiana, sua natureza é bastante simples e comum: trata-se de se abrir ao ser de outra pessoa e relacionar-se com ele sem reservas.[4]

O amor não é algo que possamos "fazer". Dizer que "fazemos" amor é uma contradição. Só "fazemos" aproximar nossos corpos e estimular nosso sistema nervoso. O amor ou existe ou não existe. É um estado de ser que, em relação à nossa pessoa, ou é verdadeiro ou não é. Quando é verdadeiro, é-nos impossível não amar a todos, independentemente de essas pessoas nos oferecerem sua gratidão, sua amizade ou seu contato sexual. O amor verdadeiro não pede nada em troca, muito embora sempre trabalhe para reproduzir-se nos outros. Assim, para a pessoa que pratica a disciplina do amor, a maior recompensa está em ver que outro ser tornou-se iluminado pelo amor e está levando aos outros o mesmo dom.

O amor, como eu já disse, nada tem a ver com "ser bonzinho". Antes, amar é estar presente como uma força radiante que vem de além do ego e chega àquilo que nos outros também está além do ego. Quando essa irradiação ocorre em nós, podemos nos sentir movidos a tomar atitudes que, pelos critérios normais, não seriam consideradas particularmente benévolas. É como disse o ensaísta francês Michel Eyquem de Montaigne: "Quem ama segundo uma regra, ama pouco." Ouvimos aí um eco de Santo Agostinho, que disse: "Ama e faze o que queres."

Estar presente na qualidade do amor não exclui, por exemplo, a possibilidade de nos sentirmos aborrecidos com alguém, muito embora nossa ira não nos leve a querer aniquilar o outro, a nos vingar dele nem a promover de qualquer outro modo nossos interesses egoístas. Os cristãos se lembrarão da passagem do Novo Testamento em que Jesus tratou duramente os agiotas e mercadores que infestavam o pátio do templo de Jerusalém. Os budistas conhecem bem a história do famoso mestre tibetano Marpa, notório não só pela iluminação como pelo temperamento irritável. Os dois fatos parecerão inconciliáveis, a menos que nos lembremos de que a ferocidade de Marpa tinha por objetivo a santificação de seus próprios discípulos. Ele só tratava Milarepa e os demais com tamanha aspereza porque os amava e queria levá-los, custasse o que custasse, a descobrir por si mesmos a Realidade suprema. Hoje em dia, Milarepa, discípulo de Marpa, é lembrado como um dos maiores *yogins* do Tibete.

O amor do mestre pelo discípulo é uma forma especial do amor que o adepto iluminado sente por todos os seres. Quando o discípulo chega à mesma intensidade de amor, a tarefa do mestre está completa. Porém, quer a nossa prática seja orientada por um mestre vivo, quer não, nós deparamos sempre com a mesma exigência "impossível": de estar presentes *na qualidade do* amor em todas as circunstâncias. Por muito tempo, tudo o que veremos é nossa incapacidade de atender a essa exigência. Não devemos nos desencorajar, entretanto, pois a cada momento temos uma nova oportunidade para praticar esse amor. Temos de virar tolos dispostos a correr risco, vezes sem conta, ter essa reação simples de abarcar o Divino sob a forma de seres e coisas específicos.

60
Os Graus do Amor

No BHAKTI-YOGA, tudo o que importa é o nosso amor (*bkakti, preman*) pela Divindade. Os outros seres, que também são criaturas da Divindade, devem ser tratados amorosamente, mas não como objetos exclusivos do nosso amor. Deus, ou a Deusa, deve ser aquilo que o teólogo protestante Paul Tillich chamou de a nossa "preocupação máxima".

Existem graus diversos de amor e devoção. O *Bhâgavata-Purâna*, do século IX, delineia nove estágios. Os mesmos foram formalizados por Jîva Gosvâmin, grande preceptor do Vaishnavismo Gaudîya do século XVI, em seu *Shat-Sandarbha* ("Seis Composições"):

1. A audição (*shravana*) dos nomes da Pessoa divina. Cada um das centenas de nomes põe em evidência uma qualidade divina distinta, e o ato de ouvi-los cria uma atitude de devoção no ouvinte receptivo.
2. O ato de cantar (*kîrtana*) cânticos de louvor ao Senhor. Essas músicas têm em geral uma melodia simples e são acompanhadas por instrumentos musicais. Mais uma vez, o canto é uma forma de lembrança meditativa da Divindade e pode levar ao êxtase.
3. A lembrança (*smarana*) de Deus, a recordação amorosa e meditativa dos atributos da Pessoa divina, muitas vezes sob a forma de uma de suas encarnações humanas — a do belo vaqueiro Krishna, por exemplo.
4. O "serviço aos pés" (*pâda-sevana*) do Senhor, que faz parte da adoração cerimonial. Os pés são tradicionalmente considerados um foco de graça e de poder (*shakti*) mágico e espiritual. No caso daqueles que têm um mestre vivo, a entrega de si mesmos se expressa freqüentemente sob a forma de uma prostração aos pés do *guru*. O serviço aos pés do Senhor é entendido metaforicamente como uma entrega total da pessoa à Divindade em todas as suas atividades.
5. O ritual (*arcanâ*), o cumprimento dos ritos religiosos prescritos, especialmente os que giram em torno da cerimônia cotidiana realizada no altar doméstico em que é instalada a imagem (*mûrti*) da divindade escolhida (*ishta-devatâ*) pelo devoto.
6. A prostração (*vandana*) diante da imagem da Divindade.
7. A "devoção servil" (*dâsya*) a Deus, expressa no intenso anseio do devoto de estar ao lado de seu Senhor.
8. O sentimento de amizade (*sâkhya*) pela Divindade, que é uma forma mais íntima e mais mística de relacionamento com o Senhor.
9. A "oferta de si mesmo" (*âtma-nivedana*) ou auto-transcendência extática, pela qual o adorador penetra no corpo imortal da Pessoa divina.

Esses nove estágios estão também lucidamente explicados no *Bhakti-Rasa-Amrita-Sindhu* ("Oceano da Essência Imortal da Devoção") de Rûpa Gosvâmin. Fazem parte de uma escada que sobe continuamente na direção de uma devoção cada vez mais fervorosa e, logo, da união com a Divindade. O praticante do caminho do amor (*bhakti-mârga*) é sempre um devoto (*bhakta*), um amante, que tem Deus por seu Amado. Isso implica a existência de um abismo intransponível entre a imponderável vastidão divina e a alma humana (*jîva*), que não passa de uma partícula (*anu*) de Deus — noção que nos lembra da mística doutrina cristã da "centelha da alma".

Às vezes, enquanto palmilha o caminho do amor, o aspirante se sente separado de Deus. Nesses momentos, um anseio profundo alimenta um amor cada vez mais intenso, o qual termina por superar a sensação temporária de separação (*viraha*). Quando o amor se transforma no amor supremo (*para-bhakti*), entretanto, a partícula anímica já não se sente isolada da Divindade, nem de nenhuma outra coisa; antes, vê todas as coisas como espelhos da Divindade. Esse amor maduro corrige completamente o sentimento de autofragmentação, que é o destino da personalidade do eu comum. Embora o *bhakta* perceba Deus como um "outro", essa alteridade não se assemelha a nada que possamos experimentar no nível da realidade condicionada. A relação entre Deus (ou a Deusa) e seu devoto é análoga à que existe entre o oceano e suas ondas.

No Bhakti-Yoga, o devoto sente uma paixão (*rati*) cada vez maior pelo Senhor, e é ela que derruba sucessivamente os obstáculos artificiais que se erguem entre a individualidade humana e a Personalidade divina. Certas escolas medievais de Bhakti-Yoga, como os místicos cristãos, comparavam essa paixão ao amor erótico. É assim que no *Gîtâ-Govinda* de Jayadeva, por exemplo, Krishna e as pastorinhas (*gopîs*) são retratados como alegres amantes que flertam entre si, acariciam-se, beijam-se e consumam seu amor.

O amor cada vez maior do devoto culmina na visão de um cosmos penetrado, saturado e sustentado pela Divindade. Foi esse tipo de visão que pôs perplexo o príncipe Arjuna, como descreve o famoso Capítulo 11 do *Bhagavad-Gîtâ*. Testemunhando o divino esplendor de Krishna, Arjuna, em êxtase, exclama:

Ó Deus, em teu Corpo contemplo as divindades e todas as espécies de seres, o Senhor Brahma sentado no trono do lótus e todos os videntes e divinas serpentes! (11.15)

Em toda parte contemplo a Ti [que és] de Forma infinita, com muitos braços, ventres, bocas e olhos. Não vejo fim, nem meio, nem princípio em Ti, ó Senhor de Tudo, ó Omniforme! (11.16)

Contemplo-Te com o diadema, a maça e o disco — uma nuvem esplendorosa, chamejante por todos os lados. És difícil de ver, pois és imensurável, em tudo um clarão fulgurante de fogo solar. (11.17)

Contemplando essa grande Forma Tua, com suas muitas bocas e olhos, seus muitos braços, coxas, pés, ventres e presas formidáveis, ó [Krishna] dos braços fortes, tremem os mundos e também eu. (11.23)

Lançando chamas pelas bocas, Tu abrasas e devoras por inteiro todos os mundos. Preenchendo o universo inteiro com teu clarão, resplandecem teus raios terríveis, ó Vishnu. (11.30)

Dize-me quem és, ó Tu de Forma terrível. Saudações a Ti! Ó Deus primeiro, tem piedade! Quero conhecer-Te [como eras] antes [na tua forma humana], pois não compreendo tua Criatividade (*pravritti*) [infinita]. (11.31)

Arjuna ainda não estava pronto para sacudir o jugo do ego e fundir-se com o Ser Amado — fusão que o teria elevado para sempre acima dos cuidados deste mundo e atendido aos mais profundos anseios de seu coração. Sua mente e seu coração, que ainda não estavam completamente purificados, foram incapazes de tolerar a liberdade de viver tão perto da Fonte, ao passo que os *bhaktas* sentem-se agradecidos por poder entregar-se completamente à vontade divina.

O destino de Arjuna era servir de instrumento da Divindade num momento decisivo da história humana, ao mesmo tempo em que resolvia seu próprio karma. Seu mestre, o Deus-homem Krishna, cumulou-o de ensinamentos espirituais para ajudá-lo a enfrentar sua sina e ao mesmo tempo cumprir as ordens divinas.

Falando com a voz da realização divina, Krishna fez esta promessa solene a Arjuna e a todos os potenciais devotos:

Tem a Mim constantemente no coração, sê dedicado a Mim, oferece-Me sacrifícios, presta-Me obediência — assim chegarás a Mim. Isto prometo-te verdadeiramente, pois que Me és querido. (*Bhagavad-Gîtâ*, 18.65)

61
O Kriyâ-Yoga de Patanjali

O YOGA É UM TIPO de tecnologia ou, se o leitor preferir, de contratecnologia. É a tecnologia da transformação da consciência. Isso vale, evidentemente, para todas as formas verdadeiras de Yoga. Contudo, nem todas as escolas da grande tradição yogue têm uma estrutura teórica tão elaborada quanto a do Yoga Clássico de Patanjali.

É por isso que o *Yoga-Sûtra* tem uma importância especial para os estudiosos do Yoga. Essa obra escrita em sânscrito, tão antiga quanto os Evangelhos do Cristianismo, define importantes conceitos yogues. Naturalmente, não se deve ter a esperança de encontrar nesse breve tratado, composto de meros 195 aforismos (*sûtras*), uma exposição completa de toda a doutrina do Yoga Clássico. Não era esse o objetivo de Patanjali. Seus aforismos tinham a intenção de ser um instrumento de auxílio à memória para os iniciados do Yoga Clássico. Muitas coisas nem sequer são mencionadas, como deixam claro alguns dos primeiros comentários sobre o *Yoga-Sûtra*, que preenchem algumas dessas lacunas. Por isso, os estudiosos modernos do *Yoga-Sûtra* têm de ser pacientes e diligentes.

A escola de Patanjali é geralmente chamada pelo nome de "sistema do Yoga" (*yoga-darshana*). Também é muito conhecida como "Yoga de oito membros" (*ashta-anga-yoga*). Entretanto, como tentei demonstrar em diversos livros que publiquei, a seção do *Yoga-Sûtra* que trata dos oito "membros" (*anga*) do caminho yogue é provavelmente uma citação de um *sûtra* mais antigo. A doutrina do próprio Patanjali poderia ser chamada mais propriamente de *kriyâ-yoga*. Essa expressão é encontrada no aforismo 2.1, no qual se lê: "A ascese, o estudo e a devoção ao Senhor [constituem] o Yoga da ação [ritual]" (*tapah svâdhyâya-îshvara-pranidhânâni kriyâ-yogah*). A ascese (*tapas*), o estudo (*svâdhyâya*) e a devoção ao Senhor (*îshvara-pranidhâna*) são os três meios principais do Yoga de Patanjali.

Todos eles são atos sagrados (*kriyâ*) que se incluem na categoria da "prática" (*abhyâsa*), sendo a categoria complementar a da "impassibilidade" (*vairâgya*). Juntas, a prática e a impassibilidade compõem a dinâmica da vida espiritual tal como Patanjali a compreende. Os oito membros são a disciplina moral (*yama*), o autodomínio (*niyama*), a postura (*âsana*), o controle da respiração (*prânâyâma*), o recolhimento dos sentidos ou inibição sensorial (*pratyâhâra*), a concentração (*dhâranâ*), a meditação (*dhyâna*) e o êxtase (*samâdhi*). Esses membros podem ser considerados subcategorias da ascese, muito embora o estudo e a devoção ao senhor estejam incluídos no segundo membro, o autocontrole. Para Patanjali, em todo caso, eram dotados de uma importância especial.

O objetivo do *kriyâ-yoga*, como nos diz o aforismo 2.2, é o cultivo do êxtase (*samâdhi*) e a atenuação das "causas de sofrimento" (*klesha*). Segundo o aforismo 2.16, o motivo ulterior dessa psicotecnologia é a prevenção do sofrimento (*duhkha*) futuro. Para Patanjali, como também para Gautama, o Buda, a fonte de todo sofrimento é a ignorância espiritual (*avidyâ*). É ela o *klesha* primário. Dela nascem o sentido do eu (*asmitâ*), o apego (*râga*), a aversão (*dvesha*) e a vontade de viver (*abhinivesha*). Patanjali explica da seguinte maneira esses cinco *kleshas* (2.5-9):

> A ignorância é ver o eterno, o puro, o feliz e o Si Mesmo no efêmero, no impuro, no infeliz e no não-eu (*anâtman*).

A "egoidade" (*asmitâ*) é por assim dizer a identificação da faculdade da visão [isto é, a mente] com Aquele que Vê [isto é, o Si Mesmo].

O apego é [o que] repousa sobre as [experiências] agradáveis.

A aversão é [o que] repousa sobre as [experiências] desagradáveis.

A vontade de viver, correndo por um impulso próprio, está assim arraigada até mesmo nos sábios.

Essas cinco causas de sofrimento moldam a dinâmica da vida vulgar. Constituem a matriz das motivações da psique não-iluminada. O Kriyâ-Yoga busca destruir esse padrão inato para que a pessoa possa recuperar seu ser autêntico, que é o Si Mesmo. A realização do Si Mesmo é o único meio pelo qual o ser pode sair do ciclo de nascimentos e mortes a que está sujeito aquele que não alcançou a iluminação.

Os cinco *kleshas* levam o indivíduo a sentir, pensar, querer e agir. Essas funções deixam resíduos positivos ou negativos nas profundezas da psique humana, a partir de onde instigam novas atividades e experiências que, por sua vez, produzem novos resíduos. Esse modelo psicológico é essencial para o Kriyâ-Yoga. Muito antes da psicologia moderna, Patanjali mencionou o importante conceito da "mente profunda", que chamou de *smriti* (literalmente "memória"). É nessa mente profunda que fica armazenado o resíduo psíquico das ações e experiências da pessoa.

Como a maioria dos conceitos yogues, a noção de mente profunda não é um simples construto especulativo. Os *yogins* não gostam de partir em longas viagens filosóficas; suas teorias têm sempre um propósito definido e concreto. Assim, a idéia da mente profunda tem o objetivo de explicar e facilitar um aspecto muito importante do processo yogue. A mente profunda pode ser compreendida como a configuração total dos resíduos psíquicos deixados pelas atividades volitivas passadas da pessoa. Toda ação, quer deliberada, quer involuntária, cria uma disposição correspondente nos mais profundos recessos da mente. Essas disposições se combinam — possivelmente associando-se por semelhança — e formam complexas cadeias e concatenações, semelhantes a marcas de pneus entrecruzadas deixadas na areia ou na neve. É claro que essa imagem tridimensional não é totalmente adequada, pois estamos lidando aqui com realidades imateriais e não com substâncias dotadas de extensão espacial.

Essas configurações não teriam nenhuma conseqüência prática se não fossem os moventes que estão por trás de toda a nossa atividade volitiva. Assim, a mente profunda não é um simples poço sem fundo onde se joga fora o conteúdo da nossa atividade expressiva. É, antes, uma força ativa, a sementeira de onde nascem os novos impulsos de auto-expressão.

Esse aspecto dinâmico da mente profunda é captado pelo termo sânscrito *samskâra*, que significa literalmente "ativador". Cada unidade de experiência ou de auto-expressão cria um *samskâra* na mente profunda. Patanjali não nos diz exatamente como os ativadores subliminares determinam a nossa atividade mental. Simplesmente afirma que isso acontece. É fácil, porém, provar essa afirmação. Basta que você tente sentar-se em completa imobilidade, procurando silenciar seus pensamentos e imagens mentais. Por quantos segundos você é capaz de fazer esse exercício antes que os pensamentos e imagens surjam novamente? Mesmo que consigamos parar a mente por dez segundos, com a prática percebemos que por trás da aparente imobilidade está um burburinho constante de sensações e sentimentos. A mente profunda não pára de funcionar.

Inadvertidamente percebemos a presença de fragmentos verbais, imagens, pensamentos e emoções súbitas que nascem borbulhantes do fundo da mente: idéias sérias ou engraçadas, imagens imprecisas e vívidas lembranças panorâmicas, sentimentos de culpa, vergonha, raiva ou medo. Ficamos sabendo o quanto é difícil meramente observar e não se envolver com o drama que está sendo representado no palco do nosso mundo interior. Enquanto assistimos à peça, sem que nos demos conta, vamos ficando cada vez mais envolvidos até perder por completo a pose original de testemunha imparcial. De repente nos identificamos com o drama.

A mente é um mar encapelado e cheio de redemoinhos onde perdemos continuamente nossa verdadeira identidade com o Si Mesmo (*purusha*). É pela força do hábito que não conseguimos ficar por muito tempo na posição de observadores. A palavra "hábito" é apenas mais um nome pelo qual podemos designar a cadeia de *samskâras* que constitui a estrutura da mente profunda. Patanjali emprega o termo *vâsanâ* (traços) para designar essas configurações subliminares compostas de uma série de *samskâras* semelhantes. Dá também à totalidade dessas séries o nome de "depósito kármico" (*karma-âshaya*).

O modelo de Patanjali nos faz lembrar de certas teorias modernas do aprendizado, do condicionamento e da formação de hábitos. Entretanto, há uma diferença importantíssima entre essas teorias contemporâneas e as formulações de Patanjali. Segundo este, só um pequeno segmento da rede total de resíduos subliminares é produto da atividade mental desta existência. A maior parte da mente profunda já existia antes do nosso atual nascimento e teve, inclusive, um papel de destaque no processo pelo qual chegamos a tomar também este corpo. A mente profunda é a cristalização das ignotas existências passadas de cada ser e o veículo que regula o processo de renascimento. Essa doutrina da multiplicidade de nascimentos ou *punar-janman* é um dos axiomas fundamentais da filosofia yogue.

As implicações práticas dessa doutrina são importantíssimas. Em primeiro lugar, ela explica por que as pessoas são dotadas de diferentes capacidades mentais e por que suas vidas se desenrolam de maneira específica segundo um plano que não pode ser totalmente explicado pelo ambiente ou por outros fatores externos. Em segundo lugar, longe de tirar da pessoa toda a responsabilidade pelo que lhe acontece, a doutrina do renascimento a desafia a determinar por sua vontade suas existências futuras. Nada seria tão errado e destrutivo quanto a idéia de que a doutrina do renascimento nos autoriza convenientemente a adotar uma atitude fatalista. Ela nos move, antes, a aceitar este "ponto de partida" que é a nossa existência atual, por desvantajosa que pareça, e vê-la como o resultado direto das nossas atividades mentais anteriores, levando nossa vida da melhor maneira possível dentro dos parâmetros determinados por nossas existências anteriores.

Embora a "atração gravitacional" dos depósitos subliminares seja excessivamente poderosa — é difícil se desfazer de antigos hábitos —, os adeptos do Yoga nos garantem que podemos superá-la mediante o trabalho consciente. Patanjali, inclusive, insiste na possibilidade da transcendência total das forças do destino, e esse pressuposto otimista está por trás de todas as formas de Yoga. Podemos vencer o *karma* pela astúcia, assumindo a posição do Si Mesmo que é a testemunha de todas as coisas e rompendo nossa identidade com o complexo psicossomático que é o fruto kármico das vidas anteriores e das atividades volitivas desta vida.

Sendo uma parte do cosmos (*prakriti*), o complexo psicossomático — que inclui a consciência individuada (*citta*) — não tem uma consciência própria. Assemelha-se mais a um relógio que bate até a corda chegar ao fim. A metafísica dualista do Yoga Clássico encontra assim um paralelo na doutrina proposta no século XVII por Descartes, para quem o corpo era uma máquina. Enquanto nos identificamos com o corpo e a mente, o complexo psicossomático, estamos também sujeitos às suas leis. No momento em que nos identificamos com o Si Mesmo, com o princípio da Consciência (*cit, citi*) transcendente, nos desembaraçamos do destino do corpo e da mente.

Muito embora Patanjali, em seu *Yoga-Sûtra*, não trate da questão filosófica do livre-arbítrio, sua tecnologia Yoga parte do princípio de que podemos determinar nosso próprio futuro. Podemos escolher entre viver identificados com o complexo psicossomático ou com o Si Mesmo. Dessa escolha podem decorrer destinos diversos. Já no *Bhagavad-Gîtâ* (16.6), escrito na era pré-cristã, o Deus-homem Krishna fala de destinos angélicos ou "divinos" (*daiva*) e "demoníacos" (*âsura*), que dependem de para onde se volta a nossa atenção: para a vida espiritual ou para a vida mundana. No aforismo 4.7, Patanjali distingue entre o *karma* dos comuns mortais, o qual pode ser "preto", "branco" ou "misto", e o *karma* dos *yogins*, que não é nem preto nem branco porque tende à realização suprema e, logo, ao fim de todo o sofrimento que advém da sucessão dos nascimentos e mortes.

Todavia, o exercício do livre-arbítrio em prol da realização suprema não deve ser uma simples boa intenção: tem de expressar-se num curso de ação definido. Essa ação (*kriyâ*), por sua vez, deve contrapor-se à produção de ativadores subliminares (*samskâra*) e delimitar a esfera de influência destes. Patanjali reconhece vários estágios nesse processo de controle sobre a atividade incessante da mente profunda. Segundo o aforismo 2.4, as causas do sofrimento podem estar plenamente operantes (*udâra*) ou adormecidas (*prasupta*) e podem ser ainda interceptadas (*vicchina*) ou atenuadas (*tanu*). A meta do *yogin* é a atenuação e, por fim, a completa cessação dessa operação.

É para isso que o praticante de Yoga emprega os vários "membros" da prática, especialmente o êxtase. O uso de técnicas de autotranscendência extática distingue o Yoga da psicanálise, que também trabalha com a mente profunda. Os psicanalistas partem do princípio de que a mente profunda, o chamado inconsciente, pode ser positivamente influenciado e moderadamente controlado por meio do conhecimento mental das causas dos automatismos inconscientes (neuroses, psicoses, etc.). Já os mestres de Yoga entendem há muito tempo que o conhecimento mental é necessário mas não é suficiente para assegurar que os poderes do "inconsciente" sejam transcendidos.

Até mesmo o conhecimento mental produz ativadores subliminares que tornam a alimentar a mente profunda. O *yogin* não se satisfaz com a geração de *samskâras* melhores. O que ele quer é não gerar *samskâra* algum; mais do que isso, quer dissolver os que já gerou. Segundo Patanjali, isso só é possível no fogo da transcendência extática do *asamprajnâta-samâdhi*. Esse êxtase "supraconsciente" não envolve nenhum dos hábitos do ego e, por isso, gera um contra-*samskâra* baseado na iluminação, o qual aos poucos dissolve todos os outros *samskâras*. Em outras palavras, à medida que criamos o hábito de nos identificar com o Si Mesmo mediante a ascensão regular e periódica ao estado de êxtase supraconsciente, enfraquecemos o hábito de identificação com o ego ou com a consciência egóica quando voltamos ao estado ordinário. No fim, é a consciência egóica que se afigura um estado extraordinário, pois o praticante avançado se identifica cada vez menos com seu complexo psicossomático — isso até o momento em que permanece para sempre identificado ao Si Mesmo.

Os oito "membros" do Yoga são adjutórios nesse progressivo afastamento da identidade egóica. Não obstante, em última análise, as causas do sofrimento (*klesha*) não são superadas por um exercício específico, mas unicamente pelo ato de desidentificação com o complexo psicossomático. Como diz Patanjali no aforismo 2.17:

A correlação entre "aquele que vê" [isto é, o Si Mesmo] e "aquilo que é visto" [isto é, o complexo psicossomático] é a causa [daquilo que] deve ser superado [isto é, os sofrimentos futuros].

Afirma-se que não se pode identificar o princípio da "correlação" (*samyoga*) entre o complexo psicossomático e o Si Mesmo transcendente (*purusha*), o qual é pura Consciência. Não obstante, essa mesma correlação pode ser eliminada. O Yoga é, na verdade, o processo pelo qual essa ligação é aos poucos desfeita por meio da gnose (*vidyâ*), pela qual o ser desperta para o Si Mesmo além de todo sofrimento e toda ignorância espiritual. Essa realização do Si Mesmo é a libertação, a própria liberdade, ou aquilo que Patanjali chamou de "solidão" (*kaivalya*). O Si Mesmo é "solitário" (*kevala*), não por ser uma mônada independente de tudo o mais, mas por transcender a mecânica dos mundos visível e invisível. Não é afetado pelo *karma*, pela lei da ação e reação. É a simples testemunha dos acontecimentos que se desenrolam nos diversos níveis da existência cósmica.

Como observou com acerto o rei Bhoja, um comentador do *Yoga-Sûtra* que escreveu seu comentário no século X, o *yoga* não é tanto uma "união" (*samyoga*) quanto uma "separação" (*viyoga*). Exige que o ser separe aquilo que ele é realmente daquilo que ele não é, o real do irreal. O Real é o Si Mesmo transcendente (*purusha*), que brilha em seu solitário esplendor quando superamos todas as nossas ilusões a respeito da Realidade. Entretanto, não devemos conceber o Si Mesmo como solitário no sentido negativo. As emoções não pertencem ao Si Mesmo, mas ao complexo psicossomático. Mesmo assim, no aforismo 2.5, Patanjali deixa claro que o Si Mesmo é feliz (*sukha*). Isso corresponde à descrição do *âtman* como pura beatitude (*ânanda*) na tradição do Vedânta. Porém, esse deleite da Realidade suprema não é um estado emocional. Antes, como a natureza eterna do Si Mesmo ou sua Consciência intrínseca, esse deleite é uma qualidade inalienável da própria Realidade.

62
A Fé e a Entrega de Si Mesmo: Um Novo Exame do Caminho de Oito Membros

COM RAZÃO OU SEM ELA, os oito "membros" (*anga*) do Yoga vieram a representar a totalidade do Yoga ensinado por Patanjali em seu *Yoga-Sûtra*. Em geral, são concebidos como uma série de estágios que o praticante vai galgando, à semelhança dos degraus de uma escada, até chegar ao ideal da libertação ou realização do Si Mesmo. Essa popular interpretação "vertical" dos oito membros não é de todo convincente; pois não há dúvida de que alguns deles devem ser praticados simultaneamente. Por outro lado, a idéia dos membros como uma espécie de todo orgânico é irrefutável.

Raramente se pensa, porém, na realidade que interliga esses oito membros para dar-lhes uma tal impressão de unidade. A resposta óbvia estaria em dizer que todos eles são elementos essenciais da atividade yogue. Mas o que é que todos eles têm em comum no nível mais profundo, para que possamos enfim reconhecê-los como partes inalienáveis do Yoga? Quero propor a idéia de que esse "elo perdido" é a prática da entrega e da fé, que nada têm a ver com um sentimentalismo pseudo-religioso; muito pelo contrário, são atitudes profundas sem as quais o crescimento espiritual simplesmente não pode acontecer. Antes de procurar mostrar como essas atitudes se encaixam em cada uma das práticas do caminho de oito membros, gostaria de explicar um pouco melhor o significado desses dois termos.

Lingüisticamente, a palavra *entrega* vem do latim *integrare*, integrar, ou seja, "reunir num todo, tornar inteiro, completar, inteirar". A palavra é usada de várias maneiras: entregar um cargo, entregar uma mercadoria, entregar-se ao inimigo, entregar-se às autoridades, entregar-se ao desespero. Em todos os casos, o ato envolvido é ou o de passar algo a alguém ou, no caso do uso reflexivo, o de passar a si mesmo a alguém.

No Yoga, como em todas as formas verdadeiras de espiritualidade, essa entrega não consiste tanto numa transação externa mas, principalmente, numa atitude ou reação interna. Trata-se da atitude de "afastar-se" de si mesmo, de deixar cair voluntariamente as muralhas que envolvem o ego. A realidade dessa atitude é comunicada da melhor maneira possível pelo ato de entrega emocional e física que ocorre entre os amantes — mais um importante uso da palavra. Na verdade, quando falei sobre este assunto certa vez para um grupo de entusiastas do Yoga, foi essa a primeira associação que eles fizeram. Mas a associação que fizeram entre a entrega e a dedicação mútua entre os amantes não foi totalmente positiva. Sentiam que essa entrega sexual e emocional é em geral uma atitude unilateral, que se espera da mulher mas que não combina com a auto-imagem "agressiva" do amante homem. Não há dúvida de que as mulheres são sexualmente exploradas há muito tempo, e a ideologia da entrega feminina se encaixa como uma luva na carta de princípios dos machos chauvinistas. Entretanto, quando falo sobre o assunto aqui, não estou levando em conta esses hábitos sociais.

Estamos interessados é na dinâmica de um *verdadeiro* relacionamento de amor entre dois parceiros sexuais. Eles são "iguais" por definição, pois a entrega tem de ser recíproca. É claro que essa entrega recíproca pressupõe uma imensa maturidade individual. Os adolescentes românticos que "se apaixonam" são incapazes de um tal ato, por mais que, aos olhos de estranhos e aos seus próprios olhos, eles pareçam totalmente embevecidos um pelo outro; a verdade é que seu "amor" é uma projeção subconsciente de cada um deles sobre o parceiro. A rigor, são eles mesmos que eles amam, e não o parceiro. Por isso, quando caem na realidade, eles se "desapaixonam" tão rápido quanto se apaixonaram. O fato de não só os adolescentes, mas também os adultos sucumbirem a esse jogo de "apaixonar-se e desapaixonar-se" tem muito a dizer sobre o nível de maturidade desses pretensos adultos.

Estou insistindo nesse ponto porque na entrega *espiritual* também está presente o elemento de amor maduro. Quando o amante entrega "seu corpo e sua alma" ao ser amado, o que está entregando é na verdade sua costumeira identificação com os processos corpóreos, emocionais e até mentais. O decoro convencional, a vergonha e a culpa se desfazem. Com efeito, os amantes adoram expressar um para o outro tudo o que lhes vai no coração, revelar segredos bem guardados ou esperanças há muito tempo acalentadas e "desafiar" o outro a demonstrar seu amor superando inibições e tabus.

Eles esquecem de si mesmos — pelo menos é o que parece. No mínimo, eles estão a caminho de esquecer de si mesmos. O fato de não o conseguirem por completo é ao mesmo tempo evidente e sutil. Sua entrega é necessariamente incompleta porque seu amor é imperfeito. Isso faz parte da natureza do comum amor humano, por mais extraordinário que ele seja do ponto de vista convencional.

O amor perfeito só é possível em relação a um "objeto" perfeito; ou, para sermos mais precisos, só é possível quando o amor não tem um objeto específico, mas inclui todos os objetos possíveis, todo o universo. Isso também significa que o amor perfeito só é possível quando não existe um ego que levante a vulgar barreira — por tênue que seja — entre um sujeito e um objeto da experiência. O verdadeiro relacionamento amoroso, especialmente no auge de sua expressão sexual, se aproxima desse estado de transcendência em relação ao sujeito e ao objeto. Porém, não é mais do que uma *aproximação*. Para que esse estado de amor quase perfeito se transforme no amor propriamente dito, os amantes teriam de sacrificar suas imagens um do outro (e de si mesmos). Em outras palavras, é só quando chegam a amar a pessoa inteira que passam a amar perfeitamente. Neste caso, a "pessoa inteira" significa o ser humano em sua integridade, que compreende tanto os aspectos visíveis quanto os invisíveis; o ser humano enquanto manifestação do Todo (ou de Deus) e enquanto esse próprio Todo não-manifesto.

Na terminologia hindu, o amor perfeito é o que se dá entre Shiva e Shakti, entre o aspecto tranquilo e imóvel do Todo (concebido como masculino) e seu aspecto dinâmico (concebido como feminino). O Deus Shiva e a Deusa Shakti — muitos conhecimentos podem ser derivados dessas imagens mitológicas — entregam-se eternamente um ao outro num abraço beatífico. Ou seja, o Absoluto ou Realidade Divina é o seu próprio sacrifício: é Ser *e* Vir-a-Ser, Estado *e* Processo.

É nessa condição transcendente que encontramos a chave da entrega cultivada pelas pessoas espirituais. Elas adotam e seguem um caminho que tende à reversão ou conversão de valores e atitudes tão normais quanto a cobiça, o ódio, a inveja, o ciúme e o medo. Por meio dessa verdadeira conversão (*parâvritti*) espiritual, elas criam para si mesmas uma vida análoga ao estado do ser transcendente. Toda a sua vida é calcada na Realidade não-humana. Torna-se uma imitação (no melhor sentido da palavra) da vida da Realidade. É exatamente isso que querem dizer as conhecidas palavras de Jesus: "Sede perfeitos, pois, como o vosso Pai celestial é perfeito" (Mateus 5:48). No mesmo espírito, São Paulo disse: "Estou crucificado com Cristo e não sou eu que vivo, mas Cristo que vive em mim" (Gálatas 2:20).

Os praticantes de Yoga, pois, entregam o seu "jeito normal de ser". Quanto mais completa e absoluta for essa entrega, tanto mais eles se aproximam da dimensão da Realidade suprema — ou melhor, tanto mais participam dela. Querem por fim realizar de modo pleno e permanente o seu Ser autêntico, que não é outro senão o Si Mesmo (*âtman*).

Vou examinar a seguir a segunda atitude de que trata este ensaio: a fé. A palavra em si mesma é derivada do latim *fides*, que significa "confiança" ou mesmo "certeza". A primeira observação a ser feita é que as palavras fé e crença, posto sejam frequentemente equiparadas uma à outra, denotam processos internos essencialmente distintos. "Acredito em Deus (ou no abominável homem das neves)" significa algo muito diferente de "tenho fé em Deus (mas não no Yeti)". A crença é o juízo mental de que tal coisa é de tal ou qual maneira. Pode ir desde uma opinião hipotética até uma convicção profunda.

A fé é mais do que isso. É uma *abertura radical* a algo que (ou a alguém que) consideramos de superlativa importância. Paul Tillich, um dos maiores teólogos protestantes do nosso tempo, descreve a fé como "o estado de estar sob o domínio de uma preocupação suprema".[1] Nesse sentido, a fé é um elemento da vida cotidiana. Não há ninguém que não tenha fé. É certo que o objeto da fé — a "preocupação suprema" da pessoa — pode ser uma coisa indigna de tal atitude, como ocorre quando uma esposa "adora" um marido que a maltrata cronicamente.

A fé tem suas raízes nas partes mais profundas do nosso ser. É dela que nasce a nossa vontade de viver; ela é a nossa inspiração primária. É por isso que, quando estamos em crise de fé, experimentamos uma desorientação profunda e até mesmo o medo de sermos aniquilados. A fé, como o amor de que falamos anteriormente, não é uma simples emoção; é uma espécie de orientação básica dentro de nós, a "trajetória" de uma pessoa, que pode ser associada às mais diversas emoções. O amor, por sua vez, é um movimento de todo o ser da pessoa rumo à superação da separação entre os seres.[2]

O sentido espiritual da fé e da entrega, portanto, está no fato de ambas serem *respostas* profundas a algo (ou alguém) que excede a nossa vida pessoal. Nascem dentro de nós e nos atraem para esse algo ou alguém.

Nos parágrafos seguintes, vou demonstrar que a fé e a entrega estão presentes na prática de todos os membros do Yoga. O fundamento de qualquer caminho yogue autêntico é a disciplina moral ou *yama* (controle ou contenção), que tem a função de regular o comportamento social dos praticantes da espiritualidade. A integridade moral é uma obrigação para os *yogins* e *yoginîs* que não querem ser sobrepujados por hábitos e atitudes contrários à sua aspiração espiritual. Por meio da aplicação universal das regras de *yama*, eles têm a garantia de que jamais farão mau uso do poder — seja ele psíquico ou social — adquirido pela prática do Yoga.

Essas regras são em número de cinco. Diz-se que a raiz de todas elas é a não-violência (*ahimsâ*), que consiste no controle total de qualquer atitude de maldade em relação a todos os seres em todas as situações. *Ahimsâ* deve ser praticada não só nos atos, mas também nas palavras e pensamentos. Inclui, assim, a proibição de se falar mal dos outros e até de se pensar mal de uma pessoa, de um grupo de pessoas (xenofobia, racismo, etc.) ou mesmo dos seres animados em geral (especieísmo). Pressupõe-se aí um grau considerável de desapego ou impassibilidade (*vairâgya*), a qual, como sabem os leitores do *Yoga-Sûtra*, é um dos dois pólos do Yoga — sendo o outro a aplicação constante (*abhyâsa*) às disciplinas práticas.

De que modo se pode considerar *ahimsâ* uma expressão da entrega e da fé? O elemento "fé" se encontra no reconhecimento de que nosso Ser autêntico, o Si Mesmo, não pode ser ferido (*ahimsâ*), não pode sofrer mal algum (*anâmaya*), não sofre (*aduhkha*) nem sente dor (*aklesha*). Entregamo-nos a ele quando admitimos que nosso Ser autêntico é também o Ser autêntico ou o Si Mesmo de todas as criaturas, que não devem portanto ser tratadas como inimigos em potencial, mas como manifestações desse próprio Si Mesmo benigno. A virtude da não-violência ou do não-ferir, pois, fundamenta-se na idéia de que não temos motivos para ter medo de nada nem de ninguém, uma vez que tudo e todos são essa mesma Realidade ou Singularidade. Uma vez dominado esse medo fundamental, criado pelo fato de o nosso ego sentir a si mesmo como uma ilha separada de todos os outros seres, também seremos capazes de praticar o não-ferir com habilidade consumada.

O segundo elemento da categoria de *yama* é a veracidade (*satya*). Mais uma vez os textos tradicionais pedem que cultivemos essa virtude em atos, palavras e pensamentos. Os *yogins* ou *yoginîs* que praticam a veracidade dessa maneira não podem de maneira alguma praticar a mentira, a hipocrisia ou o engano. É fácil perceber que essa virtude tem sua raiz no princípio moral da não-violência. Nossa fé na veracidade é a mesma fé na Verdade, também chamada de *satya*. E Verdade é um outro nome da Realidade transcendente, o Si Mesmo. O Si Mesmo é aquele no qual não há o menor vestígio de falsidade; é o Real. Os sábios também o chamam de *tattva* (a qualidade de ser "isto"; realidade) e *tathatâ* (a qualidade de ser "assim").

Entregando-nos a essa Verdade, lançamos fora todo o lastro de enganos grandes e pequenos que costumamos carregar conosco a vida inteira. Mais uma vez, há um elemento de extrema coragem ou ausência de medo nesse compromisso com a Verdade suprema (e com as verdades específicas). Mesmo quando apenas começamos a cultivar essa virtude, percebemos o quanto toda a nossa civilização funciona baseada no princípio contrário, o da inverdade: desde a propaganda e da campanha política (ambas as quais podem ser vistas como formas institucionalizadas de mentira) até a manipulação da lei e dos "fatos" pelos advogados, passando pelas miríades de técnicas que as pessoas empregam para manter as aparências e predominar sobre os outros.

O terceiro elemento de *yama* é o não-roubar (*asteya*). Mais uma vez, deve-se compreender o termo num sentido abrangente. Na qualidade de uma das formas da impassibilidade, é a proibição — em pensamentos, palavras e atos — de se procurar obter a propriedade de outra pessoa. O simples ato de cobiçar os morangos do nosso vizinho — que dizer então da sua esposa ou, no caso da vizinha, do esposo (que não são exatamente objetos de "propriedade")? — constitui uma infração deste mandamento moral.

Essa virtude está ligada, de um lado, ao não-cobiçar (*aparigraha*) e, de outro, ao contentamento (*samtosha*), dos quais falaremos abaixo. Onde entra a fé nesse caso? O praticante de Yoga deposita a sua fé no Si Mesmo enquanto Plenitude (*pûrnatva*) inexaurível que, uma vez realizada, atende a todos os nossos desejos. O fato de desejarmos ou realmente obtermos os objetos deste mundo (e também os relacionamentos em geral) é uma expressão da estratégia pela qual o ego procura superar o medo fundamental criado pelo seu isolamento (ou sua separação em relação ao Si Mesmo). Nessa tentativa de aumentar o seu tamanho ou raio de influência, porém, o ego necessariamente entra no espaço vital de outros seres, o que é uma transgressão da primeira lei, a da não-violência. Por meio da entrega ao Si Mesmo na qualidade de Realidade absolutamente auto-suficiente, a atividade danosa do ego é aos poucos neutralizada.

Os *yogins* ou *yoginîs* que vivem esse ideal já não se encontram em guerra contra o mundo e contra eles mesmos.

O próximo elemento de *yama* é a castidade (*brahmacarya*). O sentido literal desse antigo termo sânscrito é "conduta brâmica", ou seja, a "conduta de um *brâmane*" ou "modo do Absoluto". É aí que se expressa do modo mais claro possível o princípio da reversão que identificamos com a própria essência do processo yogue. Comportar-se como o Absoluto significa pautar a própria vida pela ideal condição assexual do Absoluto. É a idéia que está por trás da castidade. Nossa vulgar experiência do mundo sempre se formula em torno das idéias de masculino e feminino (e ocasionalmente de neutro). A "castidade" é antes de mais nada a tentativa de deixar de lado essa compartimentalização binária da vida. A verdadeira continência começa na mente.

Os praticantes espirituais que dominaram essa virtude vêem todas as pessoas como iguais (*sama*), independentemente do sexo. No nível físico, a castidade envolve a abstinência sexual. Certas escolas exigem uma castidade rigorosa, ao passo que outras têm uma atitude mais branda. Estas últimas aplicam o princípio da moderação a este aspecto da vida da pessoa, mas todas têm noções extremamente definidas acerca de quais são as relações sexuais lícitas. A exploração sexual entre homens e mulheres a que na maioria das vezes se resume a atual revolução sexual é, do ponto de vista do Yoga, não só um desperdício da nossa preciosa energia vital (*ojas*) como também um modo de violência, roubo e mentira. Cientes de que o eterno Si Mesmo não só transcende todas as distinções corpóreas como também é intrinsecamente feliz (*ânanda*), os praticantes de Yoga conseguem dar de mão ao desejo do prazer transitório proporcionado pela atividade sexual.[3]

O quinto e último membro de *yama* é o não-cobiçar (*aparigraha*). É, de certa forma, a perfeição do não-roubar. Quando se reconhece que todas as coisas são alheias à nossa verdadeira natureza (isto é, o Espírito), todas as expressões de auto-afirmação, por mais sutis que sejam, se tornam formas de roubo. Grosso modo, as pessoas se dividem em dois tipos psicológicos. Existem as que têm o que se chama de "identidade por posse" e as que têm "identidade por consciência".[4] Para as primeiras, o total desinteresse do praticante de Yoga pelas coisas mundanas (que incluem títulos, posições, etc.) parece uma rematada loucura, ou no mínimo algo muito assustador. As segundas, porém, não terão tanta dificuldade para ver o sentido do modo de vida yogue. Os próprios praticantes de Yoga pertencem a essa segunda categoria. Aqueles que trilham o caminho yogue põem sua fé no Si Mesmo, a unidade última da Consciência, que não tem propriedades nem qualificações e não obstante é o fundamento de todas as coisas. Na medida em que a Ele se entregam, dão de mão a toda avareza.

Chegamos agora ao segundo membro (*anga*), a categoria do autodomínio (*niyama*). Enquanto as regras de *yama* são feitas antes de tudo para harmonizar os relacionamentos sociais do praticante de Yoga, as disciplinas de *niyama* servem para aprofundar sua orientação ou tendência rumo à Realidade suprema.

O primeiro elemento de *niyama* é a pureza (*shauca*). Freqüentemente interpretada como a mera limpeza corpórea, essa prática acarreta, na verdade, muito mais coisas. De um certo ponto de vista, todo o caminho yogue é um extenso processo de purificação ou catarse (*shidhana*). Eis uma paráfrase de um dos aforismos de Patanjali (*Yoga-Sûtra* 3.55): quando o estrato mais profundo da mente (ou seja, o princípio *sattva*) está tão translúcido quanto o Si Mesmo, a libertação foi alcançada. Segundo a filosofia do Yoga, a pessoa comum vive num estado de corrupção ou impureza causada pela ilusão de que ela é um complexo psicossomático particular e dissociado do Fundamento superconsciente e universal de todas as coisas, que é simples e sem máculas. *Shauca* é a paulatina recuperação dessa pureza essencial no mais profundo âmago do nosso ser e do mundo em geral.

Shauca abrange certas técnicas de limpeza física que, aliás, chegaram ao cúmulo de seu desenvolvimento no Hatha-Yoga, mas compreende também certas práticas internas que têm o fito de remover as teias de aranha da mente. Por meio de *shauca*, segundo nos diz Patanjali (2:40), adquirimos um distanciamento em relação ao corpo. É a atitude da impassibilidade aplicada ao nosso meio mais imediato, o corpo e a mente. A fé do *yogin* é depositada no Si Mesmo enquanto princípio eternamente puro, muito superior a todos os defeitos e máculas. Entregando-se a Isso, ele encontra a força interior necessária para não mais poluir o ambiente, o microcosmo, com pensamentos, palavras e atos espiritualmente desfigurados e, portanto, impuros.

O elemento seguinte de *niyama* é o contentamento (*samtosha*). Em seu comentário sobre o Yoga-Sûtra (11-32), Vyâsa explica que o contentamento é "não querer mais do que a prática espiritual proporciona". A atitude que está por trás disso é idêntica à mensagem contida neste dito de Jesus: "Vede os pássaros do céu: não semeiam, nem ceifam, nem ajuntam em celeiros, e no entanto o vosso Pai celestial os alimenta" (Mateus 6:26). Em outras palavras, os praticantes de Yoga "buscam antes o Reino dos Céus" e depositam sua confiança na plenitude da onipresente Realidade. Desfazem-se do medo de que, se não acumularem coisas, não poderão sobreviver. Alguns dos maiores mestres demonstraram a viabilidade desse princípio de contentamento levando a vida mais simples que se pode imaginar e alegremente dando aos outros as riquezas e bens que lhes eram presenteados pelos discípulos.

A ascese (*tapas*), membro seguinte de *niyama*, consiste em certas práticas especiais que têm a finalidade de fortalecer nossa vontade. Os exercícios típicos são o jejum, a imobilidade prolongada e o silêncio. A palavra *tapas* significa literalmente "calor" ou "incandescência". Todo *tapas* é uma representação simbólica da austeridade envolvida na criação do universo. Isso porque, de acordo com a mitologia hindu (e com muitas outras), o Criador se aqueceu e produziu o mundo em seu suor. O *tapas* yogue, porém, é praticado pelo motivo oposto: para fundir de novo o universo pessoal, nosso microcosmo, com a Realidade singular. *Tapas* é a entrega ou sacrifício da nossa contínua tendência exteriorizante e tem por fundamento nossa fé no Absoluto como Poder invencível e Luz suprema.

O quarto elemento de *niyama* é o auto-estudo (*svâdhyâya*), tanto no sentido de "estudar a si mesmo" quanto de "estudar por si mesmo". Vyâsa definiu-o deste modo: "*Svâdhyâya* é o estudo das ciências da libertação e é [também] a recitação do *pranava* [isto é, o monossílabo sagrado *om*]." Essa explicação deixa claro que o estudo não é estudo de qualquer coisa. Refere-se especificamente ao estudo da herança espiritual da tradição yogue. Talvez, sob um ponto de vista menos estreito, pudéssemos incluir aí *todas* as tradições e, com efeito, todas as formas de conhecimento, com base no fato de que o praticante verdadeiramente comprometido saberá extrair importantes lições de qualquer tipo de conhecimento, sagrado ou profano. A recitação meditativa do monossílabo *om* e de outras palavras de poder (*mantra*) também produz experiências e idéias importantes acerca da estrutura do corpo e da mente. Em última análise, qualquer forma de meditação é uma forma de auto-estudo.

Onde encontramos o lugar da fé e da entrega nessa prática? Por meio dela, os praticantes sacrificam o gosto natural da mente por pensamentos e assuntos espiritualmente insignificantes. Submetem-se a uma rigorosa disciplina, ingerindo somente "alimentos" intelectuais saudáveis e integrais. Confiam no Si Mesmo como a Realidade onisciente, fundamento de toda informação que ao mesmo tempo transcende toda informação.

O último elemento de *niyama* a ser explicado é a devoção ao Senhor (*îshvara-pranidhâna*). Enquanto a prática anterior gira em torno da nossa capacidade de raciocínio, a devoção ao Senhor diz respeito ao coração ou ao sentimento. Essa exigência não precisa ser interpretada num sentido estreito ou teísta. No Yoga Clássico, o conceito de Senhor (*îshvara*) é, de qualquer modo, um pouco peculiar e problemático. Talvez o modo menos complicado de compreender esta prática seja encará-la como uma abertura radical da pessoa àquilo que ela sente ser maior do que ela mesma. Não é preciso pensar que Algo ou Alguém é um Deus Criador. Desse modo, até os autoproclamados ateus podem praticar essa abertura, desde que compreendam o fato da sua insignificância e da sua dependência em relação ao cosmos como um todo. Em última análise, é isso mesmo que tem de acontecer para que a personalidade seja transmudada e o ego, transcendido. Os aspectos de entrega e de fé nesta prática são evidentes por si mesmos.

Chegamos agora ao terceiro membro do caminho óctuplo, o membro com o qual os estudiosos ocidentais estão mais familiarizados, a saber, a postura (*âsana*). O elemento de entrega nesta prática é evidenciado pela instrução de Patanjali (2.47) de que a postura, além de ser estável e útil, seja também acompanhada de um "relaxamento da tensão" (*prayatna-shaithilya*), bem como de uma "coincidência [mental] com o infinito" (*ananta-samâpatti*). A postura é, portanto, um ato de abrir mão, uma soltura da condição naturalmente contraída do complexo psicossomático. Quando adequadamente executado, *âsana* torna-se um ato de expansão corpórea e mental. Ao executar um *âsana*, o praticante entrega sua imagem de si mesmo e sua experiência de seu corpo como algo sólido, dotado de fronteiras definidas. Supera assim a noção errônea de que o complexo psicossomático (em seu estado contraído) é sua natureza autêntica. A fé expressa nessa técnica é a confiança no Si Mesmo incorpóreo (*asharîra*) que é mesmo assim onipresente.

Por meio do controle da respiração (*prânâyâma*), os estudiosos do Yoga têm uma experiência ainda mais profunda do corpo como um objeto não sólido, um campo de energia. *Prâna* é a energia vital cuja manifestação corpórea é a respiração. *Âyâma* significa literalmente "extensão", de modo que *prânâyâma* significa a "extensão da energia vital" por meio do controle e da regulação do seu fluxo no corpo. No aforismo 2.52, Patanjali assevera que, por meio desse exercício, as coberturas (*âvarana*) que ocultam a Luz interior são removidas. Nessa prática, os praticantes de Yoga depositam sua confiança no princípio universal da vida, o Si Mesmo. Ao mesmo tempo, entregam (ou sacrificam) o "campo energético" desarmônico e limitado pelo ego que é o seu corpo contraído.

O quinto membro do caminho óctuplo é o recolhimento dos sentidos (*pratyâhâra*), pelo qual os sentidos se abstraem do mundo exterior. Trata-se de uma fase importante no cultivo da interioridade que leva à concentração e à meditação propriamente ditas, porque, neste exercício, põe-se em xeque a habitual tendência centrífuga da consciência. Os atrativos das formas e dos sons são neutralizados em vista do desenvolvimento de uma visão e uma audição interiores. Os textos clássicos usam a metáfora da tartaruga que recolhe os membros para dentro do casco. *Pratyâhâra* é no nível sensorial a mesma coisa que o não-cobiçar é no nível ético. Em *pratyâhâra*, os praticantes sacrificam sua sede de multiplicidade de modo a realizar o Um que está por trás de todas as coisas. Sua fé é dirigida ao Si Mesmo imortal que é o Ser verdadeiro de todos os seres e que, nas palavras do *Shvetâshvatara-Upanishad* (3.19), "vê sem olhos, ouve sem ouvidos".

Com a concentração (*dhâranâ*), os praticantes de Yoga saem da esfera dos chamados membros externos (*bahir-anga*) e entram na dos membros internos (*antar-anga*). A concentração é *âsana* aplicada à mente. É um direcionamento firme e estável da atenção para um determinado objeto interno ou um ponto qualquer dentro do corpo. É o lado de dentro do "recolhimento dos sentidos". Pode ser chamada também de "unipontualidade" (*ekâgratâ*). Nessa prática, os caminhantes sacrificam a sua habitual identificação com a atividade frenética da mente. É uma expressão da sua fé no Si Mesmo como Aquele que está além de todo pensamento e não obstante é o fundamento de tudo quanto possa ser pensado.

O sétimo membro do caminho do Yoga Clássico é a meditação (*dhyâna*). Trata-se de um estado de concentração profunda no qual a atenção se direciona para o mesmo objeto por um longo período. É uma entrega mais completa da mente. Já não é um esforço mental, mas o repouso num estado descontraído do corpo e da mente. Esse estado é descrito de maneira muito bela numa passagem do antigo *Chândogya-Upanishad* (7.6.1), onde se lê: "A meditação, certamente, é mais que o pensamento (*citta*). A Terra, por assim dizer, medita; a atmosfera, por assim dizer, medita..." Ou seja, meditar é permanecer no estado natural, sem complicações mentais. Os praticantes de Yoga sacrificam a tendência da mente de se apropriar dos mais diversos objetos, internos ou externos. Em vez disso, confiam no Si Mesmo como Aquele que contempla todas as coisas, a Continuidade infalível em meio à mudança incessante do mundo finito.

O último membro do caminho de oito membros de Patanjali é o *samâdhi*, palavra que geralmente se traduz por "êxtase". O famosíssimo Mircea Eliade, historiador das religiões, preferia uma outra tradução: *ênstase*. Esse neologismo leva em conta o fato de que o *samâdhi* não é um estado de exuberância, sugerido pela palavra "êxtase", mas um estado de grande concentração e imobilidade, no qual "estamos dentro" (*en stasis*) da nossa verdadeira natureza. O neologismo de Eliade, porém, nunca chegou a ser largamente usado; por isso, depois de empregá-lo em vários livros meus, voltei a usar o termo "êxtase", mais comum*.

As técnicas de concentração e meditação já descritas tornam mais lento o movimento do mundo mental. No estado de *samâdhi*, podemos dizer que toda a nossa arquitetura mental cai por terra, pois o praticante faz então o sacrifício do traço mais característico da consciência humana: sua natureza bipolar, a tensão entre sujeito e objeto. Em *samâdhi*, o sujeito da experiência *se torna* o objeto contemplado. No nível mais elevado desse estado paradoxal, o sujeito desperta para a realidade de que ele *é* o Si Mesmo e percebe que nunca foi outra coisa. De acordo com o sistema dualista de Patanjali, existe uma distinção radical entre o Si Mesmo (*purusha*) e o cosmos (*prakriti*), e a forma mais elevada de *samâdhi* implica necessariamente uma radical transcendência do cosmos em todos os seus níveis. No processo extático, pode-se dizer que o elemento de fé está na completa confiança que o praticante deposita no Sujeito supremo, em Sua qualidade de Ser-Consciência.

---

* O termo *samâdhi* poderia ser traduzido literalmente por "com-posição" e designa a união ou unidade de todos os aspectos do ente em sua Essência. Deve-se sempre abstrair as ressonâncias que a palavra "êxtase" costuma normalmente evocar. Em específico, o *samâdhi* é um estado de suprema consciência, no qual o ente não sai de si mesmo, mas identifica-se com o que ele realmente é. (N. T.)

É importante compreender que a abolição da consciência vulgar não resulta num estado de inconsciência ou estupor. Muito pelo contrário, a Realidade que se revela no mais alto grau de *samâdhi* é pura Consciência (*citi*). Na linguagem do Yoga não-dualista, essa Realidade é Ser-Consciência-Felicidade (*sat-cit-ânanda* ou *saccidânanada*). A recuperação do estado supremo ou realização do Si Mesmo é a culminação do estado de fé e entrega que o praticante cultiva perseverantemente. De outro ponto de vista, essa lembrança de Si Mesmo é o perfeito esquecimento de si mesmo, um esquecimento que transcende todas as categorias da mente, inclusive a fé e a entrega. Fé e entrega precisam de um objeto; mas, para a pessoa que despertou para Si Mesma, não há exterior nem objeto, do mesmo modo que não há interior nem sujeito. É por isso que o rei Janaka, tendo realizado o Absoluto pela graça do adepto Ashtâvakra, exclamou em êxtase:

> Oh, mesmo em meio a uma multidão de seres humanos, não vejo dualidade alguma. [Tudo é uma única coisa] como uma floresta fechada. Em que devo fixar meu desejo?

> Maravilha! Em mim, oceano sem praias, as [inúmeras] ondas dos seres (*jîva*) batem uma nas outras, movem-se e fundem-se segundo sua natureza.[5]

Dando testemunho da sua própria realização, o sábio Ashtâvakra diz:

> Sou ilimitado como o espaço; o universo criado é como um jarro [cheio e rodeado de espaço]. Por isso, não é preciso abandonar, aceitar nem dissolver este [mundo]. Tal é a sabedoria (*jnâna*). Onde está a escuridão ou a luz? Sim, onde estão todas as coisas para o sábio imutável e intimorato?

> Não há céu e não há inferno; não há nem mesmo a libertação em vida (*jîvanmukti*). Nada [que possa ser captado pela mente], em suma, [apresenta-se à] visão yogue.[6]

É indescritível aquilo que resta quando a mente foi despida de todas as idéias erróneas sobre a realidade. Não é um mero vazio; e, como afirmam inequivocamente Ashtâvakra e todos os demais sábios, "Isso" é incomparavelmente feliz.

63

Mantra-Yoga: O Som das Profundezas Interiores

O UNIVERSO VIBRATÓRIO

Segundo o Shaivismo de Caxemira, uma sofisticada escola tântrica, a Realidade Última é ao mesmo tempo Consciência e Energia — Shiva e Shakti. Essa natureza polar se expressa na idéia de que a própria Realidade é *parinispandana* ou, na terminologia de David Bohm, um "holomovimento". A criação acontece quando esse movimento transcendente se especifica, manifestando primeiro o espaço e o tempo e depois as inúmeras formas do cosmos. Assim, a vibração (*spanda*) é a essência da existência cósmica. Em outras palavras, o universo é um oceano de energia. É isso também que nos diz a física contemporânea.

No corpo humano individual, essa energia infinita está contida na forma do poder serpentino (*kundalinî-shakti*). Como assevera o *Shâradâ-Tilaka-Tantra* (1.108), a *kundalinî* é o Absoluto sonoro (*shabda-brahman*). O Absoluto sonoro é a primeira determinação do Absoluto sem som (*ashabda-brahman*). A *kundalinî* é o Poder da Consciência (*cit-shakti*) e, como tal, é a força superinteligente que sustenta o corpo e a mente, tendo como instrumento de mediação a força vital (*prâna*), a qual tem uma relação direta com a respiração e é acessível por meio desta.

A CIÊNCIA DOS MANTRAS

Segundo uma explicação esotérica, a palavra sânscrita *mantra* significa "aquilo que protege (*trâna*) a mente (*manas*)". Especificamente, um mantra é um som (uma letra, uma sílaba, uma palavra ou uma frase) carregado do poder de operar transformações. Tal é o caso da letra *a*, do monossílabo *om*, da palavra *hamsa* ou da frase *om mani padme hûm*. Assim, o mantra pode ser explicado como um som dotado de poder, pelo qual podem-se operar efeitos específicos sobre a consciência. A maioria dos praticantes sérios reluta em usar os mantras para obter qualquer outra coisa que não seja o objetivo supremo do ser humano (*purusha-artha*; escreve-se *purushârtha*), que é a libertação. Nos rituais tântricos, os mantras são usados para purificar o altar, o assento do adorador, objetos rituais como os vasos e a colher da oferenda e as próprias oferendas (flores, água ou alimento, por exemplo); ou para invocar divindades, protetores, etc. Não obstante, a ciência dos sons sagrados (*mantra-shâstra*) vem sendo, desde tempos antigos, empregada também para usos seculares. Neste caso, os mantras assumem o papel de fórmulas mágicas e já não o de vibrações sagradas a serviço da autotransformação e da autotranscendência.

A energia serpentina oculta no corpo é associada ao alfabeto sânscrito, o qual é composto de cinqüenta letras ou vibrações sonoras básicas, as quais entram na constituição dos mantras. Os mantras, ao contrário das palavras comuns, muitas vezes não têm um sentido particular; sua potência torna-se acessível pela repetição freqüente, em voz alta ou baixa ou simplesmente mental.

Nem todos sabem que, para que um som seja efetivamente um mantra, ele tem de ser transmitido ao praticante, formal ou informalmente, no contexto da iniciação (*dîkshâ*). É só então que ele tem um verdadeiro poder transformador. Para que um mantra se torne "ativo" ou "desperto", tem, via de regra, de ser recitado pelo menos cem mil vezes. O mantra feito sem "consciência" é como qualquer outro som. Como afirma o *Kula-Arnava-Tantra* (15.61-64):

Diz-se que os *mantras* sem consciência são simples letras. Mesmo depois de um trilhão de invocações, não geram resultado algum.

O estado que se manifesta de imediato quando o *mantra* é invocado [com "consciência"], esse resultado não [pode ser obtido] nem de cem, nem de mil, nem de cem mil, nem de dez milhões de invocações.

Ó Kuleshvarî, os nós do coração e da garganta se desfazem, todos os membros se revigoram, certamente jorram lágrimas de alegria, a pele se arrepia, o corpo entra em êxtase e a fala se torna trêmula subitamente...

... quando um *mantra* dotado de consciência é invocado mesmo que uma só vez. Quando tais sinais se manifestam, afirma-se que esse [*mantra*] está de acordo com a tradição.

Os mantras dotados de potência concentrada são chamados "sílabas-semente" (*bîja*). A sílaba-semente original, fonte e raiz de todas as outras, é *om*. A *Mantra-Yoga-Samhitâ* (71) chama-o de "o melhor dos *mantras*" e acrescenta que todos os outros mantras recebem dele o seu poder. Assim, *om* é às vezes recitado antes ou depois de numerosos mantras, como, por exemplo, *om namah shivâya* (Om. Louvado seja Shiva) ou *om namo bhagavate* (Om. Louvado seja o Adorável [Krishna ou Vishnu]).

No decorrer de muitos séculos, os mestres védicos e tântricos conceberam, ou antes receberam, vários outros sons primordiais além de *om*. Essas sílabas-semente (*bîja*), pois que assim são chamadas, podem ser usadas por si sós ou, como geralmente ocorre, podem ser associadas a outros sons de poder para constituir uma frase mântrica. Segundo a *Mantra-Yoga-Samhitâ* (71), existem oito *bîja-mantras* primários, que podem ser de grande utilidade em quaisquer circunstâncias mas só revelam o seu mistério mais profundo ao *yogin*:

1. *aim* — *guru-bîja* (sílaba-semente do mestre), também chamada *vahni-jâyâ* (esposa de Agni)
2. *hrîm* — *shakti-bîja* (sílaba-semente de Shakti), também chamada *mâyâ-bîja*
3. *klîm* — *kâma-bîja* (sílaba-semente do desejo)
4. *krîm* — *yoga-bîja* (sílaba-semente da união), também chamada *kâli-bîja*
5. *shrîm* — *ramâ-bîja* (sílaba-semente das delícias); Ramâ é um dos nomes de Lakshmî, a Deusa da Fortuna; por isso, esta sílaba-semente é chamada também *lakshmî-bîja*
6. *trîm* — *teja-bîja* (sílaba-semente do fogo)
7. *strîm* — *shânti-bîja* (sílaba-semente da paz)
8. *hlîm* — *rakshâ-bîja* (sílaba-semente da proteção)

Isso tudo significa que só um adepto cuja *kundalinî* está desperta pode dar poder a um som — *qualquer* som — de modo a transmudá-lo num mantra. Os mantras são dons dos mestres do Yoga, dos grandes sábios (*muni*) e videntes (*rishi*), e, como tais, devem ser tratados com respeito e com a compreensão de que são, com efeito, potentes instrumentos de autotransformação.

64
O Gâyatrî-Mantra

Caso se perguntasse a um hindu praticante qual o mais sagrado de todos os mantras monossilábicos, ele indubitavelmente responderia: *om*. Caso se perguntasse qual dos mantras compostos é o mais precioso, ele indicaria o *gâyatrî-mantra*. Todo dia, antes do nascer do Sol, milhões de hindus recitam esse mantra durante as abluções matinais. Especificamente, deve-se observar o *samdhyâ* (conjunção) desde um pouco antes do nascer do Sol até o momento em que o disco solar se torna totalmente visível acima do horizonte. Os textos sagrados recomendam que o *gâyatrî* seja recitado o mais possível durante esse curto período a fim de que o adorador tenha uma vida longa e auspiciosa e, além disso, adquira conhecimento espiritual. Tipicamente, o brâmane segura uma vasilha d'água em sua mão direita e, aproximando-a do nariz, sopra sobre a água, primeiro com a narina direita e depois com a esquerda, repetindo o *gâyatrî* três vezes antes de derramar a água.

Esse mantra recebe seu nome da métrica poética, pois é composto de três pés (*pâda*) de oito sílabas cada um. As primeiras quatro sílabas não são fixas, mas as quatro últimas têm uma cadência prescrita. A palavra *gâyatrî* é derivada da raiz verbal *gâ/gai*, "cantar", à qual se acrescenta o sufixo *trî*. A mesma raiz produziu a palavra *gîtâ* (cantado, ou seja, canto ou cântico), particípio passado de *gâya* (cantar). Encontramos uma interpretação esotérica do nome no *Brihad-Âranyaka-Upanishad* (5.14.4), que afirma que o mantra é assim chamado porque protege (*trâ*) a riqueza (*gaya*) da pessoa (é de se presumir que se trate aí de riquezas materiais e espirituais). O *Chândogya-Upanishad* (3.12.1) declara:

> O *gâyatrî* é a fala, pois a fala canta (*gâyati*) e protege (*trâyati*) o mundo inteiro.

Segundo se pensa, o verdadeiro poder do *gâyatri* reside em seu quarto pé, o qual transcende a gramática e é o próprio Sol luminosíssimo (ver *Brihad-Âranyaka-Upanishad* 5.14.3). O "Quarto" (*caturtha* ou *turîya*) é um importante conceito metafísico dos *Upanishads*: significa aquela "parte" ou "aspecto" nosso (termos impróprios, pois são todas as outras coisas que na verdade são "aspectos" disso) que está além da vigília, do sonho e do sono sem sonhos. É o Si Mesmo (*âtman*) eternamente desperto, simbolizado pelo Sol. Por isso o *Brihad-Âranyaka-Upanishad* (5.14.7) traz o seguinte verso:

> Louvor ao teu quarto pé (*pâda*), visível além do céu.

O *gâyatrî-* ou *sârasvatî-mantra* tem sido recitado cotidianamente desde os tempos védicos. Foi registrado pela primeira vez no *Rig-Veda* (3.62.10), o receptáculo da mais antiga sabedoria da Índia, sabedoria essa que depois se codificou no Hinduísmo. Segundo esse hinário védico, o *gâyatrî-mantra* é o seguinte:

> *tat savitur varenyam*
> *bhargo devasya dhîmahi*
> *dhiyo yo nah pracodayât*

A esses versículos acrescentam-se de hábito o monossílabo *om* e os chamados três *vyâhritis* (elocuções), que são *bhûh, bhuvas, svah*, a saber, "Terra", "Atmosfera" e "Céu". No *Brihad-Âranyaka-Upanishad* (5.5.3-4), essas três realidades são correlacionadas respectivamente à cabeça, aos braços e aos pés do ser humano. Curiosamente, segundo esse aspecto do simbolismo, a cabeça não está ligada ao Céu, como talvez fosse de se esperar, mas sim à Terra, ao passo que os pés estão ligados ao Céu. Isso nos remete a uma arcaica doutrina sobre o ser humano que nasce do Céu (involução) e não de um ventre terreno (evolução). A obra do Yoga consiste, sob esse aspecto, em que o ser humano encontre no Céu seus pés, suas raízes.

Além disso, há um fio de *mantras*, chamado *shiras* (cabeça), que freqüentemente precede os três *vyâhritis*. Consiste em *om âpo jyotî raso'mritam brahma* (om, água, luz, essência, imortalidade, o Absoluto). Assim, o texto integral do *gâyatrî* é o seguinte:

> *om âpo jyotî raso'mritam brahma*
> *om bhûr bhuvah svah* [ou *suvah*]
> *tat savitur varenyam*
> *bhargo devasya dhîmahi*
> *dhiyo yo nah pracodayât*

Om. Água. Luz. Essência. Imortalidade. O Absoluto. Om. Terra. Atmosfera. Céu.

Contemplemos o excelentíssimo esplendor do Deus Savitri, para que Ele inspire nossas contemplações.

O *Amrita-Bindu-Upanishad*, texto yogue da época que no Ocidente era o começo da Idade Média, define o controle da respiração (*prânâyâma*) como a tríplice repetição do *gâyatrî* junto com o *shiras* e os três *vyâhritis* numa única respiração.

O *gâyatrî-mantra* invoca o Espírito Solar, cujo corpo é o nosso Sol. O Yoga mais antigo era um Yoga solar, e essa tradição ainda se encontra no âmago do Yoga hindu. Sem o Sol não haveria vida na Terra. Por isso, os hindus exaltam e adoram o Espírito Solar como o Senhor Vivificante e também como o Princípio que ilumina a mente e a inteligência.

O *gâyatrî* é explicado em muitos textos da literatura sânscrita. O *Tripurâ-Tâpanî-Upanishad*, por exemplo, obra bastante tardia pertencente à tradição Shâkta, liga esse mantra à adoração da Deusa Tripurâ. Ela é exaltada como o grande Poder (*shakti*) que está por trás de toda manifestação.

Esse mesmo texto nos informa que a palavra sânscrita *tat* ("isso") se refere ao Absoluto incondicionado e eterno (*brahman*), a Realidade transcendente a partir da qual surgiu o mundo inteiro, em seus muitos níveis.

Savitur (ou Savitri), diz-nos ainda o *Upanishad*, refere-se ao poder primordial da Deusa Tripurâ, muito embora a palavra sânscrita *Savitri* seja um substantivo masculino que significa "Aquele que impele", ou seja, o Sol ou Espírito Solar. Não se deve confundir Savitri com a deusa Savitrî, que governa todas as ciências e rege também o grande rio de mesmo nome que no passado descia do Himalaia até o Oceano Índico. O nome *Savitri* deriva da raiz verbal *su*, que significa "urgir, instigar, impelir", sentido primeiro que está estreitamente ligado ao segundo significado da mesma raiz, a saber, "extrair, prensar, apertar". O que Savitri extrai de si mesmo, por seus exercícios ascéticos, são duas coisas intimamente ligadas entre si: a luz e o calor vivificantes, que movem ou impelem todas as coisas sobre a Terra.

Varenyam significa "excelentíssimo" ou "belíssimo" e denota aquilo que é excelso, acima do qual não há nada. Esse adjetivo qualifica a palavra *bhargas*.

Bhargo (de *bhargas* ou "esplendor"), segundo se diz, é o aspecto transcendental de Savitri, que nos enche de temor reverencial — um esplendor que não pode ser visto por olhos humanos, mas se revela à visão interior do grande adepto do Yoga.

Devasya (de *deva*) significa "de Deus", isto é, "de Savitri".

Dhîmahi significa "contemplemos" e implica um desejo profundo de concentrar a mente na Realidade suprema pela contemplação (*dhî*). No *Rig-Veda*, o termo arcaico *dhî* é usado nas mesmas situações em que depois se passou a usar a palavra *dhyâna*, que significa "meditação" ou mais propriamente "contemplação".

Dhiyo (de *dhiyas*) é o plural de *dhî*. Os antigos sábios fixavam repetidamente sua atenção naquele Um, e os *yogins* contemporâneos seguem a mesma prática antiqüíssima. À medida que a contemplação se aprofunda, Savitri ilumina cada vez mais a mente.

Yo (de *yah*) é simplesmente o pronome relativo "que", referindo-se, neste caso, ao Deus Savitri.

Nah significa "nós/nosso" e qualifica as contemplações dos sábios.

Pracodayât deriva do verbo *pracodaya* (que significa "fazer com que se inspire" ou "inspirar").

Os mestres de antigamente sentiam que, sem Savitri, suas contemplações não tinham inspiração. Só Savitri podia inspirar ou iluminar seu mundo interior, assim como ilumina a Terra por meio de seu corpo radiante (o disco solar visível).

65
A Sílaba Sagrada Om

O Significado de Om

Não há dúvida de que *om* é o mais antigo mantra (um som sagrado e dotado de poder) conhecido pelos sábios da Índia. Sua origem, porém, é bastante obscura. Há um século, o erudito alemão Max Müller, que traduziu o *Rig-Veda*, pensou que *om* talvez fosse uma contração da palavra *avam*, "uma raiz pronominal pré-histórica que aponta para objetos distantes, ao passo que *ayam* aponta para objetos próximos".[1] Continua ele: "*Avam* pode ter se tornado a partícula afirmativa *om*, como o *oui* francês nasceu de *hoc illud*."[2] Esse obscuro comentário se refere ao fato de que *om*, além do significado sagrado, passou a ser usado também no sentido prosaico de "sim, concordo". Entretanto, a interessante especulação filológica de Müller não foi nem pode ser confirmada.

Em época mais recente, Swami Sankarananda preferiu outra maneira de encarar a questão e propôs que *om* é derivado da palavra védica *soma*.[3] Pela influência dos persas, que não pronunciavam a letra *s*, a palavra *soma* foi mudada em *homa*; depois teria sido abreviada em *om*. À semelhança da derivação de Müller, também esta é puramente conjectural; mas não deixa de ser intrigante, uma vez que põe em evidência a relação tradicionalmente aceita entre *soma* e *om*.

O *soma* é uma substância sagrada usada no principal sacrifício védico. Foi caracterizada como um tóxico, e vários eruditos identificaram-na — erroneamente, em minha opinião — com uma poção feita a partir do cogumelo agárico. Na literatura védica, *soma* é sempre descrita como uma trepadeira, e não se pode dizer que essa descrição se aplique a um cogumelo. Seja como for, o verdadeiro *soma* não era nem uma planta nem uma essência vegetal, mas um "elixir" espiritual ou uma experiência de iluminação, como aliás deixam claro certos hinos do *Rig-Veda* (por exemplo, 10.85.3). Nesse sentido, encontramos o *soma* também no Tantra posterior, onde significa um determinado processo interior ou fenômeno esotérico: diz-se que o néctar da imortalidade brota da "Lua", situada no *tâlu-cakra* (roda do palato) na cabeça e goteja sobre o "Sol", localizado no *nâbi-cakra* (roda do umbigo). No nível físico, *soma* corresponde à saliva, que tem reconhecidas propriedades anti-sépticas e regenerativas.

Swami Sankarananda acreditava que, como *soma*, a sílaba sagrada *om* representa o Sol. Essa associação parece ser confirmada pelo *Aitareya-Brâhmana* (5.32): *om ity asau yo'sau [sûryah] tapati*, "aquilo que brilha [isto é, o Sol] é *om*". O Sol era de fato um elemento central da espiritualidade védica, e os sábios védicos não o viam somente como uma estrela que fornece ao nosso planeta a luz e o calor necessários, mas sim como uma entidade multidimensional da qual o corpo estelar visível é apenas a casca material mais exterior.

A conjectura do grande Swami é digna da mais profunda consideração. Todavia, a maioria das autoridades espirituais vê *om* como a vocalização de um "som" propriamente dito, ou uma vibração, que está presente em todo o universo e é audível para os *yogins* em estados superiores de consciência. Na tradição hermética ocidental, essa realidade era chamada de "música das esferas". Os sábios indianos também a chamam de *shabda-brahman* ou "Absoluto sonoro", o qual, nas palavras do *Chândogya-Upanishad* (2.23.3), é "tudo isto" ou "este todo" (*idam sarvam*). Isso significa que *om* é o universo como uma totalidade, não como um conglomerado de partes individuais, tal como nos parece em nosso estado vulgar de consciência. Assim, *om* é o som primordial que se revela ao ouvido interior do adepto que controlou a mente e os sentidos.

Vihari-Lala Mitra, na introdução à sua tradução do *Yoga-Vâsishtha*, equiparou a palavra grega *on* ("ser") a *om*.⁴ Embora a comparação não se sustente do ponto de vista lingüístico, ela é válida do ponto de vista filosófico, pois *om* é o símbolo d'Aquele que É, *brahman*. Vihari-Lala Mitra também estabeleceu um paralelo entre *om* e *Amen*, ao qual se aplicam as mesmas restrições.⁵

A História Antiga da Sílaba Sagrada

Significativamente, a sílaba *om* não é mencionada no antigo *Rig-Veda*, que há pouco tempo foi datado do terceiro milênio a.C. ou até mesmo de uma época anterior.⁶ Entretanto, pode haver num dos hinos (1.164.39) desse mesmo *Veda* uma referência velada a *om*, pois ele fala da sílaba (*akshara*) que existe no espaço supremo onde residem todas as divindades. "O que", pergunta o compositor do hino, "o que pode fazer com o canto aquele que não conhece isto?" E acrescenta: "Só os que o conhecem sentam-se juntos aqui." Ou seja, só os iniciados se reúnem para gozar do mistério da sílaba sagrada na companhia das divindades.

A palavra *akshara* significa literalmente "imutável" ou "indestrutível". Trata-se de um nome extremamente apropriado, pois, do ponto de vista da gramática, as sílabas são as partículas imutáveis que compõem as palavras. No caso do *om* mântrico, esse monossílabo passou a representar o Um supremo, que é eterno e imperecível (*akshara, acala*). O termo *akshara* é usado como sinônimo de *om* em muitíssimos textos, inclusive no *Bhagavad-Gîtâ* (10.25), onde Krishna diz: "Das elocuções sou a sílaba única."

À luz da proeminência que há muito tempo se atribui a *om*, na qualidade de som seminal primordial, não temos motivo algum para supor que os sapientes compositores dos hinos védicos o ignoravam. A verdade é que foram eles os maiores mestres do Mantra-Yoga, e os hinos védicos são o exuberante fruto de sua competência mântrica. Talvez *om* fosse considerado tão sagrado que não podia ser mencionado fora do contexto dos sacrifícios védicos. Nesse caso, seria transmitido oralmente de mestre a discípulo num compromisso da máxima confiança. Assim, não haveria a necessidade de se mencionar *om* nos hinos sagrados. Todos os iniciados o conheceriam e compreenderiam o seu sublime sentido. De qualquer modo, há incontáveis gerações que qualquer recitação dos *Vedas* começa com a sílaba *om*. O *Atharva-Veda* (10.8.10) parece se referir a esse fato com o seguinte enigma:

> O que está unido à frente e à parte de trás, e está unido em todos os lados e em toda parte, e pelo qual se procede ao sacrifício? É esse louvor (*ric*) que te peço.

A sílaba *om* é muitas vezes acrescentada a elocuções mântricas mais compridas, tanto para introduzi-las quanto para concluí-las, e essa prática é na verdade antiqüíssima. Com o tempo, foi mitigada a proibição de que se pronunciasse a sílaba sagrada ou mesmo que a escrevesse fora dos rituais. Assim, ela é mencionada diretamente pela primeira vez no hino de abertura do *Shukla-Yajur-Veda* (1.1), a recensão "branca" do hinário que trata unicamente da realização do sacrifício (*yajus*). Pode ser, porém, que *om* tenha sido acrescentado posteriormente. Isso porque a *Taittirîya-Samhitâ* (5.2.8), um dos apêndices do *Yajur-Veda*, ainda fala veladamente do "sinal divino" (*deva-lakshana*) que é escrito de três modos (*try-alikhita*). Alguns estudiosos viram aí uma referência às três partes que constituem a sílaba *om* quando é escrita em sânscrito: $a + u + m$. Os três elementos de *om* são mencionados, por exemplo, no *Prashna-Upanishad* (5ª pergunta). A elaboração simbólica dessa divisão se encontra no *Mâdûkya-Upanishad*, como veremos daqui a pouco.

Sabemos que a sílaba sagrada já é escrita há muito tempo, porque tinha de ser traçada sobre a areia ou sobre a água em certos rituais antigos. Isso é uma prova significativa de que ela já era escrita no fim da era védica, fato que em geral os historiadores negam. Hoje em dia, porém, sabemos que a história da Índia antiga, tal como tem sido contada pelos historiadores ocidentais, tem de ser completamente reescrita. Demonstrou-se, por exemplo, que a idéia habitual de que o povo dos *Vedas* invadiu a península indiana entre 1500 e 1200 a.C. não tem fundamento algum. A verdade é que todos os dados disponíveis assinalam a identidade entre o povo dos *Vedas* e os construtores das grandes cidades que se erguiam às margens do Indo. Uma vez que se encontraram objetos cobertos de escritos nas cidades do Indo, pode-se responder afirmativamente à questão de saber se o povo dos *Vedas* conhecia ou não conhecia a escrita.

É verdade, por outro lado, que os hinários védicos, ao que tudo indica, só foram postos por escrito em data muito recente. Não obstante, os *brâmanes* haviam criado um engenhoso sistema de memorização para garantir que os *Vedas* fossem preservados com a mais absoluta fidelidade. Parece que nisso eles obtiveram êxito, graças à memória prodigiosa dos estudiosos do Veda. Outras culturas, que atribuíam a mesma grande importância à sua tradição sagrada, também buscaram preservá-la pela memória em vez de escrevê-la em materiais corruptíveis que poderiam, além do mais, cair em mãos erradas. Entretanto, em parte alguma a arte mnemônica alcançou o mesmo grau de sofisticação a que chegou na Índia.

No decorrer de muitas gerações, a sílaba *om* não foi pronunciada fora do contexto sagrado da adoração ritual. Era um som secreto comunicado oralmente de mestre a discípulo, ou seja, na origem, de pai para filho. Mesmo os primeiros *Upanishads* (que há pouco tempo tiveram sua data de composição situada pelo menos no segundo milênio a.C.) costumam referir-se a ele indiretamente, chamando-o *udgîtha* (som superior) e *pranava* (pronúncia). A primeira palavra aponta para a pronúncia nasal do monossílabo *om*, cujo som deve vibrar e ressoar no centro psicoenergético localizado entre as sobrancelhas (isto é, o *âjnâ-cakra*). O termo *pranava* é derivado do prefixo *pra* (etimologicamente aparentado ao latim *pro*) e do radical *nava* (derivado da raiz verbal *nu*, que significa "clamar" e "exultar"). É usado, por exemplo, no *Yoga-Sûtra* (1.27), onde é chamado o símbolo (*vâcaka*) do Senhor (*îshvara*). Patanjali afirma ainda (1.28) que, a fim de que o mistério do Senhor seja compreendido, o som *om* deve ser recitado e contemplado.

Há um outro termo, posterior, que designa *om*: *târa*, derivado da raiz verbal *trî*, que significa "transpor, atravessar". Trata-se de uma referência à função libertadora do monossílabo *om*, o qual transporta o *yogin* a salvo sobre o grande oceano da existência (*bhâva-sâra*) até a "outra margem". Pela recitação, que é a repetição do som *om* com consciência e atenção, o *yogin* pode transcender a própria mente e assim libertar-se da ilusão de ser um ser isolado de todas as outras coisas. O fonema *om* é verdadeiramente libertador, pois faz com que o recitador saia das fronteiras corpóreas de sua pele e até mesmo das metafóricas fronteiras de suas preconcepções, reconhecendo novamente o Si Mesmo universal como a sua verdadeira identidade.

Nos primeiros *Upanishads*, como o *Brihad-Âranyaka-Upanishad*, o *Chândogya-Upanishad* e o *Taittirîya-Upanishad*, a sílaba sagrada *om* é mencionada muitas vezes pelo nome, tanto sob a forma *om* (ou *aum*) quanto de *om-kâra* (aquele que faz o *om*, ou seja, as letras que representam o *om*). Entretanto, a designação *udgîtha* é mais comum. É o *Chândogya* que explicita pela primeira vez a identidade entre as expressões *udgîtha* e *pranava* (termo que não se encontra no *Brihad-Âranyaka-Upanishad*). Talvez esses dois termos tenham entrado em voga pelo possível fato de que, por motivos desconhecidos, *om* tivesse extrapolado então o domínio do sagrado e passado a ser usada no sentido de "sim". O primeiro registro desse uso se encontra no próprio *Brihad-Âranyaka-Upanishad* (3.9.1), em que o *om* é usado sete vezes dessa maneira. E, com efeito, o *Chândogya-Upanishad* (1.1.8) afirma claramente: "Essa sílaba é uma sílaba de concordância, pois sempre que concordamos com alguma coisa dizemos *aum* [=*om*]." Max Müller fez sobre isso o seguinte comentário:

> Se, nesse caso, *om* significava originalmente *isso* e *sim*, é compreensível que, como *Amen*, tenha adquirido um sentido mais geral, algo como *tat sat*, e que tenha sido usado para representar tudo o que a linguagem humana pode expressar.

O *Chândogya-Upanishad* (1.1.9) também traz este trecho pertinente:

> Por meio disso procede o tríplice conhecimento. Para honrar essa sílaba, recita-se *aum*, exclama-se *aum*, canta-se *aum*, com toda a sua grandeza e a sua essência.

Curiosamente, em seu comentário a esse *Upanishad*, Shankara entende que essa passagem se refere ao sacrifício de *soma*, afirmando assim, novamente, o mencionado vínculo entre *om* e *soma*. Assevera ele que o ritual do *soma* é executado como uma comemoração ou homenagem à sílaba sagrada, que é o símbolo da Divindade. Esse sacrifício, explica ainda, conserva o Sol, do qual procede toda vida e todo alimento por meio do calor e da chuva.

O *Chândogya-Upanishad* (1.9.4) também cita o mestre de Udara Shândilya, Atidhanvam Shaunaka, que teria dito: "Enquanto teus descendentes conhecerem este *udgîtha*, a vida deles neste mundo será a mais excelsa e a melhor." Expressa-se aí a idéia de que a sílaba sagrada é uma bênção para os que a pronunciam. Por isso deve ser tida na mais alta estima, como deixam claro este e muitos outros textos sagrados.

Segundo os versículos conclusivos do *Brihat-Samnyâsa-Upanishad* — texto do período medieval —, doze mil invocações de *om* apagam todos os pecados, ao passo que doze mil recitações diárias pelo período de um ano garantem a realização do Absoluto (*brahman*). Que bênção poderia ser maior do que essa?

De Om a Aum

Pelo menos dois milênios depois de a sílaba sagrada *om* ter sido descoberta pelos videntes (*rishis*) védicos, o sábio anônimo ou a linhagem de sábios que compuseram o breve *Mândûkya-Upanishad* utilizaram esse antiqüíssimo mantra para explicar a metafísica do Advaita Vedânta. Assim, as três partes (*mâtrâ*) constitutivas da sílaba — a saber, *a + u + m* — são explicadas como símbolos do passado, do presente e do futuro, bem como dos estados de vigília, sonho e sono profundo. Menciona-se também uma quarta *mâtrâ* que transcende as outras três; e essas observações esotéricas concluem-se com a afirmação de que *om* é o Si Mesmo (*âtman*): "Aquele que sabe disto entra no Si Mesmo com o si mesmo — em verdade, aquele que sabe disto!"

A importância do *Mândûkya-Upanishad* pode ser estimada pelo fato de o venerável sábio Gaudapâda ter escrito sobre ele o seu célebre comentário intitulado *Mândûkya-Kârikâ*, o que foi depois extensamente comentado por Shankara, o grande preceptor da escola não-dualista (*advaita*). Gaudapâda foi o mestre de Govindapâda, o *guru* de Shankara.

Há um outro texto dedicado exclusivamente à interpretação da sílaba sagrada *om*: o *Atharva-Shikhâ-Upanishad*. O texto começa com a seguinte pergunta: Sobre que devemos meditar? A resposta é: Na sílaba *om*, que simboliza o supremo Absoluto (*brahman*). O texto diz que esse mantra tem quatro partes, cada qual tem diversas correlações simbólicas. Ei-las:

1. O som *a*: terra — *ric* (hinos de louvor) — *Rig-Veda* — Brahma — Vasus (uma classe de oito divindades) — métrica *gâyatrî* — fogo *gârhapatya* — vermelho — dedicado a Brahma.
2. O som *u*: atmosfera — *yajus* (fórmula sacrifical) — *Yajur-Veda* — Vishnu — Rudras (divindades que governam a região intermediária entre a terra e o céu) — métrica *trishtubh* — fogo *dakshina* — luminoso — dedicado a Rudra.
3. O som *m*: céu — *sâman* (cânticos sagrados) — *Sâma-Veda* — Vishnu — Âdityas (divindades ligadas à deusa Aditi, que simboliza a infinitude primordial) — métrica *jagatî* — fogo *âhavanîya* — negro — dedicado a Vishnu.
4. "Meia-medida" (*ardha-mâtra*): cânticos de Atharvan — *Atharva-Veda* — fogo da destruição universal — Maruts (divindades da região intermediária, especialmente ligadas aos ventos) — Virât — semelhante ao relâmpago e multicolorido — dedicado a Purusha.

A parte ou "medida" (*mâtrâ*) mais importante é a "meia-medida" nasalizada do som *m*, que brilha de luz própria e faz com que a força vital (*prâna*) no corpo suba à cabeça. O mesmo *Upanishad* diz ainda que a sílaba *om* é chamada *om-kâra* porque envia para cima as correntes de força vital (*ûrdhvam utkrâmayati*) e é chamada *pranava* porque faz com que as correntes vitais se prostrem (*pranâmayati*) diante de si. O texto se conclui pela afirmação de que a sílaba *om* é Shiva.

Curiosamente, no Tantra-Yoga, afirma-se que o poder serpentino (*kundalinî-shakti*) que reside no centro psicoenergético (*cakra*) na base da coluna está enrodilhado três vezes e meia. Com toda a probabilidade, existe uma relação entre essa idéia e a noção das três unidades e meias do som *om*. É de se pensar que os *Tantras* mudariam a conclusão do *Upanishad* e substituiriam Shiva por Shakti, a qual, na forma da *kundalinî*, sobe até o topo da cabeça e assim fazendo assimila as correntes vitais. Inclusive, a ascensão do poder serpentino é acompanhada por manifestações sonoras cada vez mais sutis.

Segundo o *Amrita-Bindu-Upanishad* (4), só a parte silenciosa do som *om* conduz à Morada sem som e invisível, a Realidade suprema. O texto define o controle da respiração (*prânâyâma*), aspecto importantíssimo da disciplina yogue, como a recitação do *gâyatrî-mantra: tat savitur varenyam bhargo devasya dhîmahi dhiyo yo nah pracodayât*. Esse mantra deve ser recitado junto com o *pranava* e os *vyâhritis* (fórmulas elocutórias, em especial as palavras *bhûh, bhuvah, svah*, que significam respectivamente a terra, a região intermediária e o céu). Esse mantra sagrado deve ser recitado três vezes numa única respiração.

O *Amrita-Nâda-Upanishad* (2ss.) recomenda que o homem monte na "carruagem do som *om*", tome Vishnu por cocheiro e parta diretamente rumo à Realidade suprema. Ao aproximar-se do supremo Si Mesmo, deve descer da carruagem e entrar no esplendor da Realidade por meio da letra *m* sem som. Trata-se da parte silenciosa e sutil do monossílabo *om*.

Esse *Upanishad* prescreve o controle da respiração, especialmente a retenção da mesma, como meio para se controlar os sentidos e concentrar a mente no mundo interior. Define o Yoga como um tal estado de contenção prolongado por um período de doze unidades ou medidas (*mâtrâ*), ou seja, doze recitações de *om*. Promete o raiar da sabedoria depois de três meses de prática contínua e diligente; uma visão interior das divindades ao cabo de quatro meses; e a libertação suprema depois de meros seis meses. É claro que, para chegar a tal, a pessoa deve ser capaz de manter intacta a sua concentração durante todo esse período. Para a maioria das pessoas, isso é simplesmente impossível. Isso porque, segundo a queixa de um dos videntes-bardos (*rishi*) védicos no *Rig-Veda* (10.33.2), "minha mente voa para cá e para lá como um pássaro".

Segundo o *Dhyâna-Bindu-Upanishad* (15), o *pranava* é o arco, o praticante é a flecha e o Absoluto é o alvo. Essa metáfora se encontra também no *Mundaka-Upanishad* (2.2.3-4), que chama igualmente o *pranava* de imperecível e assevera que sua "ponta fina" não é passível de expressão. Outra metáfora predileta, recapitulada também no *Dhyâna-Bindu-Upanishad* (22), é a da pessoa como o pau inferior de bater manteiga (*arani*) e a sílaba *om* como o pau superior. Recitando essa sílaba, o praticante pode conter sua respiração e dissolver o som sutil (*nâda*).

Pelo cultivo constante do som interior sutil — declara o *Nâda-Bindu-Upanishad* (49) —, as marcas (*vâsanâ*) kármicas deixadas por nossa atividade volitiva passada são erradicadas. Com isso, a mente e a força vital se fundem. Quando ambas são juntas reduzidas à imobilidade, a pessoa se identifica com o som sutil chamado *brahma-târa-antara-nâda*, o que pode ser traduzido por "o som sutil mais interno que é o libertador (*târa*) brâhmico".

O *Nârada-Parivrâjaka-Upanishad* (8.1ss), texto da época medieval, dá uma explicação fascinante da sílaba sagrada. Diz que *om* na verdade é tríplice: existe o *om* destrutivo, o *om* criativo e o *om* interno-e-externo (que compreende os dois tipos anteriores). Dá também outra divisão em três: o *om* brâhmico, o *om* interno e o *om* prático. O texto menciona por fim dois outros conjuntos: o *om* externo, o *om* dos videntes (*rishis*) e o *virât om* (que compreende os dois anteriores); e o *om* destrutivo, o *om* de Brahma e o *om* da meia-medida (*ardha-mâtrâ*).

O *Upanishad* explica em seguida essas várias formas de *om*: o *om* interno é o *om* monossilábico, que tem oito partes — *a, u, m, ardha-mâtrâ, nâda, bindu, kalâ* e *shakti*. Diz-se que o fonema *a* compreende dez mil partes, o fonema *u* compreende mil partes, o fonema *m* compreende cem partes e o *ardha-mâtrâ*, um número infinito de partes. O *om* criativo tem qualidades, ao passo que o *om* destrutivo não as tem. O *virât om* compreende dezesseis unidades (*morae*). Além das oito já mencionadas (que serão explicadas abaixo), a sílaba sagrada também tem *kalâ-atîta, shânti, shânti-atîta* (escreve-se *shântyatîta*), *unmanî, mana-unmanî* (escreve-se *manomanî*), *purî, madhyamâ, pashyantî* e *parâ*. O texto também se refere a 64 e 128 partes da sílaba sagrada, mas deixa bem claro que, em última análise, o supremo objeto que ela designa — o Absoluto — é singular.

A Sagrada Sílaba Om nos Tantras

As idéias mencionadas acima, contidas nos *Upanishads*, ampliaram-se nas especulações feitas a respeito de *om* na literatura tântrica, onde abundam conceitos como *nâda, bindu, kalâ, shakti* e outros. O *Shâradâ-Tilaka-Tantra* (1.108) descreve o processo cosmogônico sob o aspecto da produção do som, da seguinte maneira: da suprema Shakti — pura Consciência associada ao fator de lucidez (*sattva*) — nasce o som sutilíssimo (*dhvani*), marcado pela preeminência dos fatores de lucidez e de dinamismo (*rajas*). Do *dhvani* desenvolve o som sutil (*nâda*), caracterizado pela mistura dos fatores de lucidez, dinamismo e inércia (*tamas*). Esse som sutil, por sua vez, dá origem à energia da restrição (*nirodhikâ*), na qual predomina o fator da inércia. Desse princípio ontológico emana a "meia-lua" (*ardha-indu*; escreve-se *ardhendu*), que de novo, mas agora neste nível inferior, manifesta uma predominância do fator de lucidez. Dela nasce o ponto original vibratório (*bindu*), a fonte imediata de todas as letras, sílabas e palavras. Estas formam mantras, que são, portanto, manifestações ou veículos da suprema Shakti.

O texto (1.8) explica ainda que o próprio *bindu* é composto de três partes, a saber, *nâda*, *bindu* e *bîja* (semente). Na primeira parte predomina a Consciência (isto é, Shiva), na segunda a Energia (isto é, Shakti), e a terceira tem uma presença equivalente de Consciência e Energia. Essas interpretações esotéricas da evolução do som são relativamente ininteligíveis fora da prática do Tantra; porém, à medida que o praticante faz progresso na via da *mantra-vidyâ* ou "ciência dos mantras", elas vão se tornando cada vez mais cheias de significado.

O som primordial não tem causa. Na linguagem do Shaivismo de Caxemira, é pura vibração (*spanda*). Segundo o *Kirana-Tantra* (copiado em 924 d.C.), *om* reside na garganta de Shiva e é a própria Divindade. O texto o descreve também como a raiz de todos os mantras e afirma que, quando é pronunciado, ele se torna *vâc* (fala), que corresponde ao conceito grego de *logos*.

À medida que vamos subindo os níveis do desdobramento ôntico (ou seja, da criação), vamos encontrando energias cada vez mais sutis. Assim, as *mâtrikâs* ("matrizes" ou "mãezinhas") são as homólogas alfabéticas sutis dos correspondentes sons audíveis; o *bindu* é mais sutil que as *mâtrikâs*, e o *nâda* é mais sutil ainda. Como afirma o *Yoga-Shikhâ-Upanishad* (2.21), "não há mantra superior ao *nâda*". Nas antigas representações gráficas do *om-kâra*, o símbolo que figura o *nâda* é desenhado ou pintado sob a forma de um crescente invertido *acima* do *bindu*, o que dá a entender que o *nâda* é anterior ao *bindu*. Mais tarde, o crescente situado *abaixo* do *bindu* assinalava o fato de que o *nâda* contém o *bindu*. Ambas as representações gráficas, entretanto, têm o mesmo sentido.

O próprio *nâda* tem diversos níveis de manifestação sutil. Segundo o *Hamsa-Upanishad* (16), manifesta-se de dez maneiras diferentes. Primeiro há o som *cini*; depois, *cini-cini*. O terceiro som é semelhante ao de um sino, o quarto ao soprar de uma trombeta, e o quinto tem a qualidade de um som de harpa. O sexto, o sétimo, o oitavo e o nono assemelham-se respectivamente aos sons de címbalos, da flauta, de tímpanos e de tamborins. Só o décimo tipo, que se assemelha ao estalar de um trovão, deve ser cultivado. Segundo o *Upanishad*, a produção desses sons é acompanhada por diversos sintomas fisiológicos. Assim, quando se ouve o quarto som (no ouvido direito), a cabeça começa a balançar; o quinto som faz com que do centro sutil na raiz do palato emane a ambrosia lunar; e por aí afora. Só o último som é acompanhado pela identificação com o Absoluto supremo (*para-brahman*).

Alguns *Tantras* estabelecem uma distinção entre o *mahâ-nâda* (também chamado *nâda-anta*) e a *nirodhinî*, que se transmuta em *bindu*. Este também é chamado *tri-bindu* porque se subdivide em *nâda*, *bindu* e *bîja*. Neste caso, *nâda* é relacionado a *shiva*, *bindu* a *shakti*, e *bîja* a Shiva e Shakti juntos. A própria Realidade suprema pode ser encarada como uma origem pontual, e por isso é às vezes chamada de *para-bindu* ou ponto germinal transcendente.

Om é o maior de todos os *bîja-mantras*. Aliás, é possível que a idéia de que *om* é a raiz dos mantras tenha dado origem a todo o conceito de *bîja-mantras*, os quais são sons radicais associados a determinadas divindades. São sons ou vibrações especiais, de alta potência, que dão acesso direto às realidades espirituais que significam. O monossílabo *om* é prefixado a numerosos mantras:

Om namah shivâya. "Om. Louvor a Shiva."

Om namo bhagavate. "Om. Louvor ao Adorável [Krishna ou Vishnu]."

Om namo ganeshâya. "Om. Louvor a Ganesha [da cabeça de elefante]."

Om namo nârâyanâya. "Om. Louvor a Nârâyana [Vishnu]."

Om shânte prashânte sarva-krodha-upashamani svâhâ. "Om. Em paz! Pacificante! Que toda ira seja subjugada! Ave!" (Nota de pronúncia: *sarvakrodhopashamani*)

Om sac-cid-ekam brahma. "Om. O singular Ser-Consciência, o Absoluto."

O *Mahânirvâna-Tantra* (3.13) diz que o *brahma-mantra*, o último acima mencionado, é o mais excelente de todos os mantras, pois propicia imediatamente não só a libertação como também a virtude, a riqueza e o prazer. Segundo o mesmo texto, o *para-*

bindu de que falamos tem um aspecto masculino e um feminino chamados respectivamente *ham* e *sa*, produzindo assim o som ou palavra *hamsa*, que significa "cisne" mas ao mesmo tempo representa o som da respiração e, na verdade, a própria respiração ao entrar e sair do corpo. Esse movimento natural da respiração, que segundo os cálculos yogues se repete 21.600 vezes por dia, é chamado de invocação espontânea (*sahaja-japa*) ou invocação não-invocada (*ajapa-japa*).

O *hamsa* também significa a psique (*jîva*), que vive pela respiração. Esse mantra espontâneo é interpretado como *so'ham* ou "eu sou Ele", ou seja, "eu sou Shiva, a Realidade suprema". Porém, a ignorância nos impede de perceber isso; donde a necessidade da prática espiritual. O *Yoga-Bîja* (156), texto de Hatha-Yoga relativamente tardio, afirma que, quando o *prâna* penetra no conduto central, o mantra natural inverte-se e de *hamsa* transmuda-se em *so'ham*. Do ponto de vista da experiência, porém, esse mantra não é diferente do *om* primordial, o mantra radical que reverbera por todo o cosmos. A *Mantra-Yoga-Samhitâ* (73) traz o seguinte versículo:

Quando ouvem o *pranava*, as pessoas ouvem o próprio Absoluto.

Quando pronunciam o *pranava*, dirigem-se à morada do Absoluto.

Aquele que percebe o *pranava* contempla o estado do Absoluto.

Aquele que tem sempre o *pranava* em sua mente tem a forma do Absoluto.

Conclusão

Este breve discurso sobre a história e a natureza da sílaba sagrada *om* tem o objetivo de dar ao leitor uma idéia mais clara da complexidade metafísica que envolve esse antiqüíssimo mantra e de algumas das práticas espirituais a ele associadas. Seria possível escrever vários livros a esse respeito, assim como seria possível passar em revista todas as tradições espirituais da Índia por meio de um estudo consagrado exclusivamente à teoria e à prática da sonoridade *om*. Não apresentamos aqui senão uma amostra exígua das doutrinas sobre *om* que se desenvolveram no decorrer dos últimos cinco milênios.

A tradição yogue é muito rica e imensamente sofisticada; não obstante, suas várias escolas, com seus respectivos caminhos, são essencialmente muito simples e, nessa simplicidade, têm muitas características em comum. Acima de tudo, todas conduzem à mesma meta, que é a transcendência da personalidade egóica, como quer que isso venha a ser concebido e expresso em palavras. Como declarou o *Rig-Veda* (1.164.46) há cinco mil anos ou mais, "Existe uma única Verdade, mas os sábios a chamam por vários nomes."

66
Mudrâs: Gestos de Totalidade

No Yoga, os MUDRÂS são, antes de tudo, gestos especiais feitos com as mãos para conduzir de maneira específica a energia sutil ou força vital (*prâna*) do corpo.[1] São empregados durante a meditação, a visualização, o controle da respiração e os rituais de adoração, bem como para fins terapêuticos na medicina tântrica. O *mudrâ* mais comum é o gesto chamado *anjali*, usado na Índia como cumprimento: unem-se as palmas das mãos em frente ao peito, com os dedos estendidos apontando para cima.

O termo sânscrito *mudrâ* — que significa literalmente "selo" — também é associado a outras práticas yogues feitas para conter, dirigir ou aumentar a força vital. Assim, esse termo técnico é aplicado a certos gestos que envolvem a língua (*khecârî-mudrâ*), os olhos (*shâmbhavî-mudrâ*), as aberturas da cabeça (*shan-mukhî-mudrâ*), os órgãos genitais (*vajrolî-mudrâ* e *yoni-mudrâ*), o ânus (*ashvin-mudrâ*) e o corpo como um todo (*viparîta-karanî-mudrâ*, conhecido também como parada invertida sobre os ombros ou sobre a cabeça). Segundo certas explicações esotéricas, a palavra *mudrâ* seria derivada da raiz verbal *mud*, que significa "alegrar, deleitar". Assim, *mudrâ* é uma prática que causa deleite (*mudâ*) nas divindades ao mesmo tempo em que provoca a dissolução (*drava*) ou transcendência da mente.

Uma grande variedade de *mudrâs* das mãos, dos braços, das pernas, da cabeça e do tronco também é empregada na dança indiana, e é muito provável que no decorrer dos séculos a dança indiana e o Yoga (especialmente o Tantra-Yoga) tenham sofrido a influência um do outro. Porém, não há dúvida de que a origem dos *mudrâs* yogues está nos rituais. Os *Brâhmanas* contêm descrições dos gestos de mãos corretos para se lançar manteiga, mel ou *soma* sobre o fogo como oferenda às divindades. É de se pensar que essa "magia corpórea" tenha se originado numa época muito anterior, correspondente a um xamanismo pré-histórico. É provável que os *mudrâs* tenham sido descobertos originalmente em estados psicoenergéticos intensos, como a meditação (ver, por exemplo, o comentário *Vimarshinî* de Kshemarâja sobre o *Shiva-Sûtra* 3.26). Mesmo hoje em dia, os yogues, quando profundamente imersos na prática do Tantra, podem executar certos *mudrâs* espontâneos, alguns dos quais são réplicas exatas de selos tradicionais, ao passo que outros são exclusivamente daquela pessoa. Cada selo é acompanhado por um tipo específico de energia psíquica e é, provavelmente, a expressão desse tipo de energia.

Os *mudrâs* vieram a desempenhar um papel significativo no Tantra, ramo do Yoga que surgiu nos primeiros séculos da Era Comum e alcançou sua forma clássica por volta de 1000 d.C. Os *mudrâs* são empregados nas escolas tântricas do Hinduísmo, do Budismo e do Jainismo. No *Mudrâ-Avadhi*, um texto jaina, 114 selos são mencionados pelo nome; e o budista *Manjushrî-Mûla-Kalpa* (capítulo 35) nomeia 108, afirmando que 55 são comumente utilizados. O hindu *Jayâkhyâ-Samhitâ* (capítulo 8) menciona 58 *mudrâs*. O Swami Gitananda afirmou que existem, no total, 729 *mudrâs*, todos os quais ele ensinava.[2]

"Seu cérebro", observou Gitananda, "é um supercomputador gigantesco, mas que não tem dados nem programação em 99,9% de sua área celular. Quando usa os Mudras, você programa o cérebro, o que faz aumentar consideravelmente a sua eficiência e também a sua consciência."[3]

No Tantra hindu, *mudrâ* também é um dos "Cinco M" (*panca-makâra*), dentre os quais corresponde aos cereais tostados — que são ingeridos no contexto do ritual de esquerda e têm supostamente um poder afrodisíaco. No Hatha-Yoga, que nasceu do Tantra, *mudrâ* é um termo que significa também certas posturas corpóreas, como a *viparîta-karanî-mudra* ou postura invertida. No Tantra-Yoga budista (Vajrayâna), *mudrâ* tem um importante sentido adicional: significa o parceiro do ato sexual tântrico. *Mudrâ*, portanto, é um importante conceito do Yoga, que os praticantes ocidentais ainda não chegaram a assimilar por completo.

67
Târaka-Yoga: A Visão da Luz

Do GRANDE TESOURO dos conhecimentos esotéricos da Índia, é a menor parte que foi descoberta até agora. Que são meros duzentos anos de uma erudição mesquinha comparados a pelo menos três milênios de experimentação e desenvolvimento? Pois é esse o tempo que o Yoga levou para atingir a sua forma atual. Em vista da violência e da insensibilidade com que os conhecimentos esotéricos indianos têm sido tratados pelos eruditos ocidentais, não é de surpreender que haja ainda muitas lacunas em nosso conhecimento e compreensão do Yoga. Boa parte dos seus aspectos mais recônditos escaparam à observação dos historiadores das religiões. O misterioso Târaka-Yoga é uma dessas lacunas.

A palavra sânscrita *târaka* significa "libertador". Nessa escola em particular, o termo define um conjunto específico de experiências yogues que conduziriam o *yogin* para além do limiar do mundo finito até a morada do Incondicionado, do Real. Nada se sabe sobre o desenvolvimento histórico dessa escola yogue, a não ser que provavelmente estabeleceu-se na época de ouro do Tantra, no início do segundo milênio d.C. É muito possível que, em determinada época, o Târaka-Yoga tenha tido muitos seguidores dentre as centenas de milhares de pessoas que buscavam a espiritualidade na Índia medieval.

Chegaram a nós dois textos em sânscrito que contêm os ensinamentos dessa tradição: o *Advaya-Târaka-Upanishad* e o *Mandala-Brâhmana-Upanishad*. O primeiro tem somente dezenove versículos, ao passo que o segundo é uma versão mais elaborada, com 91 seções. Ambos os textos datam do período medieval, embora possam ter sido compostos em forma oral muito antes disso.

O Târaka-Yoga baseia-se na filosofia não-dualista do Advaita Vedânta. Este, um sistema de pensamento relativamente complexo vazado em sua forma clássica pelo famoso Shankara Âcârya, que viveu entre os séculos VII e VIII d.C., pode ser considerado a corrente principal da filosofia indiana. Apesar de sua considerável complexidade, os axiomas principais da doutrina são fáceis de se captar. No *Viveka-Cûdâmani* (Diadema do Discernimento), obra popular de edificação espiritual, a doutrina vedântica é resumida da seguinte maneira:

> Este universo inteiro, que por nossa ignorância espiritual assume formas múltiplas, não é na realidade outro senão *brahman*, perfeitamente livre de quaisquer máculas. (227)

> Um jarro, posto que feito de argila, não é diferente da argila. Pois o jarro é essencialmente igual à argila. Por que, então, chamá-lo um jarro? Trata-se tão-somente de um nome fictício e construído. (228)

> Do mesmo modo, o mundo inteiro, sendo o efeito do verdadeiro *brahman*, não é outra coisa senão esse *brahman*. Aquele que diz que o mundo é outro que não *brahman* murmura coisas ininteligíveis, como um sonâmbulo. (230)

> Logo, tudo aquilo que se manifesta como este mundo é somente o supremo *brahman*, [que é] real, não-dual, puro, da mesma essência da Consciência, imaculado, tranqüilo, sem começo nem fim, inativo, da mesma natureza da beatitude infinita. (237)

> Esse supremo *brahman* que transcende toda fala é acessível ao olho da pura iluminação. É pura Consciência, a Realidade sem princípio. Tu és esse *brahman*! Contempla-o tu mesmo. (255)

A experiência mística do Ser singular, chamado *brahman* ou *âtman*, é tão poderosa que os adeptos ficam totalmente convencidos de ter encontrado algo infinitamente mais real do que qualquer coisa captada pelos sentidos. Não negam a miríade de formas do universo. Afirmam, antes, que os sentidos não nos dão uma imagem exata do real. Asseveram convictamente que a mente do ser não-iluminado distorce a realidade, dividindo-a em múltiplos compartimentos. Esses compartimentos são as múltiplas entidades que existem no mundo espaço-temporal tal como o conhecemos. O Ser singular, por outro lado, é um contínuo ininterrupto onde o tempo pára e o conceito de "espaço" simplesmente não tem sentido.

Uma vez que o mundo da multiplicidade é o resultado de um conhecimento imperfeito ou da cegueira espiritual (*avidyâ*) que obstaculiza o nosso conhecimento do Ser único, conclui-se daí que essa Realidade suprema deve ser também a nossa verdadeira natureza. Todas as formas de Yoga têm por objetivo eliminar todas as identidades falsas que a pessoa assume no decorrer da vida e pôr o aspirante em contato com sua identidade autêntica, que não é outra senão o Fundamento transcendente, o Si Mesmo. Quando é encarada como o fundamento supremo do universo múltiplo, essa Realidade singular é chamada *brahman*, ao passo que, de um ponto de vista psicológico, na qualidade de essência íntima da pessoa, é denominada *âtman*. *Brahman* e *âtman* significam o mesmo Ser onipresente.

A recuperação da nossa verdadeira natureza ocorre no ato da iluminação (*bodhi*) por meio do Yoga. O processo que conduz a essa iluminação suprema é sempre o mesmo: a mente se desliga de todos os objetos externos e se centra no interior, com ou sem a ajuda de um "suporte" qualquer, como um som de poder (*mantra*), uma potente imagem mental (*yantra*) e assim por diante.

No Târaka-Yoga, o meio pelo qual a consciência vulgar se converte na Consciência (*cit*) contínua do Ser único é uma série de exercícios nos quais os fenômenos luminosos desempenham um papel decisivo. Essa luz interior é produzida por uma técnica chamada *shâmbhavî-mudrâ* no Tantra e no Hatha-Yoga. Sentado confortavelmente em *siddha-âsana* ou qualquer outra postura, o *yogin* fixa o olhar na "caverna situada no meio do espaço entre as sobrancelhas" (ou seja, no meio da cabeça). Os olhos podem ficar abertos ou fechados; as sobrancelhas podem ficar ligeiramente levantadas.

Como quer que seja executada essa técnica, ela sempre envolve um novo tipo de olhar por meio do qual a área da fronte é levada para a consciência e de algum modo "energizada". Nos termos da fisiologia esotérica do Hatha-Yoga, isso implica a ativação do sexto centro, chamado *âjnâ-cakra*.

Os fenômenos luminosos experimentados no Târaka-Yoga não são derivados de nenhuma fonte externa, como o Sol ou algum outro corpo luminoso. Essas luzes têm uma natureza muito especial e só podem ser vistas pelo praticante, por mais ninguém. É difícil dizer exatamente o que elas são. A neurofisiologia e a psicologia dos estados alterados de consciência ainda estão engatinhando e não têm nenhuma explicação convincente a oferecer. De qualquer modo, seria totalmente errôneo encarar essas experiências como meros casos de excitação do nervo ótico. Elas são qualitativamente diferentes das luzes que são vistas quando, por exemplo, o nervo ótico é estimulado manualmente.

Também não se deve confundir esses fotismos com as imagens hipnagógicas vistas antes do sono. As luzes do *târaka* são extremamente vívidas e têm uma qualidade espantosa de autenticidade e realidade. O que quer que elas representem do ponto de vista fisiológico, para o praticante do yoga são sinais de seu progresso na via interior. À medida que os praticantes conseguem esvaziar a mente de todos os dados sensoriais e das imagens e fragmentos de palavras que nascem do subconsciente, sua experiência da luz radiante vai se tornando cada vez mais intensa e real.

Segundo o *Advaya-Târaka-Upanishad*, podem-se discernir claramente três estágios de realização nesse caminho yogue. Eles são chamados de "três sinais" (*tri-lakshya*). O primeiro é o dito "sinal interno" (*antar-lakshya*), o segundo, o "sinal externo" (*bahir-lakshya*), e o terceiro, o "sinal intermediário" (*madhya-lakshya*). Pode-se dizer que eles constituem diferentes fases do *shâmbhavî-mudrâ*, o "gesto" ou "selo" de Shâmbhu, o Senhor Shiva.

Obedecendo ao imaginário tântrico e à sua detalhada "geografia" esotérica do corpo humano, o *Advaya-Târaka-Upanishad* dá uma descrição concisa dos centros energéticos sutis (*cakra*) e dos canais (*nâdî*). Segundo esse texto, o eixo do corpo, que se estende do períneo até o topo da cabeça, é um canal luminoso no qual está sediada a misteriosa força chamada *kundalinî-shakti*.

Esse "poder serpentino" é descrito como uma luz radiante como a de miríades de relâmpagos. Embora permaneça adormecida na base do duto central, a *kundalinî* ilumina todo o canal chamado de *sushumnâ-nâdî*. Essa luminosidade indescritível pode ser vista pelos *yogins* quando concentram o olho interior na "janela mental" situada na fronte. Esse ponto tem a denominação técnica de *lalâta-mandala* ("círculo da fronte").

Tampando os ouvidos com os dedos indicadores, os *yogins* podem ouvir interiormente o som *phu* e sua consciência começa a se preencher de uma luz azulada fosforescente. Ao mesmo tempo, todo o seu ser é tomado por uma sensação de grande prazer e bem-aventurança. Esse é o primeiro estágio do *shâmbhavî-mudrâ* e é chamado de "percepção do sinal interno" (*antar-lakshya-lakshana*). É chamado também *tejo-dhyâna* ou "meditação do fogo" na *Gheranda-Samhitâ*. Essa experiência é bastante rápida e precisa ser repetida várias vezes para estabilizar-se, de modo a poder ser usada como apoio de novos esforços no caminho espiritual.

A segunda fase de *shâmbhavî-mudrâ* é a "percepção do sinal externo" (*bahir-lakshya-lakshana*). É descrita como a experiência visual de um campo externo de diversas cores que aparece a uma distância de duas a seis polegadas da fronte. Trata-se de um campo altamente dinâmico, com ondas azuis, vermelhas, alaranjadas e de outras cores, com raios dourados nas bordas. O campo colorido é visto de olhos abertos e aparentemente se sobrepõe à imagem perceptiva vulgar. Assim, nessa segunda fase, a visão interna da luz se exterioriza aos poucos. Diz-se que a perfeição nessa técnica é atingida quando o éter ou campo luminoso é percebido de forma constante cerca de seis polegadas acima da cabeça.

No terceiro estágio, que é a "percepção do sinal intermediário" (*madhya-lakshya-lakshana*), todas as coisas acontecem de maneira muito mais intensa e a consciência fica tão absorta na experiência que esta já não pode ser rigorosamente definida como uma visão ou percepção. É o *samâdhi*, a fusão do sujeito e do objeto. O praticante *se torna* as suas experiências. O "campo eterno" que ele percebe, ou melhor, que ele vive, é ao mesmo tempo interno e externo e pode assumir qualquer uma destas cinco formas: (1) *guna-rahita-âkâsha*: o éter-espaço não-qualificado, (2) *parama-âkâsha*: o éter-espaço supremo, (3) *mahâ-âkâsha*: o grande éter-espaço, (4) *tattva-âkâsha*: o éter-espaço da Realidade, e (5) *sûrya-âkâsha*: o éter-espaço solar.

Esses nomes designam experiências associadas a diversas cores e graus de intensidade. Idealmente, o praticante passa progressivamente da primeira à quinta. O último campo luminoso é comparado à irradiação conjunta de cem mil sóis. Nesse nível, a identificação do *yogin* com o sinal "libertador" ou *târaka* se realiza plenamente.

Resta então somente um último passo a ser dado: a realização da Realidade transmental ou não-humana (*amanaska*), que também é chamada de *târaka*. Ou seja, a palavra *târaka* tem um duplo sentido. Por um lado, refere-se aos "sinais" ou experiências visionárias induzidas pelo *shâmbhavî-mudrâ*; por outro, significa o próprio Ser único e singular. Esse duplo uso pode confundir o leigo, mas, para o iniciado que chegou à compreensão do fundamento não-dual da existência, é dotado de um significado profundo: os muitos sinais do Ser unitário não são, na realidade, exteriores ao supremo *târaka*, mas são somente outras tantas manifestações dele, criadas pela mente não-iluminada que é incapaz de perceber diretamente a verdade suprema.

O *târaka* transmental é idêntico ao *nirvikalpa-samâdhi*. Nesse estado, o praticante é o Ser único que apreende a si mesmo por si mesmo. É aí que a odisséia do *yogin* alcança seu termo. Não só a sua consciência se transmuta na Consciência pura como também ocorrem mudanças marcantes na química do corpo. Diz-se que então ele já quase não precisa de alimento e sono, e não obstante é forte no corpo e na mente.

O caminho fotístico do Târaka-Yoga faz uso de fenômenos já conhecidos, sem dúvida alguma, desde os tempos mais antigos. Sabemos, por exemplo, que os fenômenos luminosos desempenham importante papel no xamanismo, cujas raízes são evidentemente mais antigas que as do Yoga. Além disso, a própria Realidade suprema é freqüentemente chamada de "Luz" (*jyotis*) nos textos mais antigos da tradição vedântica.

Surpreendentemente, esse uso da palavra não consta das obras referentes ao Târaka-Yoga que chegaram às nossas mãos. Em nenhum lugar descrevem elas a Realidade suprema como algo luminoso. Pelo contrário, afirma-se que ela é transmental, ou seja, que ela transcende as categorias da mente. Assim, é de se pensar que transcenda também qualquer coisa que a mente possa perceber ou conceber como "luz". No Târaka-Yoga, as experiências fotísticas precedem a realização suprema. A libertação, portanto, está um passo além dos fotismos, um passo além, aliás, de quaisquer experiências geradas no decorrer do caminho yogue. O estado transmental (*unmanî*) revela a beatitude (*ânanda*) eterna do Absoluto. Essa beatitude, porém, não é o conteúdo de uma experiência, mas o próprio ser da pessoa liberta. Como diz o *Mandala-Brâhmana-Upanishad* (11.5.3-4):

Os *yogins* se tornam esse oceano de beatitude.

Comparados com essa [beatitude absoluta], Indra e os demais [deuses] são apenas moderadamente felizes. Assim, aquele que alcançou a [suprema] beatitude é um supremo *yogin*.

68
Yantra-Yoga: A Geometria Divina

EM SEU ESFORÇO para intensificar a consciência e transcender suas ordinárias limitações, os *yogins* tiraram vantagem de toda a gama das expressões e potencialidades humanas. Assim, utilizaram, por exemplo, a capacidade ativa para constituir o Karma-Yoga; a inata capacidade devocional para o Bhakti-Yoga; a capacidade de produzir complexos padrões sonoros para o Mantra-Yoga; a capacidade de concentração para o Râja-Yoga; e a faculdade do discernimento para o Jnâna-Yoga. Além disso, como seria de se esperar, os *yogins* também fizeram uso do nosso sentido mais poderoso — o sentido da visão — associado à nossa capacidade de visualização.

A disciplina yogue depende essencialmente da concentração interna ou da capacidade de fixação da atenção. Em algumas escolas, essa concentração toma por objeto uma visualização propriamente dita, uma forma criada pela imaginação. Um objeto visual definido é conservado no campo de atenção da mente por um período prolongado a fim de produzir uma mudança na consciência. O Tantra, por exemplo, emprega desenhos geométricos chamados *yantras*, que são considerados instrumentos altamente eficientes para concentrar a mente dispersa.

Segundo a filosofia tântrica, as muitas formas do universo não têm somente a sua figura característica perceptível pelo olho, mas também toda uma "cosmografia" específica. Ou seja, todas as coisas — animadas ou inanimadas — levam dentro de si um "registro" fiel da sua gênese. Além disso, nesse registro está contida também a história do cosmos como um todo. Isso acontece porque até mesmo as menores partículas do cosmos refletem a sua estrutura total. Nesse sentido, pode-se dizer que toda forma perceptível é um *yantra*.

Essa maneira de encarar a existência é típica de todas as sociedades tradicionais, que vêem o mundo como um acontecimento sagrado. Tradicionalmente, a religião sempre foi um reconhecimento da existência de um vínculo real e efetivo entre o Céu e a Terra. Os templos e pirâmides do mundo antigo foram construídos para sublinhar esse vínculo. Foi só numa época muito recente que essa visão de mundo começou a ser progressivamente destruída pela ideologia do cientificismo, que busca "desmitologizar" toda a existência, esquecendo-se que nem só do intelecto vive o homem.

Buscando sempre a simplicidade da compreensão e a reconstituição de um vínculo efetivo com o sagrado, os metafísicos do Tantra chegaram à conclusão de que todas as formas cósmicas podem ser reduzidas a um número definido de figuras geométricas primárias, como o ponto, a linha, o triângulo, o quadrado e o círculo. Reconhece-se nesses elementos um valor simbólico fixo. Quando se combinam, considera-se que expressam as qualidades particulares que se incorporam em certos aspectos da criação.

No sentido técnico mais estreito, o *yantra* é um padrão geométrico complexo empregado especificamente no Tantra como "instrumento" — a tradução literal do nome *yantra* — da interiorização da consciência e da transcendência da mente vulgar. O *Tantra-Tattva* (folha 519), texto tântrico tardio, afirma que o *yantra* tem esse nome porque controla (*niyantrana*) as paixões e, logo, também o sofrimento.

O *yantra* é considerado um vaso ou sede de determinadas divindades que representam as grandes forças criativas do universo — como Lakshmî (a portadora da boa fortuna), Vishnu (aquele que está em tudo) e Ganesha ou Ganapati (aquele que remove os obstáculos), o deus da cabeça de elefante.

Durante uma típica cerimônia tântrica, essas divindades são invocadas pela recitação de sons de poder (*mantra*), gestos sagrados (*mudrâ*), exercícios respiratórios (*prânâyâma*) e uma grande variedade de outras técnicas rituais. Uma das práticas principais consiste na criação do *yantra* próprio da divindade a ser adorada. Para tanto, a figura geométrica é desenhada no papel, na madeira ou sobre a areia, ou gravada em metal, ou às vezes modelada em três dimensões.

Porém, não basta desenhar ou modelar o *yantra* externamente. Aos poucos, o praticante do Tantra tem de estabelecer o *yantra* dentro de si por meio da visualização e da concentração intensas. Tem de construir na própria mente um vívido modelo tridimensional do *yantra*. Ou, antes, tem de vir a perceber pela experiência que seu corpo é, na realidade, idêntico à forma do *yantra*.

Trata-se de um processo difícil e prolongado. Para nós, modernos, pode parecer até mesmo uma tarefa impossível, visto que já não gozamos da excelente memória que tinham os nossos antepassados. As sociedades tradicionais não transmitiam seus conhecimentos por escrito, mas de forma oral. Os hinos dos *Vedas*, por exemplo, bem como as passagens em prosa e verso dos *Upanishads*, eram originalmente memorizados, e com uma precisão assombrosa. Entretanto, com o uso cada vez mais extenso dos livros, essa maravilhosa faculdade mnemônica foi quase completamente perdida. Mas a memória é crucial para o tipo de visualização necessária no Yoga, especialmente no Tantra-Yoga.

O *yantra* construído na mente tem de se tornar uma experiência tão intensa que parece algo vivo. Quando o praticante alcança o êxito nessa obra interna, o *yantra* se torna um campo de força vibrante que absorve completamente a sua atenção. Com o tempo, ele já não sabe se é o *yantra* que está dentro dele ou ele que está dentro do *yantra*. Sua consciência é levada paulatinamente a um estado de absorção profunda no qual já não percebe os objetos corpóreos que a rodeiam. Seus sentidos já não registram os estímulos externos e a pessoa vive completamente dentro de seu mundo interno. Por fim, ela toma consciência da própria divindade (isto é, a força criativa personalizada) do *yantra*.

A absorção meditativa (*dhyâna*) é caracterizada por uma gradual abolição da distinção entre o sujeito e o objeto, distinção essa que é o próprio pilar da consciência vulgar de vigília. No final do processo chega-se à unificação completa dos dois pólos da experiência, a fusão entre o conhecedor, o objeto conhecido e o próprio ato de conhecimento. Nesse ponto se transcende toda a dualidade. Esse estado se chama *samâdhi* ou "êxtase".

Existem dois tipos fundamentais de *samâdhi*, um "inferior" e um "superior". O primeiro tem por base uma "forma" (*rûpa*) ou ponto focal, com o qual o sujeito da experiência entra em fusão. No outro tipo de *samâdhi*, desaparecem todos os conteúdos da consciência. Esta, em sua forma suprema (*cit*), permanece recolhida em si mesma. A consciência empírica é temporariamente abolida, dando lugar à "testemunha" (*sâkshin*) transcendental. É esse o estado que se chama de libertação ou realização do Si Mesmo.

A experiência meditativa da divindade de um determinado *yantra* se encaixa na modalidade "inferior" do *samâdhi*. É considerada uma preparação importantíssima para a realização final do Si Mesmo universal.

No começo da prática, paradoxalmente, deve-se trabalhar com um *yantra* mais complexo. Uma vez atingida, pelo exercício regular, uma certa medida de êxito na visualização e na concentração, o *yantra* pode ser grandemente simplificado. Pode ser construído, externa ou internamente, de dois modos. Pode ser imaginado a partir do ponto central (*bindu*) para fora, de acordo com o processo de evolução cósmica; ou pode ser visualizado da circunferência exterior em direção ao centro, de acordo com o processo de absorção meditativa (ou involução). O simbolismo dos elementos que constituem o *yantra* é relativamente simples. Já o sentido interior do *yantra*, incorporado em sua divindade, só pode ser plenamente captado quando é objeto de uma experiência íntima.

O elemento principal de qualquer *yantra*, embora não seja figurado em todos, é o ponto ou *bindu* (gota). Ele representa aquele ponto do espaço e do tempo em que qualquer objeto chega à manifestação. O *bindu* se situa entre a manifestação e o não-manifesto, entre o ato e a potência. É a matriz criativa, a estrutura primária da qual nasce todo o cosmos multiforme. Isso vale tanto para o mundo físico quanto para o universo psicológico, para o macrocosmo e o microcosmo.

Não existe manifestação sem movimento. Geometricamente, isso se expressa por uma linha ou uma combinação de linhas. O movimento ascendente é figurado por um triângulo com a ponta para cima, simbolizando o princípio masculino do universo, *shiva*. Por analogia, é ligado ao elemento fogo e à atividade mental em geral. Seu valor numérico é 3. O triângulo com a ponta para baixo representa o princípio criativo feminino, *shakti*, que consubstancia a atividade de *shiva*. Está ligado ao elemento água e seu valor numérico é 2.

O dodecágono, um dos elementos mais comuns nos *yantras*, é composto de um triângulo que aponta para cima e outro que aponta para baixo. Simboliza o estado de equilíbrio no mundo manifesto. A existência do cosmos é possibilitada por um perfeito equilíbrio dinâmico entre forças opostas.

O estado de caos ou negação é representado por dois triângulos dispostos verticalmente e ligados pelas pontas, formando assim o "tambor de Shiva". O Deus Shiva representa aí o princípio da destruição e, portanto, o da renovação.

O quadrado representa o elemento terra (*bhû*); seu valor numérico é 4. Esse simbolismo é quase universal.

O círculo é o símbolo da periodicidade e do ritmo. Pode significar também a energia "enrodilhada" latente na matéria. Está ligado ao quinto elemento, o éter (*âkâsha*). Seu valor numérico pode ser 1 ou 10.

O hexágono, símbolo do elemento ar (*vâyu*), representa o movimento disperso.

Os lótus que fazem parte de diversos *yantras* significam determinadas entidades ou energias personificadas, que se identificam pelo número de suas pétalas. O lótus de oito pétalas, por exemplo, indica o Deus Vishnu, o preservador.

Os textos tântricos mencionam e descrevem um grande número de *yantras*, a maioria dos quais tem uso espiritual. Existem alguns, porém, que são usados especificamente para se curar doenças ou obter benefícios materiais. O *yantra* mais conhecido é sem dúvida o *shrî-yantra*, também chamado *shrî-cakra* (roda auspiciosa). É um arquétipo simbólico do cosmos e, por analogia, do corpo humano. É o grande símbolo da Deusa (*devî*) ou Shakti, tanto na forma transcendente quanto na imanente. *Devî* é o princípio feminino do universo, o poder ou energia responsável por toda a criação.

Segundo a filosofia tântrica, Deus e Deusa são na realidade um só. Ambos juntos constituem a Unidade primordial, a Realidade singular que está além de todos os fenômenos. Sua separação, experimentada no nível empírico, é a raiz de todo o sofrimento humano. A auto-realização consiste na descoberta de que, no nível supremo da existência, Deus e Deusa enlaçam-se num abraço eterno; e o adepto realizado participa do deleite dessa eterna união.

O *shrî-yantra*, tal como é empregado na liturgia tântrica, serve para lembrar o *yogin* ou a *yoginî* que na realidade a distinção entre sujeito e objeto não existe. Esse *yantra* é composto de nove triângulos justapostos, arranjados de tal modo que produzem um total de 43 triângulos menores. Quatro dos nove triângulos primários apontam para cima e representam a força cósmica masculina; cinco apontam para baixo e simbolizam o poder cósmico feminino.

Esses triângulos são rodeados por um lótus de oito pétalas que simboliza Vishnu, a tendência ascendente presente em todo o cosmos. O outro lótus, de dezesseis pétalas, representa a obtenção do objeto do desejo, particularmente o poder sobre a mente e os órgãos dos sentidos. Ao redor desse segundo lótus há quatro linhas concêntricas, simbolicamente ligadas aos dois lótus e aos triângulos. A estrutura exterior de três linhas é chamada "cidade da Terra" (*bhû-pura*); simboliza as três esferas do mundo e, microcosmicamente, o corpo humano.

No sul da Índia, o *shrî-yantra* é um objeto de adoração. Alguns templos hindus da época medieval ou posteriores têm certos santuários onde se encontra um altar menor. Segundo a tradição, esses altares guardam gravuras do *shrî-yantra*. O *shrî-yantra* também costuma ser gravado em finas folhas de ouro, prata ou cobre, enrolado e colocado dentro de um cilindro metálico para ser usado como uma espécie de amuleto, quer por motivos de saúde, quer, infelizmente, para auxiliar na prática da magia negra.

O *mandala* é uma versão pictórica muito mais detalhada do *yantra* e é usado especialmente no Budismo tibetano (Vajrayâna). Em vez de um ponto, imaginário ou realmente indicado, o *mandala* tem no centro o Buda Primordial (*Âdi-Buddha*) do qual procedem, nas quatro direções, os "Quatro Paraísos", respectivamente supervisionados por vários Budas ou seres iluminados. Fora das "muralhas" internas desses campos paradisíacos situam-se tipicamente os Quatro Budas Humanos e os Quatro Guardiães.

O Yantra-Yoga é uma forma de "adoração interna" (*antar-pûjâ*), geralmente dirigida à Deusa. Depois de a Deusa ser invocada por meio dos mantras, ou sons de poder, deve ser convidada a entrar e ser adequadamente instalada no *yantra*, que é o seu corpo. Uma vez que o *yantra* visualizado internamente não é outra coisa senão o próprio corpo-mente do praticante, a instalação da Deusa no *yantra* significa que ele ou ela agora é uma coisa só.

É então que começa a tarefa ainda mais difícil de dissolver progressivamente o *yantra* — dos elementos externos em direção aos internos. Como o *yantra* é identificado ao próprio complexo psicossomático do praticante, essa dissolução implica a dissolução do seu mundo interno. Quando a consciência se reduz à unidade do *bindu*, ocorre uma mudança radical. O *yogin* ou *yoginî* se identifica com a Realidade última, superconsciente, onipresente e eterna. Assim, o *yantra* é somente um instrumento para reduzir aos poucos as complexidades da mente até que se recupere a simplicidade da Realidade, do Si Mesmo transcendente. Essa recuperação é a iluminação.

69
O que é o Tantra?

Nos anos recentes, o Tantra tem se tornado cada vez mais popular. Infelizmente, essa tendência não colaborou para que essa antiga tradição espiritual fosse mais bem compreendida. Aliás, a verdade é que a popularidade do Tantra no Ocidente — e sua concomitante "vulgarização" — geraram mais mal-entendidos e confusões. Se pegarmos qualquer revista do movimento Nova Era, veremos propagandas de "seminários" de Tantra que prometem conhecimento espiritual e diversão. Aquilo que costuma se vender como sendo o Tantra, porém, é na melhor das hipóteses um treinamento da sensibilidade sexual e, na pior, uma pura e simples libertinagem sexual com aura de mística asiática. Não é de surpreender que muitos estudantes de Yoga equiparem o Tantra às práticas sexuais e a uma forma de "diversão". Porém, nada poderia estar mais longe da verdade.

O autêntico Tantra é essencialmente uma doutrina de libertação (*moksha-shâstra*) com o objetivo explícito de levar os praticantes à iluminação. A sexualidade ritual (*maithunâ*), em torno da qual gira o "Neo-Tantrismo" ocidental, só é praticada nas escolas tântricas da "via da esquerda" (*vâma-mârga*). O Tantra regular (*samaya*) sempre desprezou as práticas extremas e favoreceu uma abordagem que permite que os pais e mães de família tenham uma atividade sexual equilibrada e os ascetas pratiquem a abstinência.

Significativamente, até mesmo as escolas que incluem o relacionamento sexual ritualizado em seu repertório de práticas dão mais importância ao ritual do que à relação sexual, o que não significa que não existam *tântrikas* que tenham ficado muito abaixo dos grandes ideais dessa tradição extraordinária. Com efeito, os excessos orgiásticos de algumas escolas tântricas foram responsáveis pela má reputação que o Tantra tem na Índia. Outro motivo do declínio do Tantra foi a sua freqüente ligação com a magia negra. Porém, o fracasso de alguns praticantes não deve nos impedir de admirar as grandes intuições e realizações do Tantra como um todo.

Talvez a moderna preocupação com o sexo ritual "tântrico" resulte simplesmente da confusão moral da nossa sociedade e do fato de não nos sentirmos à vontade com nossa sexualidade (apesar da chamada revolução sexual). Seja como for, os estudiosos do Yoga devem saber que o Tantra é um caminho yogue legítimo. Representa uma grande síntese cultural e filosófica que se montou nos primeiros séculos da era cristã e atingiu seu auge por volta de 1.200 d.C. Originalmente, as doutrinas tântricas só eram transmitidas da boca do mestre para o ouvido do discípulo, e até mesmo os mais antigos textos tântricos que chegaram a nós — também chamados *Tantras* — representam já um estado mais amadurecido de desenvolvimento. Mas esses textos, escritos principalmente em sânscrito (mas, no que diz respeito ao Tantra budista, preservados sobretudo em língua tibetana), nos dão uma boa idéia da natureza dos ensinamentos tântricos a partir do ano 500 d.C., mais ou menos.

Desde o princípio, o Tantra concebeu-se como uma doutrina da "nova era", feita especialmente para o *kali-yuga*, A Era das Trevas, marcada pela decadência moral e espiritual. (É nessa era que estamos.) Os adeptos do Tantra chegaram à conclusão de que os *Vedas* (no caso dos hindus) e os *Suttas* em páli (no caso dos budistas) haviam perdido sua eficácia, tornando-se necessária assim a abertura de um novo caminho. Em específico, o Tantra ofereceu novos rituais, mas também apresentou novas idéias filosóficas, ou melhor, deu um novo aspecto às idéias antigas. Esse processo foi acompanhado pelo desenvolvimento de uma nova linguagem técnica e de um novo simbolismo, o que torna os *Tantras* difíceis de se compreender.

O Tantra compreende tanto o caminho da realização direta (no qual a pessoa reconhece sua verdadeira natureza graças ao bom karma acumulado no passado, à graça do Guru ou a uma intervenção direta da própria Realidade suprema) quanto o caminho gradual (que emprega as mais diversas disciplinas e técnicas, sobretudo rituais de diversos tipos, que permitem ao praticante purificar-se progressivamente até que o verdadeiro conhecimento possa irradiar seu brilho).

No que diz respeito à via espiritual, o Tantra não compreende o corpo e o mundo em geral como obstáculos à iluminação, mas como os próprios fundamentos de toda disciplina yogue. O corpo e o mundo não são ilusórios, como ensinam algumas escolas vedânticas (ou do Jnâna-Yoga), mas são manifestações da Realidade suprema. Por isso, não podem ser ignorados, desprezados nem condenados, mas, pelo contrário, devem ser vistos em seu contexto adequado e devidamente respeitados. Segundo o Tantra, o corpo contém todos os segredos do universo. É uma réplica em miniatura do macrocosmo. Os adeptos do Tantra também compreendem o corpo como um templo da Divindade — uma idéia já presente nos antigos *Upanishads*, mas que havia sido deixada de lado.

Essas noções levaram, por volta de 1000 d.C., à criação do Hatha-Yoga, que é na verdade uma forma de Yoga tântrico. O objetivo do Hatha-Yoga tradicional é despertar a potência espiritual latente do corpo, o "poder serpentino" ou *kundalinî-shakti*. É essa também a essência do Tantra. O poder serpentino não é outra coisa senão o poder da Realidade transcendente que se manifesta no corpo humano finito.

O objetivo último da iluminação ou libertação espiritual se realiza quando o poder serpentino desperto transforma completamente o vulgar corpo material num corpo de luz, ou naquilo que os *tântrikas* budistas chamam de "corpo do arco-íris", e os cristãos, de "corpo glorioso". É um corpo imortal, infinitamente plástico (ou seja, é capaz de assumir qualquer forma) e dotado de poderes excepcionais (*siddhi*) de toda espécie. O *Yoga-Shikhâ-Upanishad* (1.25-26) afirma:

Diz-se que os seres dotados de corpo são de duas espécies: maduros e verdes.

Os seres verdes dotados de corpo não possuem o Yoga; os maduros o possuem. Pelo fogo do Yoga, o corpo inteiro torna-se senciente e liberto do sofrimento.

O corpo verde, entretanto, deve ser compreendido como não-senciente, terroso, fonte de sofrimentos.

Para os adeptos do Tantra, a libertação não consiste em entrar numa outra dimensão, diferente do mundo sensorial, mas em transmutar o corpo e a mente na própria "luz" da Realidade suprema. Sem dúvida, esse nobre objetivo é digno da nossa mais atenta consideração.

70
Sexo, Ascese e Mitologia

FRIEDRICH NIETZSCHE, o filósofo alemão do século XIX que declarou que Deus estava morto, observou também que o ser humano é como uma corda esticada entre a animalidade e a divindade. Ele poderia igualmente ter nos comparado à tensão que existe entre os hormônios sexuais e os impulsos cerebrais superiores. Essa metáfora, como a maioria das metáforas, é só parcialmente verdadeira, pois nós também *somos* nossos órgãos genitais, como *somos* nosso cérebro e todos os demais aspectos do nosso ser corpóreo. É claro que também somos muito mais do que o corpo ou suas várias partes, como puderam comprovar por si mesmos os praticantes sérios das mais diversas disciplinas espirituais no decorrer das eras.

Não obstante, a dinâmica entre as necessidades biológicas, especialmente os impulsos genitais, e as aspirações evolutivas ou transpessoais mais elevadas é um elemento crucial de todas as tradições morais, religiosas e espirituais do mundo. Tipicamente, esses dois conjuntos de quereres ou necessidades estão, a nosso ver, em guerra um com o outro: não deixe que o cérebro saiba o que os órgãos genitais estão fazendo; reprima seus desejos; elimine sua curiosidade sexual; sinta vergonha de ter órgãos genitais.

Essa orientação negativa em relação ao corpo e à sexualidade se resume na doutrina religiosa segundo a qual a "carne" é a inimiga do "espírito". Para que o amor seja "puro", não pode ter conotações sexuais. A sexualidade, na melhor das hipóteses, é vista como um mal necessário. Como observou o filósofo e matemático inglês Bertrand Russell, essa idéia causou enorme infelicidade a milhões de pessoas,[1] que tiveram de reprimir seus instintos sexuais na esperança de alcançar uma vida melhor no paraíso, onde, na qualidade de seres angélicos assexuados (talvez até sem corpo), poderiam participar dos gozos celestiais sem se importar com a genitalidade e com quaisquer complicações sexuais.

Essa idéia dualista, que divide o ser humano num compartimento genital ou sensual e num compartimento espiritual ou ascético, é tão característica das tradições judaica, cristã e muçulmana quanto de certas escolas do Hinduísmo e do Budismo. O antigo *Rig-Veda* (1.179), por exemplo, o Antigo Testamento do Hinduísmo, registra uma briga doméstica entre o sábio Agastya e sua esposa Lopamudrâ. A causa da briga foi — como não? — o sexo. Agastya, que era um asceta famoso e um modelo da virtude da castidade (*brahmacarya*), estava, para falar bem claro, desprezando sua esposa. Em outras palavras, preferia meditar na solidão a ter relações sexuais com ela. Ela, por sua vez — e compreensivelmente —, começou a se sentir frustrada e por isso passou a queixar-se e a fazer exigências. A princípio, o sábio defendeu corajosamente sua posição: disse que a mulher o conhecia e não poderia esperar dele menos do que aquilo. Lopamudrâ, porém, que de fato conhecia bem o marido, era uma especialista nas artes da sedução, e pouco a pouco Agastya sucumbiu aos seus artifícios femininos. Logo depois de transgredir o voto de abstinência sexual, ele sentiu um profundo remorso. Para "purificar-se" de novo, ofereceu aos deuses sacrifícios de toda espécie. Provavelmente, a satisfeita Lopamudrâ agora o ajudava em seus rituais.

Podemos especular que esse episódio da vida íntima do casal entrou na parte mais venerável das escrituras sagradas do Hinduísmo porque descrevia uma situação comum nos tempos antigos: um asceta, pai de família que lutava contra a sua própria sexualidade, e a da esposa, no contexto de uma vida espiritual exigente. Esse combate, que levou ao quase desespero muitos aspirantes a ascetas, foi travado por homens e mulheres desde o momento em que as religiões começaram a pregar a idéia de que, para atender aos requisitos da vida espiritual, o ser humano tem de restringir por completo as paixões da carne. Surgiram tradições inteiras baseadas nesta idéia errônea: a saber, que a comunhão com Deus, ou a libertação, depende da repressão, da limitação ou de algum tipo de "sublimação" do impulso sexual.

É certo que a renúncia absoluta à atividade sexual era o grandioso ideal a que aspiravam inúmeros ascetas da Índia antiga. Muitos deles são lembrados até hoje na literatura popular e sagrada. Muitos outros, porém, são célebres por não terem conseguido ficar à altura desse supremo ideal. Assim, a epopéia do *Mahâbhârata* e os *Purânas* nos contam muitas histórias sobre ascetas que caíram. Um dos motivos que mais figuram nessas histórias é o do penitente zeloso que sofre as árduas tentações provocadas por uma donzela celestial, enviada por uma das divindades para provar-lhe a determinação e a paciência.

Na epopéia *Râmâyana* (1.62), lemos a história do ilustre sábio Vishvamitra, cuja paixão inflamou-se à vista da linda Menakâ, que banhava-se nua num riozinho perto de sua ermida. A relação amorosa entre eles durou dez anos; depois disso, ele "caiu em si" e retomou, com zelo duplicado, o modo de vida ascético. Sharadvant, poderoso *yogin* e arqueiro habilidoso, foi provado de maneira semelhante. Ao ver uma moça vestida em trajes sumários, ele perdeu temporariamente o controle sobre sua mente; boquiaberto, deixou cair involuntariamente o arco e as flechas e ejaculou. A mesma coisa aconteceu com os famosos sábios Vyâsa, Kashyapa, Bharadvâja, Mankanaka e Dahica.

Para o asceta, a luxúria é aliada da morte. Isso porque a perda do sêmen (*bindu*) é um sinal de perda de energia, de poder e de um mérito kármico acumulado a duras penas. O asceta precisa de muito mérito para vencer a férrea lei do *karma* e precisa da energia do corpo para cumprir a obra magnífica de autotransformação que é o objetivo de toda penitência. A ascese é um trabalho de acumulação de energia psicossomática. O asceta, assim, vigia cuidadosamente todos os orifícios do corpo, especialmente os órgãos genitais. Para ele, o sêmen não é simplesmente um fluido corpóreo, mas uma substância poderosa que deve ser acumulada e não desperdiçada. O asceta típico sempre se preocupa com a perda involuntária de sêmen ou com a possibilidade de chegar a um ponto de excitação sexual que o leve a perder o controle sobre seus pensamentos. Muitas histórias, porém, fazem questão de deixar claro que essa castidade (*brahmacarya*) não deve ser confundida com uma emasculação voluntária.

Sempre que um *yogin* se distrai da sua exigente disciplina, mostra-se um amante viril e vigoroso. Na Índia, todos sabem que os *yogins* são muito atraentes do ponto de vista sexual e que esse é um dos perigos que ficam à espreita do caminhante na via espiritual. É por isso também que não poucas senhoras ocidentais desmaiam à vista do seu *swami* predileto, muitas vezes sem compreender que o segredo dos seus atrativos está justamente na sua prolongada abstinência. Não admira que desde tempos imemoriais os *yogins* tenham sido alertados para não se aproximar demais do sexo feminino. Entretanto, esse aviso antiqüíssimo só faz aumentar a tendência de muitos ascetas a depreciar o corpo e estimular um "narcisismo espiritual" em vez de uma atitude iluminada pelo amor e pela compaixão.

Os ascetas não são eunucos. Esse fato se evidencia na pessoa de Shiva, o aspecto destruidor da "trindade" hindu. Ele é o maior dos ascetas e um maníaco por sexo. Sua natureza dual é ilustrada de modo muito belo nos *Purânas*, compilações enciclopédicas escritas em sânscrito que contêm numerosos mitos, lendas e relatos filosóficos e teológicos. Eis a seguir uma história do *Skanda-Purâna* (1.1.34), que mostra o divino Shiva a demonstrar uma série de traços de caráter nitidamente humanos.

Shiva jogou dados com sua esposa celestial, Pârvatî, que trapaceou e ganhou o jogo. Bravo por ter perdido, Shiva brigou com ela. Para "esfriar a cabeça" e não pôr em risco a segurança dos mundos, resolveu andar pela floresta. À maneira de um verdadeiro asceta, tirou as roupas e gozou da solidão. Mas Pârvatî, com remorsos por ter trapaceado e já com saudades do marido, aceitou o bom conselho de uma amiga e resolveu pedir perdão. Assumiu a forma de uma donzela belíssima, transportou-se magicamente até a floresta e apareceu diante de Shiva.

O grande lorde dos *yogins* perdeu a concentração. Quando viu a voluptuosa donzela, ficou instantaneamente louco de desejo. Estendeu os braços na direção dela, que desapareceu no ar. Atormentado pelo desejo por essa misteriosa beldade, Shiva entrou a vagar pela floresta. Certo dia, encontrou-a novamente. Dessa vez, tomou o cuidado de aproximar-se dela de maneira menos impetuosa. A donzela lhe disse que estava em busca de um marido sábio e que tivesse perfeito domínio sobre suas emoções. Sem piscar, Shiva apresentou-se como candidato. A donzela, porém, lhe disse que ele não tinha as qualidades necessárias, pois havia abandonado sua esposa Pârvatî, cujo amor havia conquistado pela excessiva ascese. Shiva negou a acusação.

Então, mudando de tática, a donzela louvou-o como o senhor dos ascetas, que havia subjugado por completo o deus da paixão, Kâma. A isto, Shiva reagiu tentando tomá-la pela força. Ela exigiu que ele a soltasse e mandou que, antes de tudo, ele fosse pedi-la em casamento ao pai. Shiva consentiu. Mas o pai da moça não compreendeu como o senhor do universo pôde ser de tal modo fascinado e iludido por uma mulher, por mais bela que fosse. Isso levou o sábio Nârada a zombar de Shiva, observando que o contato com as mulheres sempre expõe os homens ao ridículo. As palavras de Nârada atingiram o alvo.

Shiva entendeu de repente o ardil da mulher e soltou uma fortíssima gargalhada. Mas saiu então para entregar-se a uma penitência severíssima, fazendo trepidar de medo todos os seres. Pârvatî assumiu prontamente sua forma verdadeira e, prostrando-se diante do poderoso deus, pediu-lhe perdão. Esse gesto pacificou Shiva, que voltou junto com ela para sua morada celestial — sem dúvida para retomar o eterno jogo de sedução que o unia a Pârvatî, interrompido de vez em quando por uma ou outra briga doméstica.

Essa história, como tantas outras, retrata Shiva como uma figura cheia de contradições. É a divindade suprema e, no entanto, comete a humaníssima loucura de desejar uma moça cuja beleza, pelas aparências, é tão efêmera quanto a de qualquer ser mortal. É capaz de realizar feitos ascéticos fenomenais e ao mesmo tempo é subjugado pelo mesmo desejo que já havia dominado sob a forma de Kâma, o deus do desejo. Leva-se muito a sério, mas é também capaz de prorromper numa gargalhada cósmica quando se dá conta de que não esteve à altura de sua divina condição. Assume o papel de um tolo de quem se pode ganhar nos dados por trapaça, mas é o onisciente senhor da criação que, por uma simples intenção, pode fazer com que todo o universo mergulhe de novo no nada.

A julgar pelos critérios dos mortais, Shiva é uma impossibilidade. Mas ele não é sujeito nem à mortalidade nem aos padrões humanos. É ao mesmo tempo *todas* as possibilidades de vida. É a vida mesma. Shiva, como tal, é um símbolo instrutivo para o praticante espiritual que pressente a possibilidade de se adotar uma disciplina de autotranscendência sem ter de voltar as costas para a vida.

O erotismo de Shiva é um insulto para os ascetas que vinculam sua salvação pessoal à sublimação sexual ou, pior ainda, à imposição de um controle rígido sobre os apetites naturais. O caráter de Shiva, que é uma afirmação da vida, incorpora uma sabedoria que vai além da convencional visão religiosa. É o tipo de sabedoria que serve de fundamento para as escolas tântricas da Índia e do Tibete e dá forma também à "alquimia sexual" dos mestres taoístas da China.

Tanto os mestres tântricos quanto os adeptos taoístas sabiam que a sexualidade, por si só, não é um obstáculo ao progresso espiritual. Promoveram, muito pelo contrário, a idéia de que um eunuco impotente (*klaibya*) tem pouca chance de realizar o potencial supremo da evolução espiritual — a iluminação ou libertação. Em vez de recomendar a ansiosa supressão da libido, para impedi-la de prejudicar a sagrada tarefa da transformação espiritual, elaboraram uma filosofia favorável ao sexo. Chegaram até a criar práticas especiais a fim de usar esse poderosíssimo impulso para o processo de transmutação psicoespiritual. É claro que jamais foram a favor da "exploração sexual" em que incorrem as pessoas comuns, especialmente depois da revolução sexual. Antes, estavam interessados no uso correto da energia sexual.

O Taoísmo prega que seus praticantes tenham uma vida saudável e equilibrada por meio do uso controlado da sexualidade, que pode vir a sensibilizar uma pessoa para a dimensão espiritual. No Tantra, as disciplinas sexuais estão sobretudo a serviço da autotranscendência levada ao ponto da beatitude absoluta. Na tradição chinesa, as "artes sexuais" estão estreitamente associadas à medicina; na indiana, fazem parte de uma tecnologia de libertação mais conhecida como "Yoga". Ao passo que, no Taoísmo, a relação sexual sem o orgasmo masculino é usada para manipular o sistema hormonal do corpo em vista da obtenção de uma saúde perfeita, no Tantra o que importa é antes de tudo a troca de energia entre os parceiros sexuais. Na tradição tântrica, o desvio masculinizante é mais explícito do que nas escolas taoístas, posto que, nestas últimas, esteja igualmente implícito na prescrição de que o sêmen seja preservado a todo custo.

No Tantra hindu, onde a relação sexual está ligada à noção de sacrifício (*yajna*), a regra ritual contra a emissão do sêmen não é tão rígida quanto no Tantra budista. Ambas as tradições, porém, postulam um mesmo objetivo para a sexualidade ritual: restaurar no complexo psicossomático o perfeito equilíbrio que coincide com a absoluta bem-aventurança da iluminação. A idéia geral que está por trás dessas escolas de pensamento é a de que nós, desde o nascimento, estamos em desequilíbrio por causa da diferenciação entre corpo masculino e corpo feminino. Essa diferenciação, chamada de dimorfismo na fisiologia ocidental, estabelece em nós uma tensão que buscamos resolver pela fusão com o sexo oposto — fusão sexual ou emocional, ou ambas.

O orgasmo é aquilo que neste mundo mais se aproxima da beatitude absoluta (*ânanda*) que todos nós buscamos. O prazer orgástico, porém, é mísero em comparação com essa beatitude, e, como todos sabem, é incrivelmente efêmero. A descarga nervosa que acompanha o orgasmo cria um estado momentâneo de equilíbrio, mas esse equilíbrio se dá num nível de energia muito reduzido.

Os praticantes do Tantra conhecem o erro desse modo "vulgar" de tentar resolver o desequilíbrio por meios externos, a saber, pela união sexual. Estão mais interessados em elevar o nível da energia psicossomática e em apurar a consciência até penetrar naquela dimensão transcendente de beatitude. Não praticam a relação sexual por uma atitude hedonista, mas por uma disciplina espiritual. Isso acarreta a idéia de que, do ponto de vista psicológico, todo indivíduo é ao mesmo tempo homem e mulher, e que, portanto, o desejado estado de união ou equilíbrio não ocorre no corpo, mas no interior, na consciência. Assim, para o praticante do Tantra, o ato sexual exterior é essencialmente um rito que simboliza a obra verdadeira, que se realiza unicamente na consciência. Com efeito, as escolas tântricas da "via da direita" (*dakshina-mârga*) nem sequer aceitam que o praticante realize efetivamente a união sexual.

Já a via de esquerda, que envolve de fato a cópula (*maithunâ*) com um parceiro ou parceira adequado, tem a vantagem de aumentar a quantidade de energia psicossomática e, assim, de incluir a dimensão física no processo de transformação psicoespiritual. No ritual tântrico, a relação sexual efetiva envolve uma troca de energia entre os parceiros que intensifica o processo de unificação que o *yogin* e a *yogin* buscam obter no nível da consciência.

Na iluminação, o praticante do Tantra realiza a unidade transcendente de Homem e Mulher, Shiva e Shakti. Esse estado é chamado de "grande delícia" ou *mahâ-sukha*, uma vez que não pode ser diminuído por nada, nem mesmo pelo ato da ejaculação, que tipicamente conclui a experiência de prazer do parceiro homem nas circunstâncias normais.

O Tantra é tecnologia do gozo em diversos níveis — desde o gozo sexual até a bem-aventurança transcendente, mas sempre em vista do progresso espiritual. É uma arte yogue que explora as dimensões ocultas da unidade entre o corpo e a mente, a qual a ciência moderna só agora está começando a reconhecer. Lembra-nos que a nossa culpa diante do sexo não passa de mais uma complicação sobreposta às idéias errôneas que temos sobre o prazer sexual. Em vez de ver a sexualidade como um veículo de crescimento humano, tendemos a usá-la como uma consolação fugaz ou como um meio de afirmar nosso poder e domínio sobre outro ser. Talvez nosso sentimento de culpa não tenha origem no ato de fazer uso de nossas funções "inferiores", mas na profanação de algo que deveria servir para realizar a beatitude infinita da consciência transcendente.

O Tantra nos chama a adotar um ponto de vista radicalmente diferente a respeito de nós mesmos e da nossa sexualidade: nos chama a ver a sexualidade como uma expressão lícita, embora limitada, da beatitude suprema que todos nós podemos alcançar; e como um meio de adquirir esse deleite puro que é a própria essência da realidade. Segundo o Tantra, o corpo é o templo da Divindade ou da Realidade transcendente. Porém, para que isso seja verdade em nós de fato, e não somente em princípio, temos de descobrir esse grande deleite e viver toda a nossa vida segundo o ponto de vista dele. Então todas as coisas serão transformadas, inclusive nossa sexualidade. Nossa vida se tornará um verdadeiro jogo (*lîlâ*) criativo.

PARTE CINCO

Estágios Superiores da Prática

71
Caminhos para o Relaxamento e a Meditação

O RELAXAMENTO COMO UMA ATITUDE

Há dois mil anos, o grande mestre yogue Patanjali afirmou em seu *Yoga-Sûtra* (2.47) que as posturas yogues devem ser executadas mediante o relaxamento de todas as tensões. Essa prescrição captura o próprio espírito do Yoga e se aplica a todas as práticas yogues.

A tensão — "esforçar-se em demasia" — é sempre um sinal de que nosso ego está envolvido: não estamos acompanhando o fluxo das coisas e queremos fazer com que algo aconteça de qualquer modo, nem que seja pela força. Essa atitude, como seria de se esperar, cria em nós tensões que cedo ou tarde têm efeitos colaterais negativos sobre nossas emoções e nosso corpo. O esforço em demasia, em última análise, nunca dá certo. Devemos, portanto, deixar de lado todo esforço? A resposta, em síntese, é: isso seria impossível. Mesmo um ser iluminado, que vive em perfeita harmonia com o fluxo da vida, tem de fazer algum esforço para comer, beber, andar ou falar. Para ele, todas essas atividades parecem acontecer como que por si mesmas, mas, enquanto estamos no corpo, temos de agir. Toda ação acarreta um tanto de esforço, ou seja, um dispêndio de energia. A diferença entre o esforço do ser iluminado e o da pessoa comum é que, no primeiro, o esforço não causa tensão.

E se um ser iluminado escalasse o Everest ou o K-2? Sem dúvida, a escalada seria para ele tão árdua quanto para qualquer outro alpinista. Um exemplo mais corriqueiro: e se um ser iluminado tivesse de ficar ouvindo música *pop* num volume altíssimo por horas a fio? Sem dúvida, seu corpo sentiria os mesmos efeitos prejudiciais das ondas sonoras, mas isso não alteraria em absolutamente nada sua alegria interior. E se um ser iluminado tivesse de tratar um canal nos dentes sem anestesia? Provavelmente sentiria dor, mas como que através de diversas camadas de indiferença, como se a dor estivesse acontecendo "à distância". Alguns *yogins* adquirem essa capacidade muito antes de alcançar a iluminação. É certo que o ser iluminado, de qualquer modo, nunca acrescentaria à dor propriamente dita a temerosa antecipação da dor.

A iluminação põe fim à ilusão do ego, à ilusão de ser um ente encapsulado e separado de todos os outros. Sem o ego não há tensão. Sem tensão não há sofrimento. Talvez seja por isso que muitos adeptos avançados não têm rugas na testa e que o corpo deles se parece com o macio corpo dos bebês. Além disso, quando olhamos atentamente para uma fotografia deles, percebemos que eles tendem a permanecer com as pupilas dilatadas, o que normalmente é sinal de medo ou surpresa. Como todos os adeptos afirmam ter transcendido o medo, podemos concluir que se encontram num perpétuo estado de surpresa. Na verdade, há uma escola de Yoga — o Shaivismo de Caxemira — que compara o êxtase a um estado de espanto (*camatkâra*).

O relaxamento é antes de mais nada o fim da ilusão do ego. Enquanto nos identificamos com nosso nome, nosso corpo, nossos bens, nosso relacionamento e nossa reputação, deixamos bem aberta a porta do sofrimento (*duhkha*). No decorrer da vida, é certo que vamos sofrer algum desconforto físico ou a perda de um parente ou de um amigo querido. Podem roubar nossa carteira ou nosso carro, podem falar mal de nós pelas costas. Se nos identificamos com a personalidade egóica e tudo quanto ela representa, essas coisas inevitavelmente geram em nós frustração, decepção, raiva, tristeza, inveja, ciúme e todas as outras emoções negativas que parecem estar sempre presentes em nossa vida cotidiana. Entretanto, à medida que vamos abrindo mão do ego, essas emoções vão nos afetando cada vez menos; e no *yogin* verdadeiramente realizado elas quase não existem.

Todo o código moral do Yoga deve ser compreendido como um meio de se abrir mão do ego. Assim, os cinco *yamas* ou "disciplinas" — não fazer violência, praticar a veracidade, não roubar, guardar a castidade e não cobiçar — representam uma diretriz abrangente de relaxamento. Do mesmo modo, os cinco *niyamas* ou "restrições" — pureza, contentamento, ascese, estudo e devoção ao Senhor — incluem o mesmo elemento de relaxamento. É assim que, por meio da prática da pureza, abrimos mão de toda preocupação com a natureza inferior ou corpórea. Por meio do contentamento, deixamos de querer cada vez mais "coisas". Pela ascese, deixamos de buscar sempre a conveniência e o agrado do nosso corpo. Pelo estudo, paramos de deixar que a mente passe incessantemente de uma informação a outra e cultivamos em lugar disso a disciplina mental. Pela dedicação a um princípio superior — geralmente compreendida como devoção ao Senhor (*îshvara*) — abrimos mão do esforço árduo que empreendemos cotidianamente para não perder a nossa "personalidade" egóica.

Essa diretriz tem um outro nome: "equanimidade" ou, na tradução literal do sânscrito, "igualdade" (*samatva*). Esse tipo de atitude equilibrada está também na base dos demais membros do Yoga. Assim, o homem não pode obter êxito na prática da postura, do controle da respiração, do recolhimento dos sentidos, da concentração, da meditação e do *samâdhi* sem descondicionar-se do hábito de esforçar-se em demasia. No caso da postura, o esforço demasiado pode provocar a dolorosa ruptura de tendões e ligamentos. Os excessos no controle da respiração podem causar danos ainda mais sérios, como, por exemplo, lesões no músculo do coração.

Quando realizamos à força a prática da inibição sensorial, corremos o risco de ficar chocados com a desordem com que deparamos em nosso mundo interior. É esse um dos problemas de se usar meios artificiais (como as drogas psicodélicas) para acessar à força os recônditos mais profundos da consciência. Tudo o que a concentração sem relaxamento pode dar é uma boa dor de cabeça. Do mesmo modo, a meditação forçada deixa a pessoa ainda mais nervosa. O êxtase (*samâdhi*), que é uma mudança total da consciência, nem sequer pode acontecer naturalmente na ausência do relaxamento. Quando provocamos prematuramente a experiência extática pelo uso de drogas ou outros meios artificiais, podemos vir a sofrer de confusão, de alucinações ou mesmo de um colapso psicótico. A própria experiência pode não ser genuína, mas sim resumir-se a uma mera simulação, não tendo, portanto, o poder de gerar frutos espirituais.

A Reação de Relaxamento

O caminho do Yoga — do começo ao fim — pode ser compreendido como um relaxamento progressivo do corpo e da mente. Essa atitude de relaxamento pode ser cultivada por exercícios específicos de relaxamento somático. O Hatha-Yoga tem diversos exercícios desse tipo, dos quais se pode encontrar uma boa introdução e interpretação no livro *Relax and Renew*, de Judith Lasater.[1]

No mundo ocidental, a necessidade do relaxamento consciente foi discutida pela primeira vez pelo físico norte-americano Edmund Jacobson (1885-1976), inventor do relaxamento muscular progressivo. Ele usava seus exercícios para tratar hipertensão, insônia, indigestão, colite e "nervosismo". Seu livro *You Must Relax* [Você Precisa Relaxar] foi publicado em 1934, o mesmo ano em que uma tempestade violentíssima na região semi-árida dos Estados Unidos levou embora (segundo se estima) 650 milhões de toneladas de solo fértil, em que Mao Tsé-Tung e seus cerca de cem mil comunistas deram início a uma marcha de quase vinte mil quilômetros para escapar do governo chinês comandado pelo general Chiang Kai-Shek e em que, na Alemanha, o chanceler Adolf Hitler foi fatidicamente declarado o "Führer".

A obra pioneira de Jacobson estimulou um número maior de pesquisas sobre o relaxamento. Na década de 1970, Herbert Benson, professor de medicina na Universidade Harvard, chamou a atenção de milhões de norte-americanos para o relaxamento por intermédio dos artigos que publicava nas revistas *Good Housekeeping* e *Family Circle*, e depois pelos livros *The Relaxation Response* (1975) e *Beyond the Relaxation Response* (1984). Eis como Benson explica essa "reação de relaxamento":

> Quando é evocada a reação de lutar ou fugir, ela envolve o sistema nervoso simpático, que faz parte do sistema nervoso autônomo, o qual governa nossas

atividades involuntárias. O sistema nervoso simpático age pela secreção de hormônios específicos: adrenalina ou epinefrina ou noradrenalina ou norepinefrina. Esses hormônios, a adrenalina e as substâncias que lhe são correlatas, causam certas mudanças fisiológicas: elevam a pressão sangüínea, aceleram os batimentos cardíacos e intensificam o metabolismo.... Embora a reação de lutar ou fugir seja associada à atividade geral do sistema nervoso simpático, há uma outra reação que acalma esse mesmo ramo do sistema nervoso. Com efeito, temos indícios de que os doentes de hipertensão podem fazer diminuir sua pressão sangüínea pela prática regular de provocar essa outra reação. Chamamo-la de Reação de Relaxamento...[2]

Benson considerava a hipertensão uma "epidemia oculta" e relacionava-a diretamente com a tensão da vida, que produz a reação de lutar ou fugir. Ao contrário do que geralmente se pensa, a vida tensa não é uma coisa nova. Como observa Benson, há 4.600 anos um cronista chinês lamentava as más qualidades de sua própria época, marcada pelas calamidades, pela desobediência, pela rebelião, pelo sofrimento e pela amargura. Encontramos queixas semelhantes em tabuletas sumérias entalhadas há mais de cinco mil anos. A história nos ensina que uma situação semelhante prevaleceu em diversas culturas no decorrer das eras. É verdade, porém, que em nossa época o ritmo acelerado da vida está causando um grau de tensão sem precedentes num número enorme de pessoas pelo mundo afora.

O relaxamento consciente é, como aliás já se demonstrou, um meio eficaz de combate à tensão e a seus efeitos psicológicos nocivos. Benson desenvolveu a sua própria técnica para obter a reação de relaxamento, mas conhece bem os métodos yogues tradicionais. No final da década de 1960, no Thorndike Memorial Laboratory, de Harvard, localizado no hospital municipal de Boston, ele fez pesquisas científicas sobre a Meditação Transcendental, o método popular promovido e vendido pelo Maharishi Mahesh Yogi. O método é uma simples forma de Mantra-Yoga, na qual os "iniciados" recebem um mantra para repetir. Porém, o *mantra-japa* é apenas um de diversos métodos que os mestres de Yoga recomendam para se relaxar o corpo e a mente. No Hatha-Yoga, por exemplo, o relaxamento é obtido diretamente no nível do corpo.

O Relaxamento Yogue

O nome sânscrito mais comum da postura de relaxamento é *shavâsana*, termo composto de *shava* ("cadáver") e *âsana* ("postura"). É, portanto, a postura do cadáver. A maioria dos escritores norte-americanos traduz esse nome por "postura da morte", que é uma tradução, na verdade, do sinônimo sânscrito *mrita-âsana*. Trata-se de um nome curioso. Como observou Swami Gitananda, do sul da Índia, os mestres de Yoga geralmente usaram de grande astúcia para dar nome às posturas, mas podem ter falhado nesse caso.[3] Diz ele que o praticante deitado em *shavâsana* não está morto de modo algum. Entretanto, o venerável Swami admitia que essa expressão forte tinha a intenção de sugerir um estado de imobilidade e sem nenhuma tensão, como o de um cadáver.

Como a palavra "cadáver" usada nesse contexto ofende a sensibilidade tanto dos ocidentais quanto dos orientais, até mesmo diversos mestres indianos de yoga deram um nome novo a essa prática e chamaram-na de *shânta-âsana* ("postura tranqüila"), *prashânta-âsana* ("postura quieta"), *nishcala-âsana* ("postura imóvel") ou *acala-krîya* ("prática da imobilidade"). Swami Gitananda propôs o nome *prashrita-âsana* ("postura deitada").[4] Mas por que não chamá-la *shaithilya-âsana* ("postura de relaxamento"), uma vez que a posição deitada é a mais usada para se relaxar o corpo? *Shaithilya*, por sinal, é um termo já usado no *Yoga-Sûtra* (2.47) para designar o relaxamento do esforço (*prayatna*) na execução das posturas yogues. Em *shava-âsana*, o relaxamento é o ponto focal. Eis uma descrição sucinta da técnica:

1. Deite-se de costas com os pés ligeiramente separados e as mãos a cerca de trinta centímetros do corpo, com as palmas para cima.

2. Feche os olhos e a boca, respirando naturalmente pelo nariz.

3. Volte a atenção sucessivamente para as diversas partes do corpo e relaxe todas as tensões, concentrando-se especialmente nos ombros, nos músculos da face, nos músculos do peito e nos músculos abdominais.

4. Fique consciente de todo o seu corpo e deixe que a respiração flua naturalmente.

72
O que é a Meditação?

QUANDO CONSULTAMOS os inúmeros textos já escritos sobre a meditação, constatamos que a mesma já foi explicada de muitas maneiras diferentes. Eis algumas explicações que encontrei enquanto escrevia este ensaio:

A meditação é um método pelo qual a pessoa se concentra cada vez mais em cada vez menos. O objetivo é esvaziar a mente e ao mesmo tempo, paradoxalmente, permanecer atento.[1]

O conceito de "meditação" se refere a um conjunto de técnicas produzidas por um outro tipo de psicologia, que não visa ao conhecimento intelectual, mas ao conhecimento pessoal. Assim, os exercícios são feitos para produzir uma alteração na consciência — que sai do seu modo ativo, voltado para o exterior e linear, e entra num modo receptivo e tranqüilo; e geralmente a atenção se volta de fora para dentro.[2]

A meditação é um procedimento que permite à pessoa investigar o processo da sua própria consciência e das suas experiências, descobrindo assim as qualidades mais básicas e fundamentais da sua existência como uma realidade íntima.[3]

A meditação... é o ato deliberado de desligar esses estímulos externos que preparam o sistema nervoso para lutar ou fugir, e de atentar para os estímulos até então inconscientes que estavam reduzidos a um mínimo em virtude do processo da consciência individual seletiva.[4]

Basicamente, a meditação pode ser descrita como qualquer disciplina voltada para a intensificação da consciência mediante o direcionamento consciente da atenção.[5]

As explicações acima evidenciam que a meditação é um fenômeno complexo que pode ser visto de diversas maneiras. Cada explicação revela algumas coisas e oculta outras. Em última análise, a meditação é um processo indefinível, até misterioso.

Embora seja possível falar sobre a meditação, assim como é possível falar sobre o amor ou a vida, temos de meditar, amar e viver para compreender verdadeiramente o que essas coisas são. Vou falar aqui sobre a meditação baseando-me principalmente nos textos sagrados do Hinduísmo e, secundariamente, em minha própria experiência. Especificamente, vou fazer uso do *Rig-Veda*, de alguns *Upanishads*, do *Bhagavad-Gîtâ*, do *Yoga-Sûtra* e de alguns textos de Hatha-Yoga.

Vamos partir das práticas de meditação descritas nos antigos *Vedas* há bem mais de três mil anos: como demonstrou a estudiosa britânica Jeanine Miller, os bardos (*rishi*) que compuseram os hinos védicos não eram meros poetas inspirados, mas *videntes*: afirmavam ter *visto* os hinos.[6] Depois *cantavam* o que lhes havia sido revelado em suas visões. Assim, em sua maior parte, os hinos védicos são cânticos de louvor usados durante as diversas ocasiões rituais.

As visões desses bardos-videntes são chamadas *dhî*. Essa palavra é derivada da mesma raiz de onde provém o termo *dhyâna*, que é a designação mais comum da "meditação" na língua sânscrita.

Os *rishis* davam à sua atividade meditativa o nome técnico de *brahman*, palavra derivada da raiz verbal *brih*, que significa "crescer, expandir-se". No antigo sentido védico, *brahman* é a arte mágica de "extrair" ou "fazer brotar" da psique um poder sagrado. É, como explica Miller, uma recapitulação do próprio processo cosmogônico. O *brahman* do vidente reproduz psicologicamente a gênese do próprio universo, que surgiu da Realidade transcendente, a qual não é nem ser nem não-ser.

Nesse estado meditativo ocorre a visão iluminada (*dhî*). Por meio de *brahman*, que é sempre "dado por deus" (*deva-datta*), o "Sol" se torna manifesto. Ou seja, a meditação manifesta a luz esplendorosa da Realidade transcendente, a luminosa Superconsciência, que mais tarde foi chamada *cit*. Os videntes védicos sabiam que o brilho dos astros e a irradiação luminosa descoberta no coração eram aspectos do mesmo princípio. Miller distingue três tipos de meditação *brahman*: (1) a *meditação mântrica*, ou a concentração da atenção no som e por meio do som (mantra), (2) a *meditação visual* ou geração de pensamentos iluminados (*dhî*) durante os quais uma determinada divindade é invocada, e (3) a *absorção na mente e no coração*, ou o aprofundamento da meditação pela reflexão prolongada sobre a intuição iluminada (*dhî* ou *manîshâ*).

Os próprios videntes védicos também conheciam um "quarto *brahman*" que Miller identifica com o estado de *samâhi*, o qual está além da meditação. É nesse quarto *brahman* que eles experimentavam uma grande alegria e ausência de medo, além da imortalidade (*amrita*).

A noção védica de meditação está associada a alguns outros conceitos fundamentais, como os de *hrid* ("coração"), *tapas* ("poder das chamas"), *kratu* ("vontade criativa") e *rita* ("verdade" ou "ordem cósmica"). O coração significa a interioridade ou a vida interior que se concentra na faculdade do sentimento superior, a qual desde tempos antigos é relacionada ao coração físico. O coração é a "caverna" na qual se pode encontrar o tesouro oculto — uma idéia presente em praticamente todas as tradições sagradas do mundo.

Tapas, como sabemos, é um termo que se pode geralmente traduzir por "ascese", mas que tem conotações muito mais profundas. É antes de mais nada o brilho e o poder internos obtidos pela extrema disciplina e corresponde à atividade exercida pelo Ser primordial quando da produção do universo múltiplo. Em outras palavras, o *tapas* do asceta é um símbolo exato do ato original de auto-sacrifício do Criador, que fez surgir o cosmos.

Essa autodisciplina não é tanto uma negação de possibilidades quanto uma canalização criativa das energias primordiais. Essa idéia é expressa pela palavra *kratu*, freqüentemente traduzida como "vontade". *Kratu* é o poder psicológico que está por trás da incrível obra de *tapas*. É a vontade de tornar visível, e logo compreensível, o que era originalmente invisível. As visões dos *rishis* védicos são geradas por sua determinação interior de criar.

Essa criação sempre segue leis universais, e as visões resultantes são expressões da ordem cósmica (*rita*). Conformes à ordem invisível do universo, elas evidenciam e tornam "tangível" a verdade divina. Os *rishis*, portanto, são transmissores da verdade, da harmonia primordial que está por trás de todas as aparências. Podemos perceber o quanto era rica a compreensão espiritual dos videntes védicos.

Essa riqueza de idéias religiosas e místicas aumentou ainda mais em épocas subseqüentes. A partir do segundo milênio a.C., os sábios hindus compuseram os *Upanishads*. Estes são explicações e exposições esotéricas do conhecimento védico, mas de diversas maneiras representam uma nova orientação. Por causa dessa mudança, a meditação foi a partir de então chamada de *dhyâna*. É também nos *Upanishads* que encontramos as primeiras referências à tradição do Yoga, que transformou-se aos poucos nos caminhos de "seis membros" (*shad-anga*) e de "oito membros" (*ashta-anga*).

Além disso, a palavra-chave *brahman*, usada desde os tempos védicos, adquiriu um novo significado. A partir de então não se referia ao estado de meditação, mas à própria Divindade ou Realidade última, expressando a expansão grande e poderosa do sagrado. Na qualidade de âmago da psique, a mesma Realidade passou a ser chamada de "Si Mesmo" (*âtman*).

No *Chândogya-Upanishad* (7.6.1), um dos *Upanishads* mais antigos, encontramos uma passagem interessantíssima que nos dá uma informação importante acerca da meditação. É a seguinte:

A meditação (*dhyâna*), em verdade, é mais que o pensamento. A terra, por assim dizer (*iva*), medita. A atmosfera, por assim dizer, medita. O céu, por assim, dizer, medita. As águas, por assim dizer, meditam. As montanhas, por assim dizer, meditam. Os deuses e os homens, por assim dizer, meditam. Logo, aqueles dentre os homens que chegam à grandeza —

eles são, por assim dizer, partes do estado de meditação. Ora, os pequenos são os que disputam, mentem e caluniam. Mas os superiores são, por assim dizer, como que partes do estado de meditação. [Portanto], ama a meditação.

O que significa tudo isso? Em primeiro lugar, o *Upanishad* nos diz que a meditação é mais que o pensamento. O texto sânscrito usa a palavra *citta*, a qual, segundo uma passagem anterior do texto, é mais que a intenção (*samkalpa*), a qual, por sua vez, é mais que a consciência determinada pelos sentidos (*manas*). Aqui, *citta* provavelmente significa a consciência vulgar. Assim, a meditação é "mais" que a consciência média dos homens. Na verdade, é uma forma superior de consciência.

Mas por que o autor anônimo diz que "a terra, por assim dizer, medita"? Ou que "as montanhas, por assim dizer, meditam"? A locução "por assim dizer" (*iva*) deixa claro que ele não queria que pensássemos que as montanhas se dedicam deliberadamente a um exercício. Não obstante, ele insiste em que elas estão num estado semelhante ao da meditação. Se formos passear despreocupados pelo campo e simplesmente olharmos para as montanhas, as árvores e os regatos, perceberemos sem dúvida o quanto essas coisas são tranqüilas, o quanto são simples. Elas simplesmente permanecem como são, sem preocupações nem problemas. É esse exatamente o estado de meditação. Meditar é simplesmente estar presente como as montanhas, as árvores e os regatos estão presentes.

Meditar é repousar na espera. Em inglês, esse estado é expresso pelo verbo *abide*, que vem do anglo-saxão *bidan*, que significa esperar. A meditação é de fato um tipo de espera — não, contudo, a espera nervosa e semiconsciente que tipicamente acontece quando estamos na parada do ônibus ou na sala de espera do consultório dentário. A espera meditativa é permanecer no presente, sem deixar que os pensamentos voem como costumam fazer. É simplesmente "estar sentado", como dizem os zen-budistas. A meditação é, portanto, uma espécie de retorno ao nosso centro. Para tanto, temos de nos desligar do maquinário mental e repousar no coração.

Os sábios dos *Upanishads* conservaram boa parte dos motivos espirituais dos sábios védicos. Para eles, portanto, o Si Mesmo estava situado no coração. Em sânscrito, uma das palavras que designa "coração" é *hridaya*. No *Chândogya-Upanishad* (8.3.3), essa palavra é explicada como "aquilo que está no coração" (*hrid ayam*), ou seja, o próprio Si Mesmo.

Segundo o *Shvetâshvatara-Upanishad* (1.14), praticando a "fricção" da meditação, o homem pode contemplar a "divindade resplandecente" (*deva*) oculta no coração. Nessa prática, o corpo é usado como o pau de fricção inferior, e a sílaba *om* é o pau superior. Por meio da ação combinada dos dois paus, acende-se o fogo espiritual. Essa noção nos leva de volta ao *tapas* védico, que inclui também um elemento de tensão ou fricção. Por meio do "brilho" ou *tapas*, o asceta carrega seu corpo de energia transformadora, a qual, ao fim e ao cabo, gera a desejada visão meditativa da Divindade.

Em algum momento dos séculos V ou IV a.C. foi composto o *Bhagavad-Gîtâ*. Esse texto maravilhoso é considerado um *Upanishad* honorário. A palavra *dhyâna* ocorre diversas vezes na obra, bem como o termo *yoga*. Na verdade, o sexto capítulo traz o título de *dhyâna-yoga* e os versículos 10 a 15 dão um resumo do caminho de meditação proposto por Krishna, Deus e homem.

No versículo 12.12, diz-se que *dhyâna* é melhor que a sabedoria (*jnâna*), pois dá origem à paz e à renúncia ao fruto das ações.

No *Gîtâ*, o Deus-homem Krishna pede a seu discípulo Arjuna que arreie sua mente superior (*buddhi*) jungindo-a a ele, Krishna. Dessa maneira, todo o seu corpo e sua mente se concentrarão igualmente. Krishna fala daqueles que por ele renunciaram a todas as ações e que só a ele estão atentos, adorando-o pela contemplação advinda da prática do Yoga. Trata-se de uma das primeiras formulações da prática do *guru-yoga*, em que o mestre adepto serve de ponto focal para a vida devocional e meditativa do discípulo. A idéia que está por trás disso é a de que o mestre realizado é uma porta que leva a Deus.

No *Maitrâyanîya-Upanishad* (6.18), que data do século III ou II a.C., encontramos a primeira formulação do caminho yogue como um processo de estágios nitidamente demarcados e chamados de "membros" (*anga*). O texto os enumera da seguinte maneira: controle da respiração (*prânâyâma*), inibição sensorial (*pratyâhâra*), meditação (*dhyâna*), concentração (*dhâranâ*), ponderação (*tarka*) e êxtase (*samâdhi*), nessa ordem. Assim, a meditação surge como o terceiro de seis "membros". Não sabemos por que a concentração vem depois da meditação e não antes, embora isso talvez seja sinal de que a concentração e a meditação são processos internos dotados de íntima relação entre si.

A prática de *tarka*, traduzida aqui por "ponderação", não é explicada no *Maitrâyanîya-Upanishad*. Entretanto, provavelmente designa o cuidadoso exame da qualidade e dos efeitos da meditação praticada. Sem essa autocrítica, os estados de espírito e as visões geradas pela meditação podem se tornar obstáculos ao processo espiritual. Os praticantes de Yoga têm de aplicar esse discernimento à sua vida como um todo, mas especialmente às manifestações de sua psique. É como disse o filósofo e sábio contemporâneo Paul Brunton:

> A meditação deve ser acompanhada de um exame de consciência diligente e sincero. Todos os pensamentos e sentimentos que se interpõem entre o indivíduo e sua Meta Suprema têm de ser superados. Para isso, a pessoa tem de observar atentamente a si mesma e purificar-se.... Tem de resguardar-se contra as falsificações, as justificações e os enganos praticados inconscientemente pelo ego quando o exercício da auto-análise se torna desconfortável, humilhante ou doloroso. Tampouco deve a pessoa se lançar no poço sem fundo da autocomiseração.[7]

Foram formulações como as do *Maitrâyanîya-Upanishad* que prepararam o caminho para a definição do clássico caminho de oito membros de Patanjali, que provavelmente viveu no século II d.C. Na escola de Patanjali, a meditação é o sétimo "membro". É precedida imediatamente pela prática da concentração e sucedida pelo êxtase. O fato de haverem esses estágios nos lembra que a meditação não é um fim em si. É simplesmente um meio para a realização do Si Mesmo por meio da prática da autotranscendência extática.

É muito importante ter em mente que a meditação é uma parte inalienável do caminho espiritual. Isso significa que não pode ser praticada sem que se pratiquem os outros "membros". Além disso, *dhyâna* não é um estado contido em si mesmo: tende sempre à sua própria transcendência, ou seja, para o êxtase ou *samâdhi*. Fora do contexto da iluminação ou da libertação espiritual, *dhyâna* simplesmente não tem sentido.

Como Patanjali explicava *dhyâna*? No aforismo 3.2, ele nos diz que "a meditação é um fluxo unidirecional (*eka-tânatâ*) de idéias relacionadas ao [objeto de meditação]". Esse aforismo técnico não pode ser compreendido isoladamente. Ele faz referência à definição de concentração. Na verdade, não podemos compreender o processo da meditação segundo Patanjali sem voltar mais ainda, a saber, sem voltar até a prática da postura (*âsana*). É aí que a meditação realmente começa. Isso porque a postura envolve um alto grau de relaxamento e, como Patanjali diz no aforismo 2.47, exige a "coincidência com o infinito [espaço da consciência]".

Essa prática provoca uma certa insensibilidade aos estímulos externos, levando assim naturalmente à prática do recolhimento dos sentidos (*pratyâhâra*), que é seguida pela concentração e pela meditação.

No aforismo 2.11, que costuma ser deliberadamente ignorado pelos leitores ocidentais do *Yoga-Sûtra*, Patanjali nos informa de outro fato muito importante acerca da meditação. Afirma ele que "as flutuações destas [causas do sofrimento ou *kleshas*] devem ser superadas pela meditação". Em outras palavras, é a meditação, e não o êxtase, o meio próprio pelo qual podem ser transcendidas as perpétuas flutuações da mente (*vritti*). As flutuações, por sua vez, são apenas manifestações das causas do sofrimento (*klesha*), que são a ignorância espiritual, o sentido de individualidade, o apego apaixonado pelos seres e pelas coisas, a emoção da aversão e a sede de viver. Outro aspecto mais sutil das causas do sofrimento são os atos mentais especiais (chamados *prajnâ*) associados aos graus mais baixos de êxtase, atos esses que são muito diferentes dos pensamentos comuns. De qualquer modo, o estado de êxtase sequer pode acontecer antes de os *vrittis* serem controlados pela meditação!

O objetivo especial das diversas formas de êxtase consciente (*samprajnâta-samâdhi*), que compõem o grau inferior do êxtase, é o de controlar as idéias que se apresentam (*pratyaya*). Essas idéias são formas de pensamento espontâneas, tipos superiores de intuição (*prajnâ*) que surgem no estado de êxtase. Precisam ser transcendidas para que a condição de êxtase supraconsciente (*asamprajnâta-samâdhi*) possa ocorrer. O êxtase supraconsciente está no próprio limiar da libertação.

Podemos notar aqui que, para Patanjali, qualquer suporte (*desha*) pode ser usado para se concentrar a mente e se alcançar o estado meditativo. Essa atitude ampla permitiu a elaboração das mais diversas técnicas de meditação em épocas posteriores. Dentre esses desenvolvimentos podemos mencionar a típica prática de meditação do Hatha-Yoga, que é uma técnica complexa de *visualização*. A complexidade dessa meditação pode ser exemplificada pela seguinte passagem da *Gheranda-Samhitâ* (6.2-8), do século XVII:

> [O *yogin* deve] visualizar em seu próprio coração um grande mar de néctar; e no meio desse [mar] uma ilha feita de pedras preciosas, cuja areia [é feita de] gemas pulverizadas; e em todos os lados dessa ilha, árvores de *nîpa* carregadas de flores fragrantes; e ao lado dessas árvores, como uma muralha protetora, uma fileira de árvores floridas, como *mâlatî*, *mallikâ*, *jâtî*, *kesarâ*, *campakâ*, *parijâtâ* e *padma*, e que o perfume de suas flores se espalha por toda parte em todas as direções. No meio desse jardim, deve o *yogin* visualizar uma bela árvore *kalpa* com quatro ramos, que representam os quatro *Vedas*, e carregada de flores e frutos. Lá, besouros esvoaçam e cucos cantam. Deve visualizar debaixo dessa [árvore] uma grande plataforma de pedras preciosas. Deve o *yogin* [ainda] visualizar no centro dessa plataforma um belíssimo trono cravejado de jóias. Nesse [trono] deve o *yogin* visualizar sua divindade (*devatâ*) específica, tal como lhe for ensinado pelo mestre, [que o instruirá acerca] da forma apropriada, dos adornos e do veículo dessa divindade. Fica ciente de que a meditação constante dessa forma é a "meditação grosseira" (*sthûla-dhyâna*).

A meditação, muitas vezes sob a forma de visualização, também faz parte das tradições religiosas e esotéricas do Ocidente. Essa prática às vezes toma a forma de uma combinação de oração e visualização, como no caso da "oração do coração" da Igreja Oriental. Os monges cristãos também usam mantras como "Ave Maria" em suas práticas (*exercitium*). Porém, nunca se produziu no Ocidente um sistema de meditação tão complexo quanto os que se encontram no Hinduísmo e no Budismo. Não obstante, os praticantes das técnicas orientais de meditação podem tirar vantagens do estudo das formas cristãs. Do mesmo modo, os buscadores que adotam formas cristãs de oração e meditação podem sem dúvida alguma enriquecer sua prática com um estudo atento dos métodos orientais.

Hoje em dia, o Ocidente é pioneiro do estudo científico da meditação. Esse interesse foi provocado sobretudo pelos praticantes de Meditação Transcendental (MT), o sistema divulgado no ocidente pelo Maharishi Mahesh Yogi.[8] Parece adequado, portanto, fazer alguns comentários sobre esse método em particular. Apesar de todo o segredo que a rodeia, a MT é na verdade uma simples forma de Mantra-Yoga que, por sua vez, é tido como a forma mais simples de Yoga. Geralmente depois de pagar uma grande quantia em dinheiro e fazer uma solene promessa de segredo, os praticantes recebem seu próprio mantra "específico", tirado de uma relação básica de "palavras de poder" como *om*, *ram* e *bam*. Recebem então a instrução de concentrar sua atenção nesse som sagrado em cada sessão de meditação.

Já se fizeram muitas alegações sobre os efeitos da MT, que iriam desde simples efeitos fisiológicos até extraordinários fenômenos parapsicológicos. Uma das alegações mais interessantes e controversas é a do "efeito de campo" da meditação. Diz-se que a MT é eficaz para melhorar o ambiente psíquico do mundo e é capaz de impedir a guerra e outros desastres. Como qualquer um que medite pode confirmar, o estado meditativo não só tem efeitos benignos sobre o ambiente interior do praticante como também esse efeito *pode* estender-se para outros seres diretamente expostos à presença pacífica do meditador. Ainda não conhecemos a força desse efeito nem sabemos como ele se dá.

Os psicólogos conseguiram nos dar uma imagem muito adequada do que acontece durante a meditação sob os pontos de vista fisiológico e psicológico. Demonstraram que a meditação é um estado incomum, mas bastante benéfico. Forneceram-nos também fatos de toda espécie a respeito do tema, como a correlação que existe entre certos níveis da experiência meditativa e os padrões de ondas cerebrais. Na verdade, essa descoberta produziu toda uma nova tecnologia chamada de "biofeedback", que tem o objetivo de facilitar a indução dos padrões cerebrais característicos do relaxamento e da meditação.

Seja qual for a utilidade dessa nova tecnologia, temos de perceber que ela não pode jamais substituir o amadurecimento espiritual. Por mais que sejamos capazes de enganar nosso sistema nervoso e levá-lo a funcionar de certa maneira quando nos ligamos por fios elétricos a um equipamento complicadíssimo, o caminho da iluminação não pode ser encurtado. O mesmo argumento se aplica ao consumo de drogas que alteram a mente. Em última análise, para que a meditação realmente sirva à nossa busca de integração pessoal, deve caminhar de mãos dadas com uma orientação espiritual segura e uma disciplina de vida permanente. A verdadeira prática de meditação nasce sempre do nosso encontro com a dimensão do sagrado, e esse encontro sempre envolve a transcendência do ego ou, numa linguagem um pouco mais antiquada, a entrega de si mesmo.

73
A Oração no Yoga

OS PRATICANTES DO YOGA tradicional há muito tempo consideram benéfica a prática da oração (*prârthanâ*), e a oração é com efeito uma prática yogue difundida e importante. Será que isso faz do Yoga uma atividade religiosa? Tudo depende de como definimos a religião. É preciso distinguir a religião da espiritualidade. A primeira salienta a autoridade externa (uma divindade e um sacerdócio paternalistas) e a necessidade de uma mediação entre a pessoa e a Realidade última, bem como a conformidade com um conjunto de regras morais que, descumpridas, acarretam pecado. O segundo baseia-se principalmente na autoridade intrínseca ("Si Mesmo" ou "Soberano Interno") e na autodisciplina voluntária baseada na compreensão e no autoconhecimento. Quando, no caso de uma tradição espiritual, verificamos a existência de uma autoridade externa (como, por exemplo, um guru), sabe-se que essa autoridade é somente uma manifestação do Si Mesmo ou Realidade que é a verdadeira natureza do praticante, esteja ele em que nível estiver.

Assim, a oração pode ser *religiosa* ou *espiritual* — ou simplesmente neurótica — dependendo de como a encaramos e praticamos. Certas formas de Yoga são mais religiosas do que outras, mas todo o Yoga tem base espiritual, pois sua meta essencial é a de levar os praticantes para além de todas as autoridades externas e projeções mentais e rumo a um estado de realização transconceitual chamado *moksha*, *mukti*, *kaivalya*, *bodhi* ou *nirvâna* — termos que significam libertação, liberdade ou iluminação. Mesmo as escolas de Yoga que conceituam a Realidade suprema como uma Pessoa Divina (*uttama-purusha*), infinitamente superior ao ser humano, ensinam que a iluminação transcende o corpo e a mente.

Se a oração é feita como uma prática profunda de autotransformação e autotranscendência, ela se torna uma disciplina *espiritual*. Para quem, nesse caso, nós rezamos? Isso depende das nossas tendências pessoais e da tradição a que pertencemos, se é que pertencemos a alguma. Assim, os praticantes do Yoga hindu podem rezar para Shiva, Devî (em suas muitas formas), Krishna, Ganesha, Hanumat, o seu próprio guru ou algum outro grande mestre (que serve de "sinal de transcendência"). No Yoga budista, o objeto de oração pode ser o Buda, Avalokiteshvara, Târâ ou qualquer outro dos numerosos pontos focais de devoção.

Por meio da oração, estabelecemos um vínculo com a Realidade superior seja qual for a forma pela qual a visualizamos ou conceituamos. A tradição yogue costuma explicar que esse vínculo não é meramente simbólico ou intrapsíquico, mas objetivamente real. Como quer que pensemos a seu respeito, ele funciona! Os profissionais da medicina, por meio de diversos estudos independentes, já demonstraram a eficácia da oração para a saúde e o processo de cura. O médico norte-americano Larry Dosscy afirma no livro *Healing Words*, que se tornou muito popular:

> Certos experimentos... demonstraram que a oração afeta de modo positivo a pressão alta, os ferimentos diversos, enfartes, dor de cabeça e ansiedade.... No decorrer do tempo, cheguei à conclusão de que *não* usar a oração com meus pacientes era o mesmo que deixar de aplicar-lhes um remédio potente ou uma cirurgia necessária.[1]

A medicina moderna só está redescobrindo o que os *yogins* e *yoginîs* já sabem há muito tempo. Redescubra também o poder da oração para você mesmo e para os outros.

74
O Estado de Êxtase

O ÚLTIMO "MEMBRO" (*anga*) do caminho óctuplo de Patanjali definido no *Yoga-Sûtra* é o êxtase ou *samâdhi*. É importante observar, porém, que nem mesmo na Índia esse membro costuma ser considerado o objetivo final do Yoga. O destino último da jornada yogue não é um estado alterado de consciência qualquer, mas a própria Consciência pura, idêntica à libertação ou iluminação.

Assim como a "atenção voltada para um único ponto" (*eka-agratâ*) é a essência da concentração, e a "unicidade de fluxo" (*eka-tânatâ*) a da meditação, assim a essência do êxtase é a "coincidência" ou, literalmente, "cair junto" (*samâpatti*). Nosso estado de consciência vulgar é baseado na nítida distinção entre o sujeito e o objeto. Nos processos de concentração e meditação, essa diferenciação aos poucos se nubla; no estado extático, ela é completamente transcendida. *Samâdhi*, que pode designar tanto a técnica quanto o estado de êxtase, pode ser compreendido como uma identificação temporária do sujeito que contempla com o objeto contemplado. À medida que a meditação avança, o objeto da meditação vai assumindo proporções cada vez maiores na consciência do meditador. No *samâdhi*, só o objeto permanece — ou quase, pois as formas inferiores de êxtase ainda são caracterizadas por uma atividade cognitiva.

Já os sábios dos *Upanishads*, há mais de três milênios, ensinaram a profunda verdade esotérica de que o ser humano se torna o que ele contempla. Sem dúvida, essa idéia lhes veio das suas próprias experiências extáticas. Pela prática da concentração, o *yogin* escolhe um objeto específico e volta para ele a sua atenção. Então, pela meditação, com sua atenção voltada para um único objeto ele penetra cada vez mais fundo no objeto. Por fim, no estado de êxtase, ele *se torna* o objeto contemplado na consciência. A tradição latina chama esse estado de *coincidentia oppositorum*, a coincidência dos opostos, termo que descreve com precisão a natureza do estado de *samâdhi*. De ordinário, sujeito e objeto se opõem um ao outro. Pensa-se que o objeto existe separado e fora do sujeito cognoscente. Essa barreira se desfaz no estado extático.

Certas pessoas falam do êxtase como se ele fosse sempre igual, o que definitivamente não é verdade. Antes, o Yoga, como muitas outras tradições espirituais, reconhece a existência de toda uma escala de unificação extática que compreende numerosos degraus ou estágios. No Hinduísmo, talvez o modelo mais detalhado dos estados extáticos seja o de Patanjali. Distingue ele dois tipos fundamentais de êxtase: (1) *samprajnâta-samâdhi* ou êxtase acompanhado de intuições superiores (*prajnâ*) e (2) *asamprajnâta-samâdhi* ou êxtase desacompanhado de intuições superiores.

No Vedânta, essas duas categorias são conhecidas como *savikalpa-samâdhi* e *nirvikalpa-samâdhi* respectivamente. No caso, *vikalpa* ("ideação", "conceito", "forma") toma o lugar de *prajnâ* ("sabedoria", "conhecimento", "intuição"). Em certas escolas, utilizam-se os sinônimos *sabîja-samâdhi* ("êxtase com semente") e *nirbîja-samâdhi* ("êxtase sem semente"). No caso, a "semente" designa a atividade mental, que cria ativadores subconscientes (*samskâra*) ou resíduos kármicos que, por sua vez, criam mais atividades mentais no futuro. Segundo Patanjali, *nirbîja-samâdhi* constitui a fase final de *asamprajnâta-samâdhi*. Nelas, todos os fatores kármicos subconscientes já foram eliminados e o *yogin* entra no próprio estado de libertação.

É só no *samâdhi* de tipo *asamprajnâta/nirvikalpa/nirbîja*, considerado superior ao outro, que a Consciência transcendente — o Sujeito verdadeiro ou supremo — fulgura puramente, sem traços de atividade mental. Em outras palavras, esse estado não possui um conteúdo mental. O corpo e a mente são totalmente transcendidos, ao menos por certo tempo. Todas as demais formas de êxtase permanecem dentro do campo da realidade empírica, o mundo da mudança (*samsâra*). Enquanto *asamprajnâta-samâdhi* não tem subdivisões, uma vez que nele não há nenhum objeto com que o *yogin* se identifique, o *samprajnâta-samâdhi* compreende vários graus que Patanjali assim define:

- *savitarka-samâdhi* ou simplesmente *vitarka-samâdhi* — identificação extática com o aspecto externo ou "grosseiro" (*sthûla*) do objeto contemplado, o que gera um conteúdo consciente (*pratyaya*) do tipo chamado *prajnâ* (intuição superior); como essas intuições superiores dizem respeito ao aspecto grosseiro do objeto, são chamadas *vitarka* ("cogitação", "reflexão", "consideração", "deliberação", etc.);
- *nirvitarka-samâdhi* — identificação extática com o aspecto externo ou grosseiro do objeto contemplado, mas sem a formação de intuições superiores; o conteúdo da consciência é o próprio objeto contemplado;
- *savicâra-samâdhi* ou simplesmente *vicâra-samâdhi* — identificação extática com o aspecto interno ou "sutil" (*sûkshma*) do objeto contemplado, o que gera um conteúdo consciente do tipo chamado *prajnâ*; como essas intuições superiores dizem respeito ao aspecto sutil do objeto, são chamadas *vicâra* ("cogitação", "reflexão", "investigação", "exame", etc.);
- *nirvicâra-samâdhi* — identificação extática com o aspecto interior ou sutil do objeto contemplado, mas sem a formação de intuições superiores; o conteúdo da consciência é o próprio objeto contemplado.

A atividade mental (*pratyaya*) nessas quatro formas inferiores de êxtase não deve ser confundida com os nossos familiares processos dispersos de pensamento (*vritti*). O *Yoga-Sûtra* (2.11) deixa bem claro que estes últimos têm de ser perfeitamente controlados por meio da concentração e da meditação para que possa ocorrer a transição da consciência empírica para a consciência extática. Esses atos noéticos que ocorrem reiteradamente no êxtase *samprajnâta* têm um palpável caráter imediato que os distingue dos pensamentos vagos que em geral surgem na mente que se defronta com um objeto. São pensamentos puros, reconhecimentos instantâneos, certezas de compreensão. São um conhecimento superior ao da consciência do estado de vigília, uma forma de pensamento que não é idêntica, de modo algum, à atividade automática e semiconsciente da mente comum, baseada nos sentidos. São como que relâmpagos de consciência e compreensão transparentes e espontâneos, nascidos da experiência imediata do objeto de contemplação.

Na terminologia yogue, essas supercognições extáticas são apreensões diretas ou não-mediadas (*sakshâtkâra*) que não se limitam à estrutura atual do objeto de contemplação. Como explica Vijnâna Bhikshu no *Yoga-Sâra-Samgraha* (capítulo 1), o conhecimento extático abarca também as formas passadas e futuras do objeto e, no *vicâra-samâdhi*, chega a abarcar sua essência energética sutil. O sentido disso só pode ser compreendido no contexto da ontologia do Yoga e do Sâmkhya: a realidade cósmica, chamada *prakriti*, não é somente o familiar mundo visível; inclui também uma dimensão interior ou sutil que se organiza em camadas hierárquicas.

Esse mundo invisível da existência cósmica vai desde uma pura matriz transcendente de todas as potencialidades (chamada *pradhâna*) até o plano do *logos* ou mente superior (*buddhi*) e, daí para baixo, abarca ainda o nível do "factor do eu" (*ahamkâra* ou, na terminologia de Patanjali, *asmitâ*), da mente sensorial (*manas*), dos sentidos (*indriya*) e das matrizes energéticas (*tanmâtra*) que determinam os elementos grosseiros (*bhûta*) que compõem o universo visível. Esse antigo modelo, formulado como resultado de muitas introspecções meditativas e extáticas, busca explicar como o Um se desenvolve na Multiplicidade.

A culminação do *samprajnâta-samâdhi*, sempre ligado a um suporte objetivo, é alcançada quando o âmago da personalidade (*sattva* = *buddhi*) fulgura com um grau de translucidez comparável ao do Si Mesmo transcendente (*purusha*). Chega-se então ao limiar do êxtase não-objetivo e supraconsciente, que consiste na pura Consciência, na identificação com o próprio Si Mesmo ou Espírito.

O caminho da redescoberta da liberdade intrínseca do Si Mesmo transcendente, da eterna Testemunha, é a eliminação de todos os vestígios kármicos que nossas experiências, ao longo de diversas vidas, deixaram gravados nas profundezas da mente. Isso se realiza no *asamprajnâta-samâdhi*, o estado do êxtase superconsciente. Esse estado difícil de descrever vai consumindo progressivamente todos os resíduos subliminares responsáveis pela formação da consciência empírica, responsáveis, portanto, pela experiência da dualidade e de separação em relação ao Si Mesmo. Assim, esse estado extático remodela por completo o ser humano e o faz recordar-se de sua verdadeira natureza, a do Ser-Consciência.

Depois que todas as sementes do karma foram queimadas no êxtase sem semente (*nirbîja-samâdhi*), segue-se a iluminação ou libertação, que Patanjali chama *kaivalya* ou "solidão", uma vez que a Realidade transcendente, o Si Mesmo, brilha em sua própria glória sem a interferência de nenhum obscurecimento mental.

Essa última fase do êxtase supraconsciente é chamada por Patanjali de *dharma-megha-samâdhi* ou "êxtase da nuvem do *dharma*". Não está claro em que sentido a palavra *dharma* é usada nesse contexto. Os exegetas clássicos interpretaram-na como "virtude", explicação essa que parece ter contentado a maioria dos estudiosos. Entretanto, como se diz que o ser liberto está acima do bem e do mal, essa interpretação não parece perfeitamente verdadeira. Em minha monografia *The Philosophy of Classical Yoga*, propus então que a palavra *dharma* se refere, nesse caso, às tendências constitutivas básicas (*guna*) da matriz do universo, que estão em vias de ser transcendidas. A "nuvem" dessas tendências primárias é o último véu no processo de dissolução: os próprios *gunas* resolvem-se na matriz transcendental do cosmos.

Assim, o processo de involução yogue se dá em estágios distintos que podem ser compreendidos como níveis de realização. No *Tattva-Vaishâradî* (1.17), escrito no século X, Vâcaspati Mishra compara o *yogin* que pratica o êxtase a um arqueiro que mira alvos cada vez menores e mais distantes. Essas escalas de involução extática, porém, têm a função de servir somente como um mapa geral, e quase nunca são seguidas literalmente na prática. Os adeptos plenamente realizados (*siddha*), como Ramakrishna, virtuose espiritual do século XIX, podem entrar e sair à vontade de qualquer estado extático.

O mais importante é que nenhum dos estados de *samâdhi* acima enumerados é idêntico à libertação ou à iluminação supremas. Embora o *asamprajnâta-samâdhi* (ou *nirvikalpa-samâdhi*) de fato revele o Si Mesmo transcendente, ele é uma realização incompleta, pois depende de uma introversão radical da consciência, é temporário e exclui a consciência corpórea. A iluminação plena, por sua vez, é permanente e não depende nem da introversão nem da extroversão da atenção. Certas escolas de Yoga chamam essa realização suprema de *sahaja-samâdhi* ou "êxtase espontâneo". A palavra *sahaja* significa literalmente "congênito", o que nos dá a entender que, nessa realização, a distinção habitual entre a realidade empírica e a Realidade transcendente já não existe.

Essa realização máxima é o objetivo de todo o Yoga autêntico.

75
O Poder da Serpente e a Vida Espiritual

O CONCEITO DE KUNDALINÎ, que pertence ao cabedal do Tantra-Yoga, é uma das noções mais obscuras da herança espiritual da Índia; apesar disso, é também uma das mais importantes e fascinantes. A palavra significa "a enrodilhada" e se refere ao potencial divino que permanece oculto no corpo humano. A *kundalinî*, muitas vezes chamada de "poder da serpente" ou "poder serpentino", é a Energia da Consciência (*cit-shakti*) ou Poder da Deusa (*devî-shakti*).

Segundo a metafísica tântrica, a Realidade divina não é impotente de modo algum; pelo contrário, possui todos os poderes concebíveis (e os inconcebíveis também). Por um lado, é pura Consciência; por outro, é pura Energia. A escola tântrica do Shaivismo de Caxemira compara a Realidade última a uma supervibração (*spandana*). Todas as coisas particulares são versões reduzidas dessa incompreensível vastidão de Energia. As energias do cosmos manifesto são ínfimas quando comparadas a ela. É a energia vital (*prâna*) que anima e sustenta o corpo humano; mas é a *kundalinî* que, quando desperta, transforma o corpo de um organismo biológico senciente num campo de luz que transcende as leis da Natureza e se faz perfeitamente receptivo à vontade iluminada do adepto. O objetivo de todas as escolas de Tantra-Yoga, como aliás o de qualquer forma de Yoga, é a iluminação ou libertação; mas muitas escolas tântricas buscam uma libertação que inclua o corpo e o mundo. Assim, os adeptos do Tantra falam de um *vajra-deha* (corpo de diamante) ou *divya-deha* (corpo divino).

A *kundalinî* é o instrumento por excelência da criação desse veículo corpóreo extraordinário. Segundo o Tantra, é ela que está por trás de toda evolução espiritual. Porém, nem todos os ramos ou escolas de Yoga fazem uso desse conceito. Na verdade, ele só entrou em voga depois do surgimento do Tantra, por volta do ano 500 d.C. Assim, não é mencionado nem nos *Vedas*, nem nos primeiros *Upanishads*, nem no *Bhagavad-Gîtâ* nem no *Yoga-Sûtra* (c. 200 d.C.). Mas existem textos posteriores, como por exemplo os *Bhakti-Sûtras* atribuídos a Nârada e Shândilya, que também não fazem referência a ele. Não se sabe se a afirmação tântrica da universalidade da *kundalinî* é de fato correta; e se discute se a iluminação é possível sem a participação do conceito de *kundalinî*.

Como já houve adeptos que afirmaram ter atingido a iluminação sem experimentar os típicos sintomas do despertar da *kundalinî*, podemos partir do princípio de que a iluminação é possível sem a manifestação desses sintomas típicos, como a experiência de uma luminosidade explosiva, sons interiores, sensações de calor, tontura, torpor, incapacidade de dormir, etc. No livro *The Kundalini Experience*, o psiquiatra norte-americano Lee Sannella traça uma distinção útil entre a *kundalinî* propriamente dita e o que ele chama de *fisio-kundalini*, ou seja, as manifestações psicossomáticas do despertar.[1]

O sábio Ramana Maharshi, do século XX, que todos concordam em considerar verdadeiramente iluminado, afirmou que a *kundalinî* sobe a partir de qualquer *lakshya* (foco de concentração) escolhido pelo adepto. Na mesma conversa com um peregrino que visitou sua ermida, o sábio identificou a *kundalinî* com a energia vital (*prâna-shakti*).[2] Em outra parte, Ramana Maharshi identifica a *kundalinî* com a própria Realidade suprema. A partir dos poucos comentários que ele fez sobre o poder da Deusa e os conceitos correlatos, deduzimos que ele lhes atribuía a mesma realidade que qualquer outra coisa no orbe da existência finita. Do ponto de vista de sua própria realização, porém, todos eram igualmente ilusórios. Como só estamos tratando aqui da dimensão empírica ou finita, podemos tomar suas afirmações como uma confirmação da existência da *kundalinî*, dos canais sutis (*nâdî*), dos centros sutis (*cakra*) etc. Pode-se dizer que os adeptos que não experimentam os fenômenos característicos da *kundalinî* no processo de iluminação tomaram um atalho no caminho.

É de bom senso supor, junto com Lee Sannella, que esses fenômenos resultam de bloqueios no corpo sutil ou etérico, o qual é composto de uma rede de filamentos de energia (*prâna*). Esses bloqueios impedem o livre fluxo da *kundalini-shakti* pelo canal central, o *sushumnâ-nâdî*, que se origina na "roda do apoio da raiz" (*mûlâdhâra-cakra*) e termina na "roda de mil raios" (*sahasrâra-cakra*). A primeira se localiza no corpo sutil, num ponto correspondente ao períneo; e a segunda num ponto correspondente ao topo da cabeça (ou seja, a fontanela). Diz-se que a *kundalinî* permanece adormecida no centro basal, onde tem de ser despertada e convidada a subir pelo canal central até o topo da cabeça, onde se reúne à pura Consciência. Essa reunião é descrita como a comunhão entre Shiva e Shakti, Deus e Deusa ou Consciência e Energia.

Quando se completa a subida da *kundalinî*, a consciência individuada do adepto se desfaz, pelo menos temporariamente, no estado de *nirvikalpa-samâdhi* ou êxtase transconceitual. Embora esse estado revele a nossa verdadeira natureza — Ser-Consciência-Beatitude (*sat-cit-ânanda*) —, ele exclui a consciência corpórea. Por isso, pode ser considerado uma realização incompleta. Enquanto o inconsciente ainda guarda sementes kármicas que esperam para dar seu fruto, esse estado elevado é mais cedo ou mais tarde substituído pelo estado de consciência vulgar. Pela repetição do despertar da *kundalinî* e da experiência de *nirvikalpa-samâdhi*, as sementes do karma vão aos poucos rareando.

O que o *yogin* tântrico quer é "irrigar" o corpo com o néctar da imortalidade que brota da roda de mil pétalas quando está desperta. Esse processo esotérico transfigura e transforma o corpo físico ordinário num corpo feito de energia suprafísica, imortal e dotado de poderes (*siddhi*) extraordinários. Para que isso ocorra, o adepto tem de transcender até mesmo o *nirvikalpa-samâdhi* e atingir a libertação plena até mesmo no estado de vigília. A rigor, esse estado final não é um estado de consciência. Ele *é* a própria Realidade. Na tradição tântrica, é chamado às vezes de *sahaja-samâdhi* ou êxtase espontâneo; é constante e contínuo. Essa realização foi resumida nesta fórmula do Budismo tântrico: "*samsâra = nirvâna*", a imanência é igual à transcendência.

76
Quem ou o que é o Si Mesmo em sua Realização?

O SÁBIO RAMANA MAHARSHI (1879-1950), do sul da Índia, regularmente lembrava seus visitantes de perguntar a si mesmos: Quem sou eu? Pergunto: Quem sou eu? Sou, acaso, o corpo? Sou que parte do corpo? Ou será que sou o corpo inteiro? Nesse caso, onde termina o corpo? Na pele? E o campo eletromagnético que faz parte do corpo mas se estende para além dele?

Acima de tudo, que corpo sou? O corpo dos 20 anos, o dos 30 ou o dos 60? Ou o corpo de quando era criança? Num período de sete anos, segundo nos dizem, todas as células do corpo humano são substituídas. Isso significa que numa só vida cada um de nós habita diversos corpos sucessivamente.

Se não sou o corpo, acaso sou a mente? Se estiver inclinado a dizer "sim", devo ainda me perguntar: que mente sou? A mente incipiente do bebê que já fui? Ou a mente confusa e rebelde da adolescência? Ou ainda a mente que continua mudando à medida que o corpo envelhece? E, além disso, onde termina a minha mente e começa a "mente" da minha cultura? Quem sou eu na realidade? No que repousa minha identidade?

Há cerca de 2.500 anos, o Buda Gautama se fez essas mesmas perguntas e encontrou a seguinte resposta: uma vez que o complexo psicossomático está em constante mudança, ele não pode ter uma identidade permanente. O Buda diria: não há eu. Tudo é *anâtman*, desprovido de uma identidade estável. A natureza é um processo de contínua transmutação. A identidade egóica do ser humano comum é um mecanismo criado pela ignorância espiritual (*avidyâ*). Dessa ignorância radical nascem todas as demais visões distorcidas da Realidade.

Os sábios hindus que compuseram os *Upanishads* e o *Bhagavad-Gîtâ* chegaram a uma análise semelhante da situação. Também eles viram que o complexo psicossomático não pode ser a identidade radical do ser humano. Porém, ao contrário do Buda, não guardaram silêncio acerca do que está antes ou além do complexo psicossomático e do universo. Pelo contrário, afirmaram audaciosamente que a identidade do ser humano — e na verdade de todos os seres — é o Ser-Consciência-Beatitude (*sat-cit-ânanda* ou *saccidânanda*) sem qualificações restritivas. A doutrina desses sábios era baseada em sua própria realização espiritual (*adhyâtma-sâkshatkâra*), sua transcendência da mente e do corpo no estado de êxtase transconceitual (*nirvikalpa-samâdhi*).

Suas idéias filosóficas compuseram o que se chama de Vedânta ("fim do *Veda*") ou Jnâna-Yoga, o caminho da sabedoria libertadora. Essa única identidade transindividual foi chamada *âtman* (que significa literalmente "eu mesmo" ou "si mesmo") ou *purusha* (que significa literalmente "homem"). Esse mesmo Um era chamado também *brahman* (da raiz *brih*, que significa "crescer" ou "expandir-se"), porque essa Identidade não só é o centro da consciência humana como também é o Fundamento eterno do universo inteiro.

O *âtman* do Vedânta é muito diferente do "eu" com que costumamos nos identificar. Esse eu ou ego (*ahamkâra*), como observou Alan Watts, é uma ficção conveniente pela qual damos ordem ou unidade às nossas experiências.[1] É uma ficção que pode ter alto poder de destruição, como acontece quando construímos toda a nossa vida para ser o "Número Um". É então que entram em cena o egoísmo, o egocentrismo e a presunção.

A vida espiritual, ao contrário, é uma autotranscendência radical; é ir além da ficção egóica. Isso não é a mesma coisa que ser altruísta, pois o altruísmo, mesmo em seu estado mais puro, ainda é uma manifestação do eu ou ego finito e não-iluminado. A prática da autotranscendência radical pode ser descrita como um crescimento consciente rumo à Identidade transcendente ou transpessoal, o *âtman*. Alguns a chamam de "consciência divina".

O Si Mesmo do Vedânta e do Jnâna-Yoga também é completamente diferente do "Self" de que falam os psicoterapeutas junguianos. O Self junguiano é o centro da personalidade humana amadurecida, que também transcende o ego; mas não é um Ser superconsciente e transcendente.

O Si Mesmo ou *âtman* do Vedânta está, por definição, além do espaço, do tempo e de todo o complexo psicossomático. Não é uma propriedade da pessoa individual. Assim, o Si Mesmo nunca é "meu", nem a Sua realização é a "minha" realização. Quando o Si Mesmo se realiza, "eu" deixo de existir! Enquanto eu acreditar que sou esta pessoa determinada, com um determinado caráter e tendências próprias, com meus próprios hábitos, gostos e desgostos, estarei vivendo da ficção egóica. Então, necessariamente terei medo de perder as coisas que considero "minhas" — meus vários bens materiais e intelectuais e meus relacionamentos sociais. Acima de tudo, terei medo da morte deste indivíduo que penso ser.

Mas, quando raia a verdadeira sabedoria (*prajnâ*), uma verdade mais ampla começa a descortinar-se à minha frente. Posso até chegar a vislumbrar o Ser-Consciência-Beatitude que é a Identidade substancial não só "minha" como de todos os seres que, do ponto de vista do não-iluminado, parecem ser entidades separadas. Mesmo descrever esse Supremo como Ser (*sat*), Consciência (*cit*) e Beatitude Infinita (*ânanda*) já é dizer demais. É por isso que muitos sábios, especialmente no Budismo, preferiram chamá-lo de "Vazio" (*shûnyatâ*). Os mais sábios entre os sábios permaneceram em silêncio.

Esse é evidentemente um assunto muito profundo sobre o qual poder-se-iam escrever — e com efeito já se escreveram — inúmeros livros. Minha única intenção neste breve ensaio é a de nos lembrar de que as coisas são assim e de o quanto é misteriosa a nossa estada neste mundo — um tema grandioso que poderá, com proveito, ser o substrato de muitas meditações.

77
Vazio

A REALIDADE SUPREMA, por definição, transcende a mente que busca compreendê-la. Por isso, desde tempos imemoriais, os sábios da Índia a chamaram "sem forma" (*arûpa*), "não-qualificada" (*nirguna*) e "trans-conceitual" (*nirvikalpa*). Por outro lado, muitos deles tiveram compaixão dos discípulos e de sua necessidade intelectual de poder contar com uma descrição menos abstrata. Assim, a literatura do Yoga está repleta de afirmações metafísicas que representam a Realidade e atribuem-lhe qualidades que a mente comum considera positivas, boas e desejáveis, como: luz, infinitude, eternidade, onipotência, graça, amor, sabedoria, perdão, proteção e assim por diante.

Além disso, em vez de usar um nome neutro para se referir a essa Singularidade última, os adeptos dão-lhe o nome de divindades masculinas e femininas. Deixando de lado o substantivo neutro *brahman*, largamente utilizado nos *Upanishads*, eles chamam a Realidade de Brahma, Shiva, Vishnu, Krishna, Pârvatî, Sarasvatî, Kâlî, Râdhâ etc. Eles invocam o Único como "Criador", "Pai", "Mãe", "Amigo" ou "Amado".

Quando lhe perguntaram o que era "isso", Gautama, o Buda, se negou a fazer especulações. Mas parece que até o Buda chegou por vezes a relaxar a sua guarda antimetafísica, pois dispomos de alguns poucos textos nos quais ele descreve o *nirvâna* de forma positiva. Com isso, abriu-se o caminho para os desenvolvimentos metafísicos posteriores do Budismo Mahâyâna, com seus Budas e Bodhisattvas transcendentes e seus respectivos paraísos. Porém, os mestres do Mahâyâna equilibraram esse desenvolvimento doutrinal com uma forte ênfase no vazio (*shûnyatâ*) — um conceito encontrado também em certas escolas do Yoga hindu, especialmente a que deu origem ao *Yoga-Vâsishtha*, do século X.

Desde o advento dos *Prajnâ-Pâramitâ-Sûtras*, os textos sagrados sobre a perfeição da sabedoria, os praticantes do Mahâyâna e do Tantrayâna buscaram cultivar o conhecimento de que todos os fenômenos são vazios (*shûnya*): todas as coisas que podemos indicar, sobre as quais podemos falar ou mesmo somente pensar, são construções conceituais. Por isso, de acordo com os mestres do Mahâyâna e do Tantrayâna, nenhuma coisa composta é dotada de essência (*svabhâva*); todas as coisas são "sem eu" (*nairâtmya*). Em sua forma mais desenvolvida — a da escola Madhyamaka, fundada por Nâgârjuna —, essa doutrina passou a significar que nenhuma coisa tem realidade independente.

Em sua *Madhyamaka-Kârikâ* (24.18), Nâgârjuna observa que "o que chamamos de 'vazio' (*shûnyatâ*) é a doutrina das origens interdependentes (*pratîtya-samutpâda*)" pregada pelo Buda. Todas as coisas que vêm a ser dependem de determinadas causas e condições ou daquilo que na moderna ecologia se chama de "teia da vida" ou "interligação". Quando pensamos numa estrela, por exemplo, temos de admitir que ela não é uma coisa estável, mas um *processo* muito complexo e de duração limitada. O mesmo vale para nosso corpo, nossa mente e todas as coisas concebíveis. Porém, para nos orientar nesse mundo de aparências, temos de construir "artificialmente" um cosmos habitado por coisas estáveis, como que dotadas de uma existência intrínseca. O problema é que começamos a levar essas coisas muito a sério — entre elas o nosso corpo e a nossa mente — e começamos a reagir a elas, desejando-as ou rejeitando-as. No caso do corpo, chegamos ao ponto de nos identificar com ele e por causa disso sofremos conseqüências negativas de todo tipo, especialmente o medo da morte.

Segundo o Mahâyâna e o Tantrayâna, a cura está no cultivo da visão do vazio, associado, é claro, à percepção de que o próprio conceito de "vazio" é uma construção mental e, logo, não é dotado de existência intrínseca. Os praticantes que se esquecem dessa verdade tendem a tomar a própria *shûnyatâ* como uma visão (*drishti*) definitiva, e não como um antídoto contra todas as abstrações, que é a sua legítima função. Esse tipo de pensamento motivou as acusações de niilismo que se levantam contra o Budismo: a idéia de que nada é real em nenhum grau e que, portanto, o *nirvâna* é um objetivo sem sentido e perfeitamente indesejável. A verdade é que tanto o niilismo quanto o realismo são visões errôneas. Já o Buda se recusava a especular sobre a natureza do *nirvâna*; quis simplesmente apontar um caminho para a sua realização. A escola Madhyamaka só fez desenvolver essa doutrina fundamental de acordo com a lógica mais rigorosa, concentrando-se na arte de refutar todos os possíveis pontos de vista metafísicos.

Porém, a linguagem do vazio não deve ser um simples jogo de lógica. Sua verdadeira função é a de despedaçar a mente conceitual e levá-la a conhecer a verdade a respeito dos fenômenos. Isso porque esse vazio não deve ser só entendido intelectualmente, mas sim *vivido* por meio do cultivo da sabedoria e da compaixão ao longo dos dez estágios do caminho do *bodhisattva*. Apesar da intrínseca vacuidade e ausência de eu dos seres manifestos, o *bodhisattva* dedica-se com perfeito altruísmo à libertação deles. Essa dedicação total ao bem-estar espiritual dos outros é chamada *bodhicitta* ou mente da iluminação, e conduz à acumulação de mérito (*punya*) — uma espécie de energia que pode ser usada para o serviço prático dos outros. A acumulação de mérito é acompanhada pela acumulação de sabedoria (*prajnâ*), o que garante que a ajuda do *bodhisattva* seja eficaz.

Bodhicitta é criada pelo estudo e a prática das seis perfeições (*pâramitâ*) no decorrer de numerosas existências:

1. Generosidade (*dâna*), que consiste em dar ajuda material, ensinar o *dharma* do Buda e proteger os seres contra todas as espécies de medo
2. Moralidade (*shîla*), que é a observância estrita quer dos cinco votos do leigo, quer dos 250 votos monásticos
3. Paciência (*kshânti*), que consiste na capacidade de suportar situações penosas e especialmente de permanecer indiferente ao mal que os outros fazem

4. Vigor (*vîrya*), que, além da resistência física, compreende virtudes yogues como a atenção (*apramâda*) e a fortaleza (*dhriti*)
5. Meditação (*dhyâna*), a disciplina mental que conduz à maestria de todos os estados mentais superiores
6. Sabedoria (*prajnâ*), a faculdade mental superior de discernir o Real do irreal.

Às vezes, acrescentam-se quatro outras perfeições: habilidade no uso dos meios (*upâya-kaushalya*), voto (*pranidhâna*), força (*bala*) e conhecimento (*jnâna*).

Por meio do cultivo das seis ou dez perfeições, o caminho do *bodhisattva* se desenrola em dez estágios (*bhûmi*):

1. Estágio da alegria (*pramuditâ-bhûmi*), que é alcançado com a primeira percepção do vazio e no qual o praticante se concentra na perfeição da generosidade
2. Estágio imaculado (*vimalâ-bhûmi*), que coincide com a superação de todas as tendências à formação de ações e pensamentos negativos, mesmo no estado de sonho
3. Estágio iluminativo (*prabhâkarî-bhûmi*), marcado pela ausência de dualidade na meditação e a perfeição da paciência
4. Estágio chamejante (*arcishmatî-bhûmi*), que dá ao praticante a maestria sobre as 37 "harmonias com a iluminação" e acarreta um extenso controle da mente, particularmente na meditação
5. Estágio muito difícil de conquistar (*sudurjayâ-bhûmi*), que conduz à perfeição da equanimidade e à capacidade de permanecer em meditação pelo tempo que se quiser
6. Estágio face a face (*abhimukî-bhûmi*), assim denominado porque o praticante compreende diretamente a originação interdependente de todos os fenômenos. A partir deste estágio, o praticante poderia entrar no *nirvâna*, não fosse pelo voto do *bodhisattva* de libertar todos os seres sencientes
7. Estágio onde se vai longe (*dûrangamâ-bhûmi*), que é um estado de perfeita espontaneidade e leva à perfeição no uso dos meios, habilitando o praticante a adaptar seus ensinamentos às diversas necessidades e capacidades dos discípulos
8. Estágio imóvel (*acalâ-bhûmi*), que torna irrevogável a realização espiritual do praticante e também

lhe dá a capacidade de assumir várias formas para ensinar os outros

9. Estágio dos bons pensamentos (*sâdhumatî-bhûmi*), associado à perfeição do poder (*bala*) e à capacidade de compreender todas as línguas.

10. Estágio da nuvem do *dharma* (*dharma-megha-bhûmi*), que leva esse nome porque, nesse nível, o praticante dissemina o ensinamento do Buda como uma nuvem que derrama a chuva e nutre a Terra; e adquire assim um corpo e uma mente perfeitos

Completada a contemplação de alto nível no estágio da nuvem do *dharma*, o praticante entra plenamente no estado de Buda, que é chamado às vezes de "undécimo estágio". É o grau da onisciência e da onipotência totais.

78
Libertação

TODAS AS FORMAS, RAMOS ou escolas de Yoga têm o mesmo objetivo final: a libertação, a iluminação, a liberdade, a transcendência do estado humano, a realização do nosso máximo potencial. A língua sânscrita tem muitas palavras que designam essa "conquista" (em ordem alfabética): *apavarga*, *âtma-jnâna*, *âtma-sâtkarana*, *bodhi*, *kaivalya*, *moksha*, *mukti*, *nirvâna*, *siddhi*, *vimukti* e outras.

O modo de compreensão da libertação varia de sistema para sistema. Todas as escolas de Yoga, sem exceção alguma, concordam em que a libertação é o melhor objetivo que o homem pode ter. Todos os demais objetivos são meramente secundários e temporários e não trazem consigo a satisfação plena. Em outras palavras, a libertação está no topo da pirâmide de valores que, no Yoga hindu, compreende os quatro principais "objetivos humanos" (*purusha-artha*): o bem-estar material (*artha*), o prazer (*kâma*), a virtude (*dharma*) e a liberdade espiritual (*moksha*).

Além disso, quase todas as escolas de Yoga concordam em que a iluminação ou libertação é nossa natureza verdadeira e original. Em outras palavras, a libertação não é algo novo que precisamos criar ou atingir. Antes, é aquilo que existe quando deixamos de lado nossas perspectivas conceituais — sejam elas estruturas de fatos, filosofias grandiosas, sistemas de crenças ou meras opiniões. No estado liberto, nós simplesmente *somos*. No estado que agora tomamos como real, estamos enganados e não somos o que somos na realidade.

A libertação se evidencia por si mesma quando quebramos o encanto da ignorância (*avidyâ*), responsável por nossa identificação errônea com um corpo e uma mente particulares. Nascemos na ignorância. Essa noção yogue corresponde à crença judaica e cristã de que nós nascemos no pecado. Nosso pecado é o de termos esquecido a nossa natureza espiritual e estarmos enamorados do complexo psicossomático e dos seus ambientes físico e noético. Segundo certas interpretações da tradição judeu-cristã, o pecado se originou com Adão e Eva, que desencadearam nos seres humanos uma corrupção hereditária que se transmite de geração em geração. Já o Yoga afirma que nossa ignorância espiritual não é "original" de modo algum, mas é uma atividade que perpetuamos a todo instante. Além disso, no entender do Yoga, o "pecado" da cegueira espiritual não é uma ofensa perpetrada contra Deus. Certos ramos e escolas de Yoga nem sequer têm a noção de um Deus pessoal. Essa ignorância é simplesmente um defeito grave pelo qual escondemos de nós mesmos a nossa verdadeira natureza. Isso é muito semelhante à idéia grega de pecado. A palavra grega que significa "pecado" é *hamartia*, que significa "errar o alvo".

Por ignorância espiritual, violamos constantemente os princípios universais da moral e assim colhemos as conseqüências kármicas de nossas ações e volições errôneas. Isso nos mantém na ignorância da nossa natureza. Em essência, porém, somos inteiramente livres. Esse ensinamento corresponde à noção fundamental judeu-cristã de que, por trás de todos os nossos pecados, nós somos intrinsecamente bons, uma vez que Deus — que é bom por definição — criou o homem à sua imagem. Para os judeus e os cristãos, Deus perdoa o pecado original e todos os pecados subseqüentes quando sentimos uma verdadeira compunção e deixamos de lado nossa conduta pecaminosa. Na tradição cristã, Jesus se sacrificou por todos os pecadores. Por causa disso, algumas escolas cristãs criaram a doutrina reducionista de que, para gozar do perdão de Deus, temos de simplesmente crer em Jesus.

Também o Yoga exige que nos convertamos do caminho do pecado. Certas formas de Yoga incluem em sua teologia um elemento de graça (*prasâda*), mas todas dão ênfase ao esforço próprio sob a forma da prática perseverante do caminho yogue. Gaudâpâda, em seu *Mândûkya-Kârikâ* (3.41), oferece esta imagem impressionante:

> Para controlar a mente é necessário o mesmo esforço incansável que seria preciso para esvaziar o oceano, gota a gota, com a ajuda de uma folha de erva *kusha*.

Quer pelo simples esforço, quer por uma combinação de esforço e graça, podemos superar nossa ignorância espiritual e moldar ativamente nosso destino futuro. Algumas escolas de Yoga reservam um lugar para a crença, mas esta desempenha tão-somente um papel preliminar. O elemento mais importante é tipicamente a sabedoria ou gnose (*jnâna*), mesmo nas linhas mais sofisticadas do bhakti-mârga ou via devocional.

O impulso de se obter a liberdade — ou, nas escolas bháktica, a união com Deus — está por trás de todo o esforço yogue. Só assim o praticante pode ter a garantia de que não irá estacionar no meio do caminho. Esse impulso é chamado *mumukshutva*, desejo de libertação, totalidade, perfeição ou liberdade duradoura. Excetuando-se esse único desejo ou impulso, todos os demais desejos (*kâma*) têm por objeto algum aspecto do mundo físico ou do mundo sutil, que inclui o paraíso. Uma vez que toda manifestação (*vyakta*) — grosseira (*sthûla*) ou sutil (*sûkshma*) — é finita, nenhum desses desejos pode nos ser a fonte de uma verdadeira satisfação. Todos eles (para usar uma outra terminologia) fazem parte do mundo da mudança (*samsâra*). Já o impulso de libertação se dirige à Realidade infinita e não-manifesta (*avyakta*).

Depois de alimentar em si a vontade de alcançar a liberdade suprema e adotar um caminho espiritual adequado, o praticante aos poucos se desfaz de sua ignorância (ou do pecado) e simplesmente desperta para a Realidade que ele mesmo é. Mesmo essa experiência do despertar não passa de uma metáfora. Do ponto de vista da Realidade suprema (que não é um ponto de vista específico), nada disso jamais aconteceu. Jamais despertamos, porque nunca estivemos adormecidos. Sempre que falamos do ser plenamente liberto ou iluminado, inevitavelmente nos enredamos em paradoxos doutrinais. Não obstante, dezenas de milhares de adeptos correram o risco de abrir a boca para ensinar aos outros algo sobre o Impensável ou Inefável.

Quando examinamos o conceito hindu de libertação, constatamos que ele tem duas formas: a libertação fora do corpo (*videha-mukti*) e a libertação em vida (*jîvan-mukti*). A primeira implica uma transcendência perfeita não só da condição humana como também da própria corporalidade. É um estado de ser superior a todas as formas limitativas, quaisquer que sejam, e perfeitamente separado do universo em seus muitos níveis. É esse o grandioso ideal espiritual promulgado pelas tradições filosóficas do Mîmâmsa, do Nyâya, do Vaisheshika, do Sâmkhya de Îshvara Krishna, de alguns mestres vedânticos (como Bhâskara, Yâdava e Nimbârka) e também, ao que parece, da escola de Yoga de Patanjali.

O segundo tipo de libertação, *jîvan-mukti*, é o ideal adotado pela maioria dos mestres dos Yogas hindu, budista e jaina. Talvez seja a mais importante contribuição da Índia à espiritualidade mundial. A libertação em vida ou libertação no corpo é a idéia de que é possível ser absolutamente livre interiormente e ao mesmo tempo aparecer exteriormente como um indivíduo encarnado. Essa noção vem de par com o conceito da chamada Consciência-testemunha (*sâkshin*), que é a "qualidade" essencial da Realidade suprema, seja esta chamada "Si Mesmo", "Espírito", "Verdade" ou "Deus". Para os sábios da Índia, como seria de se esperar, essas noções não são meras idéias abstratas, mas realidades concretas que podem ser verificadas por qualquer um que esteja disposto a submeter-se aos rigores da caminhada espiritual.

Ambas as formas de libertação têm em comum o fato de porem fim ao nosso sofrimento (*duhkha*) e ao sentido de individuação (*ahamkâra* ou *asmitâ*). Porém, enquanto *videha-mukti* coincide com a morte do complexo psicossomático, em *jîvan-mukti* nossa existência de carne e sangue continua sem, porém, limitar de maneira alguma a nossa liberdade. A libertação no corpo e a libertação fora do corpo são essencialmente iguais. As autoridades que afirmam a possibilidade da libertação em vida concebem-na como uma precursora da libertação fora do corpo. Asseguram-nos de que o ser liberto não é afetado de maneira alguma pela presença ou ausência de um complexo psicossomático finito, junto com sua personalidade característica e sua história de vida.

Vidyâranya, *yogin* e erudito do século XIV, foi o primeiro a fazer um exame detalhado do ideal de *jîvan-mukti* em seu *Jîvanmukti-Viveka*. Esse grande autor, que escreveu em sânscrito e foi um verdadeiro mestre da clareza de exposição, fez as seguintes — e muito pertinentes — observações (capítulo 1):

Ora, o que é este *jîvanmukti*? Qual a prova do *jîvanmukti*? Como ocorre o *jîvanmukti*? De que serve essa realização? [Em resposta, pode-se] dizer: Para o ser vivo, a escravidão (*bandha*) consiste naquelas qualidades da mente que são caracterizadas pelas sensações de prazer e dor, atividade e passividade, etc. A escravidão resulta das [várias] formas assumidas pelas causas do sofrimento (*klesha*); a libertação em vida (*jîvanmukti*) [resulta] da eliminação dessas causas. Ora, será que o estado de servidão é eliminado em relação à Testemunha (*sâkshin*) ou à mente? Certamente não o é em relação à Testemunha, pois a eliminação [da escravidão] se dá por meio do conhecimento da Verdade (*tattva-jnâna*). Porém, a escravidão também não pode ser eliminada da mente, pois isso é uma impossibilidade. Assim como a fluidez da água pode ser [controlada quando se mistura terra com a mesma], ou o calor do fogo [pode ser controlado por outros meios], assim também se pode exercer um controle sobre a noção de atividade, etc., que aflige a mente. Em toda parte isso é um estado comum e intrínseco. Não é necessariamente [assim]. Muito embora a eliminação perfeita não seja possível, é possível a neutralização (*abhibhava*). Assim como a liqüidez da água pode ser neutralizada misturando-se [a mesma água] com a terra, ou o calor do fogo por meio de *mani*, *mantra*, etc., assim também todas as flutuações (*vritti*) da mente podem ser neutralizadas por meio da prática do Yoga.

Ao descrever o estado do *jîvan-mukta*, o ser liberto em vida, Vidyâranya cita profusamente o *Yoga-Vâsishtha*. Essa extensa obra caxemir, que assume a forma de um diálogo entre o príncipe Râma e o sábio Vasishtha, afirma (5.90-98):

É um verdadeiro *jîvan-mukta* aquele para quem, muito embora esteja ele ocupado com sua vida comum, tudo isso deixa de existir e [só] o espaço [da Consciência] permanece.

É um verdadeiro *jîvan-mukta* aquele cujo rosto nem cora nem empalidece no prazer e na dor, e que subsiste daquilo que vem ao seu encontro.

É um verdadeiro *jîvan-mukta* aquele que está desperto quando adormecido, que não conhece o despertar e cujo conhecimento é inteiramente livre de toda e qualquer *vâsanâ*.

É um verdadeiro *jîvan-mukta* aquele que, embora reaja a sentimentos como o apego, o ódio, o medo e outros, é por dentro perfeitamente puro como o éter.

É um verdadeiro *jîvan-mukta* aquele cuja verdadeira natureza não é influenciada pelo egocentrismo e cuja mente não é sujeita ao apego, quer esteja ativo, quer inativo.

É um verdadeiro *jîvan-mukta* aquele de quem o mundo não tem medo e que não tem medo do mundo, e que é livre da alegria, da inveja e do medo.

É um verdadeiro *jîvan-mukta* aquele que está em paz com os caminhos do mundo; aquele que, embora repleto de todas as ciências e artes, não tem nenhuma; e que, embora dotado de espírito, não tem nenhum.

É um verdadeiro *jîvan-mukta* aquele que, embora profundamente mergulhado em todas as coisas, mantém a cabeça fria, como faria qualquer pessoa ao cuidar dos assuntos de outra; e cujo Si Mesmo é íntegro.

Depois de sair do estado de libertação em vida, ele entra na libertação depois da morte quando da desintegração do corpo por expiração de prazo, como o vento quando pára.

Dependendo do seu *karma* operativo — o chamado *prârabdha-karman* —, os sábios libertos têm aparências e comportamentos diversos. Alguns, como o famoso rei Janaka, são muito ativos; outros preferem o silêncio e a solidão das florestas e montanhas. Alguns deixam que o corpo pereça como costuma fazer; outros submetem-se à árdua disciplina de forjar um corpo de luz, que é o objetivo de algumas escolas tântricas. Essas distinções externas nada podem nos dizer acerca da realização espiritual desses sábios. De todos eles, porém, pode-se dizer que emanam uma paz evidente que, nas palavras de São Paulo, "ultrapassa todo entendimento".

Notas

Capítulo 1: O que é o Yoga?

1. A palavra *yogî*, que, transformada em "yogue" ou "iogue", se encontra com freqüência em nossa língua, representa o caso nominativo do tema sânscrito *yogin*. Para o bem da coerência e também para facilitar o reconhecimento, sempre que apresento as palavras em sua forma sânscrita original, uso a forma do tema. As desinências do nominativo variam muito, e isso poderia confundir os que não estão familiarizados com o sânscrito. A palavra â*sana* (assento ou postura), por exemplo, se torna *âsanam* no nominativo; *yoga* (união) se torna *yogah*; *go* (vaca) se torna *gauh*; etc.
2. Ver Georg Feuerstein, *The Yoga Tradition* (Prescott, Arizona: Hohm Press, edição revista, 2001). [*A Tradição do Yoga*, publicado pela Editora Pensamento, São Paulo, 2001.]
3. Sobre a civilização do Indo-Sarasvati, ver Georg Feuerstein, S. Kak e D. Frawley, *In Search of the Cradle of Civilization* (Wheaton, Illinois: Quest Books, 1995).
4. Existem várias traduções completas do *Rig-Veda* para diversas línguas ocidentais. Em inglês, a tradução em dois volumes de R. Griffith pode ser consultada com algumas reservas. Ver R. Griffith, *The Hymns of the Rig-Veda* (Delhi: Motilal Banarsidass, reimpresso em 1976). A maioria dos tradutores ocidentais ainda não compreende totalmente a grande profundidade espiritual dessa antiga escritura. Sobre esse assunto, ver Sri Aurobindo, *On the Veda* (Pondicherry, Índia: Sri Aurobindo Ashram, 10ª ed., 1977) e também Jeanine Miller, *The Vedas* (Londres: Rider, 1974).
5. Para uma boa discussão e tradução dos ensinamentos dos *Upanishads*, ver R. Radhakrishnan, org. e trad., *The Principal Upanishads* (Londres: George Allen & Unwin, 1974).
6. O Yoga Clássico (ou Pâtanjala-Yoga, ou ainda *yoga-darshana*) é explicado nos Capítulos 61, 62 e 74 deste livro. Ver também Georg Feuerstein, *The Philosophy of Classical Yoga* (Rochester, Vermont: Inner Traditions, 1996) e *The Yoga-Sûtra: A New Translation and Commentary* (Rochester, Vermont: Inner Traditions, 1989).
7. Muitos estudiosos indianos situam Patanjali numa época anterior; a data aprovada pela maioria é em torno do ano 200 a.C. Porém, a tradição indiana que identifica o adepto yogue com o gramático homônimo é altamente duvidosa.
8. Paul Brunton, *The Notebooks of Paul Brunton*. Vol. 1: *Perspectives: The Timeless Way of Wisdom* (Burdett, N.Y.: Larson Publications, 1984), p. 261. [*Idéias em Perspectiva*, publicado pela Editora Pensamento, São Paulo, 1990.]

Capítulo 4: O Yoga: Para Quem?

1. Aos leitores do meu livro *Structures of Consciousness* (Lower Lake, Califórnia: Integral Publishing, 1987), que discute os estágios evolutivos postulados por Jean Gebser, gostaria de acrescentar a seguinte observação: existem muitos indícios da mudança de um estilo de pensamento predominantemente mítico (ou mitológico/analógico) para um estilo mais racional/lógico (ou o que Gebser chamou "mental") mais ou menos por volta do ano 500 a.C. Isso se vê não só na Índia, mas também na Grécia. Porém, esse estilo cognitivo não parece ter alterado significativamente a nossa constituição emocional básica — nossa necessidade de amor e segurança e nossa capacidade de sentir raiva, cobiça, inveja, etc.
2. Ver Abraham H. Maslow, *The Farther Reaches of Human Nature* (Harmondsworth: Penguin Books, 1973).
3. Shri Yogendra, *Yoga Essays* (Santa Cruz, Índia: The Yoga Institute, 1978), p. 113.

Capítulo 7: Será o Yoga uma Religião?

1. Sobre o "Yoga cristão", ver J. M. Dechanet, *Christian Yoga* (Londres: Search Press, 1973); *Yoga and God: An Invitation to Christian Yoga* (St. Meinrad, Indiana: Abbey Press, 1975); Justin O'Brien, *Christianity and Yoga: A Meeting of Mystic Paths* (Londres: Arkana, 1989).
2. Ver, por exemplo, o adepto Tâmil Civavâkkiyar citado em Kamil V. Zvelebil, *The Poets of the Powers* (Lower Lake, Califórnia: Integral, 1993), p. 85.

Capítulo 8: O Yoga como Arte e Ciência

1. B. K. S. Iyengar, *Light on the Yoga Sûtras of Patanjali* (Londres: Thorsons, 1993), p. xix.
2. Lucien Price, org., *Dialogues of Alfred North Whitehead* (Nova York: Mentor Books, 1956), p. 143.
3. Ver, por exemplo, James Funderburk, *Science Studies Yoga* (Honesdale, Filadélfia: Himalayan International Institute, 1977).

4. B. K. S. Iyengar, *The Art of Yoga* (Nova Déli: Harper-Collins), p. xiii.
5. *Ibid.*, p. 5.
6. *Ibid.*, p. 15.

CAPÍTULO 9: O YOGA DA CIÊNCIA
1. Carl Friedrich von Weizsäcker, *Unity of Nature* (Nova York: Farrar, Strauss, Giroux, 1980), p. 13.

CAPÍTULO 11: O YOGA NO HINDUÍSMO, NO BUDISMO E NO JAINISMO
1. Ver, por exemplo, Jean-François Jarrige e R. H. Meadow, "The Antecedents of Civilization in the Indus Valley", *Scientific American*, 243: 122-33 (1980); e James G. Shaffer, "The Indus Valley, Baluchistan, and Helmand Traditions: Neolithic Through Bronze Age", in Robert Ehrich, org., *Chronologies in Old World Archaeology* (Chicago: University of Chicago Press, 3ª ed., 1992). Ver também Colin Renfrew, *Archaeology & Language: The Puzzle of Indo-European Origins* (Cambridge: Cambridge University Press, 1987); Navaratna S. Rajaram e David Frawley, *Vedic Aryans and the Origins of Civilization: A Literary and Scientific Perspective* (Nova Délhi: Voice of India, 2ª ed., 1995); A. Kalyanaraman, *Aryatarangini: The Sage of the Indo-Aryans* (Bombaim: Asia Publishing House, 1969), vol. 1.

CAPÍTULO 13: A ÁRVORE DO YOGA HINDU
1. Sri Aurobindo, *The Synthesis of Yoga* (Pondicherry, Índia: Sri Aurobindo Ashram, 1976), p. 29.
2. *Ibid.*, p. 29.
3. *Ibid.*, p. 30.
4. Swami Satprakashananda, *Methods of Knowledge* (Londres: Kegan Paul, Trench, Trubner, 1932), p. 137.
5. Shyam Sundar Goswami, *Laya Yoga* (Rochester, Vermont: Inner Traditions International, 1996), p. 68.

CAPÍTULO 15: DO HINDUÍSMO AO BUDISMO POR MEIO DO TANTRA-YOGA
1. Como manifestação do meu primeiro interesse pelo Budismo, traduzi o livro *Buddhism* [Budismo] de Wolfgang Schumann para o inglês, e *Three Jewels* [As Três Jóias] de Sangharakshita para o alemão.
2. Mircea Eliade, *Yoga: Immortality and Freedom* (Princeton: Princeton University Press, 1973), p. 200.

CAPÍTULO 16: O YOGA DO BUDISMO VAJRAYÂNA
1. A palavra *vajra*, do sânscrito, pode significar "raio", "diamante" e "adamantino". Na Era Védica, referia-se à arma do deus Indra, o raio. No Tantra, simboliza tanto a Realidade suprema quanto a compaixão. Sob a forma de um cetro, o *vajra* é um dos dois instrumentos rituais dos *tântrikas* budistas, sendo o outro o sino (*ghantâ*), que significa a sabedoria.
2. Ver Chögyal Namkhai Norbu, *The Crystal and the Way of Light: Sutra, Tantra and Dzogchen*. Org. de John Shane (Ithaca, Nova York: Snow Lion, 2000), p. 40.

3. Citado em Chögyal Namkhai Norbu, *The Crystal and the Way of Light*, p. 45.

CAPÍTULO 17: INTRODUÇÃO AO GRANDE LEGADO LITERÁRIO DO YOGA HINDU
1. Uma bibliografia mais extensa pode ser encontrada no meu livro *The Yoga Tradition* (Prescott, Ariz.: Hohm Press, 2ª ed., 1991. [*A Tradição do Yoga*, publicado pela Editora Pensamento, São Paulo, 2001.]

CAPÍTULO 18: O SIMBOLISMO DO YOGA
1. Sri Aurobindo, *On the Veda* (Pondicherry, Índia: Sri Aurobindo Ashram, 1956), p. 377.
2. Ver David Frawley, *Wisdom of the Ancient Seers: Mantras of the Rig Veda* (Salt Lake City, Utah: Passage Press, 1992); Jeanine Miller, *The Vedas: Harmony, Meditation, Fulfillment* (Londres: Rider, 1974); *The Vision of Cosmic Order in the Vedas* (Londres: Routledge & Kegan Paul, 1985).
3. Ver Willard Johnson, *Poetry and Speculation in the Rig Veda* (Berkeley: University of California Press, 1980).
4. Heinrich Zimmer, *Myths and Symbols in Indian Art and Civilization*. Organizado por J. Campbell (Princeton, Nova Jérsei: Princeton University Press, 1972), p. 41.
5. Ver Sripad Amrit Dange, *Sexual Symbolism from the Vedic Ritual* (Délhi: Ajanta Publications, 1979).
6. Ver Georg Feuerstein, *Introduction to the Bhagavad-Gîtâ* (Wheaton, Illinois: Quest Books, 1983), pp. 64-7.

CAPÍTULO 20: AS DOZE ETAPAS DA CONVALESCENÇA ESPIRITUAL
1. Ver Georg Feuerstein, *Sacred Sexuality: Living the Vision of the Erotic Spirit* (Los Angeles: J. P. Tarcher, 1992).
2. Ver Jean Gebser, *The Ever-Present Origin* (Athens, Ohio: Ohio University Press, 1985).
3. Ver Karl Jaspers, *Vom Ursprung und Ziel der Geschichte* (Frankfurt: Fischer Bücherei, 1956).
4. Ver Adolf Jánaĉek, "The Message of Patanjali's Yoga-Sûtras", in Shri Yogendra, *Yoga in Modern Life* (Santa Cruz, Índia: The Yoga Institute, 1966), pp. 118ss.
5. Ver S. Freud, *The Psychopathology of Everyday Life* (Haia: A. A. Brill, 1914).
6. Ver *Collected Works of C. G. Jung*. Volume 9. (Parte 1): *Archetypes and the Collective Unconscious*. Organização e tradução para o inglês de Gerhard Adler e R. F. C. Hull (Princeton, New Jersey: Princeton University Press, 1968).
7. Aldous Huxley, *The Doors of Perception/Heaven and Hell* (Harmondsworth, Inglaterra: Penguin Books, 1959).
8. *Ibid.*, p. 86.
9. Ver Jean Gebser, *Der Unsichtbare Ursprung* [A Origem Invisível] (Olten e Freiburg: Walter Verlag, 1970).

CAPÍTULO 21: FELICIDADE, BEM-ESTAR E REALIDADE
1. A dor física ou emocional, em situações específicas, dá ao masoquista um prazer perverso; em todas as outras situa-

ções, como todos nós, ele busca reduzir ou evitar a dor e o sofrimento.
2. *Little Essays Drawn from the Writings of George Santayana*, de Logan Pearsall Smith com a colaboração do autor (Freeport, Nova York: Books for Libraries Press, 1967), p. 251.

CAPÍTULO 24: A VIDA É UM TERREMOTO
1. *Mahâvagga* 1.6.19. Os cinco "agregados" (*skandha*) são a forma (*rûpa*), isto é, o corpo; a sensação (*vedanâ*); a percepção (*samjnâ*); o composto mental (*samskâra*), isto é, a volição; e a consciência (*vijnâna*).
2. Omraam Mikhaël Aïvanhov, "*Know Thyself*", Parte 1 (Fréjus, França: Prosveta, 1992), p. 221.
3. Omraam Mikhaël Aïvanhov, *Cosmic Moral Laws* (Fréjus, França: Prosveta, 1984), p. 19.

CAPÍTULO 26: A AMIZADE ESPIRITUAL
1. Jamgon Kongtrul Lodro Taye, *Buddhist Ethics*. Trad. para o inglês e org. de The International Translation Committee (Ithaca, Nova York: Snow Lion, 1998), p. 61.
2. *Ibid.*, p. 61.
3. Tsong-kha-pa, *The Great Treatise on the Stages of the Path to Enlightenment*. Trad. para o inglês do Lamrim Chenmo Translation Committee (Ithaca, Nova York: Snow Lion, 2000), vol. 1, p. 72.

CAPÍTULO 28: A FUNÇÃO DO GURU: IRRADIAR A REALIDADE
1. Guy Claxton, *Wholly Human: Western and Eastern Visions of the Self and Its Perfection* (Londres: Routledge & Kegan Paul, 1981), p. 98.
2. Carta a Adi Da de um discípulo anônimo, 1986.
3. A palavra *darshana*, do sânscrito, significa literalmente uma "visão" e se refere, nesse caso, ao ato de contemplar meditativamente o mestre a fim de receber suas bênçãos.
4. *Ibid.*
5. Guy Claxton, *op. cit.*, p. 98.
6. Ver Irina Tweedie, *The Chasm of Fire: A Woman's Experience of Liberation Through the Teaching of a Sufi Master* (Tisbury, Inglaterra: Element Books, 1979). Ver também a versão integral do diário que ela escreveu durante seu período de discipulado com um suposto mestre sufi: *Daughter of Fire: A Diary of a Spiritual Training with a Sufi Master* (Nevada City, Califórnia: Blue Dolphin, 1986).
7. *Kula-Arnava-Tantra* (13.104, 108, 110). Trad. de Georg Feuerstein.
8. John Welwood, "On Spiritual Authority: Genuine and Counterfeit", *in* Dick Anthony, Bruce Ecker e Ken Wilber, *Spiritual Choices: The Problem of Recognizing Authentic Paths to Inner Transformation* (Nova York: Paragon House, 1987), pp. 299-300.
9. *Ibid.*, p. 292.
10. Dick Anthony, Bruce Ecker e Ken Wilber, *op. cit.*, p. 6.
11. Ram Dass, *Journey of Awakening: A Meditator's Guidebook* (Nova York: Bantam Books, 1978), p. 126.

12. Omraam Mikhaël Aïvanhov, *What Is a Spiritual Master?* (Fréjus, França: Prosveta, 1984), p. 70.

CAPÍTULO 31: HÁ UM LUGAR PARA A GRAÇA NO YOGA
1. Swami Niranjanananda, *Yoga Sadhana Panorama* (Munger, Bihar: Bihar School of Yoga, 1997), vol. 2, p. 222.
2. B. K. S. Iyengar, *Light on the Yoga Sûtras of Patañjali* (Londres: Thorsons, 1996), p. 73.
3. Swami Niranjanananda, *op. cit.*, p. 222.

CAPÍTULO 32: TAPAS, A AUTOTRANSFORMAÇÃO VOLUNTÁRIA
1. Comumente, a palavra sânscrita *bibharti* é traduzida por "suporta" ou "leva sobre as costas", mas Jeanine Miller decidiu acertadamente pelo termo "resiste" para conotar a paciente obra espiritual de *tapas*. Ver Georg Feuerstein e Jeanine Miller, *The Essence of Yoga* (Rochester, Vermont: Inner Traditions International, 1998), p. 97.

CAPÍTULO 33: A ARTE DA PURIFICAÇÃO
1. Mikhaël Aïvanhov, *Light is a Living Spirit* (Fréjus, França: Prosveta, 1987), pp. 91-2.
2. M. K. Gandhi, *An Autobiography: The Story of My Experiments with Truth* (Boston: Beacon Press, 1957), p. 332.
3. Swami Sivananda, *Practice of Yoga* (Sivanandanagar, Índia: Divine Life Society, 1970), p. 214.

CAPÍTULO 34: OS OBSTÁCULOS NO CAMINHO SEGUNDO PATANJALI
1. Em sânscrito, a palavra *âtman* pode significar quer o eu egóico (*ahamkâra*), quer o Si Mesmo supremo, o Espírito. Assim, essa afirmação do *Gîtâ* pode ser interpretada num sentido mais convencional: você mesmo pode ser o seu pior inimigo ou o seu melhor amigo.

CAPÍTULO 36: O SILÊNCIO É DE OURO: A PRÁTICA DE MAUNA
1. Ver Jean Gebser, *The Ever-Present Origin* (Athens, Ohio: Ohio University Press, 1986).
2. Jean Klein, *Neither This Nor That I Am* (Londres: Watkins, 1981), p. 90.

CAPÍTULO 38: A VIDA NA IDADE SOMBRIA (KALI-YUGA)
1. Ver Karl Jaspers, *Vom Ursprung und Ziel der Geschichte* (Munique: Fischer Bucherei, 1956).
2. O termo sânscrito *rajas* designa a qualidade dinâmica da Natureza e aplica-se tradicionalmente tanto às manifestações externas quanto às manifestações psicológicas.
3. O termo sânscrito *tamas* denota a "inércia" ou "escuridão", uma das três qualidades primárias da Natureza Primordial (*prakriti*). *Tamas* caracteriza-se por ser uma força escura e descendente. As outras duas qualidades são *rajas* (o princípio do dinamismo e da expansão horizontal) e *sattva* (o

princípio lúcido ou ascendente). Na era de ouro, o princípio *sattva* predominava num grau hoje inconcebível. Nas eras subseqüentes, foi sendo cada vez mais subjugado pelos outros dois princípios.

4. Ver Oswald Spengler, *Der Untergang des Abendlandes* (Munique: Beck, 1963).
5. Ver Jean Gebser, *The Ever-Present Origin* (Athens, Ohio: Ohio University Press, 1985).
6. Ver, por exemplo, Sri Aurobindo, *The Life Divine* (Pondicherry, Índia: Sri Aurobindo Ashram, 1977), 2 vols. Ver também, por exemplo, P. Teilhard de Chardin, *The Future of Man* (Londres: Collins, 1964).
7. Ver Georg Feuerstein, *Structures of Consciousness: The Genius of Jean Gebser — An Introduction and Critique* (Lower Lake, Califórnia: Integral Publishing, 1987).

Capítulo 39: O Yoga e o Terrorismo

1. Georg Feuerstein, Subhash Kak e David Frawley, *In Search of the Cradle of Civilization* (Wheaton, Illinois: Quest Books, 1995), pp. 271-72.
2. Ver Matthew White, "Deaths by Mass Unpleasantness: Estimated Totals for the Entire 20th Century", http://users.erols.com/mwhite28/warstat8.htm.
3. C. G. Jung, "Approaching the Unconscious", in *Man and His Symbols*, org, de Carl G. Jung (Nova York: Dell, 1968), p. 84.
4. *Harijan*, 21 de outubro de 1939, p. 325.
5. Ver www.tibet.ca/wtnarchive/2000/3/30_2.html.

Capítulo 40: O Yoga Começa e Termina na Ação Virtuosa

1. Tsong-kha-pa, *The Great Treatise on the Stages of the Path to Enlightenment*. Trad. de The Lamrim Chenmo Translation Committee (Ithaca, Nova York: Snow Lion, 2000), p. 210.
2. Tsongkhapa, *The Principal Teachings of Buddhism, With a Commentary by Pabongka Rinpoche* (Howell, Nova York: Mahayana Sutra and Tantra Press, 1998), pp. 34-5.
3. Sobre o comportamento não-convencional antes ou depois da iluminação, ver o Capítulo 30 (A Santa Loucura).

Capítulo 43: O Yoga e o Vegetarianismo

1. Citado do website da União Vegetariana Internacional (International Vegetarian Union — IVU).
2. *Ibid.* (Carta recebida pela IVU no dia 20 de abril de 2000.) Citado do website do Departamento de Informação e Relações Internacionais, Administração Tibetana, Dharamsala.
3. Dalai Lama. Entrevista. World Tibet Network, 26 de dezembro de 2000.

Capítulo 44: A Prática do Eco-Yoga

1. Ver James G. Lovelock, *Gaia: A New Look at Life on Earth* (Nova York: Oxford University Press, 1979).
2. O termo "Eco-Yoga" foi inventado por Henryk Skolimowski, *Dancing Shiva in the Ecological Age* (Nova Délhi: Clarion Books, 1991).

Capítulo 48: A Compaixão

1. Ver Nathan Katz, *Buddhist Images of Human Perfection* (Délhi: Motilal Banarsidass, 1989).
2. Tenzin Gyatso [o Dalai Lama], *The World of Tibetan Buddhism* (Boston: Wisdom, 1995), pp. 64-5.

Capítulo 50: Âsanas para o Corpo e a Mente

1. Ver Trisha Lamb Feuerstein, "The Health Benefits of Yoga", *Yoga World*, nº 16 (2001), pp. 6-7.
2. Ao escrever a parte filosófica deste capítulo, inspirei-me na obra de Karl Baier. Em seu artigo "On the Philosophical Dimensions of Asana" (que se pode encontrar em www.yrec.org/asana.html), Baier nos convence de que as próprias posturas contêm uma qualidade filosófica.
3. *Ibid.*
4. B. K. S. Iyengar, *The Tree of Yoga* (Boston: Shambhala, 1989), p. 48.
5. Ver B. K. S. Iyengar, "Yoga and Peace", in *Astadala Yogamâlâ (Collected Works)*, vol. 1: *Articles, Lectures, Messages* (Nova Délhi: Allied Publishers Ltd., 2000), p. 147.

Capítulo 51: O Shava-Âsana ou Postura do Cadáver

1. *Ekâgratâ*, ou "unipontualidade", é um termo composto de *eka* (um), *agra* (ponta) e o sufixo —*t?* ("dade"). Designa o processo essencial da técnica de *dhâranâ* ou "concentração".
2. Ver K. N. Udupa, *Stress and Its Management by Yoga* (Délhi: Motilal Banarsidass, 1985).
3. Ver K. K. Datey *et al.*, "Shavasana: A Yogic Exercise in the Management of Hypertension", *Angiology*, vol. 20 (1969), pp. 325-33.
4. Ver Chandra Patel, "Yoga and Biofeedback in the Management of Hypertension", *Lancet* (novembro de 1973), pp. 1053-055; "Yoga and Biofeedback in the Management of Hypertension" [carta], *Lancet* (novembro de 1973), p. 1212; "Yoga and Biofeedback in Hypertension" [carta], *Lancet* (dezembro de 1973), p. 1327; "Yoga and Biofeedback in Hypertension" [carta], *Lancet* (dezembro de 1973), p. 1440-441; "12-Month Follow-Up of Yoga and Biofeedback in the Management of Hypertension", *Lancet* (Janeiro de 1975), p. 7898; "Yoga and Biofeedback in the Management of Hypertension", *Journal of Psychosomatic Research*, vol. 19, nºs 5-6 (1975), pp. 355-60; "Yoga and Biofeedback in the Management of Stress in Hypertensive Patients", *Clinical Science and Molecular Medicine* (junho de 1975), vol. 48, supl. 2, pp. 171S-174S; "Transcendental Meditation and Hypertension", *Lancet* (março de 1976), p. 539; "Biofeedback-Aided Relaxation and Meditation in the Management of Hypertension", *Biofeedback SelfRegulation*, vol. 2, nº 1 (1977), pp. 1-41.
5. Swami Muktabodhananda Saraswati, *Hatha Yoga Pradipika: The Light on Hatha Yoga* (Munger, Índia: Bihar School of Yoga, 1985), p. 112.

Capítulo 54: Buddhi-Yoga

1. Neste caso, a palavra *âtman* não se refere ao Si Mesmo transcendente, mas ao corpo, que dá ao homem comum sua noção de identidade própria.

Capítulo 55: Jnâna-Yoga: O Caminho da Sabedoria

1. René Descartes, *Discourse on Method*, trad. para o inglês de John Veitch (La Salle, Illinois: Open Court, 1946), p. 17.
2. *A Practical Guide to Integral Yoga: Extracts Compiled from the Writings of Sri Aurobindo and The Mother* (Pondicherry, Índia: Sri Aurobindo Ashram, 1955), pp. 241-42.
3. Paul Brunton, *The Notebooks of Paul Brunton*, vol. 1: *Perspectives: The Timeless Way of Wisdom* (Burdett, Nova York: Larson, 1984), p. 263.
4. O termo sânscrito *buddhi* vem da raiz verbal *budh*, que significa "estar desperto".
5. A palavra *manas* é derivada da raiz verbal *man*, "pensar". É aparentada com o termo latino *mens*, mente.
6. *Brihad-Âranyaka-Upanishad* (3.9.26).
7. *Brihad-Âranyaka-Upanishad* (2.4.14).

Capítulo 56: "Tu És Isto": A Essência do Yoga Não-Dualista

1. Ver Paul Brunton, *The Notebooks of Paul Brunton*, Vol. 10: *The Orient: Its Legacy to the West* (Burdett, Nova York: Larson, 1987).
2. Ver Anthony J. Alston, trad., *The Thousand Teachings of Śamkara* [*Upadesha-Sâhasrî*] (Londres: Shanti Sadan, 1990) Swami Chinmayananda, *Talks on Śankara's Vivekachoodamani* [*Viveka-Cûdâmani*] (Bombaim: Central Chinmaya Mission Trust, 1976).
3. Ver Paul Brunton, *A Search in Secret India* (York Beach, Maine: Samuel Weiser, 1985) [*A Índia Secreta*, publicado pela Editora Pensamento, São Paulo, 1976]. Ver também Arthur Osborne, *The Teachings of Ramana Maharshi* (York Beach, Maine: Samuel Weiser, 1995).
4. Ver Robert Powell, *The Wisdom of Sri Nisargadatta Maharaj* (Nova York: Globe Press Books, 1992).

Capítulo 57: Discernimento e Autotranscendência

1. Ver Ken Wilber, *The Atman Project* (Wheaton, Illinois: Theosophical Publishing House, 1980). [*O Projeto Atman*, publicado pela Editora Cultrix, São Paulo, 2000.]
2. As duas frases se escrevem em sânscrito transliterado: *idam nâham* e *tan nâham* respectivamente.
3. *Neti* é composto das palavras *na iti* (não assim). Trata-se de uma máxima clássica dos *Upanishads*, que afirmam nossa identidade com o Si Mesmo oniabrangente.
4. Trata-se de uma máxima clássica dos *Upanishads*, que afirma nossa identidade com o Si Mesmo oniabrangente.

Capítulo 58: Karma-Yoga: O Caminho da Ação Autotranscendente

1. M. K. Gandhi, *An Autobiography: The Story of My Experiments with Truth* (Boston: Beacon Press, 1957), p. 265.
2. *Ibid.*, p. 504.
3. *Ibid.*, p. 504.
4. Ver Robert A. McDermot, org., *The Essential Aurobindo* (Nova York: Schocken Books, 1973), p. 116.

Capítulo 59: Bhakti-Yoga: "Adora-me com Amor"

1. O *anâhata-cakra*, também chamado *hrit-padma* (lótus do coração), é um dos sete principais centros psicoenergéticos do corpo.
2. Ver a tradução de Swami Tyagisananda, *Narada Bhakti Sutras* (Mylapore, Índia: Ramakrishna Math, 5ª ed., 1972). Para levar adiante os estudos, consulte as seguintes obras: Bhaktivedanta Swami, *The Nectar of Devotion* (Nova York: Bhaktivedanta Book Trust, 1979); Swami Sivananda, *Essence of Bhakti Yoga* (Sivanandanagar, Índia: Sivananda Literature Research Institute, 1960); Swami Vivekananda, *Bhakti-Yoga* (Calcutá: Advaita Ashram, 1970); e Prem Prakash, *The Yoga of Spiritual Devotion: A Modern Translation of the Narada Bhakti Sutras* (Rochester, Vermont: Inner Traditions International, 1998).
3. Sobre o relacionamento lúdico entre Krishna e as pastorinhas, ver David R. Kinsley, *The Divine Player: A Study of Krsna Lîlâ* (Délhi: Banarsidass, 1979).
4. John Welwood, *Journey of the Heart: Intimate Relationship and the Path of Love* (Nova York: HarperCollins, 1990), p. 39.

Capítulo 62: A Fé e a Entrega de Si Mesmo: Um Novo Exame do Caminho de Oito Membros

1. Ver, de Paul Tillich, *The Courage to Be* (New Haven, Connecticut: Yale University Press, 1952).
2. Esta idéia, em específico, me foi sugerida pelo professor Paul Tillich.
3. Ver no Capítulo 69 uma discussão do emprego das energias sexuais em certas escolas tântricas.
4. Essa distinção foi traçada por Adam Curie no livro *Mystics and Militants: A Study of Awareness, Identity, and Social Action* (Londres, Tavistock Publications, 1972).
5. *Ashtâvakra-Samhitâ* 2.21 e 2.25.
6. *Ashtâvakra-Samhitâ* 18.78 e 18.80.

Capítulo 65: A Sílaba Sagrada Om

1. Max Müller, *Three Lectures on the Vedanta Philosophy* (Londres: Longmans, Green, and Co., 1894), p. 116.
2. *Ibid.*
3. Ver Swami Sankarananda, *The Rigvedic Culture of the Pre-Historic Indus* (Calcutá: Ramakrishna Vedanta Math, 1942), p. 75.
4. Ver Vihari-Lala Mitra, *The Yoga-Vasishtha-Maharamayana* (Calcutá: Bonnerjee and Co., 1891), vol. 1, p. 39. Ao que parece, Mitra recebeu essa idéia de Ram Mohan Roy, fundador do Brahma Samaj.

5. *Ibid.*, p. 46. Ao ligar *om* a *Amen*, Mitra baseou-se no grande sanscritista Rajendra-Lala Mitra.
6. Ver, por exemplo, Georg Feuerstein, Subhash Kak e David Frawley, *In Search of the Cradle of Civilization: New Light on Ancient India* (Wheaton, Illinois: Quest Books, 1996).
7. Max Müller, *op. cit.*, p. 116.

CAPÍTULO 66: MUDRÂS: GESTOS DE TOTALIDADE

1. Para uma discussão mais detalhada sobre os *mudrâs*, vide Georg Feuerstein, *Tantra: The Path of Ecstasy* (Boston: Shambhala Publications, 1998), pp. 207-17.
2. Vide Yogamaharishi Dr. Swami Gitananda Giri, *Frankly Speaking* (Chinnamudaliarchavady, Índia: Satya Press, 1997), p. 136.
3. *Ibid.*, p. 137.

CAPÍTULO 70: SEXO, ASCETISMO E MITOLOGIA

1. Ver, por exemplo, Bertrand Russell, *Unpopular Essays* (Nova York: Simon and Schuster, 1967), p. 150.

CAPÍTULO 71: CAMINHOS PARA O RELAXAMENTO E A MEDITAÇÃO

1. Vide Judith Lasater, *Relax and Renew* (Berkeley, Califórnia: Rodmell Press, 1995).
2. Herbert Benson, *The Relaxation Response* (Nova York: Avon Books, 1996), pp. 72-3.
3. Yoga Maharishi Dr. Swami Gitananda Giri, "Shava Asana — The Corpse Posture", *Yoga Life*, vol. 27, nº 5 (maio de 1996), pp. 3-12. *Yoga Life* é uma revista mensal publicada pelo ashram do falecido Swami Gitananda. Sempre contém informações preciosas sobre a prática de Yoga, informações que aliás são difíceis de se encontrar em outros lugares.
4. Embora Swami Gitananda não tenha explicado o termo *prashrita* (erroneamente escrito *prashritha*), ele é derivado do prefixo *pra* e da raiz verbal *shrî*, que forma o radical *shraya*. Entretanto, como a palavra *prashaya* é normalmente usada para designar a saudação reverencial com a inclinação do tronco, podemos considerar em vez disso o termo *uttânashaya*, que significa "repousar (com a face) para cima".

CAPÍTULO 72: O QUE É A MEDITAÇÃO?

1. John H. Clark, *A Map of Mental States* (Londres: Routledge & Kegan Paul, 1983), p. 29.

2. Robert E. Ornstein, *The Psychology of Consciousness* (San Francisco: W. H. Freeman, 1972), p. 107.
3. John Welwood, org., *The Meeting of the Ways: Explorations in East-West Psychology* (Nova York: Schocken Books, 1979), p. 117.
4. C. Maxwell Cade e Nona Coxhead, *The Awakened Mind: Biofeedback and the Development of Higher States of Awareness* (Longmead, Inglaterra: Element Books, 1987), p. 95.
5. Daniel Goleman, "Meditation: Doorway to the Transpersonal", in Robert N. Walsh e Frances Vaughan, orgs., *Beyond Ego: Transpersonal Dimensions in Psychology* (Los Angeles: J. P. Tarcher, 1980), p. 136. [*Caminhos Além do Ego*, publicado pela Editora Cultrix, São Paulo, 1999.]
6. Vide Jeanine Miller, *The Vedas: Harmony, Meditation and Fulfillment* (Londres: Rider, 1974).
7. Paul Brunton, *The Notebooks of Paul Brunton*, vol. 4, parte 1: *Meditation* (Burdett, Nova York: Larson, 1986), pp. 172-73.
8. Vide David W. Orme-Johnson e John T. Farrow, orgs., *Scientific Research on the Transcendental Meditation and TM-Sidhi Program: Collected Papers*, vol. 1 (Rheinweiler, Alemanha: Maharishi European Research University Press, 1977).

CAPÍTULO 73: A ORAÇÃO NO YOGA

1. Larry Dossey, *Healing Words* (Nova York: HarperCollins, 1993), pp. xvii-xviii.

CAPÍTULO 75: O PODER DA SERPENTE E A VIDA ESPIRITUAL

1. Vide Lee Sannella, *The Kundalini Experience: Psychosis or Transcendence?* (Lower Lake, Califórnia: Integral Publishing, 1992).
2. Vide *Talks with Sri Ramana Maharshi*, org. de Sadhu Arunachala (Major A. W. Chadwick) (Tiruvannamalai, Índia: Sri Ramanasramam, 9ª ed., 1994), p. 240.

CAPÍTULO 76: QUEM OU O QUE É O SI MESMO EM SUA REALIZAÇÃO?

1. Vide Alan Watts, *Psychotherapy East and West* (Nova York: Mentor Books, 1961).

Glossário
Termos Fundamentais, em Sânscrito, do Yoga Hindu

ABHYÂSA. Prática. Vide também *vairâgya*.

ÂCÂRYA (translitera-se às vezes *âchârya*). Um preceptor, instrutor. Cf. também *guru*.

ADVAITA (não-dualidade). A verdade e a doutrina de que só existe uma Realidade (*âtman*, *brahman*), especialmente segundo os *Upanishads*. Cf. também *Vedânta*.

AHAMKÂRA (factor do eu). O princípio de individuação ou ego, que deve ser transcendido. Vide também *asmitâ*, *buddhi* e *manas*.

AHIMSÂ (não-ferir). A mais importante de todas as disciplinas morais (*yama*).

ÂKÂSHA (éter ou espaço). O primeiro dos cinco elementos materiais de que é composto o universo físico; designa também o espaço "interior", ou seja, o espaço da consciência (chamado *cid-âkâsha*).

AMRITA (imortal/imortalidade). Designação do Espírito imortal (*âtman*, *purusha*); também é o néctar de imortalidade que jorra do centro psicoenergético coronário (*sahasrâra-cakra*, vide *cakra*) quando este é ativado. Esse néctar transforma o corpo num "corpo divino" (*divya-deha*).

ÂNANDA (bem-aventurança). O estado de beatitude ou felicidade perfeita que é uma qualidade essencial da Realidade (*tattva*).

ANGA (membro). Uma categoria fundamental do caminho yogue, como *âsana*, *dhâranâ*, *dhyâna*, *niyama*, *prânâyâma*, *pratyâhâra*, *samâdhi*, *yama*; também, o corpo (*deha*, *sharîra*).

ÂRANYAKA (que tem relação com a floresta). Um tipo antigo de texto ritual usado pelos ascetas que residiam nas florestas. Cf. também *Brahmana*, *Upanishad*, *Veda*.

ARJUNA (O Branco). Um dos cinco príncipes dos Pândavas que lutaram na grande guerra contada no *Mahâbhârata*. Foi discípulo do Deus-homem Krishna, cujos ensinamentos se encontram no *Bhagavad-Gîtâ*.

ÂSANA (assento). Uma postura física (vide também *anga*, *mudrâ*); o terceiro membro (*anga*) do caminho de oito membros de Patanjali (*ashta-anga-yoga*); originalmente, o termo se referia somente às posturas de meditação, mas depois, no Hatha-Yoga, esse aspecto do caminho yogue foi extensamente desenvolvido.

ÂSHRAMA (onde se faz esforço). Uma ermida ou conjunto de ermidas; também um estado de vida, como os de *brahma-carya* (estudante celibatário), pai de família, habitante das florestas e renunciador perfeito (*samnyâsin*).

ASHTA-ANGA-YOGA, ASHTÂNGA-YOGA (união de oito membros). O Yoga óctuplo de Patanjali, que consiste na disciplina moral (*yama*), autodomínio (*niyama*), postura (*âsana*), controle da respiração (*prânâyâma*), inibição sensorial (*pratyâhâra*), concentração (*dhâranâ*), meditação (*dhyâna*) e êxtase (*samâdhi*) e conduz à libertação (*kaivalya*).

ASMITÂ (qualidade de "eu sou"). Um conceito do Yoga de oito membros de Patanjali. Corresponde mais ou menos ao *ahamkâra*.

ÂTMAN (si mesmo). O Si Mesmo ou Espírito transcendental, eterno e superconsciente; nossa verdadeira natureza ou identidade; às vezes se estabelece uma distinção entre o *âtman* enquanto si mesmo individual e *parama-âtman*, o Si Mesmo transcendental. Vide também *purusha* e *brahman*.

AVADHÛTA (o que lançou fora). Tipo radical de renunciador (*samnyâsin*) que freqüentemente se caracteriza por um comportamento não-convencional.

AVIDYÂ (ignorância). A raiz do sofrimento (*duhkha*); também chamada *ajnâna*. Cf. também *vidyâ*.

ÂYURVEDA (ciência da vida). Um dos sistemas tradicionais de medicina da Índia. O outro é a medicina dos Siddhas do Sul da Índia.

BANDHA (vínculo; servidão). O fato de os seres humanos estarem tipicamente escravizados pela ignorância (*avidyâ*), que os leva a viver governados pelos hábitos kármicos e não pela liberdade interior que vem da sabedoria (*vidyâ*, *jnâna*).

BHAGAVAD-GÎTÂ (Cântico do Senhor). O mais antigo livro dedicado especificamente ao Yoga. Faz parte do *Mahâbhârata* e contém ensinamentos de Karma-Yoga (caminho da ação autotranscendente), Sâmkhya-Yoga (caminho do correto discernimento dos princípios da existência) e Bhakti-Yoga (caminho da devoção), dados pelos Deus-homem Krishna ao príncipe Arjuna num campo de batalha há mais de 3.500 anos.

BHÂGAVATA-PURÂNA (Antiga [Tradição] dos Bhâgavatas). Volumoso texto do século X, considerado sagrado pelos devotos de Vishnu, especialmente em sua encarnação como Krishna; o texto também é chamado *Shrîmad-Bhâgavata*.

BHAKTA (devoto). Discípulo que pratica o Bhakti-Yoga.

BHAKTI (devoção, amor). O amor do *bhakta* por Deus ou pelo *guru* como manifestação de Deus; também o amor de Deus pelo devoto.

BHAKTI-SÛTRA (Aforismos sobre a Devoção). Obra aforística sobre o Yoga devocional, de autoria do sábio Nârada; outro texto de mesmo título é atribuído ao sábio Shândilya.

BHAKTI-YOGA (Yoga da devoção). Um dos principais ramos da tradição do Yoga, que utiliza a faculdade do sentimento como meio para que o ser humano se vincule com a Realidade concebida como uma Pessoa suprema (*uttama-purusha*).

BINDU (ponto; semente). A potência criativa de qualquer coisa. Nessa potência, todas as energias estão concentradas. O ponto (também chamado *tilaka*) que adorna a testa dos hindus como sinal do terceiro olho.

BODHI (iluminação). O estado do mestre desperto ou *buddha*.

BODHISATTVA (ser da iluminação). No Yoga do Budismo Mahâyana, a pessoa que, movida pela compaixão (*karunâ*), assume o compromisso de atingir a iluminação para salvar todos os outros seres.

BRAHMA (aquele que cresceu em expansão). O Criador do universo, o primeiro princípio (*tattva*) a sair da Realidade suprema (*brahman*).

BRAHMACARYA (de *brahma* e *acarya*: "conduta brâhmica"). A disciplina da castidade, que produz *ojas*.

BRAHMAN (aquilo que cresceu em expansão). A Realidade suprema. Cf. também *âtman*, *purusha*.

BRÂHMANA. Um brâmane, membro da casta mais elevada da sociedade hindu; também um antigo tipo de texto sagrado que explica os rituais e a mitologia dos quatro *Vedas*. Cf. também *Âranyaka*, *Upanishad*, *Veda*.

BUDDHA (desperto). Designação da pessoa que alcançou a iluminação (*bodhi*) e, logo, a liberdade interior; título honorífico de Siddharta Gautama, o fundador do Budismo, que viveu no século VI a.C.

BUDDHI (a consciente, a desperta). A mente superior, sede da sabedoria (*jnâna*, *vidyâ*). Cf. também *manas*.

CAKRA (roda). Literalmente, a roda de uma carroça ou carruagem; metaforicamente, um dos centros psicoenergéticos do corpo sutil (*sûkshma-sharîra*); no Yoga budista conhecem-se cinco desses centros, ao passo que no Yoga hindu mencionam-se sete ou mais: *mûla-âdhâra-cakra* (*mûlâdhâra-cakra*) na base da coluna, *svadhishthâna-cakra* na altura dos órgãos genitais, *manipura-cakra* na altura do umbigo, *anâhata-cakra* no coração, *vishuddha-* ou *vishuddhi-cakra* na garganta, *âjnâ-cakra* no meio da cabeça e *sahasrâra-cakra* no topo da cabeça.

CIN-MUDRÂ (selo da consciência). Gesto de mão (*mudrâ*) muito comum e usado para a meditação (*dhyâna*), formado pela união das pontas dos dedos polegar e indicador enquanto os demais dedos ficam distendidos.

CIT (consciência). A Realidade suprema superconsciente (cf. *âtman*, *brahman*).

CITTA (aquilo que é consciente). A consciência mental comum, que não é idêntica a *cit*.

DARSHANA (visão). Visão no sentido literal e metafórico; um ponto de vista ou sistema de filosofia, como o *yoga-darshana* de Patanjali. Cf. também *drishti*.

DEVA (o luminoso). Uma divindade masculina como Shiva, Vishnu ou Krishna, quer concebido como idêntico à Realidade suprema, quer como um ser angélico.

DEVÎ (a luminosa). Divindade feminina como Pârvatî, Lakshmî ou Râdhâ, quer concebida como idêntica à Realidade suprema (em seu pólo feminino), quer como um ser angélico.

DHÂRANÂ (suportação). Concentração, o sexto membro (*anga*) do Yoga de oito membros de Patanjali.

DHARMA (suporte). Termo dotado de numerosos significados; muito usado no sentido de "lei", "legalidade", "virtude", "justiça", "norma".

DHYÂNA (ideação). Meditação, o sétimo membro (*anga*) do Yoga de oito membros de Patanjali.

DÎKSHA (iniciação). O ato e o efeito de ser introduzido na graça e nos ensinamentos de uma determinada linhagem de mestres; todo o Yoga tradicional é iniciático.

DRISHTI (visão). O olhar yogue, como o que se volta para a ponta do nariz ou o ponto entre as sobrancelhas; cf. também *darshana*.

DUHKHA (cubo de roda defeituoso). O sofrimento, um fato fundamental da vida, causado pela ignorância (*avidyâ*) da nossa verdadeira natureza (o Si Mesmo ou *âtman*).

GÂYATRÎ-MANTRA. Famoso *mantra* védico recitado particularmente ao nascer do Sol: *tat savitur varenyam bhargo devasya dhîmahi dhiyo yo nah pracodayât*, "Contemplemos o esplendor excelso do Deus Savitri, para que ele inspire nossas visões".

GHERANDA-SAMHITÂ (Compêndio do [sábio] Gheranda). Um dos três grandes manuais de Hatha-Yoga, composto no século XVII; cf. também *Hatha-Yoga-Pradîpikâ*, *Shiva-Samhitâ*.

GORAKSHA (Protetor das Vacas). O fundador tradicional do Hatha-Yoga. Foi discípulo de Matsyendra.

GRANTHI (nó). Um dos três bloqueios principais situados no canal central (*sushumnâ-nâdî*), que impedem a plena ascensão do poder serpentino (*kundalinî-shakti*); os três nós são chamados *brahma-granthi* (no primeiro ou mais baixo centro psicoenergético do corpo sutil), o *vishnu-granthi* (no coração) e o *rudra-granthi* (no centro situado entre as sobrancelhas).

GUNA (qualidade). Termo dotado de numerosos significados, entre os quais o de "virtude". Refere-se muitas vezes a uma das três "qualidades" primárias da Natureza (*prakriti*): *tamas* (o princípio da inércia e da obscuridade), *rajas* (o princípio dinâmico e de expansão) e *sattva* (o princípio ascendente e da lucidez).

GURU (pesado). Um mestre espiritual. Cf. também *âcârya*.

GURU-BHAKTI (devoção ao mestre). A devoção autotranscendente do discípulo pelo *guru*. Cf. também *bhakti*.

GURU-GÎTÂ (Cântico do Guru). Canto em louvor do *guru*, cantado com freqüência nos *âshramas*.

GURU-YOGA (Yoga do mestre). Caminho yogue que faz do mestre o fulcro de toda a prática do discípulo; todas as formas tradicionais de Yoga contêm um forte elemento de *guru-yoga*.

HAMSA (cisne ou ganso macho). Além do sentido literal, o termo significa também a respiração (*prâna*) que se move dentro do corpo; a alma individual (*jîva*) movida pela respiração. Cf. também *jîva-âtman* e *parama-hamsa*.

HATHA-YOGA (Yoga forte ou da força). Um dos principais ramos do Yoga, desenvolvido por Goraksha e outros adeptos por volta de 1000 d.C. Dá ênfase aos aspectos físicos da prática de transformação, com destaque para as posturas (*âsana*), as técnicas de purificação (*shodhana*) e o controle da respiração (*prânâyâma*).

HATHA-YOGA-PRADÎPIKÂ (Luz sobre o Hatha-Yoga). Um dos três manuais clássicos de Hatha-Yoga, composto por Svâtmârâma Yogendra no século XIV.

HIRANYAGARBHA (germe de Ouro). O fundador mítico do Yoga; o primeiro princípio cosmológico (*tattva*) a surgir da Realidade infinita; também chamado Brahma.

IDÂ-NÂDÎ (canal pálido). A corrente ou arco de *prâna* que sobe à esquerda do canal central (*sushumnâ-nâdî*). É associado ao sistema nervoso parassimpático e, quando ativado, tem o efeito de esfriar ou acalmar a mente. Cf. também *pingalâ-nâdî*.

ÎSHVARA (senhor, soberano). O Senhor; refere-se quer ao criador (cf. *Brahma*) quer, no *yoga-darshana* de Patanjali, a uma Pessoa (*purusha*) transcendente especial.

ÎSHVARA-PRANIDHÂNA (devoção ao Senhor). No Yoga de oito membros de Patanjali, uma das práticas de autodomínio (*niyama*). Cf. também *Bhakti-Yoga*.

JAINA. Que diz respeito aos *jînas* (conquistadores), os adeptos libertos do jainismo; um membro do Jainismo, a tradição espiritual fundada por Vardhamana Mahâvîra, contemporâneo do Buda Gautama.

JAPA (murmurar). A recitação meditativa dos *mantras*.

JÎVA-ÂTMAN, JIVÂTMAN (alma vivente). A alma individuada, contraposta ao Si Mesmo transcendental (*parama-âtman*).

JÎVAN-MUKTA (liberto em vida). Um adepto que atingiu a libertação (*moksha*) antes de morrer.

JÎVAN-MUKTI (libertação em vida). O estado de libertação durante a vida corpórea; cf. também *videha-mukti*.

JNÂNA (conhecimento; sabedoria; gnose). Pode ser o conhecimento mundano ou a sabedoria transcendente, dependendo do contexto. Cf. também *prajnâ* e *avidyâ*.

JNÂNA-YOGA (Yoga da sabedoria). O caminho de libertação baseado na sabedoria, ou seja, na intuição direta do Si Mesmo (*âtman*) pela aplicação constante do discernimento entre o Real e o ilusório e a renúncia a tudo quanto se identifica como ilusório ou transitório (ou que não tenha relação com a busca da libertação).

KAIVALYA (isolamento). O estado de liberdade absoluta em relação à existência condicionada, segundo a doutrina do *ashta-anga-yoga*: nas tradições não-dualistas (*advaita*) da Índia, o mesmo estado é geralmente chamado *moksha* ou *mukti* (o que expressa a "libertação" dos grilhões da ignorância ou *avidyâ*).

KÂLÎ. Deusa que incorpora o aspecto feroz (de dissolução) da Divindade.

KALI-YUGA. A era negra de derrocada espiritual e moral, na qual estamos; *kali* não se refere à deusa Kâlî, mas a um lance de dados perdedor.

KÂMA (desejo). O apetite de prazeres sensoriais, que obstaculiza o caminho da plena bem-aventurança (*ânanda*); o único desejo que conduz à liberdade é o desejo de libertação, chamado *mumukshutva*.

KAPILA (o vermelho). Um grande sábio, o fundador semimítico da escola Sâmkhya, a quem se atribui a composição do *Sâmkhya-Sûtra* (a qual, todavia, parece ter sido elaborada em data posterior).

KARMAN, KARMA (ação). Qualquer tipo de atividade, inclusive a ritual; diz-se que só é fator de servidão quando é levada a cabo de modo egocêntrico; *karma* é também a conseqüência "kármica" dos atos; destino.

KARMA-YOGA (Yoga da ação). O caminho libertador da ação autotranscendente.

KARUNÂ (compaixão). Simpatia por todos os seres ou compaixão universal; no Yoga budista, o complemento da sabedoria (*prajnâ*).

KHECARÎ-MUDRÂ (selo da que anda no espaço). A prática tântrica de enrolar a língua para trás, pressionando-a contra o palato, a fim de conter a energia vital (*prâna*). Cf. também *mudrâ*.

KHUMBAKA (semelhante a um jarro). Retenção da respiração. Cf. também *pûraka*, *recaka*.

KOSHA (envoltório). Qualquer um dos cinco "invólucros" que envolvem o Si Mesmo transcendente (*âtman*) e assim bloqueiam sua luz: *anna-maya-kosha* (invólucro feito de alimento, o corpo), *prâna-maya-kosha* (invólucro feito de força vital), *mano-maya-kosha* (invólucro feito da mente), *vijnâna-maya-kosha* (invólucro feito de consciência) e *ânanda-maya-kosha* (invólucro feito de beatitude); segundo algumas tradições, este último invólucro é idêntico ao Si Mesmo (*âtman*).

KRISHNA (o que atrai). Uma encarnação do Deus Vishnu, o Deus-homem cujos ensinamentos podem ser encontrados no *Bhagavad-Gîtâ* e no *Bhâgavata-Purâna*.

KUNDALINÎ-SHAKTI (poder enrodilhado). Segundo o Tantra e o Hatha-Yoga, o poder serpentino ou energia espiritual que existe em forma potencial no centro psicoenergético inferior (o *mûla-âdhâra-cakra*) e deve ser despertada e conduzida até o centro coronário (o *sahasrâra-cakra*) para que a plena iluminação possa acontecer.

KUNDALINÎ-YOGA. O caminho yogue que tem por meio principal de libertação o processo da *kundalinî*.

LAYA-YOGA (Yoga da dissolução). Uma forma ou processo avançado de Tantra-Yoga por meio do qual as energias associadas aos vários centros psicoenergéticos (*cakra*) do corpo sutil são gradativamente dissolvidas mediante a ascensão do poder serpentino (*kundalinî-shakti*).

LINGA (marca). O falo como princípio de criatividade; um símbolo do Deus Shiva. Cf. também *yoni*.

MAHÂBHÂRATA (Grande Bharata). Uma das duas grandes epopéias antigas da Índia, que conta da grande guerra travada entre os Pândavas e os Kauravas e contém um grande número de ensinamentos espirituais e morais.

MAHÂTMA (de *mahâ-âtman*, grande si). Um título honorífico (que significa algo como "grande alma") atribuído a pessoas particularmente dignas, como Gandhi.

MAITHUNÂ (PARELHAMENTO). O ritual sexual tântrico no qual os participantes vêem um ao outro como Shiva e Shakti.

MANAS (mente). A mente inferior, atrelada aos sentidos, que não fornece sabedoria (*jnâna*, *vidyâ*), mas informação (*vijnâna*). Cf. também *buddhi*.

MANDALA (círculo). Um desenho circular que simboliza o cosmos e é especificamente relacionado a uma divindade.

MANTRA (da raiz verbal *man*, pensar). Um som, palavra ou frase sagrada, como *om*, *hûm* ou *namah shivâya*, que tem o poder de transformar a mente do indivíduo que o recita com consciência e autoridade; para ser eficaz, o mantra tem de ser transmitido num contexto iniciático (*dîkshâ*).

MANTRA-YOGA. O caminho yogue que se vale dos mantras como principais meios de libertação.

MARMAN ([ponto] letal). No Âyur-Veda e no Yoga, um ponto vital no corpo físico onde a energia está concentrada ou bloqueada. Cf. também *granthi*.

MATSYENDRA (O Senhor do Peixe). Um antigo mestre tântrico que fundou a escola Yoginî-Kaula e é lembrado como mestre de Goraksha.

MÂYÂ (medida). O poder de ilusão ou persuasão do mundo; a ilusão pela qual o mundo é visto como separado da Realidade única e suprema (*âtman*).

MOKSHA (libertação). O estado de liberdade em relação à ignorância (*avidyâ*) e aos efeitos do karma; chamada também *mukti*, *kaivalya*.

MUDRÂ (selo). Um gesto de mãos (como o *cin-mudrâ*) ou do corpo inteiro (como o *viparîta-karanî-mudrâ*); uma designação da parceira feminina no ritual sexual tântrico.

MUNI (silencioso). Um sábio.

NÂDA (som). O som interior que pode ser ouvido pela prática de Nâda-Yoga ou Kundalinî-Yoga.

NÂDA-YOGA (Yoga do som [interior]). O Yoga ou processo de produzir e ouvir atentamente o som interior como meio de concentração e autotranscendência extática.

NÂDÎ (conduto). Um dos 72.000 ou mais canais sutis ao longo dos quais circula a força vital (*prâna*) no ser humano; os três mais importantes são *idâ-nâdî*, *pingalâ-nâdî* e *shushumnâ-nâdî*.

NÂDÎ-SHODHANA (purificação dos canais). A prática de limpeza ou purificação dos dutos, especialmente por meio do controle da respiração (*prânâyâma*).

NÂRADA. Um grande sábio e músico que ensinava o Bhakti-Yoga e a quem se atribui a autoria de dois *Bhakti-Sûtras*.

NÂTHA (senhor). Título de muitos mestres yogues do norte da Índia, em particular adeptos da escola Kânphâta (orelhas fendidas) supostamente fundada por Goraksha.

NETI-NETI (isto não, isto não). Expressão dos *Upanishads* (v.) que significa que a Realidade suprema não é nem isto nem aquilo: está além de toda descrição.

NIRODHA (restrição/controle). No Yoga de oito membros de Patanjali, a própria base do processo de concentração, meditação e êxtase; em princípio, significa a restrição dos "turbilhões da mente" (*citta-vritti*).

NIYAMA (autodomínio). O segundo membro do caminho óctuplo de Patanjali, que compreende a pureza (*shauca*), o contentamento (*samtosha*), a ascese (*tapas*), o estudo (*svâdhyâya*) e a devoção ao Senhor (*îshvara-pranidhâna*).

NYÂSA (colocação). A prática tântrica de infundir força vital (*prâna*) em várias partes do corpo, tocando a parte em questão ou concentrando nela a atenção.

OJAS (vitalidade). A energia sutil produzida pela prática, especialmente pela disciplina da castidade (*brahmacarya*).

OM. O mantra original que simboliza a Realidade suprema e é anteposto a diversos sons mântricos.

PARAMA-ÂTMAN ou PARAMÂTMAN (supremo si mesmo). O Si Mesmo transcendente, que é singular; contrapõe-se ao si mesmo individuado ou alma vivente (*jîva-âtman*), que existe em indefinida multiplicidade na forma dos seres viventes.

PARAMA-HAMSA, PARAMAHANSA (cisne supremo). Título honorífico atribuído aos grandes adeptos, como Ramakrishna.

PATANJALI. Compilador do *Yoga-Sûtra*, que viveu por volta de 150/200 d.C.

PINGALÂ-NÂDÎ (conduto avermelhado). A corrente ou arco de *prâna* que sobe à direita do canal central (*sushumnâ-nâdî*, está associado ao sistema nervoso simpático e, quando ativado, tem efeito energizador sobre a mente. Cf. também *idâ-nâdî*.

PRAJNÂ (sabedoria). O oposto da ignorância espiritual (*ajnâna*, *avidyâ*); um dos dois meios de libertação no Yoga budista, sendo o outro a habilidade no uso dos meios (*upâya*), ou seja, a compaixão (*karunâ*).

PRAKRITI (procriadora). A Natureza multinivelar que, segundo o *yoga-darshana* de Patanjali, compreende uma dimensão eterna (chamada *pradhâna* ou "fundamento"), níveis de existência sutil (chamados *sûkshma-parvan*) e o mundo físico ou grosseiro (*sthûla-parvan*); toda a Natureza é considerada inconsciente (*acit*) e, portanto, é contraposta ao Espírito ou Homem Universal (*purusha*).

PRAKRITI-LAYA (fusão com a Natureza). Um nível elevado de existência que não se identifica, porém, à libertação final (*kaivalya*); o ser que atingiu esse estado.

PRÂNA (vida/sopro). A vida em geral; a força vital que sustenta o corpo; a respiração como manifestação externa dessa força vital sutil.

PRÂNÂYÂMA (de *prâna* e *âyâma*, "extensão da vida/sopro"). O controle da respiração, que é o quarto membro (*anga*) do caminho óctuplo de Patanjali. Consiste na inalação (*pûraka*), na retenção (*kumbhaka*) e na exalação (*recaka*) conscientes; num estado avançado, a retenção da respiração ocorre espontaneamente por longos períodos.

PRASÂDA (graça/claridade). Graça divina; clareza mental.

PRATYÂHÂRA (recolhimento). A inibição sensorial, o quinto membro (*anga*) do caminho óctuplo de Patanjali.

PÛJÂ (adoração). A adoração ritual, que é um aspecto importante de muitas formas de Yoga, especialmente do Bhakti-Yoga e do Tantra.

PÛRAKA (preenchimento). A inalação, um aspecto do controle da respiração (*prânâyâma*).

PURÂNA ([História] Antiga). Tipo de enciclopédia popular que trata das genealogias reais, de cosmologia, filosofia e ritual; existem dezoito Purânas maiores e muitos outros menores.

PURUSHA (homem). O Si Mesmo Transcendente (*âtman*) ou Espírito, a designação *purusha* é usada principalmente no Sâmkhya e no *yoga-darshana* de Patanjali.

RÂDHÂ. A esposa do Deus-homem Krishna; um nome da Mãe Divina.

RÂJA-YOGA (Yoga Real). Designação medieval tardia do *yoga-darshana* de Patanjali, também chamado Yoga Clássico.

RÂMA. Uma encarnação do Deus Vishnu, anterior a Krishna; o principal herói do *Râmayana*.

RÂMÂYÂNA (vida de Râma). Uma das duas grandes epopéias nacionais da Índia, que conta a história de Râma; cf. também *Mahâbhârata*.

RECAKA (expulsão). A exalação, um aspecto do controle da respiração (*prânâyâma*).

RIG-VEDA. Cf. *Veda*.

RISHI (vidente). Uma das categorias dos sábios védicos; título honorífico de certos mestres particularmente venerados, como o sábio Ramana, do sul da Índia, conhecido como *mahârshi* (de *mahâ*, "grande", e *rishi*). Cf. também *muni*.

SÂDHANA (realização, cumprimento). Disciplina espiritual que conduz ao *siddhi* (perfeição); o termo é usado especificamente no Tantra.

SAHAJA (irmanado). Termo medieval que denota o fato de que a Realidade transcendente e a Realidade empírica não são verdadeiramente separadas, mas coexistem, sendo a última uma maneira errônea de se perceber a primeira; traduzido em geral por "espontâneo" ou "espontaneidade"; o estado de *sahaja* é o estado natural dos seres, ou seja, a iluminação ou realização.

SAMÂDHI (composição). O estado de êxtase ou união no qual o meditador se une ao objeto de meditação, o oitavo e último membro do caminho de Patanjali; existem muitos tipos de *samâdhi*, e a distinção mais significativa que se pode fazer é entre o êxtase *samprajnâta* (consciente) e o *asamprajnâta* (supraconsciente); só este último produz a dissolução dos fatores kármicos acumulados nas profundezas da alma; além de ambas as espécies de êxtase existe a iluminação, também chamada às vezes de *sahaja-samâdhi* ou "êxtase natural", no qual a superconsciência se estabelece de modo permanente durante a vigília, o sonho e o sono profundo.

SAMATVA ou SAMATÂ (igualdade). O estado de harmonia ou equilíbrio na mente; equanimidade.

SÂMKHYA (número/enumeração). Uma das principais tradições ou "pontos de vista" (*darshana*) do Hinduísmo, que trata da classificação dos princípios (*tattva*) da existência e do adequado discernimento entre eles, a fim de que o Espírito (*purusha*) possa ser distinguido dos diversos aspectos da Natureza (*prakriti*); esse influente sistema nasceu da antiga tradição do Sâmkhya-Yoga (pré-budista) e codificou-se no *Sâmkhya-Kârikâ* de Îshvara Krishna (c. 350 d.C.).

SAMNYÂSA (renúncia). O estado de renúncia, que é o quarto e último estágio de vida (cf. *âshrama*) do Hinduísmo e consiste sobretudo num afastamento interior de tudo quanto se entende como finito, e secundariamente numa renúncia externa às coisas finitas; cf. também *vairâgya*.

SAMNYÂSIN (o que renuncia). Um renunciante.

SAMPRAJNÂTA-SAMÂDHI. Cf. *samâdhi*.

SAMSÂRA (confluência). O mundo finito, o mundo da mudança, contraposto à Realidade (*brahman* ou *nirvâna*).

SAMSKÂRA (ativador). A impressão subconsciente deixada por cada ato de volição, impressão essa que, por sua vez, põe de novo em movimento a roda da atividade psíquica; os incontáveis *samskâras* escondidos nas profundezas da alma só são totalmente eliminados em *asamprajnâta-samâdhi* (cf. *samâdhi*).

SAMYAMA (constrição). A prática combinada da concentração (*dhâranâ*), da meditação (*dhyâna*) e do êxtase (*samâdhi*) em relação a um mesmo objeto.

SAT (ser/realidade/verdade). A Realidade suprema (*âtman* ou *brahman*).

SAT-SANGA (verdadeira companhia/ companhia da Verdade). A prática de freqüentar a boa companhia dos sábios, santos, adeptos realizados e seus discípulos, ao lado dos quais a presença da Realidade se faz mais palpável.

SATYA (verdade/veracidade). A Verdade, um dos nomes da Realidade; a prática da veracidade, que é um aspecto da disciplina moral (*yama*).

SHAKTI (poder, energia). A Realidade suprema em seu aspecto feminino, ou o pólo energético da Divindade. Cf. também *kundalinî-shakti*.

SHAKTI-PÂTA (descida do poder). O processo de iniciação ou batismo espiritual por meio da transmissão da bênção de um adepto (*siddha*) avançado ou mesmo iluminado, que desperta a *shakti* dentro do discípulo e assim desencadeia ou intensifica o processo de libertação.

SHANKARA (pacificador). Um adepto do século VIII, o maior expoente do não-dualismo (Advaita Vedânta), cuja escola filosófica foi provavelmente a maior responsável pelo declínio do Budismo na Índia.

SHISHYA (aluno/discípulo). O discípulo iniciado de um guru;

SHIVA (O Benigno). Deus; uma divindade que serviu de modelo arquetípico para os *yogins* no decorrer das eras.

SHIVA-SAMHITÂ (Compêndio de Shiva). Um dos três grandes manuais clássicos de Hatha-Yoga, provavelmente composto no século XVIII.

SHIVA-SÛTRA (Aforismos de Shiva). Como o *Yoga-Sûtra* de Patanjali, uma obra clássica sobre o Yoga ensinado pelo Shaivismo da Caxemira; autor: Vasugupta (século IX d.C.).

SHODHANA (limpeza/purificação). Um aspecto fundamental de todos os caminhos yogues; uma categoria de práticas de purificação no Hatha-Yoga.

SHRADDHÂ (fé). Uma disposição essencial para aquele que busca seguir o caminho yogue; não deve ser confundida com a simples crença.

SHUDDHI (purificação/pureza). O estado de pureza; sinônimo de *shodhana*.

SIDDHA (completo). Um adepto, geralmente do Tantra; quando o adepto é plenamente realizado, usa-se com freqüência a denominação *mahâ-siddha* ("grande adepto").

SIDDHA-YOGA (Yoga dos adeptos). Designação aplicada especialmente ao Yoga do Shaivismo da Caxemira, ensinado nos EUA pelo controverso Swami Muktananda.

SIDDHI (completude/perfeição). Perfeição espiritual, a consecução de uma identidade imaculada com a Realidade (*âtman* ou *brahman*); poderes paranormais, dos quais o Yoga conhece muitos.

SPANDA (vibração). Conceito fundamental do Shaivismo da Caxemira, segundo o qual a própria Realidade "vibra", ou seja, é intrinsecamente criativa e não estática (como concebido no Advaita Vedânta).

SUSHUMNÂ-NÂDÎ (canal graciosíssimo). A corrente ou arco central de *prâna* no corpo sutil, ao longo do qual o poder serpentino (*kundalinî-shakti*) tem de subir rumo ao centro psicoenergético (*cakra*) situado no topo da cabeça, quando então se alcança a libertação (*moksha*).

SÛTRA (fio). Um aforismo; uma coletânea de aforismos, como o *Yoga-Sûtra* de Patanjali ou o *Shiva-Sûtra* de Vasugupta.

SVÂDHYÂYA (estudo de si mesmo). O estudo, um importante aspecto do caminho yogue, incluído entre as práticas de autodomínio (*niyama*) do Yoga óctuplo de Patanjali; a recitação de *mantras* (cf. também *japa*) e das escrituras sagradas.

TANTRA (continuidade). Um tipo de obra em sânscrito que contém ensinamentos tântricos; a tradição do Tantrismo, que tem por centro o aspecto sháktico da vida espiritual e se originou numa época correspondente ao começo da Era Cristã, tendo se cristalizado em sua forma clássica por volta do ano 1000 d.C.; o Tantrismo tem uma linha dita de "direita" (*dakshina*) ou conservadora e uma linha dita de "esquerda" (*vâma*) ou anticonvencional, a qual faz uso, entre outras coisas, de rituais sexuais.

TAPAS (incandescência/calor). Ascese, penitência, um elemento fundamental de todos os caminhos yogues sem exceção, uma vez que todos envolvem a transcendência de si mesmo.

TATTVA (realidade). Um fato ou realidade, aquilo que é; um dos princípios da existência, como *ahamkâra*, *buddhi*, *manas*; a Realidade suprema (cf. também *âtman*, *brahman*).

TURÎYA (quarto), também chamado *cathurtha*. A Realidade que engloba e excede os três estados convencionais da consciência, a saber, a vigília, o estado de sonho e o sono profundo.

UPANISHAD (sentar-se perto). Tipo de texto sagrado que representa a última parte da revelação hindu, donde provém a designação *Vedânta* (fim ou conclusão do *Veda*) para a doutrina dessas escrituras; cf. também *Âranyaka*, *Brâhmana*, *Veda*.

UPÂYA (meio). No Yoga budista, a prática da compaixão (*karunâ*). Cf. também *prajnâ*.

VAIRÂGYA (impassibilidade). A atitude de renúncia interna, complemento de *abhyâsa*. Cf. também *samnyâsa*.

VÂSANÂ (traço, marca). A concatenação dos ativadores subliminares (*samskâra*) depositados nas profundezas da mente, onde exercem o efeito de agrilhoar o ser à existência condicionada.

VEDA (conhecimento, ciência [sagrada]). O conjunto dos conhecimentos sagrados contidos nos quatro hinários védicos que constituem a própria fonte original do Hinduísmo: *Rig-Veda*, *Yajur-Veda*, *Sâma-Veda* e *Atharva-Veda*; o nome coletivo desses hinários. Cf. também *Vedânta*.

VEDÂNTA (fim do Veda). Os ensinamentos que constituem a conclusão doutrinal da literatura revelada (*shruti*) do Hinduísmo. Cf. também *Upanishad*, *Âranyaka*, *Brâhmana* e *Veda*.

VIDEHA-MUKTI (libertação fora do corpo). O estado de libertação sem um corpo material ou sutil. Cf. também *jîvan-mukti*.

VIDYÂ (sabedoria/conhecimento). Sinônimo de *prajnâ*.

VIJNÂNA BHIKSHU. Mestre de Yoga do século XVI, autor de diversas obras sobre o Yoga, entre elas o *Yoga-Vârtikka* (um amplo comentário sobre o *Yoga-Sûtra*) e o *Yoga-Sâra-Samgraha* (sumário do *Râja-Yoga* ensinado por Patanjali).

VISHNU (obreiro). O Deus adorado pelos Vaishnavas e que teve nove encarnações ou "descidas" (*avatâra*), entre as quais Râma e Krishna; a décima encarnação — o Kalki Avatâra — virá no fim do *kali-yuga*.

Viveka (discernimento). Um aspecto importantíssimo do caminho yogue.

Vrâtya (de *vrata*, "votado"). Membro de uma irmandade sagrada dos tempos védicos, em cujo meio se desenvolveram práticas proto-yogues.

Vritti (remoinho). No *yoga-darshana* de Patanjali, uma das cinco modalidades da atividade mental: cognição válida (*pramâna*), cognição errônea (*viparyaya*), conceitualização (*vikalpa*), sono (*nidrâ*) e memória (*smriti*).

Vyâsa (organizador). Nome de vários grandes sábios, mas refere-se especificamente ao Veda Vyasa, que dispôs os hinários védicos em sua forma atual e a quem se atribui também a compilação dos *Purânas*, do *Mahâbhârata* e de outras obras, entre os quais o *Yoga-Bhâshya*, comentário sobre o *Yoga-Sûtra*.

Yajna (sacrifício). O sacrifício ritual é fundamental para o Hinduísmo; o Yoga também conhece um sacrifício interior (realizado pela ascese, pela entrega de si mesmo e pelo processo meditativo).

Yâjnavalkya. O mais célebre sábio da época dos primeiros *Upanishads*.

Yama (disciplina). O primeiro membro (*anga*) do caminho óctuplo de Patanjali, que consiste em preceitos morais de validade universal (como a não-violência e a veracidade); o nome do deus da morte no Hinduísmo.

Yantra (instrumento). Desenho geométrico que representa o corpo da divindade em que se medita, usado para a adoração interna e externa.

Yoga (união/disciplina). A disciplina unitiva pela qual se busca a liberdade eterna; a prática espiritual tal como é levada a cabo no Hinduísmo, no Budismo e no Jainismo; a tradição espiritual específica da Índia; a escola de Patanjali (cf. *ashta-anga-yoga*).

Yoga-darshana (visão ou sistema do Yoga). O Râja-Yoga de Patanjali.

Yoga-Sûtra (Aforismo do Yoga). A compilação de aforismos de Patanjali que constitui a fonte do Râja-Yoga, também chamado "Yoga Clássico".

Yogin. Um praticante do Yoga.

Yoginî. Uma mulher praticante do Yoga.

Yoni (útero). O períneo ou os órgãos genitais femininos, mas também a matriz do universo. Cf. também *linga*.

Yuga (era, éon). Uma divisão do tempo. Cf. *kali-yuga*.

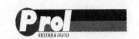

Impressão e Acabamento
Prol Editora Gráfica Ltda - Unidade Tamboré
Al. Araguaia - Barueri - SP
Tel.: 4195 - 1805 Fax: 4195 - 1384